终末期牙列
——种植修复的临床和技术指南

THE TERMINAL DENTITION
Clinical and technical guide to the transition
to the implant prosthesis

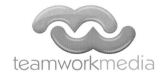

献给我的家人

我最爱的孩子们——Alberta、Pietro和Carlotta，

以及我的妻子Paola Poggio，我生命的"基台"。

终末期牙列
THE TERMINAL DENTITION
——种植修复的临床和技术指南
Clinical and technical guide to the transition to the implant prosthesis

（意）列奥内罗·比斯卡罗　主编
（Leonello Biscaro）

杨　帆　王林红　主译

北方联合出版传媒（集团）股份有限公司
辽宁科学技术出版社
沈阳

译者简介 Translators

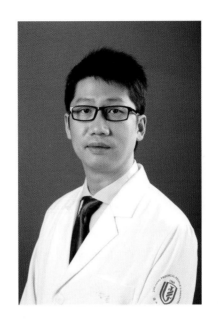

杨帆，浙江大学口腔医学院学士、硕士。德国洪堡大学牙医学博士、主任医师。浙江省人民医院牙科主任、口腔种植中心主任，浙江省口腔医学会副会长、浙江省口腔种植专业委员会副主任委员。国际种植牙医师学会（ICOI）中国区理事。《口腔材料器械杂志》常务副主编。

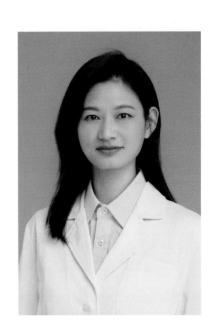

王林红，浙江大学口腔医学院硕士，日本北海道大学齿学部博士（在读）。浙江省人民医院牙科主治医师，浙江省口腔种植专业委员会青年委员。

序言 Preface

对于一个经验丰富的临床医生来说，请一个经验不足的同事为他的著作写序言是很少见的。

列奥内罗的《终末期牙列——种植修复的临床和技术指南》就是其中之一（事实上，这也是我记忆当中唯一的一次）。

一般来说，撰写序言的荣誉属于专业的同事，或者是业内著名的学者。老师们都认为列奥内罗是无可挑剔的，因为他有足够的好运和决心，在牙科的所有领域与世界上最好的一些临床医生们一起训练自己。但对列奥内罗来说，培训的质量和数量，就像高于平均水平的临床天赋一样，都被创新能力所取代。他从非标准化的专业角度出发，总是基于具体化来创建一些新的课程。

因此，一个不寻常的和创新的序言是与他一致的。

我有幸认识他已有近25年的时间，第一次认识他是在认识医生最佳地点的手术台上。那时我刚毕业，而且完全不熟练，当时自己正在协助他进行一个牙周切除手术。我记得他就像昨天观察到的情况一样，快速而准确地做了切口和皮瓣，同时带着绝对的同理心与患者（一位和蔼的老舞蹈老师）进行交谈。

多年之后，在经历了许多之后，我终于意识到这3个最原始的特性，这种完全属于他自己的速度、精确性和同情心是如此的不同寻常。

我坚信，要进一步发展，制订既能满足牙科需求又能满足患者需求的治疗方案的能力，主要源于他的个人特点以及扎实的专业文化背景。

当今时代，牙科世界在极端的低价格和近乎狂热的精湛技术之间建立一种紧绷的态势，狂热本身往往就是终点。本书提出的治疗方法就是最有效的例子。积极且具体地反映了在不断创新的同时，它们建立在扎实的科学基础上，是临床卓越和具体的成果。

我相信您会欣赏其中的内容，但最重要的是，我更确信，如果您见到作者并跟他讨论所提出的治疗方法，他最终将不仅仅从技术的角度描述每位患者，而且还会描述影响其治疗方案的所有的关于人的问题，他有着超凡的同理心，这也使他在25年来一直是我的兄弟。

非常感谢列奥内罗，也很荣幸能够撰写此序言，并祝大家阅读愉快。

Carlo Poggio

纽约罗彻斯特大学，修复学系，客座教授

米兰大学，正畸学系，客座教授

意大利牙科修复学会主席

意大利种植和牙周学会常务委员

意大利正畸学会常务委员

前言 Foreword

在互联网时代写一本关于牙科的书还有意义吗？我的答案是肯定的。

如果一个人希望在更短的时间内完成比利用互联网做得更好的事情，那么一本书仍然可以成为一种不可替代的工具。通过查阅一本书来分析文献或进行文献检索，几乎是没有意义的，但一本书有助于我们了解更多的临床主题知识或分析独创性与创新性的治疗方案和理念是很有意义的。

您正在浏览的这本书是基于超过70个临床病例和大约2000张图片的帮助下，在20多年临床经验的基础上所发展起来的关于终末期牙列种植修复治疗的原创性操作理念。

这是一个特别的观点，从未在任何一篇文章中这样处理过。选择它的原因是多种多样的，如果考虑到它与我们生活中广泛的社会和文化背景之间的关系，那就不难理解了。

在所有的话题中，美学或更完美的审美是众多牙科会议上讨论最多的话题之一，实现它似乎已经成为衡量牙医技能和能力最重要的指标。然而，只有一小部分患者能够达到美学上的完美目标，因为它受到特定的临床、管理和经济方面的影响，这些患者通常是非常健康的，应该由真正的超级专家来治疗（意大利拥有世界上最好的代表）。实际上，美学上的完美并不是大多数患者的主要需求，尤其是那些很少在文化活动中活跃的终末期牙列患者，主要是因为最初的临床情况无法保证理想的美学效果。由于多种问题的复杂性，这些患者需要更广阔的视野和治疗方法，同时必须正确诊断以便了解他们真正的治疗需求。这就是为什么有时候选择保守治疗的原因，尽管必须建立在坚实的科学基础上，但也要适应特定的人群、社会和其经济能力状况，并且不同于仅基于技术分析的理想治疗。

选择该主题的真正原因是让人们了解到，似乎越来越偏向美学的牙科仍然是一门深刻的医学学科，使"生病"的患者（在这个历史时期，我们经常看到"健康"的患者，这是一种自相矛盾的说法）通过我们的治疗，可以重新获得良好的健康和更好地享受生活的乐趣。

写这本书的另一个原因不仅仅是数量上的，更有重大的专业影响。与纯粹需要整容的患者相比，这些终末期牙列或牙列严重受损的患者数量越来越多，特别是目前西方世界老龄化的速度以及全世界数以百万计的人们正在摆脱贫困，他们更想要恢复他们的口腔健康。

我认为这就足以理解为什么讨论终末期牙列患者在当今如此重要。

我提出了3个基本目标。

第一个目标是提供一种以患者为中心的治疗理念。

现代医学中的患者必须在影响他或她的所有选择中发挥主要和积极的作用，因此在牙科领域也必须是这样的，尤其是当我们治疗患有如此严重复杂问题的患者时，不仅涉及纯粹的临床和技术问题，而且涉及经济、情感和心理领域的问题，有时提供个性化和适当的治疗虽然不一定是最理想的，但却代表了治疗的主要目标。不幸的是，这个概念经常被用来作为借口，强加了自己的健康或美学观点，或者利用这类患者的社会或心理特征进行完全不可接受的妥协的治疗。为终末期牙列患者提供适当的治疗意味着恰恰相反，因为它的前提是要知道如何从同理心上找出导致患者极度忽视自己口腔健康的原因，然后知道如何真正地让患者参与到其治疗目标的确定和治疗方案的重大选择中来。提供最适合的治疗方案还需要以具备从最简单到最复杂的几种治疗方案的能力为前提。因此，采用以患者为中心的治疗理念需要具备真正的多学科能力，这也是很少有专科医生所具备的，无论是外科医生还是修复医生，它都是最难掌握的一种技能之一。

第二个目标是技术。为了介绍这些病例，通常从手术的角度以及从修复的角度"研究"这些患者，尤其强调治疗的修复设计方面。种植手术无疑是这些患者的基本支持治疗，但只有具有扎实的修复技能，并且在正确实施手术之前必须充分利用这些技能才能获得预期的效果。而这些技能往往是缺乏的，因此在治疗结束时会引起很多问题。从这个角度来看，与牙科技师的合作是一个决定性的因素，不能在最终修复时才开始，因为这只是治疗计划的结果（这是最常见的情况）。理想情况下，牙科技师应该与患者见面并在开始治疗之前直接与他们交谈，以了解患者的意愿和恐惧并达到心理上的接近。当然，这些是不能从照片、视频或简单的模型中获得的。我一直试图这样做，但是通常也会遇到实际问题。然而，牙医的主要责任是创建一个以牙科技师为中心的工作协议，他们的贡献必须始终从计划阶段就开始。本书的主要部分已专门针对此问题进行讲述，并且每一页都直接或间接地提到了这一问题。

第三个目标是具体化。牙科不是医学的一个推测性的分支。牙医学不仅是建立在扎实的科学和伦理支持的理论基础上，实际上更甚于此。这仅仅意味着，所有理论化的东西，如果能应用于日常实践中，都是有意义的。事实上，如果情况恰恰相反，那么它仅仅只是一种理论。因此，我故意省略了分类、表格和图表，也没有插入许多的参考文献，为过去完成的临床病例留出了更多的篇幅，这并不是本书的目的，而是为了阐明我们提出的理论和一些思索。

列奥内罗·比斯卡罗

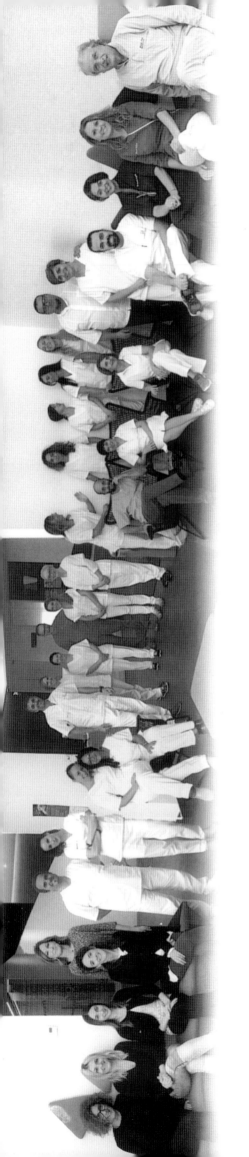

从右至左依次为

Mdt. Roberto Costa, Dr. Valeria Zovi, Dr. Paola M. Poggio, Dr. Paolo Contiero, Sabrina, Mdt. Mauro Crepaldi, Lorena, Dr. Marianna Attolico, Franca, Antonella, Rossana, Romina, Dr. Nicola Serblin, Valentina, Arianna, Elisabetta, Dr. Leonello Biscaro, Laura, Dr. Anthea Toso, Mdt. Massimo Soattin, Elena, Manuela, Valentina, Dr. Marcello Matteucci, Cristina, Dr. Francesca, Giorgia, Chiara, Alessandra

致谢 Acknowledgments

出于种种原因，我必须感谢许多人。

作为一名学生，我很幸运遇到了两位在全球牙科领域取得历史性成就的老师：Gianfranco Carnevale和Gianfranco Di Febo。我在20世纪90年代初参加了他们的课程，这是一所真正的牙周病学和口腔固定修复学的专业学校。我几乎把一切都归功于他们，不仅是我对职业的热爱，不仅是我今天仍在使用的技术，最重要的是，我掌握了一种处理复杂病例的工作方法，而这种方法在30年后的今天依然非常流行。我最诚挚地感谢两位Gianfrancos，如果我没有遇见并跟随他们学习，我的职业生涯以及我的生活就不会如此地快乐和满足。

在20世纪90年代，我遇到了两位虽然在不同的领域工作，但对我的文化培训产生了深远影响的人：William Arnett和Mauro Fradeani。多亏了他们，我明白了在治疗计划开始时，必须始终考虑面部外观并以此作为计划的起点。这个平凡而简单的发现改变了我的工作方式。

另外，特别要感谢与我一起工作的牙科技术人员。我与Franco Rossini、Mauro Crepaldi、Roberto Costa和Massimo Soattin一起成长，我要感谢他们支持我并遵从我的成长、改进和寻找新方法的愿望，以及他们非常友善地跟我的患者们打交道。特别感谢Roberto Bonfiglioli、Cristiano Broseghini和Antonello Di Felice在处理特殊病例方面发挥的天赋与经验。

我已经工作了30多年，现在我管理的团队有20多人，我和他们分享我工作生活的每一刻。我很自豪地说，已经有很多人加入了我们的团队，从来没有人离开过。感谢他们所有的技能和经验，感谢他们对我的忠诚，以及他们为患者提供帮助的人道主义精神，这也是为什么您会在前面的页面看到照片的原因。我也有义务感谢那些每天和我联系最密切的人：Laura、Franca和Elena，没有他们几个关键人物的帮助，这本书不可能完成。在各章提到的众多共同作者中，他们做了非常宝贵的贡献，特别感谢：

Alberto Becattelli，是我的种植学老师，他不仅是我的朋友，也是我见过的最伟大的绅士。书中介绍的各种病例都是由他处理的，还有其他许多同样成功的案例，但是没有足够的篇幅留给它们。

Massimo Soattin，是我的牙科技师，我们一起共同开发了治疗理念，尤其是本书中介绍的即时负重程序，他总是谦虚地给出最合适的答案并提出一些建议。

Costanza Micarelli对文本的编写做出了很大的贡献，她的能力和工作质量令人难以置信。

Paolo Contiero和Paolo Ferlin，是我的年轻搭档，这两位的才华在不久的将来会广为人知。

Paola Poggio，不仅仅是我的妻子，更是一位聪明伶俐、受人尊敬的合著者，她总是能提出很多建议，并能够坚持不懈地为这些建议辩护，这要归功于她多年来获得的罕见的多学科能力。

Lorena Rispoli阅读了这份手稿并给了我宝贵的建议，Elisa Botton编辑了这些图片，均是从多年来为我创作的大量作品中精心挑选出来的。

Enrico Filippucci，是我的朋友，也是Matera最著名的艺术画廊Opera Arte & Arti的老板。他给了我一个主意，让电影制片人和画家Alejandro Pereyra参与制作这本书的不同寻常的封面：a papier collè on canvans，也是第91页上介绍的患者。感谢两位。

Carlo Poggio撰写了序言。他知道用何种方式来表达我内心最真实的想法，真是难以置信。另一方面，Carlo不仅是一位智慧超群的人，而且还具有非凡的敏感性和诚实。非常感谢他接受我的请求，考虑到他非凡的能力，并且已经是国际知名人士了，这一点也并不奇怪。

Francesco Poggio，是我的岳父，做了多年的牙医，是意大利正畸学会的创始人，他是一位与众不同的创新者，为此感到自豪。当他看到我过去无数次为写作做准备时，他总是走近我，说："写作，不要说教。"当他最近看到我在写这本书时，他摇摇头开玩笑地说："你疯了。"他一直是一个"对立的思想家"，但他的刺激为本项目的开展做出了贡献，鉴于这一点，我现在要感谢他。

特别感谢出版商Peter Asselmann，他的妻子Anna和他的儿子Simon。这是一段漫长的旅程，在这段旅程中，我们必须更好地相互了解，建立起一种相互尊重的友好关系，我相信这将经得起时间的考验。

最后，永远感谢我的父母：Walter和Anna，感谢他们给予我的无穷无尽的爱和帮助，以及多年来一直持续的微笑，从心底感谢他们。

目录 Contents

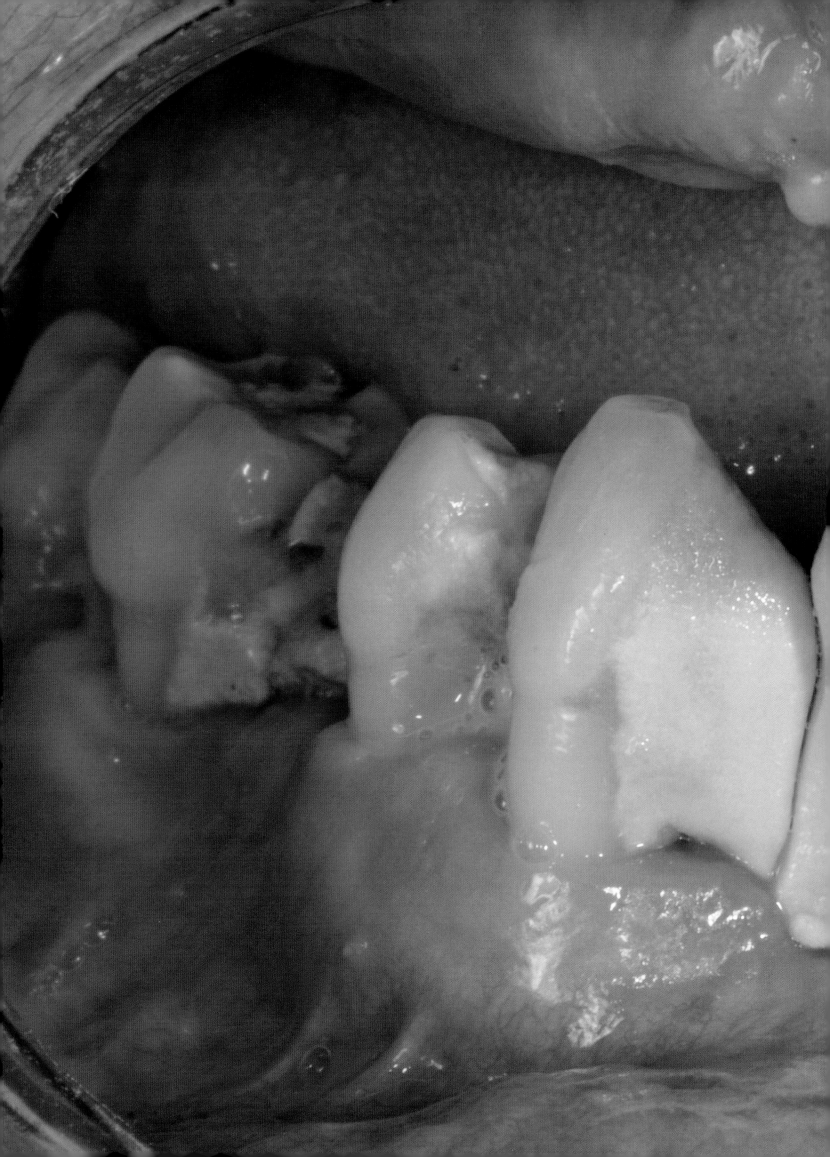

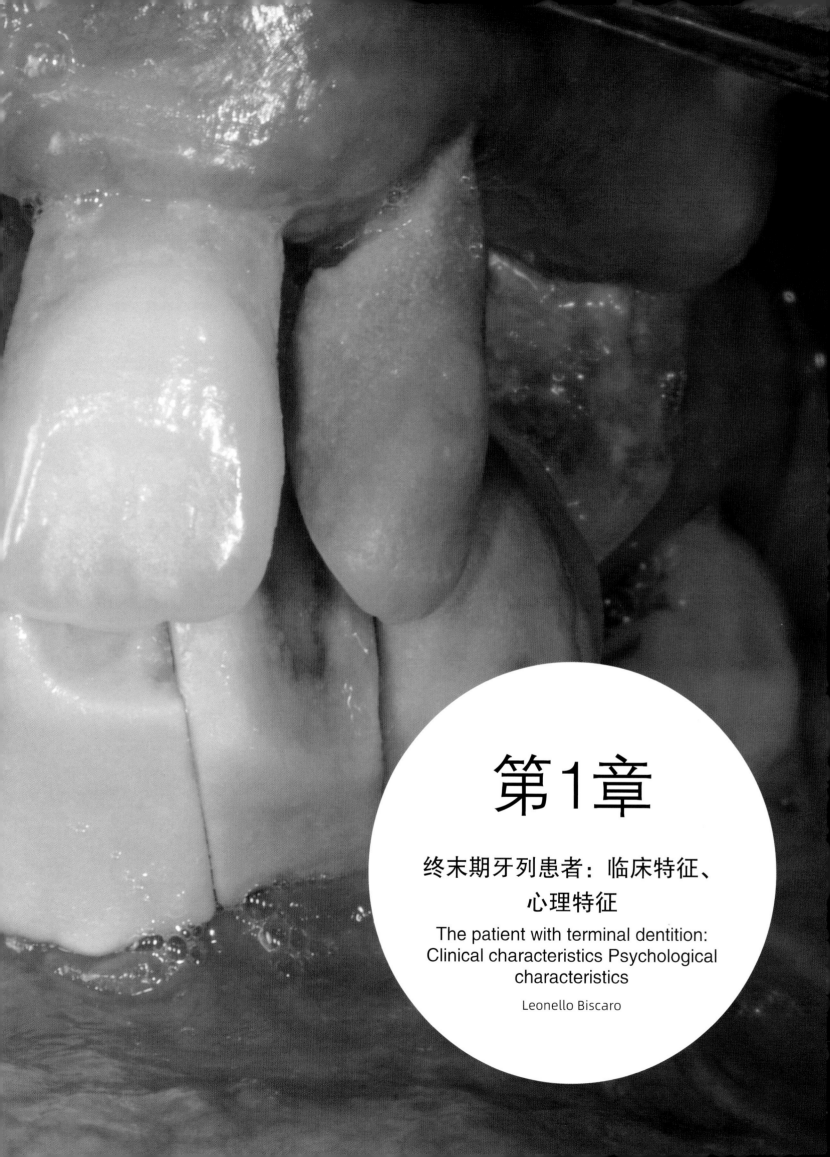

第1章

终末期牙列患者：临床特征、心理特征
The patient with terminal dentition:
Clinical characteristics Psychological
characteristics

Leonello Biscaro

于有许多不同性质的变量等制约着对终末期牙列的理解，因此牙医们对它尚没有一个共同的定义。这些变量包括残留牙齿的情况、数量以及残留牙齿之间的关系、患者的期望值和经济状况、牙医的教育文化背景和经验等。在医学上，当有效的适当治疗不再有任何改变预后的机会时，疾病被定义为终末期疾病。在牙医学中，终末期牙列也很难用一个形容词来定义，当参考环境从个别牙齿的临床情况过渡到整个牙列的临床情况时，或者不仅要考虑整个残留牙列的功能，同时还要考虑残留牙列中每颗牙齿的修复要求。有一些病例（图1和图2）清楚地表明，牙列不再能够执行其主要功能，即吞咽、咀嚼和发声，残留牙齿也不能用于修复这些功能。这种牙列被定义为预后性终末期牙列。

另一方面，也有些病例（图3和图4），当单独进行评估时，残留牙列能够执行主要功能，并且仍然有预后良好的牙齿。然而，如果患者想修复牙列，牙医必须决定是否使用残留牙齿进行修复，这些残留牙齿的去留是值得怀疑的。这种牙列被定义为策略性终末期牙列。通常，以下情况可以诊断为终末期牙列或潜在的终末期牙列：

- 所有残留的牙齿都患有无法治愈的病变
- 残留牙齿的预后不适合用作义齿的基牙
- 仍有一些牙齿预后良好，但在义齿修复的整体计划中，它们的保留在策略上是不利的，增加了其整体失败的风险

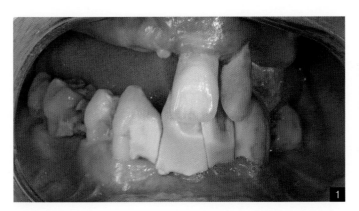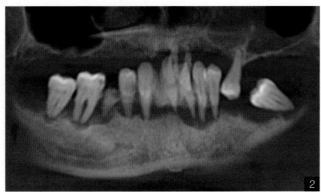

图1，图2 预后性终末期牙列，由于牙周原因，此牙列不再能够发挥主要功能，残留的牙齿也不能用来修复这些功能。

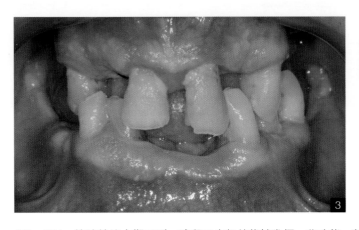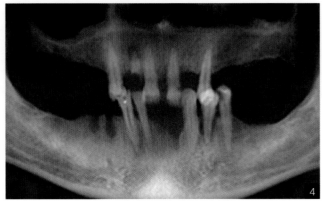

图3，图4 策略性终末期牙列，残留牙齿仍然能够发挥一些功能，部分牙齿有良好的预后，但其在整个牙列修复重建过程中存在的合理性值得怀疑。

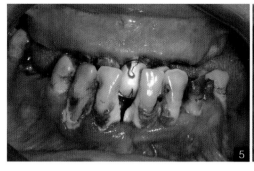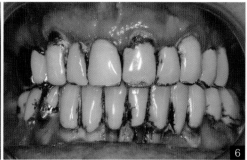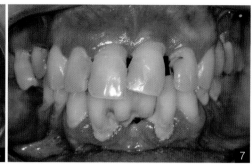

图5～图7 具有功能、修复和牙周问题的终末期牙列。

图8，图9 在终末期牙列中同时存在功能、修复和牙周问题，最终导致残留牙齿与面部之间的关系发生改变。

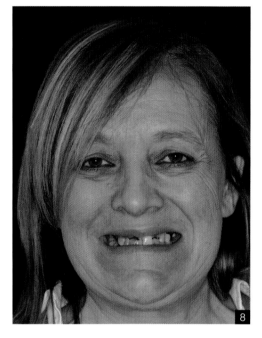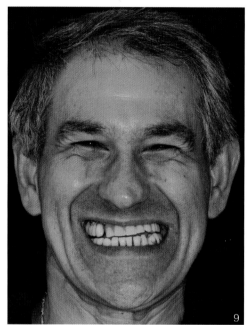

不考虑语义性质的定义，终末期牙列患者通常同时出现相同的临床问题，需要对其中一个或两个牙弓进行广泛的修复治疗：

- 由于牙齿缺失、移位、残留牙齿挤压和面部垂直距离的丧失而导致的功能问题：结果不仅是咀嚼效率低下，而且还会产生语音问题以及肌肉关节等问题（图5）
- 由于牙齿缺失、破坏性龋病或不良修复体而导致的修复问题（图6）
- 由于牙周问题，通常引起骨结构的改变以及残留牙齿的松动和病理性移位，对外科、功能和美学产生影响（图7）
- 由上述病理学改变所造成的美学问题，通常导致残留牙齿和面部之间关系的改变（图8和图9）

这些患者除了具有这些牙齿特征外，还经常表现出特定的社会文化和心理特征，需要对这些特征进行认真研究并在临床上同时加以干预，因为它们是成功接受治疗的先决条件。

首先考查的因素是文化和感知。

由于牙科很少有绝对的客观需求，因此每位患者都根据他对问题的理解来决定是否需要干预，而对问题的理解又取决于其所生活的社会文化环境。这种感知影响了患者对问题复杂性的认识以及看牙医的倾向。因此，经济消费能力更强的人更倾向于采取预防措施也就不足为奇了，而后者更有可能出现终末期牙列问题。

除了社会文化方面，终末期牙列患者大多属于接近或超过50岁的年龄组。这意味着，今天五六十岁的患者是40

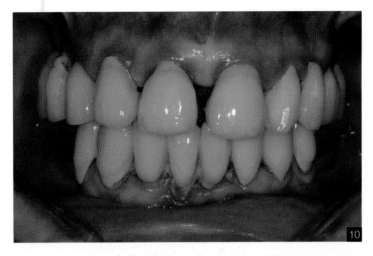 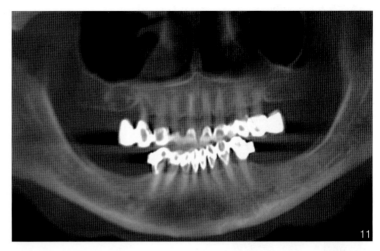

图10,图11　患者曾多次接受修复治疗,但每次修复的美学和功能结果都不理想,并且每次总是伴随着一些牙齿功能的逐渐丧失。主诉为左上颌修复体的反复脱落以及下颌牙弓反复发作的牙周脓肿。她想了解所有能有效修复牙列的方案和相关的治疗费用。

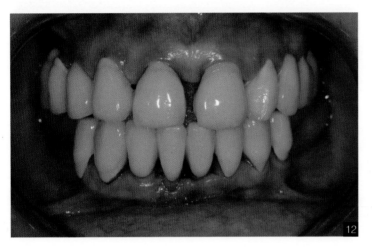 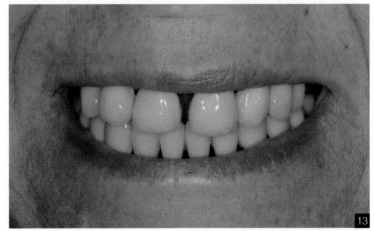

图12,图13　在初步治疗计划结束时进行了重新评估及检查,包括提供口腔卫生指导和诊断蜡型,并向患者介绍了修复上下颌牙列的各种治疗方案。出于经济原因以及无法在上颌牙弓进行正畸治疗,患者选择了种植体支持的上颌修复治疗方案和维持现有的下颌修复体的方案。

年前的儿童或青少年,在所有文化、社会和经济层面上,可获得的护理质量远不如今天。

这样一来,社会文化因素就不可避免地与经济因素重叠。缺乏对适当预防方案的资金投入会导致牙列疾病的逐步恶化,同时所需的治疗费用也随之增加。这就构成了越来越无法克服的经济问题。

终末期牙列固然是决定性的结果。除了上述原因外,医源性因素也不容忽视。终末期牙列的情况也可能是由于牙科治疗不当造成的,由于临床、心理或经济原因,或者因为过多地增加了义齿修复的整体风险而无法进行替换(图10～图19)。

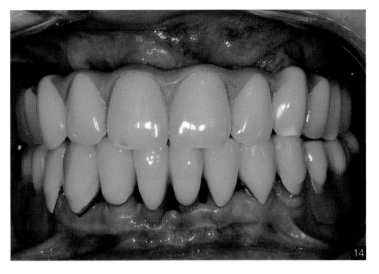
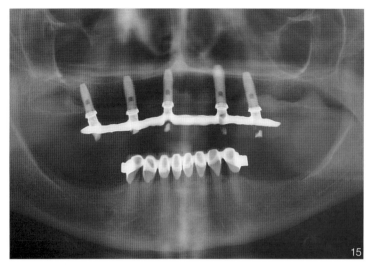

图14，图15　拔除上颌牙弓的牙齿后即刻植入种植体，并在手术后第二天戴入临时修复体（术后2个月复查）。

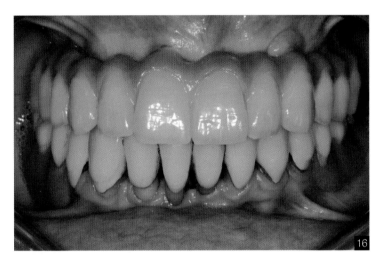
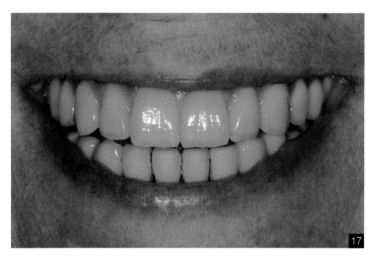

图16，图17　该病例在4个月后完成最终修复，在上颌牙弓使用螺丝固位的金属烤瓷修复体。

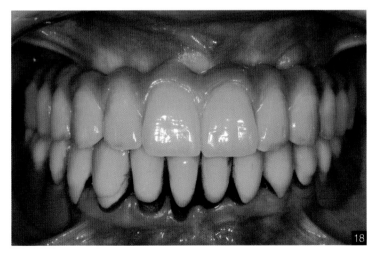
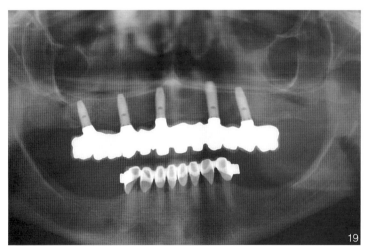

图18，图19　术后5年复查时的临床情况。牙科技师Massimo Soattin。

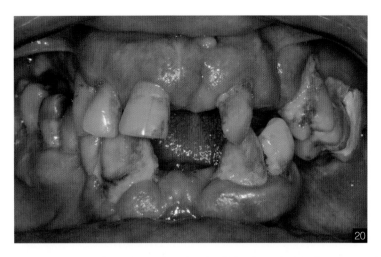 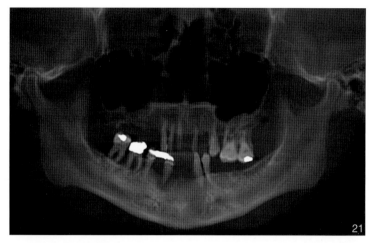

图20，图21　一位牙科恐惧症患者，拒绝使用活动类修复体，最终导致了牙列功能和美学的恶化，并且这反过来又是导致某种形式的抑郁症的一个原因，加重了其临床情况。患者想恢复牙列，但条件是：无论是在临时还是最终的修复过程中，均不使用活动类修复体，并且在手术过程中使用镇静剂。

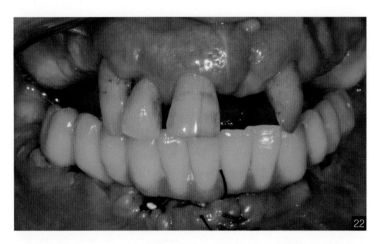 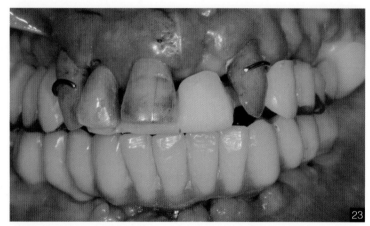

图22，图23　治疗在以照顾患者严重的心理状况为前提下进行，并且进行了心理支持治疗。第一次手术是在有意识的镇静状态下进行的：拔除下颌牙齿以及上颌后牙，在下颌进行即刻种植，以及用固定的临时修复体进行即刻负重。患者在手术期间和手术后几乎完全没有疼痛，这从根本上改变了她的心理态度，并且有意愿开始配合治疗。1个月后进行了上颌种植体的植入并进行即刻负重。

这些患者通常具有超越社会文化和经济差异的特征，即"对牙医的恐惧"，在最严重的情况下，这种恐惧真的会成为一种病态。这使牙医从第一次检查开始就采取了一种令人非常放心的态度。现代牙科拥有承担这种心理特性的所有技术和手段，而这些心理特性通常是导致牙齿最终命运的决定性因素。

当恐惧与目前病理的严重性之间的联系使临床情况不

仅在功能上而且在美学上均无法忍受时，患者的自尊心可能会受到进一步地损害，从而可能会引发恶性循环。患者进入一个抑郁的状态，导致失去所有的信任，忽视护理并避免去看牙医。患者自身的健康状况不断地恶化，因此他的心理负担日益加重。在这种情况下，终末期牙列成了必然的结果（图20～图27）。

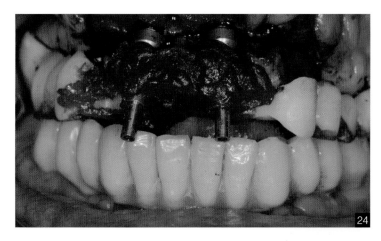

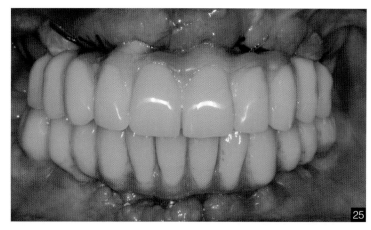

图24 ~ 图27
兼具美学和功能的修复体以及有效
的心理治疗有助于患者人际关系的
恢复。牙科技师Massimo Soattin。

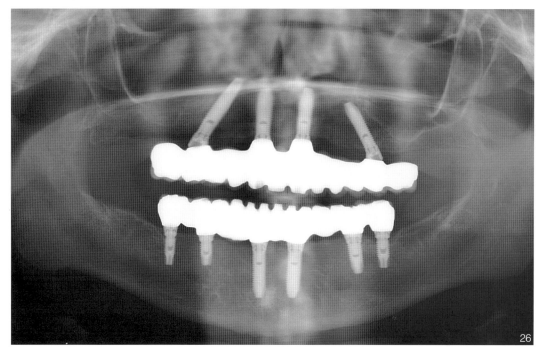

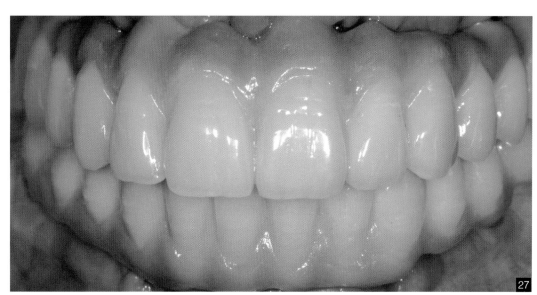

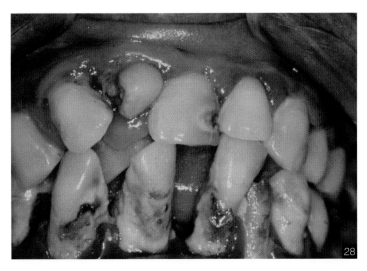
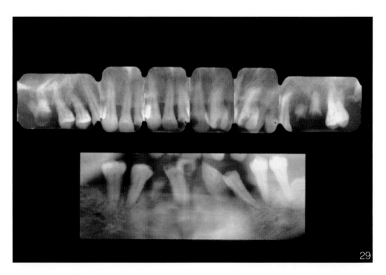

图28，图29 一位患者的临床和影像学视图，他在1995年被建议拔除所有的牙齿，并采用上下颌全口义齿修复。

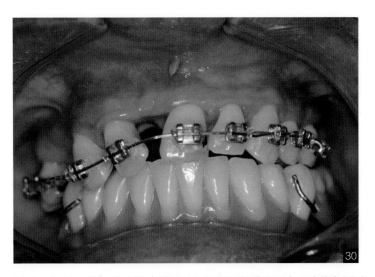
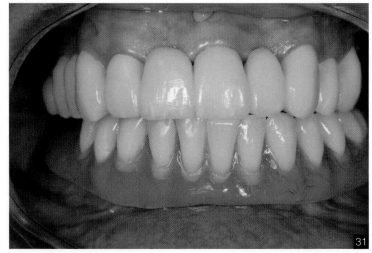

图30，图31 拟订的治疗计划是对上颌和下颌进行固定义齿修复重建，在上颌使用天然牙作为基牙，在下颌使用种植体。在下颌牙弓制作了一个临时的活动义齿后，在上颌进行正畸治疗并恢复右上中切牙的空间，在正畸治疗结束时进行固定修复。

现在的事实是，对于这种类型的患者，随着骨整合种植体的出现，终末期牙列的概念已经发生了巨大的变化，一方面迫使临床医生将残留牙列的预后与种植体的预后联系起来，另一方面也改变了患者的预期。

如果我们追溯到20年前，总义齿活动修复体是严重牙列缺损的一种十分常见和合理的治疗方法。为了避免这种情况的出现，患者准备接受较长时间的治疗，包括多次外科手术和一段时间的社交与工作能力的丧失（图28~图37）。

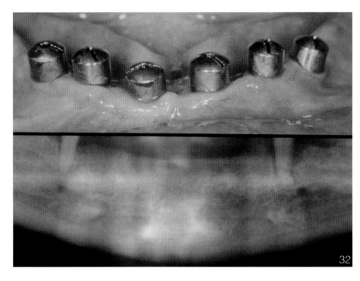

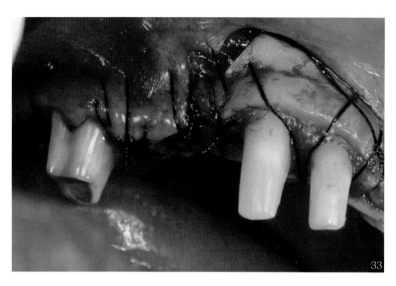

图32 在下颌牙弓中植入6颗种植体，3个月骨整合后再次手术暴露。在骨整合阶段和应用愈合基台后，对下颌修复体进行数次重衬，然后用固定的种植体支持的临时修复体替代。

图33 在临时修复阶段，在上颌牙弓进行了牙周切除手术，以恢复与右上侧切牙和尖牙游离牙龈移植物相关的生理学上的探诊深度。

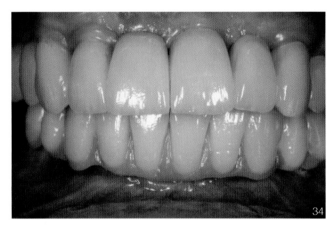

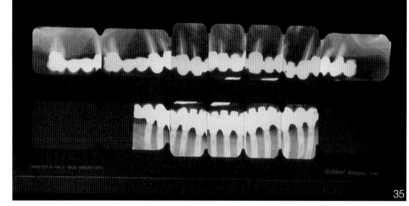

图34，图35 经过18个月的治疗后，最终修复体的临床和影像学视图。牙科技师Franco Rossini。

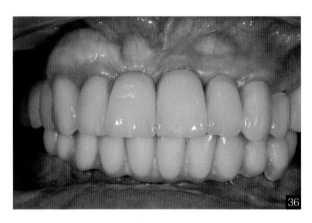

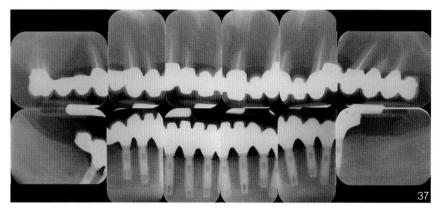

图36，图37 20年后的临床和影像学视图。

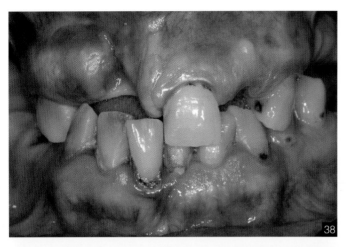
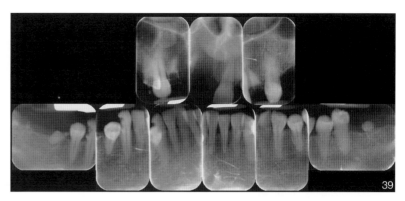
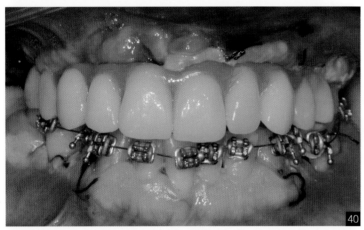
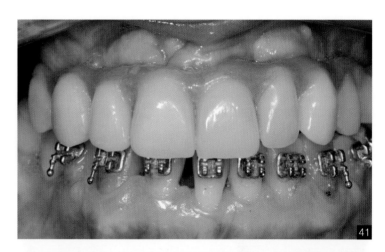
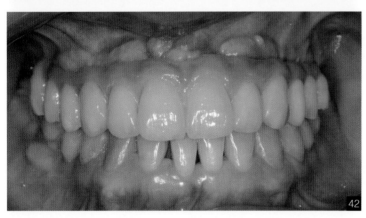
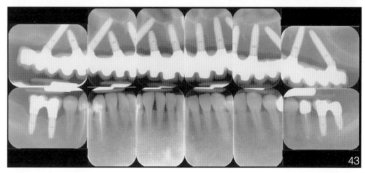

图38～图43 这位患者在2008年被建议拔除所有的牙齿并用种植体支持的修复体进行替换的方案。对该病例进行合理的研究后，最终这位患者的上颌及下颌后牙区用种植体支持的螺丝固位的修复体重建，下颌其他牙齿在进行牙周及正畸治疗后得以保留（有关此病例的完整说明，请参见第190～195页）。牙科技师Massimo Soattin。

相反，因为当今种植治疗的有效性和可靠性，由于拔除牙齿、用种植体替代牙齿和即刻负重，减少治疗的总时间和手术次数，与旨在维持天然牙的治疗相比，往往被认为是更简单的选择，并同样具有可预测性（图38～图43）。临床医生的这种态度，加上越来越倾向于快速治疗的患者的各种要求，使得越来越多的问题严重的牙列被归类为"终末期"，而与其预后评估无关。

这种过度简化的方案有两个后果：一方面，临床医生低估了在终末期牙列情况下与种植治疗相关的真正的困难；另一方面，面对牙科文化的缺乏与治疗的风险，多年来一直在帮助患者保留他们的牙齿的治疗被认为是过时了。

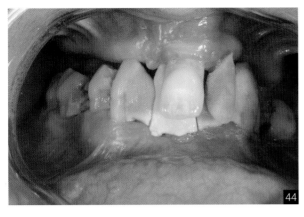
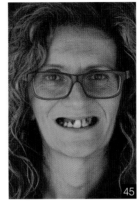
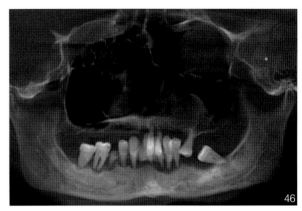

图44~图46 由于上颌骨的解剖结构严重不利，这位预后性终末期牙列患者的最初治疗方案是下颌牙弓种植重建修复和上颌全口义齿治疗。

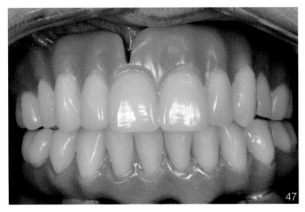
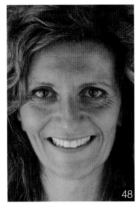
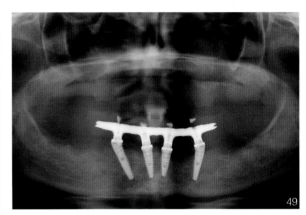

图47~图49 在下颌进行外科手术计划和管理，包括立即植入4颗种植体，并用螺丝固位的临时修复体进行即刻负重，同时在上颌应用全口义齿，并与面部形成良好的整合。患者随后询问是否也可以在上颌牙弓进行种植治疗，尽管上颌牙弓存在骨体积不足和骨质量差的问题。

  事实上，终末期牙列的治疗方法远比形容词所建议的要复杂得多，并且不应像经常发生的那样简单地进行治疗。固然需要坚实的多学科背景来治疗，尽管这些牙列受到了严重损害，但并非绝症（参见第3章）。此外，还必须知道如何将外科手术与修复知识结合起来，以便当治疗计划是基于完全由种植体支持的修复体时，来解决种植治疗中面临的许多功能和美学问题（图44~图70）。

  下文中介绍了如何将终末期牙列转化为种植体支持的修复体的操作原理，以解释如何使用种植体作为真正以患者为"中心"的治疗计划的一部分。要理解这一理念，首先要知道治疗的目标，这构成了下一章的主题。

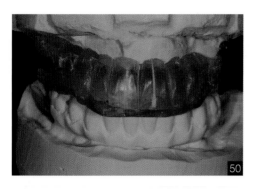 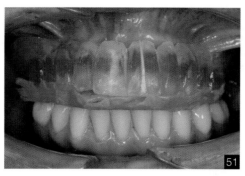 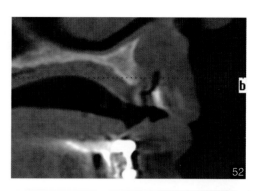

图50~图52　为了评估固定修复体在上颌牙弓中的可行性，我们复制了临时修复体，将复制体上的基托边缘去除，并在牙齿位置插入了阻射的标记物。由于美学的原因，垂直距离略有增加。在戴着复制体情况下拍摄CBCT，结果表明，如果保留上颌义齿的牙齿位置，固定修复解决方案是不可行的，因为牙齿和残留骨骼之间的位置差异，可能会加重该状况的出现。

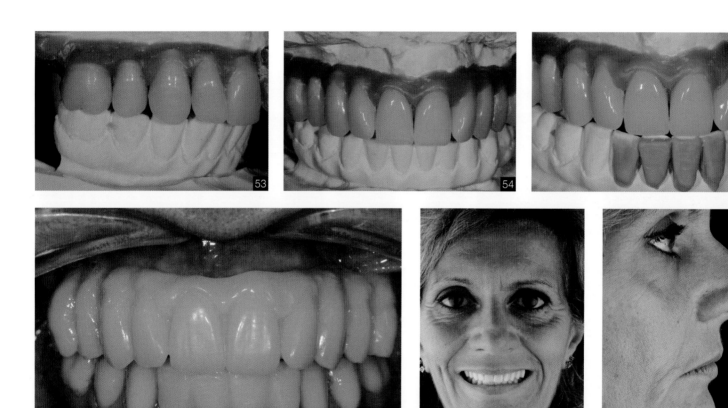

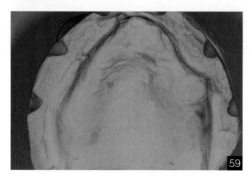 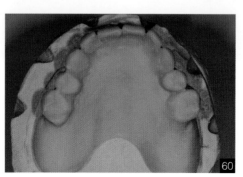 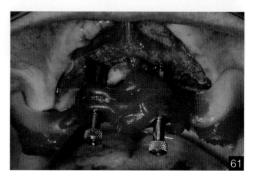

图53~图58　进行了一项新的尝试，将下颌和上颌牙列的前缘向后方移动，以减少修复体穿龈轮廓的角度。正面和侧面的美学视图经患者评估后被接受。

图59~图61　利用黏膜支持的转移板，并通过与下颌牙弓在正中关系位建立的咬合来保持稳定（手术阶段由Alberto Becattelli和Leonello Biscaro执行），6颗种植体被植入上颌牙弓中，并使用第7章中所讲述的一次模型技术进行即刻负重。

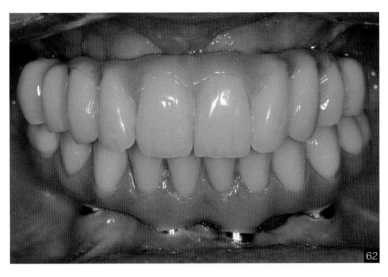
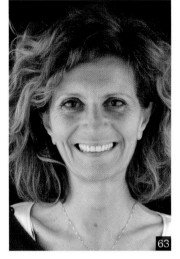
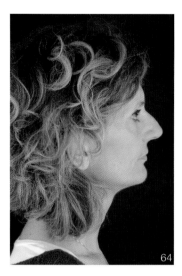

图62~图64　螺丝固位的临时修复体在第二天早晨交付。与患者面部形成良好的美学整合。

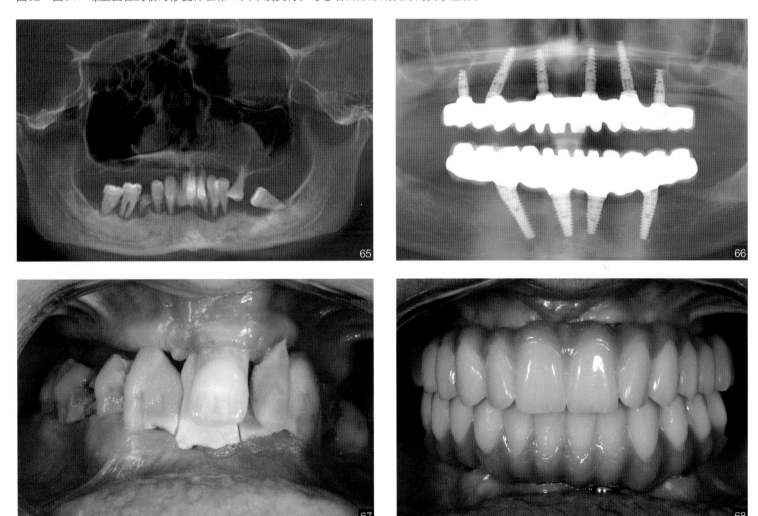

图65~图68　最终的螺丝固位的种植体支持的金属烤瓷修复体的临床和影像学视图。牙科技师Massimo Soattin。

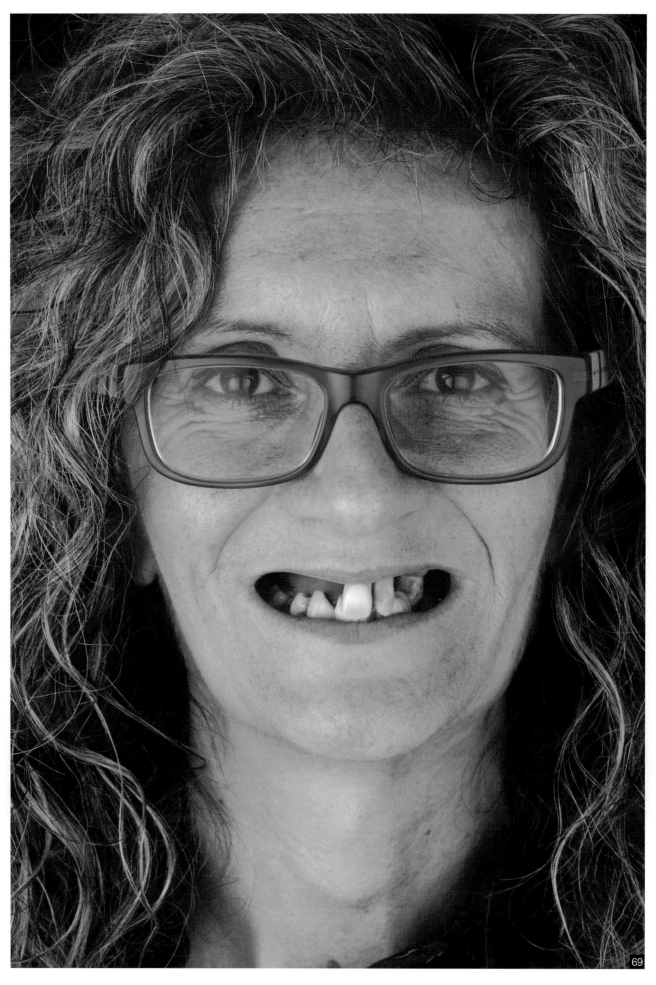

图69，图70　患者的牙–面关系的初始视图和最终视图。

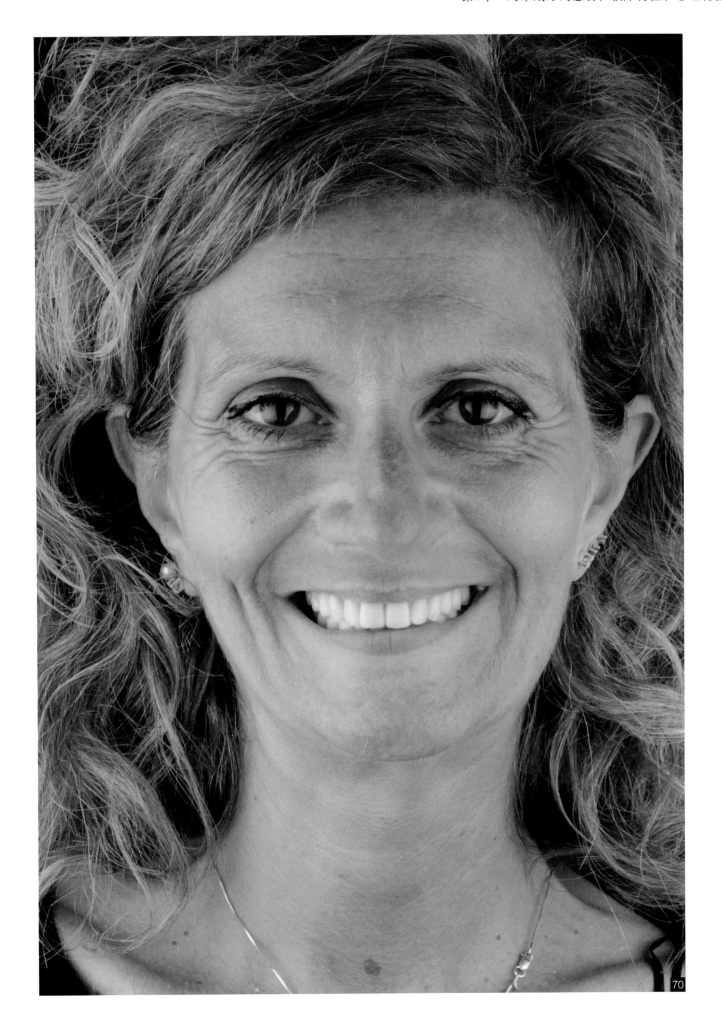

70

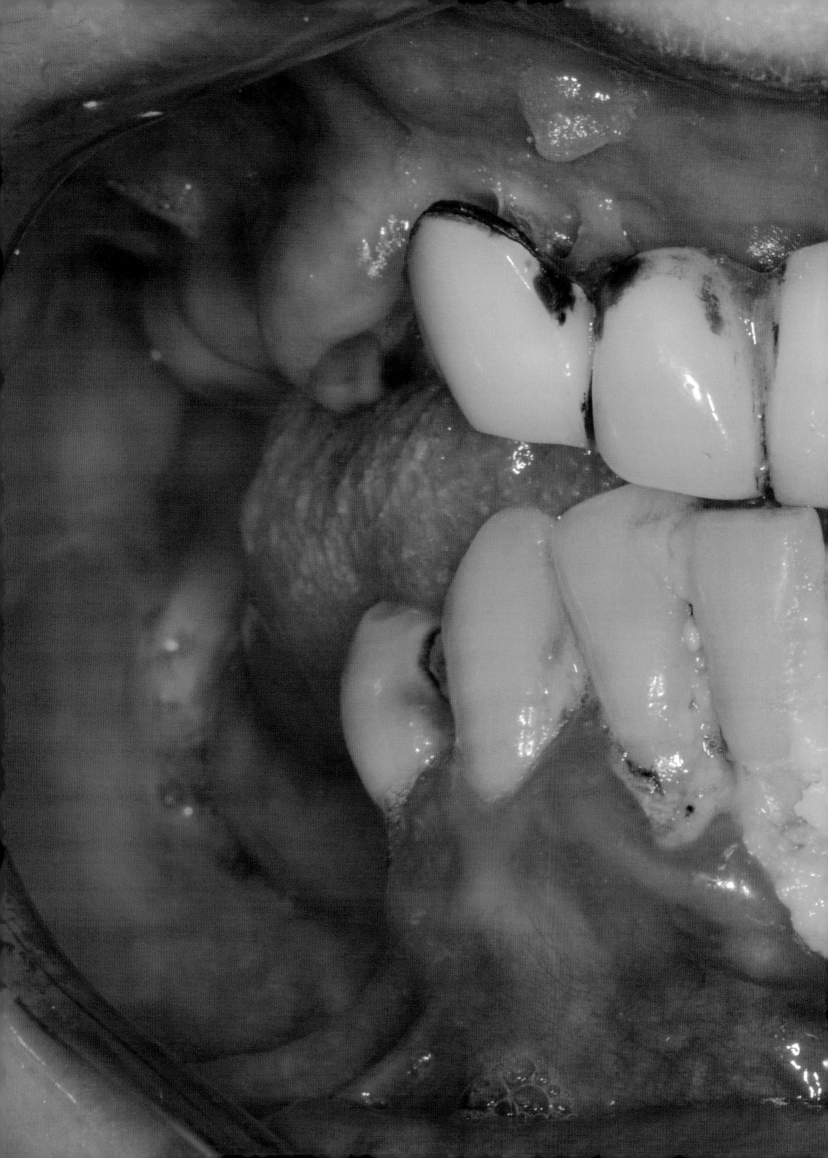

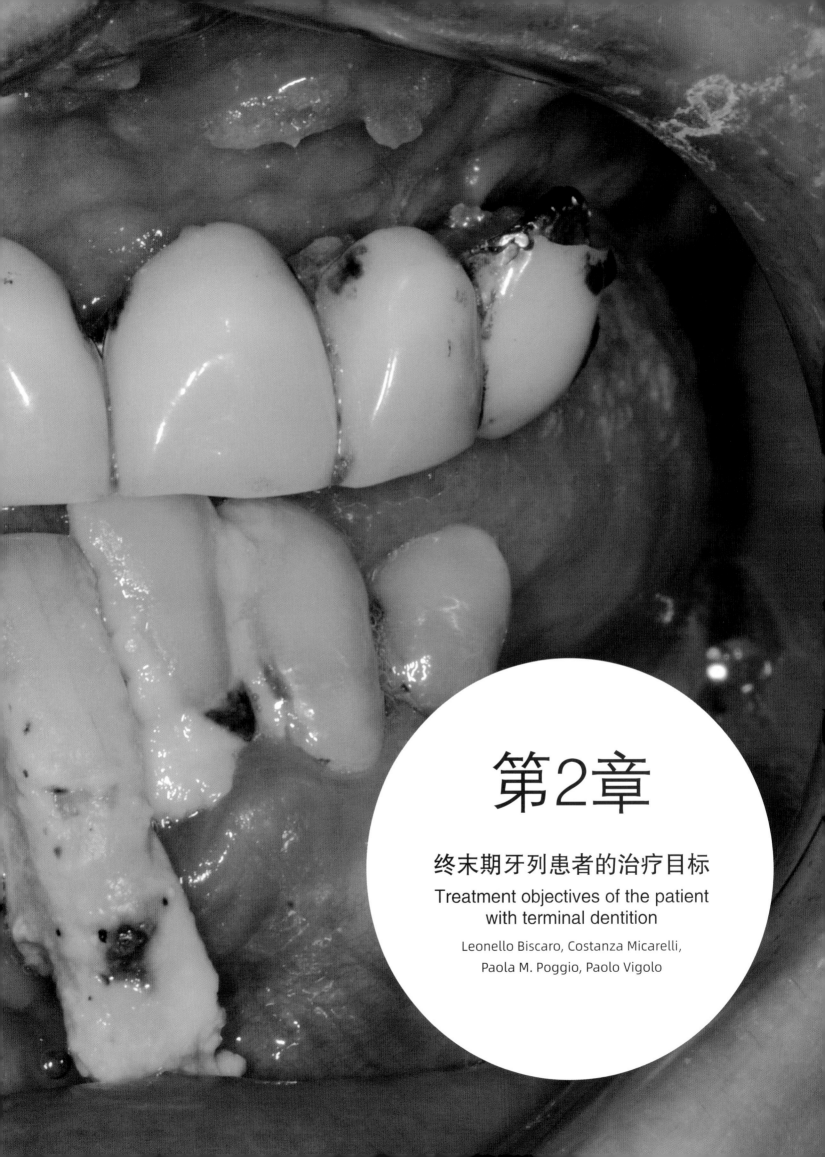

第2章

终末期牙列患者的治疗目标
Treatment objectives of the patient with terminal dentition

Leonello Biscaro, Costanza Micarelli,
Paola M. Poggio, Paolo Vigolo

终末期牙列患者的治疗目标，用种植体修复治疗的目标，与那些牙列严重受损但仍可使用残留牙齿进行修复的患者，其目标并没有实质性的区别。

这些治疗目标可分为两大类：

（1）治疗结束时要实现的目标：这些目标与治疗的结果有关。

（2）治疗期间要实现的目标：这些目标与治疗的过程管理有关，将在第9章中讨论。

治疗结束时要实现的目标

终末期牙列在治疗结束时主要需要达到的目标是通过功能和美学的恢复来持久稳定地提高患者的生活质量。修复体的寿命取决于天然牙基牙和种植体基台健康的创建与维持，以及对修复体结构的要求，必须保证其完整性和适当地促进口腔卫生。

第4章和第5章解释了修复治疗计划的出发点是恢复美学，尤其是牙齿相对于面部的正确位置。准确地确定上下颌牙弓之间的颌位关系，以确保良好的功能。

然后将项目转换为修复体，该修复体必须将美学和功能与结构要求结合起来。

本章将按以下顺序——美学、功能和结构来描述终末期牙列治疗结束时所要达到的目标。

美学目标

患者认为种植修复治疗是一种包治百病的灵丹妙药，可以确保理想的美学效果。这可能会给终末期牙列的患者带来很高的期望值，而这些期望也往往得到了牙医的承诺和支持，然而在有些情况下通过种植治疗这些承诺并不能得到很好地实现。由于在计划阶段可以预先可视哪些美学目标可以得到实现，因此在开始治疗之前，必须与患者对这些目标进行说明和讨论，以便评估它们是否符合患者的期望。如果患者不能接受实际可以达到的治疗效果，就不能开始治疗，以避免某些不满情绪，这些不满情绪在极端情况下有可能导致医疗法律诉讼。

残留牙齿和面部之间关系的改变是终末期牙列的特征。**治疗的主要美学目标是修复体与患者面部的和谐融合。**

水平线和垂直线可以在面部标识出来：如果正确地使用它们来定位牙列，它们可以使面部具有总体的和谐感（图1～图5）。

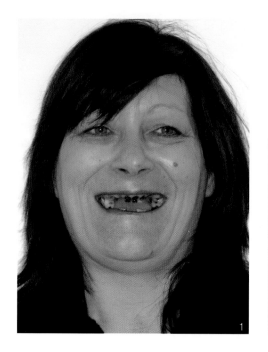
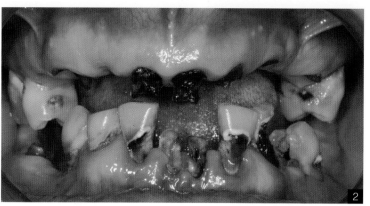

图1，图2 一位策略性终末期牙列患者的初始情况。

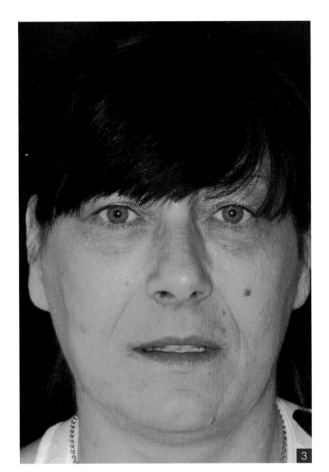
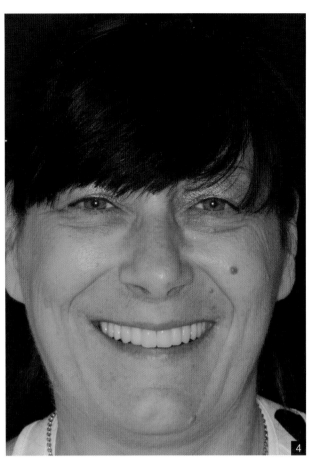

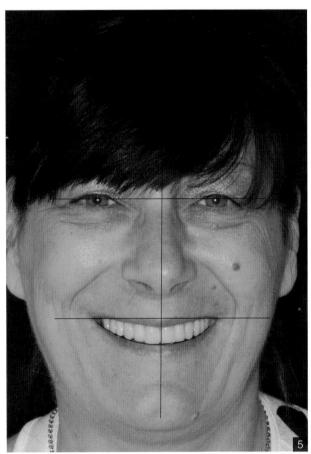

图3~图5 面部和牙齿之间的一致性保证了修复体与患者面部的整合：在静止状态下上颌切牙在嘴唇的正确暴露量；切平面平行于水平参考线，即双侧瞳孔连线和双侧口角连线；咬合曲线与下唇相协调，牙齿中线与面部中线一致。牙科技师Massimo Soattin。

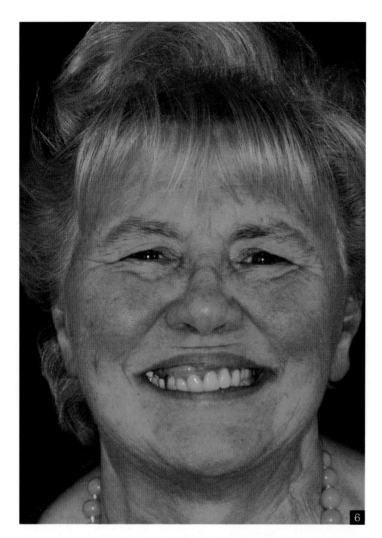

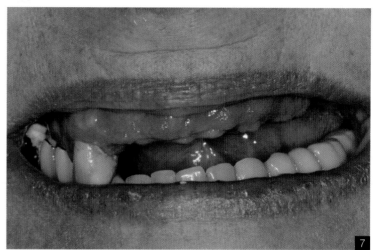

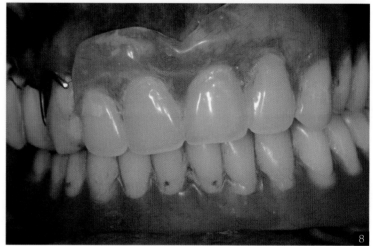

图6~图8　患者露龈笑与上颌骨垂直向骨量过多有关，其中咬合平面向左倾斜是由于牙槽突的不对称吸收所致。

可以观察到，咬合平面、牙齿中线的位置和倾斜度相对于面部中线有明显的偏差，这是美学障碍的一个因素。纠正它们是治疗的主要美学目标之一。在诊断阶段必须明确病因，因为它决定了修复和手术的方法。

图6~图12展示了一位与上颌骨垂直向骨量过多相关的露龈笑患者。咬合平面和中线向左倾斜是由于长期佩戴不协调的义齿造成上颌牙槽突不对称的吸收所致。通过适当的美学规划，使修复后的咬合平面与水平参考线平行，通过上颌牙槽突的骨切除术改善了牙–唇之间的关系。牙齿中线的正确定位有助于在面部营造一种和谐的美感。

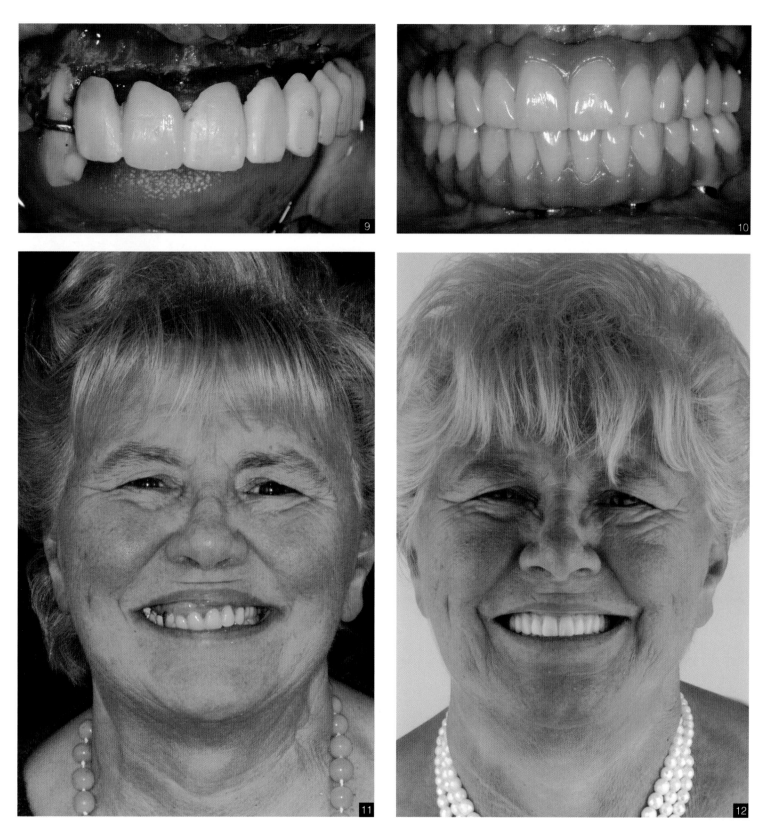

图9～图12 经过精确的术前计划，为上颌牙槽突的骨切除术创造了解剖条件，可以正确地定位上颌咬合平面与面部参考线之间的关系。重置的笑线和倾斜牙齿中线的矫正协调了牙齿与面型之间的关系。在第384～395页有关于这个病例的完整描述。牙科技师Massimo Soattin。

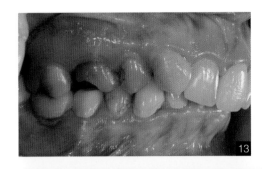 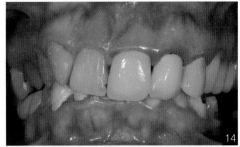 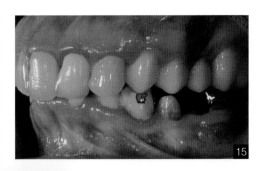

图13~图17　由于右上侧切牙发育不全和左上切牙过早地向右移位，导致患者的咬合平面、水平面和垂直面参考线不一致。

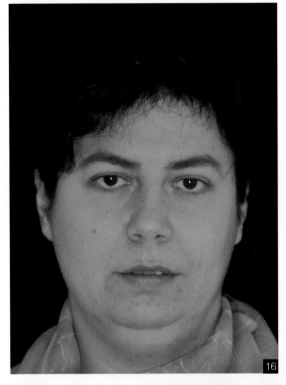 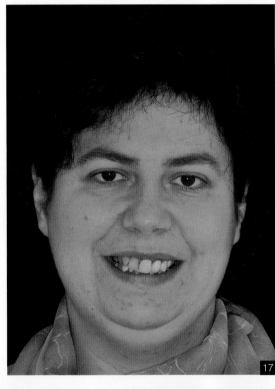

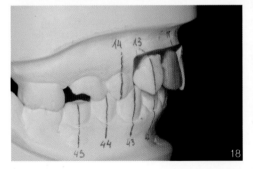 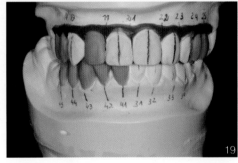 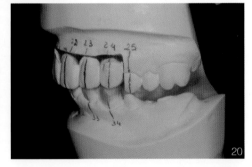

图18~图20　诊断蜡型提供了对最终结果的预览，使用临床和影像学数据有助于评估最终达到治疗结果所需的可能的治疗过程。该病例的治疗方案是拔除24，通过拔牙间隙正畸移动牙齿11、21、22和23，为缺失的12打开空间，并使中线居中。

相反，图13~图35所示患者的面型、咬合平面和中线的不协调的原因不是骨性的，而是牙性的。右上侧切牙发育不全，导致左上切牙过早地向右移位。这个问题在之前的修复治疗中没有被干预，以致造成了灾难性的美学后果。

诊断蜡型用于预览最终结果以及制订治疗策略，通过

修复–种植–正畸治疗计划实现该目标。

24拔除后给牙齿11、21、22和23创造了移动空间，不仅是为了纠正它们的倾斜，而且向左移位，以便为牙齿12打开空间。此外，通过稍微增加垂直距离，为修复上颌咬合平面创造了条件，使修复体与面部参数相协调。

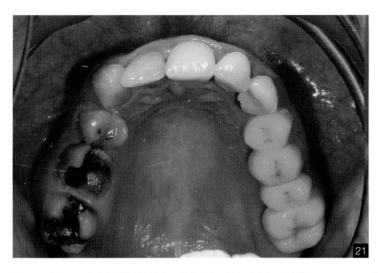
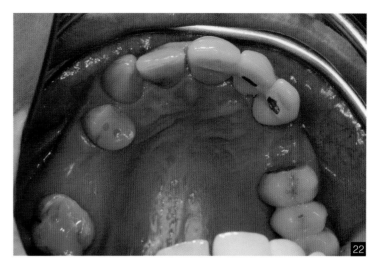

图21，图22 由于牙髓的原因，拔除了24和16牙齿，并为11、21、22和23牙齿移动创造了空间。

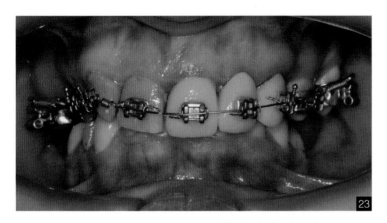
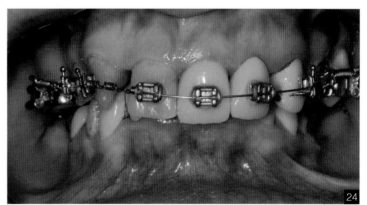

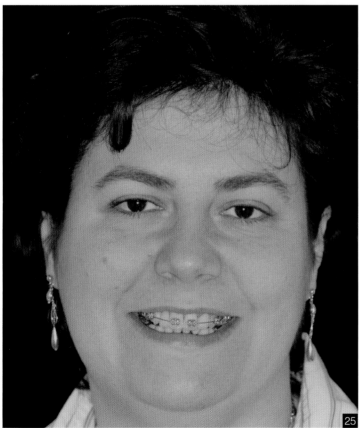

图23~图25 根据诊断蜡型获取的信息，正畸治疗移动牙齿，为牙齿12打开空间，使中线居中，矫正牙齿的腭侧倾斜角度。

图26，图27 在正畸治疗结束后，移除托槽并放置新的暂时修复体，同时也可作为正畸后的保持器使用。

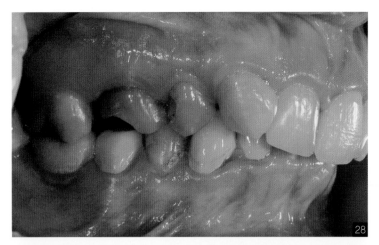

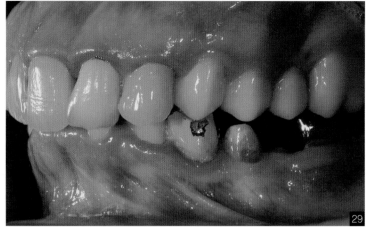

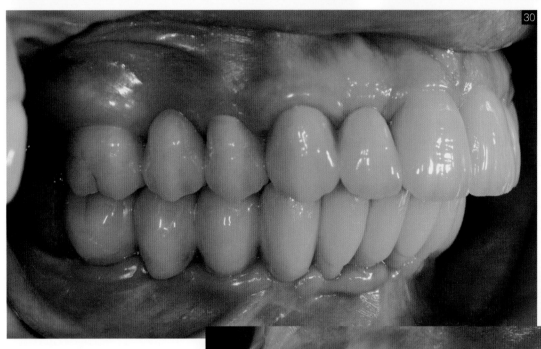

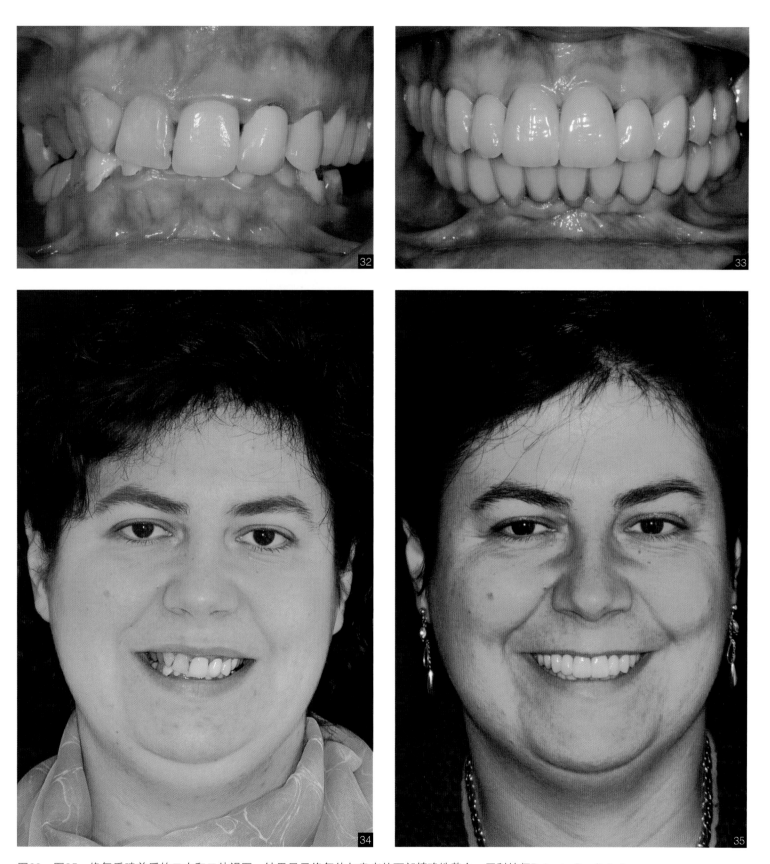

图28～图35　修复重建前后的口内和口外视图，结果显示修复体与患者的面部精确地整合。牙科技师Roberto Bonfiglioli。

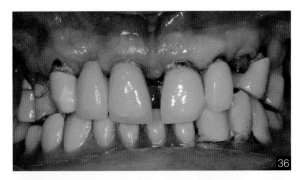

图36～图38　预后性终末期牙列患者，Ⅱ类2分类。经过多年的各种各样的多学科的牙科治疗，减低了垂直高度，不仅导致牙科美学的逐渐恶化，而且还导致面下1/3的美学问题，减少了唇红的可见度。侧面图清楚地显示了下颌骨联合处明显突出。

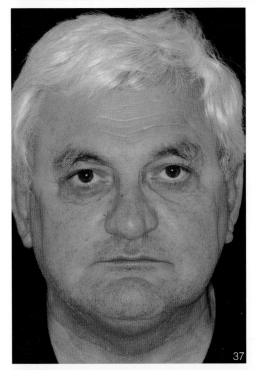
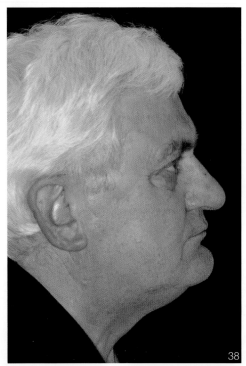

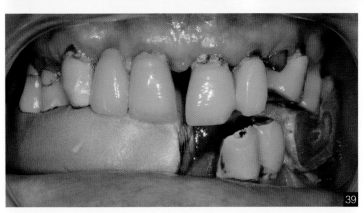
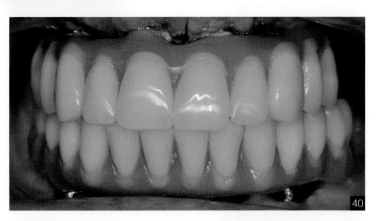

图39，图40　在种植体支持的临时修复体中，根据修复和美观的要求增加了垂直距离。

垂直距离的丧失不仅在无牙颌患者中很常见，同时在那些牙齿严重受损或终末期牙列的患者中也是如此，对面部美学有严重的影响：

- 面下1/3高度的降低
- 唇形轮廓的改变
- 鼻唇沟的加深
- 矢状位颏部突出明显

如图36～图44所示，从患者的正面和侧面视图中可以看到，正确的垂直距离的恢复使得面下1/3的组成部分重新分配和协调。

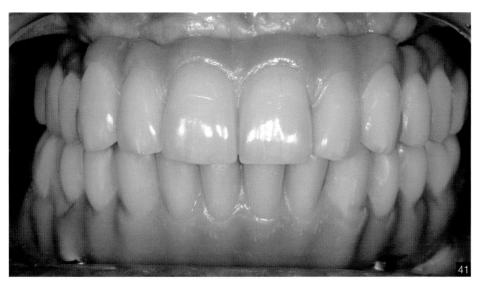

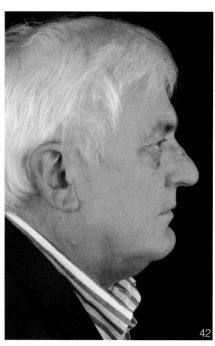

图41，图42　根据临时修复体所提供的修复重建信息，最终种植体支持的修复体，重新建立了正确的垂直距离和咬合关系，不仅改善了牙齿美学，而且还改善了面下1/3的外观。

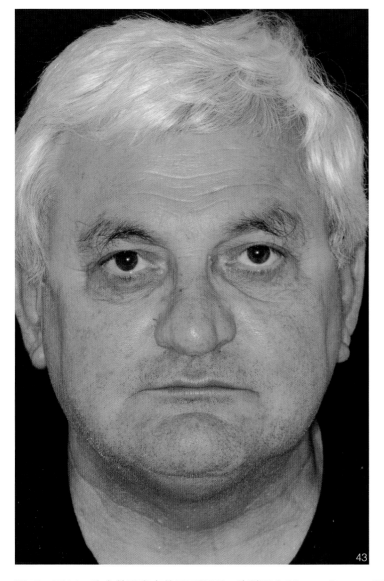

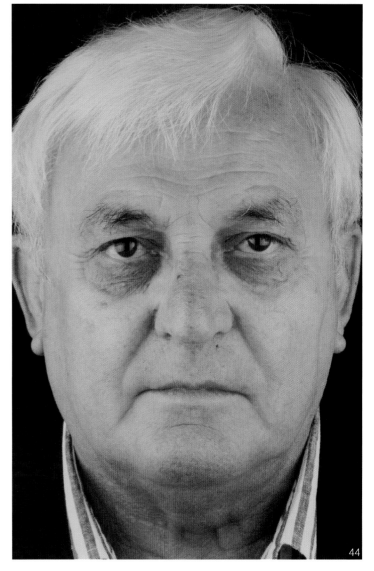

图43，图44　治疗前后患者的正面视图。外科医生Alberto Becattelli和Leonello Biscaro，修复医生Leonello Biscaro，牙科技师Massimo Soattin。

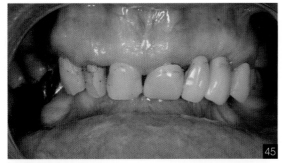

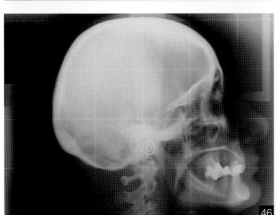

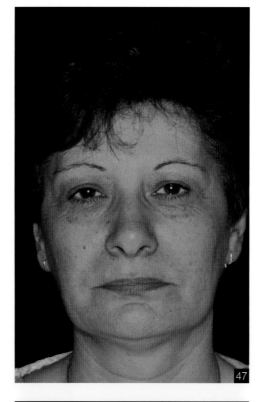

图45～图47　牙列严重受损的患者，其特征是骨性Ⅱ类、深覆𬌗，下颌切牙咬到上颌腭侧黏膜。对面部外观和面下1/3的影响是显而易见的。

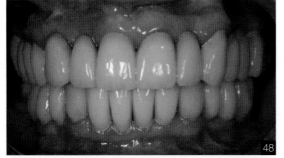

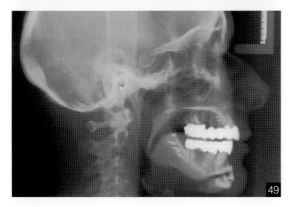

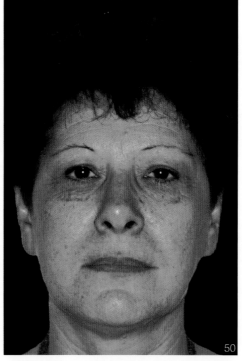

图48～图50　患者在1999年实施了包括下颌骨前移和咬合平面向后旋转的颌面外科手术等多学科的联合治疗，面部垂直距离的增加和整个面部美学的变化可以从临床前后的照片和侧位X线图像的对比中看出。第148～150页对该病例进行了完整的描述。牙科技师Franco Rossini。

在需要进行颌面外科手术的病例中，垂直距离甚至可以增加更多。这不仅对面下1/3的各个部位的解剖结构有较为明显的影响，而且对整个面部也有明显的影响（图45～图50）。

唇部支持是面下1/3的另一个组成部分，可能会受到终末期牙列种植治疗的影响。

在当前社会环境下，恢复合适的唇部支持是十分重要的，因为患者要求使口腔周围组织看起来更加年轻的需求在不断地增加。唇部支持和感知受到以下因素的影响：

（1）上唇的厚度和长度。

（2）鼻部的各个解剖结构（鼻前棘、鼻中隔、鼻基底软骨）。

图51 患者上颌戴了多年的全口
义齿后，要求上颌和下颌固定义
齿修复。

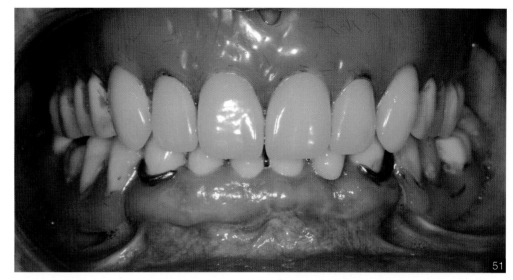

图52~图54 在初步计划阶段，
通过重新定位牙齿在面部的正确
位置以及去除树脂基托来评估对
口腔周围组织的影响，并对美学
效果进行了评估。患者能够看到
使用人工牙龈和去除修复体基托
后的固定种植体支持的修复体所
能达到的美学效果，同意并接受
了该治疗方案。

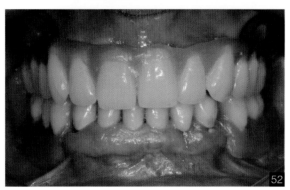

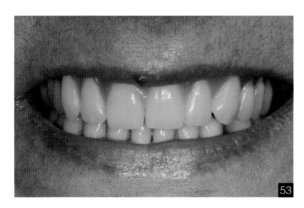

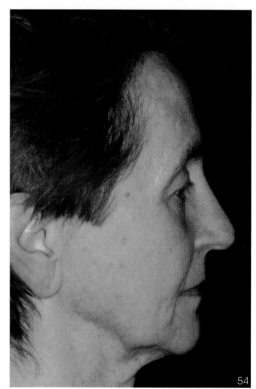

（3）鼻唇角。

（4）下颌的突度。

（5）上颌切牙的位置。

（6）修复体基托的存在。

上颌修复重建的美学目标始终包括不使口腔周围组织
变得扁平，并增加其可见度，给予它们适当地支持，上颌
切牙的位置和修复体基托的存在是影响唇部支持的重要因
素。从这个角度来看，在种植体支持的固定解决方案和带

基托的活动义齿解决方案之间进行选择是至关重要的。在
萎缩的上颌骨，如果在计划阶段没有对唇部支持进行适当
的评估，就承诺使用种植体支持的固定修复方案是有风险
的。特别是对于长时间佩戴全口义齿的患者尤其如此：在
种植体植入前，必须始终与患者评估和讨论树脂基托移除
对唇部支持的影响。只有在去除修复体基托后，对口腔周
围组织的改变可以被患者接受的情况下，才能进行种植体
支持的固定修复治疗（图51~图60）。

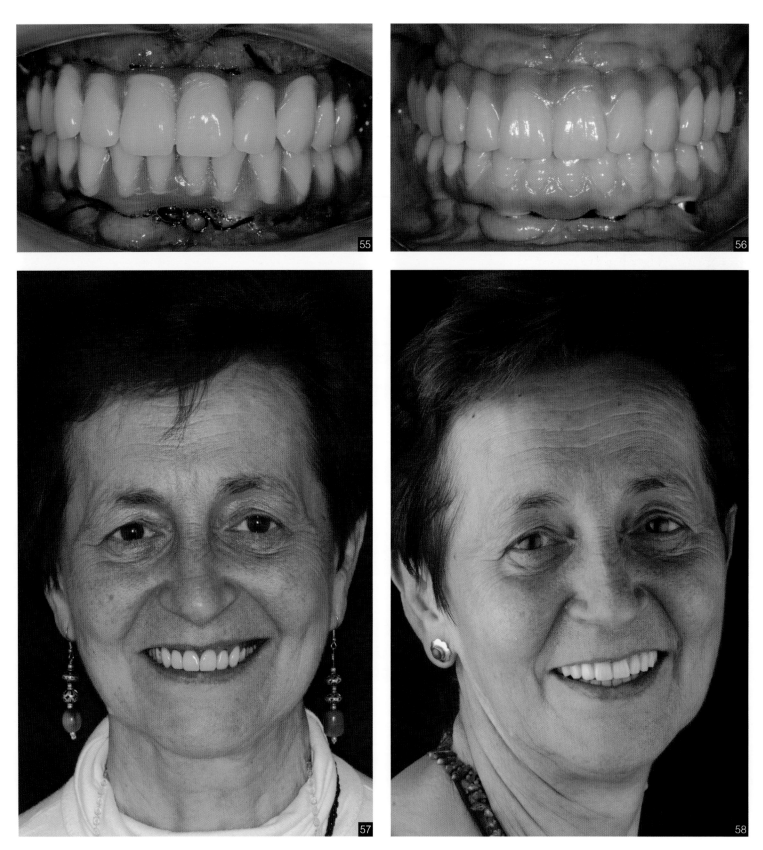

图55～图58　在上下颌种植体植入后同时即刻负重一个复制的义齿，并将其复制到最终的修复体中。

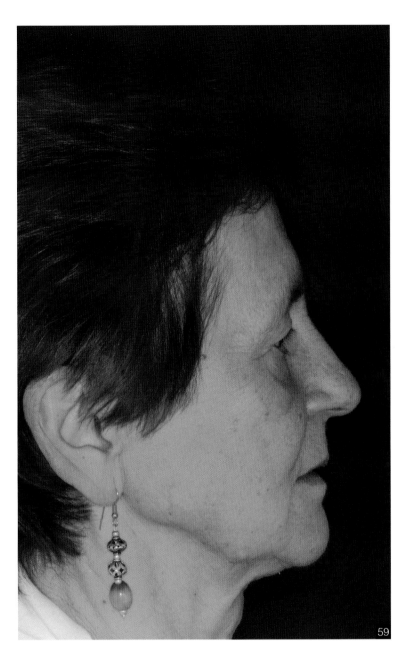
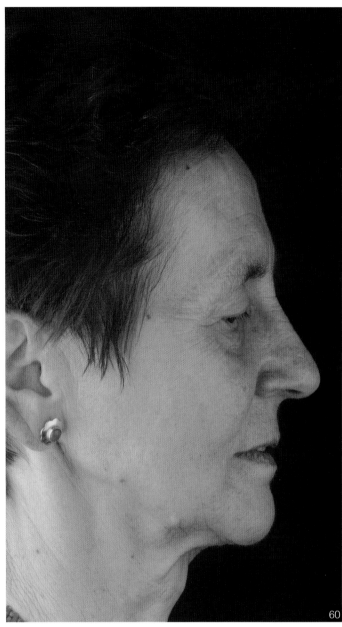

图59，图60　与初始情况相比，最终修复重建后的牙-面关系视图。牙科技师Massimo Soattin。

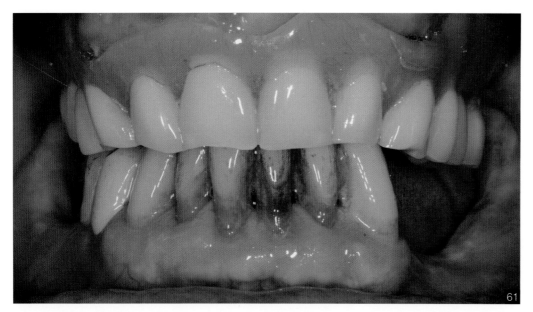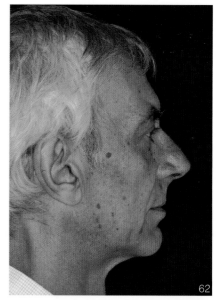

图61，图62　该患者多年来一直戴着一个不合适的上颌全口义齿，并想接受种植体支持的固定义齿修复，上颌切牙的位置偏腭侧，鼻唇角过大，并导致唇部的支持不足。

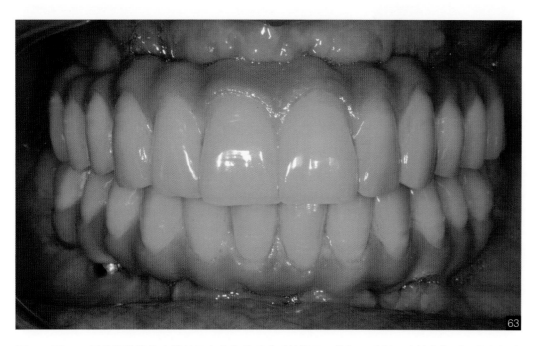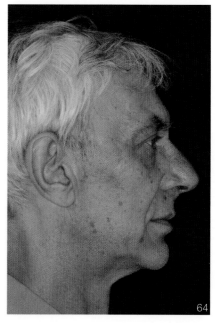

图63，图64　最终的种植体支持的固定修复体重建后的视图：将切牙重新正确地定位到三维空间中，改善了鼻唇角、口周组织的支持和唇红的位置。在第274～288页有对该病例的完整描述。牙科技师Massimo Soattin。

如果上颌骨的基骨在三维空间的缺损都不是很大，那么从上颌全口义齿过渡到种植固定修复，可以通过简单地纠正上颌切牙的矢状位置、垂直向位置以及垂直距离来改善口腔周围组织的支持（图61～图64）。

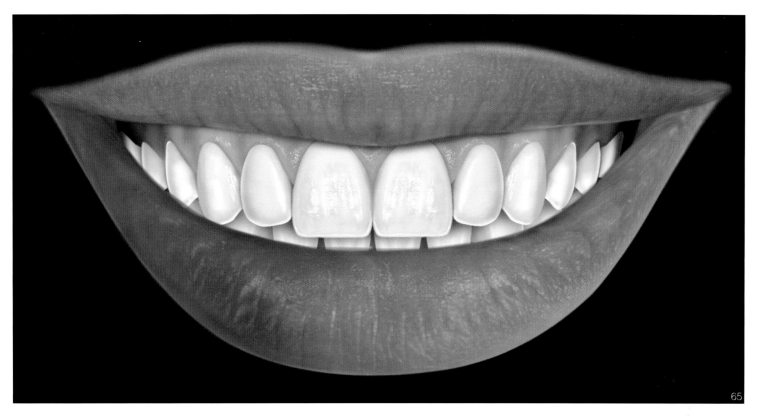

图65　美学区域指的是最大程度微笑时嘴唇之间的空间，在一个令人愉快的微笑中，展示的牙齿的宽度和长度之间具有适当的比例，并且是个性化的，龈乳头充满其间隙，大约可以看到1mm的牙龈组织。

在治疗终末期牙列时，重要的是要了解和预览可以在美学区域内实际能够实现的目标，这是因为在现有的解剖条件的限制下，有时不得不做出不可避免的妥协。美学区域被定义为"在最大微笑时可见的口腔中应恢复的区域"（图65）。

除了牙齿的大小、形状、排列和颜色（详细分析请参照更具体的文本）外，还可以在美学区域内确定两个组成部分，即微笑时的高度和宽度，它们可以直接影响终末期牙列的修复和外科治疗目标。

微笑的高度是决定是否需要使用人工组织的主要因素。

一个愉快的微笑有良好的牙齿比例，良好的牙龈乳头形态，没有黑色的牙间隙，并显示大约1mm的牙龈组织。这些理想的目标在终末期牙列修复时，如果不使用带有人工组织的修复体将很难实现，这是由于牙齿缺失后相关的解剖生理学改变的影响，以及造成这些结果的相关病理学因素所导致的。

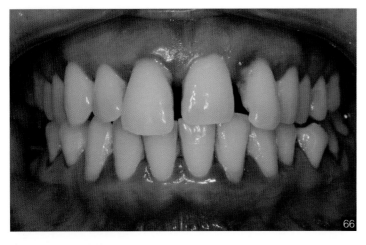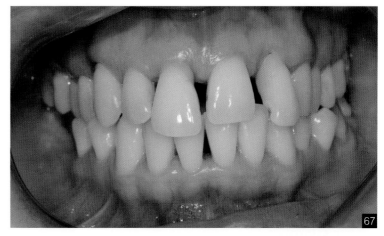

图66，图67　患慢性广泛性牙周炎的患者，其中11和22牙齿因严重的骨下病变而需要拔除。在口腔卫生维护阶段结束时的正面视图显示了其牙间龈乳头的垂直高度均匀一致。

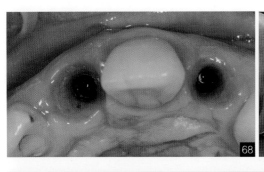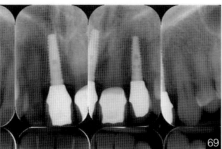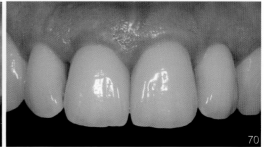

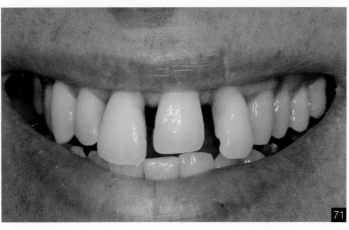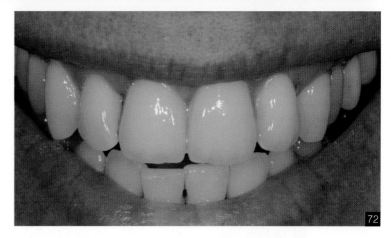

图68～图72　拔牙后位置的调整以及11、21和22修复体形状和比例的轻微调整，使得良好的美观得以恢复，这是由于邻近拔牙区12、21和23牙位上邻面骨嵴所维持的牙间乳头的存在。牙科技师Roberto Bonfiglioli。

　　如果单颗牙齿缺失，并且相邻牙齿没有明显的垂直向骨丧失，则可以通过外科手术来恢复缺损的骨组织体积，并对软组织的形状进行整复，以及使用长度和宽度比例适当的牙齿修复。如果相邻牙齿间保留了与牙龈乳头连接的邻面牙槽嵴，则不会留下黑色的牙间隙（图66～图72）。

　　当相邻2颗或2颗以上的牙齿缺失时，由于与牙齿存在相关的邻面骨嵴的消失，就无法保持良好的牙龈乳头形态。因此，无论如何处理拔牙后的部位和软组织条件，软组织的解剖结构都将趋于平坦。为了避免牙齿之间出现"黑三角"间隙，牙齿的形状必须更倾向于矩形，接触区域更长，高度和宽度之间的比例变化会更大或更小，具体取决于组织损失的程度，从而决定了修复体在垂直空间上的延伸（图73～图79）。

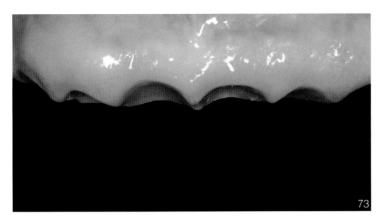
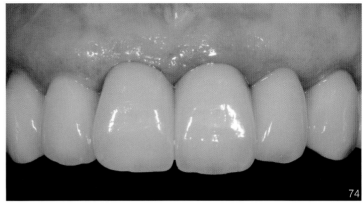

图73，图74 当相邻2颗或2颗以上的牙齿缺失时，由于邻牙间骨嵴的消失而不可避免地导致组织解剖结构的扁平。修复体的结果是呈现一个矩形的牙齿解剖结构，接触区长度增加，并且组织损失越大，牙齿的长度和宽度就越不成比例。在这个病例中，做了一个垂直向的小扩展，使得最终的修复体在长度和宽度方面的妥协仍可接受。牙科技师Massimo Soattin。

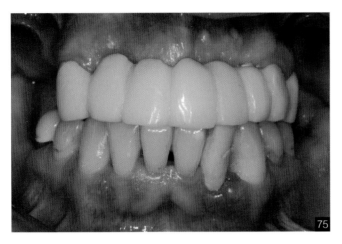
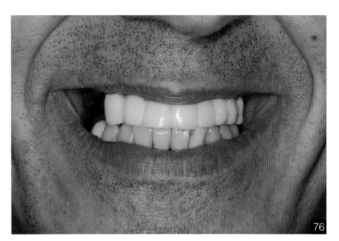

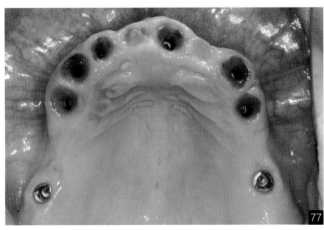
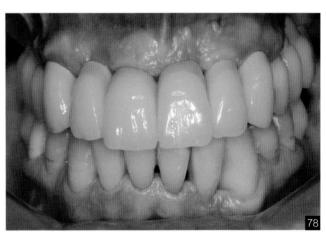

图75~图79 终末期牙列患者，上颌全口及下颌磨牙和左下侧切牙种植修复。显然，由于修复空间非正常地垂直向扩展，因此需要延长上颌修复体的接触面积，以避免产生"黑三角"。由于高笑线，这些变化是可预知的，并且导致了美学上的缺陷。外科医生Alberto Becattelli和Leonello Biscaro，修复医生Leonello Biscaro，牙科技师Massimo Soattin。

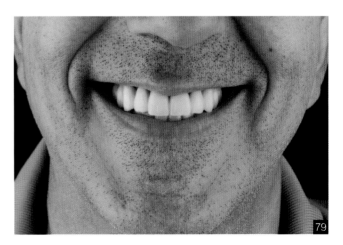

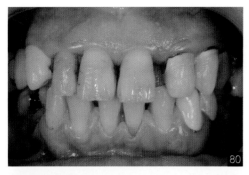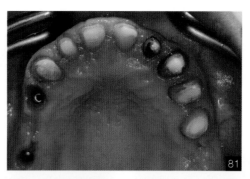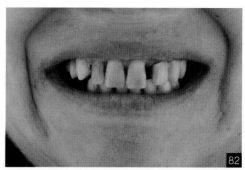

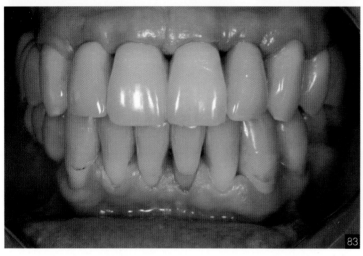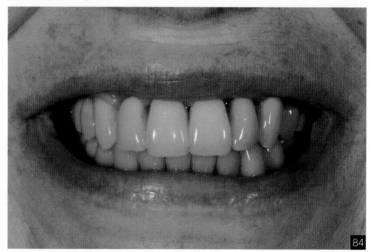

图80~图84　牙周炎患者的天然牙列作为基牙进行修复重建时，因为牙周炎导致的严重的骨丧失，修复后牙齿的比例与那些种植义齿修复的无牙颌看起来类似。这个病例是通过正畸-牙周-修复治疗保留了天然牙，由于较高的笑线，残留牙齿的牙周情况造成的牙齿比例上的美学损害是显而易见的。牙科技师Cristiano Broseghini。

　　尽管可以采取一些技术措施来掩饰这些形状上的变化（例如增加中切牙宽度以减小侧切牙，或使中切牙与侧切牙稍微重叠等），但最终的美学效果还是一种折中的妥协方法，类似于受晚期牙周炎影响的天然牙为基牙进行修复所获得的折中方法（图80~图84），并且这种妥协的美学效果也取决于患者微笑的高度。

　　在种植体支持的终末期牙列修复中使用人工组织，通常是唯一可用的方法，用于制作出可接受比例的牙齿、具有良好的人工牙龈乳头形态，并且没有任何牙间间隙。由此产生的修复体被定义为混合型或矫形修复体，因为它用人工组织代替失去的天然组织，因此美学的类型被定义为矫形修复体（图85~图88）。

　　根据感知到的美学原理进行推断，矫形修复体在治疗终末期牙列方面的适应证主要不是取决于失去的组织的数量，而主要是取决于患者的笑线的位置。中或高的笑线是矫形修复体的指征之一，如果只使用牙齿成分的修复体会导致无法接受的美学效果，因为残留的解剖情况所造成的牙齿比例的改变是可以预知的。

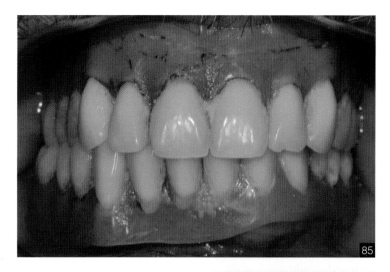

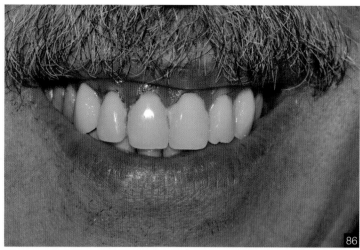

图85~图88 在高笑线的患者中使用矫形修复体来修复失去的硬组织和软组织的病例。由于存在人工组织，尽管存在相当高的笑线，但仍可以按正常比例来恢复牙齿，从而在美学感知方面产生出色的结果。牙科技师Roberto Bonfiglioli。

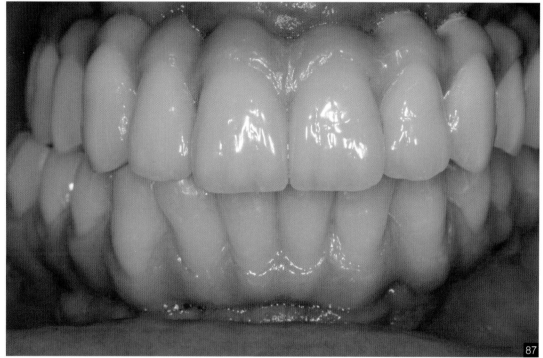

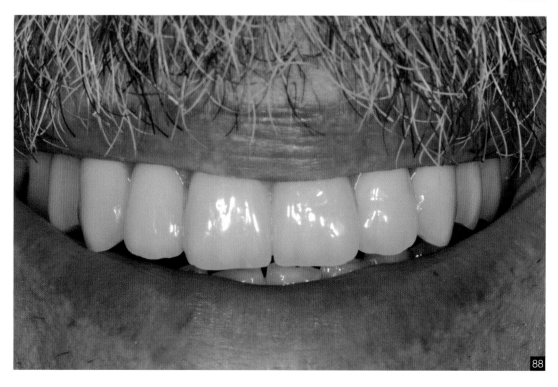

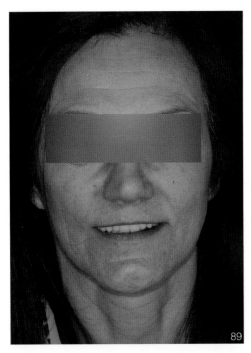
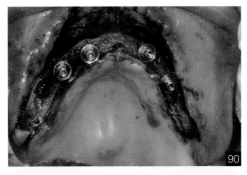
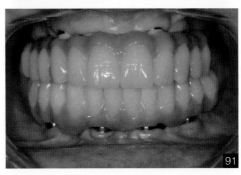
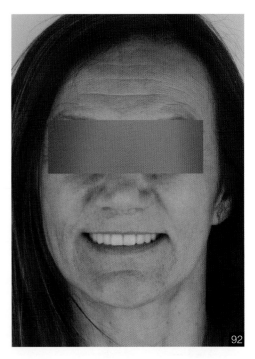

图89~图92 患者的笑线较低，微笑宽度延伸至第一前磨牙。这种类型的微笑使得简化手术入路成为可能，并且种植体在左侧最远端区域的位置被计划植入在第一个前磨牙的位置上，没有做上颌窦提升手术。因此，最终的修复体延伸到第二前磨牙（左上第二前磨牙为远中悬臂），在微笑时看不到后面空的后牙区域。牙科技师Massimo Soattin。

美学区域的另一个组成部分，能够通过手术和修复方法调节的是微笑的宽度。

微笑的宽度是指微笑过程中可见的牙齿数量，在大多数情况下，可以看到第二前磨牙。后牙缺失的时候其后方也会出现一个空隙，该空间的可见性取决于微笑的宽度。显然，这一方面影响着修复体的向后延伸，进而影响了种植体在最远端的位置。因此，忽略其他功能上的考虑因素或患者的特殊需求，可以说微笑的宽度直接影响手术方法及其目标。

图89~图92所示患者的笑线很低，其宽度保证了左侧区域到第一前磨牙的可见性。上颌牙弓后部的残留骨解剖条件极为不利。微笑的宽度减少了，因此可以在左上第一前磨牙的位置植入倾斜的种植体作为第二前磨牙远中悬臂的最终支持体，而不会影响患者最终的笑容。

另一方面，如图93~图96所示，患者的笑线更高，也很宽，并且不希望看到口腔后部的空隙。笑容的宽度和患者的要求决定了不同的手术方法，包括在磨牙区植入种植体和双侧上颌窦提升手术，这样就不会看到后部的空隙。

微笑的宽度还与颊廊的存在和大小直接相关，颊廊通常是指存在于牙齿颊侧表面和口角之间的间隙。比例协调的颊廊、正确倾斜度的后牙、与下唇相协调的和谐走向的上颌咬合平面，是决定微笑深度的因素。因此，在治疗终末期牙列时，恢复和谐的颊廊也始终是治疗的一个目标（图97~图100）。

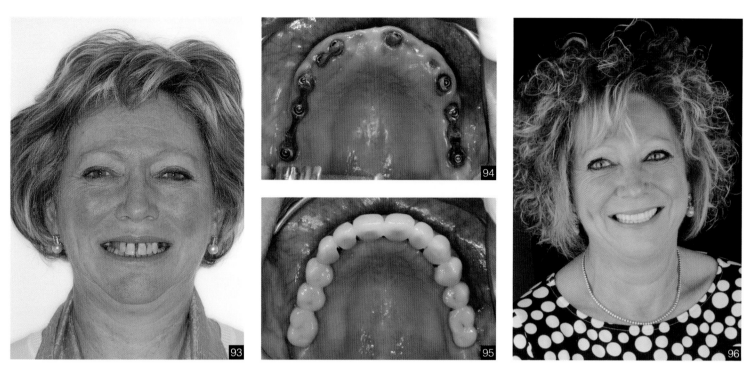

图93~图96　这位患者的笑线比前面的病例更高、更宽，并要求微笑时不能看到任何的黑色空间，因此需要通过双侧上颌窦提升的手术入路将种植体植入到后牙区，这样在微笑时可以看到上颌磨牙。牙科技师Franco Rossini。

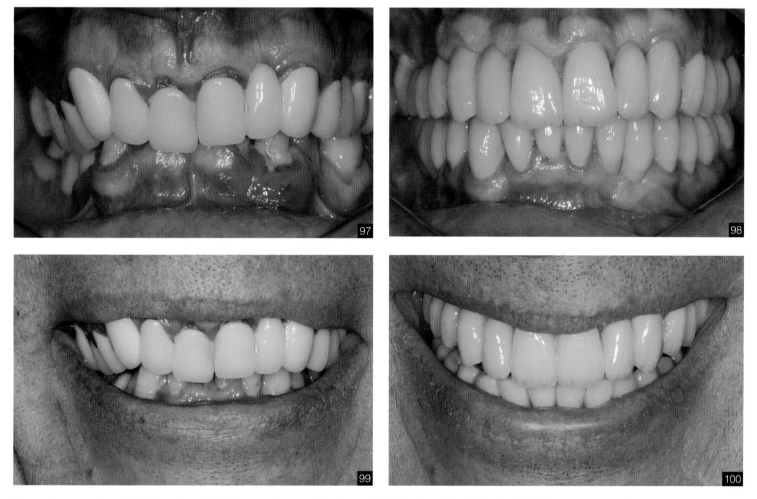

图97~图100　使用种植体和天然牙联合修复上颌所有牙齿的病例，这些修复体具有协调的颊廊，使微笑具有正确的深度（详见第121~125页的病例介绍）。牙科技师Roberto Bonfiglioli。

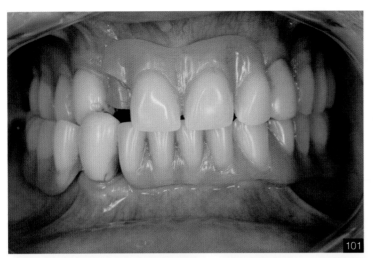

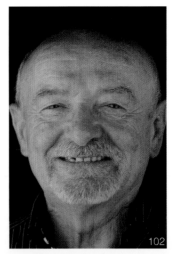

图101，图102 该患者的治疗方案是在上下颌采用种植体支持的固定修复体。

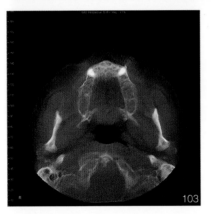

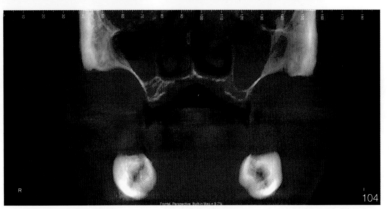

图103，图104 从CBCT影像中可以看出，上颌骨的横径比下颌骨小。

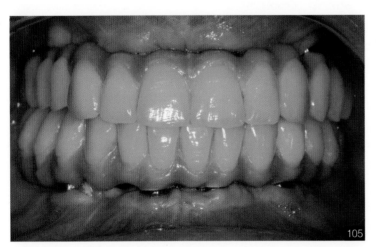

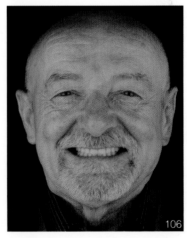

图105，图106 最终的修复体，可以看到非常明显的颊廊。牙科技师Massimo Soattin。

在由于向心性的骨吸收或者由于上颌骨发育不足而造成的骨性Ⅲ类的严重萎缩的上颌骨，使用种植体支持的固定修复重建时，由于残留的骨解剖结构对种植体位置的限制，必定会伴随着较为明显的颊廊（图101~图106）。

当患者要求进行固定义齿修复时，他或她并不知道这一点，但在开始治疗和植入种植体之前医生必须告知这一点。如果可能的话，可以使用一个诊断饰面来模拟实现这一点。如果美观效果不佳，则患者可以决定放弃种植治疗，而选择使用全口义齿，更适合在上颌骨萎缩的情况下恢复良好的微笑（图107~图124）。

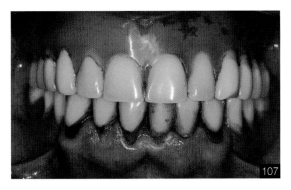
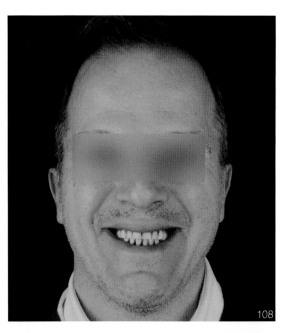

图107，图108 多年来，患者上颌一直戴着一副颊廓非常明显的全口义齿，这证明了上颌骨的萎缩非常严重。希望通过用种植体支持的固定修复体代替上颌全口义齿，不仅要求改善牙齿的美学效果，而且还要保证微笑时的美学效果。

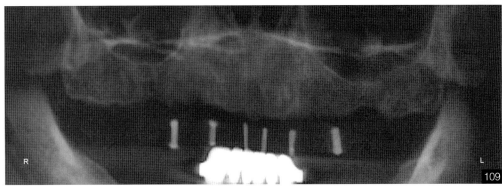
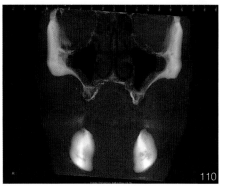

图109，图110 这些影像学资料显示存在足够的垂直向残留骨量。虽然厚度不足，但右侧的冠状位也证实了由于上颌骨的初始骨骼条件及其向心性的吸收、上颌骨横径明显减小的临床客观事实。在这种解剖条件下，我们可以正确地假设：如果用种植体支持的固定修复体来代替上颌全口义齿时，颊廓的尺寸将进一步增加，并且可以预见的是修复体从组织中穿出时的穿龈轮廓形态将很不自然。制订了初步的治疗方案，以便与患者分析和讨论使用固定修复体或上颌全口义齿的治疗方案时的美学效果。

图111，图112 复制上颌总义齿，并利用复制的义齿制取上颌模型。这样就可以将模型按初始的合适的垂直距离安装在𬌗架上。

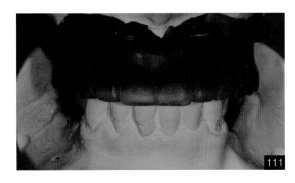
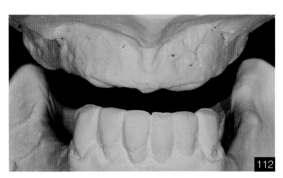

图113，图114 制作了两个诊断模拟模型：第一个没有基托边缘，是为了模拟固定义齿修复，可以看到牙齿很不自然地从组织中穿出以补偿上颌骨的萎缩；第二个有基托边缘，模拟了上颌全口义齿。

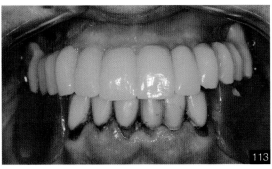
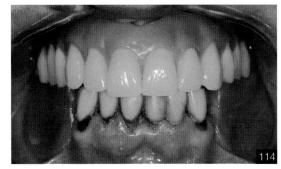

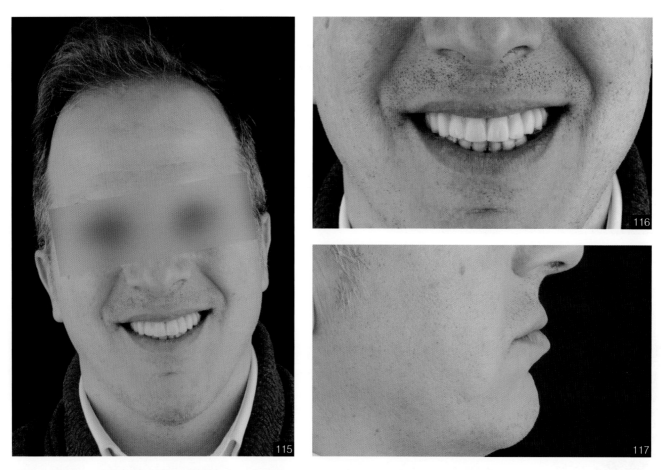

图115～图117　患者能够欣赏到两种修复方案分别在正面和侧面微笑时的不同之处：无基托边缘时。

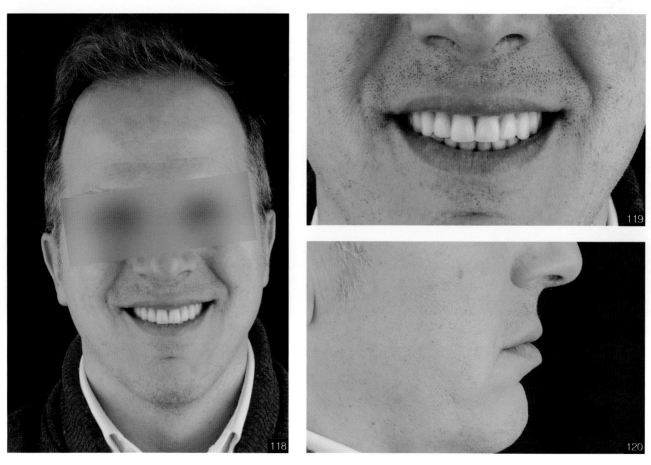

图118～图120　带有基托边缘时，患者更倾向于使用基托边缘的修复方案。

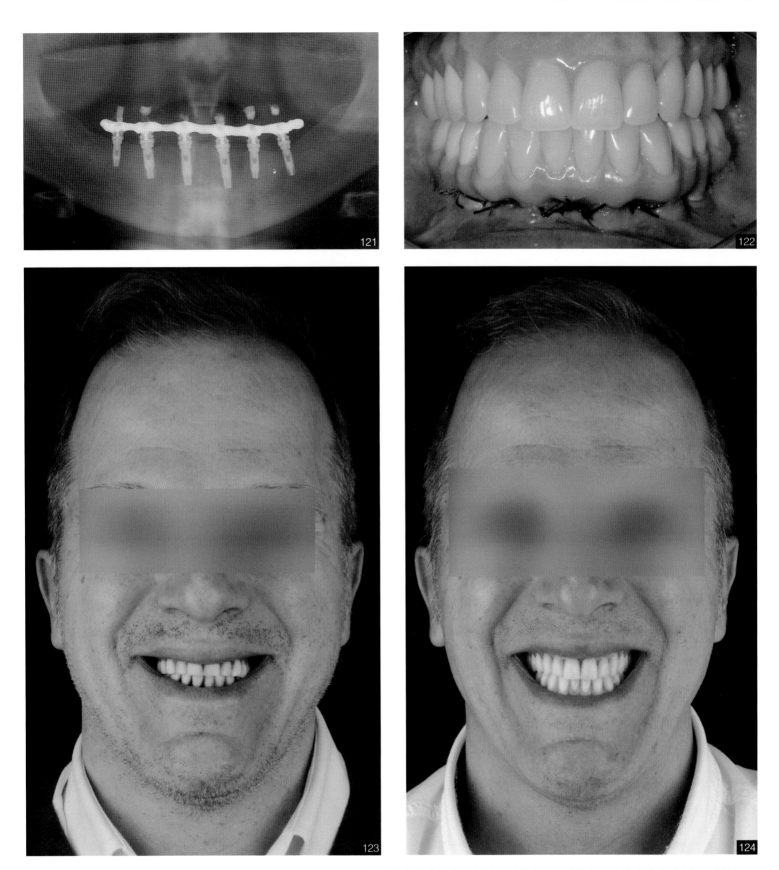

图121~图124　同意并实施了这一治疗方案，其中包括在下颌进行种植修复治疗，在上颌使用新的全口义齿修复。这种治疗方法保证了新的牙-面关系，极大地改善了患者的微笑。术后可见重建后和谐的颊廊的恢复。以及由于下唇的活动性，可以看到在下颌牙弓中使用人工组织的重要性。牙科技师Massimo Soattin。

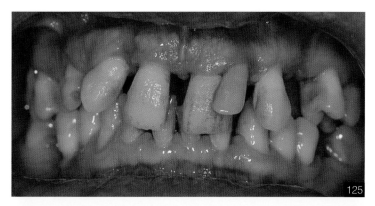 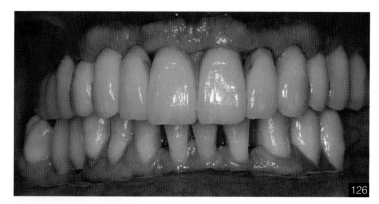

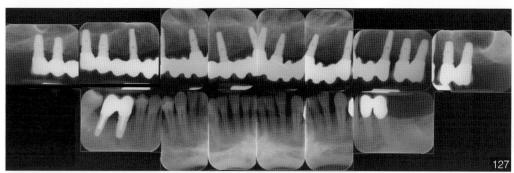

图125～图129　2007年治疗的上颌策略性终末期牙列患者在正中关系位重建后的修复效果。

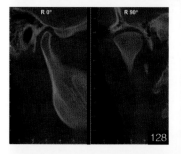 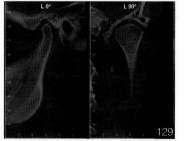

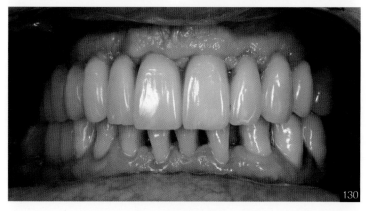 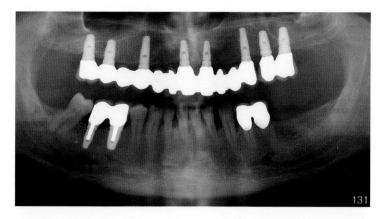

图130，图131　8年后的临床和影像学检查。在没有关节问题的情况下，使用稳定的参考位置，如正中关系位，对于保证修复体的长期咬合稳定性至关重要，即使在左下磨牙没有被修复的情况下也是如此。牙科技师Franco Rossini。

功能目标

美学目标的实现，离不开功能目标的成功获取：了解如何在临床上进行咬合管理，应设定并有效地达到什么样的功能目标是非常重要的，因为它不仅影响到修复体在咀嚼系统中的整合及其持续时间，而且影响整个治疗过程。

终末期牙列患者通常表现为极为复杂的牙弓内及牙弓间关系。在Mc Neill的分类中，这些患者是非生理性的咬合，需要通过咬合治疗来恢复。咬合治疗被定义为一种模式化的概念结构关系上的咬合，理论上为实现最佳的健康、功能和美学效果所必需的。

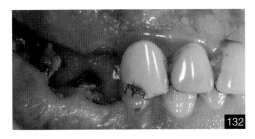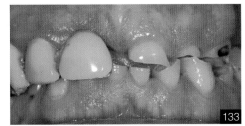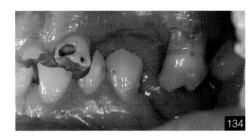

图132~图134　2002年修复的一位所有残留牙齿严重磨损的患者的初诊视图。垂直距离丧失，在牙齿磨损后牙周组织发生了代偿性的移位。

虽然生理性咬合是最著名和最常用的治疗方法，但它只是其中的一个例子。

为了在终末期牙列患者中进行有效的咬合治疗，必须做出3个基本的选择：

- 参考位置的选择
- 垂直距离的选择
- 咬合方案的选择

选择参考位置是创建咬合治疗的起点以保证一个长时间的稳定的治疗效果。经常缺乏一个稳定的和可重复的牙科参考点来确定新的咬合是终末期牙列的主要特点之一。因此，有必要选择一个可重复的、能够准确地转移到𬌗架上的并在生理学上是可以被接受的口腔外参考位置。在关节健康的情况下，正中关系位是通常被选择的参考位置（图125~图131）。

在治疗终末期牙列时，由于功能、修复或美学方面的原因，总是存在垂直距离方面的问题（图132~图134）。在更复杂的修复病例（不仅仅是终末期牙列）中垂直距离的管理，有3个问题至今仍是争论的主题：

- 因可能存在对肌肉和关节系统的不利影响而改变垂直距离
- 因先前的治疗在垂直方向上有变化时，而需要重新改变垂直距离
- 纯粹根据修复和美学要求选择"正确的"（新的）垂直距离

就第一个问题而言，根据科学文献和健康状况的临床经验，在合理范围内的垂直距离的变化（特别是临床上最常见的垂直距离的增加）确实可以不会对关节和肌肉产生负面的影响。当垂直距离被修改时，始终需要重新适应新的咬合关系。这些垂直距离的变化并不像咬合重建的准确性那么重要。

第二个问题是第一个问题的结果。如果假设更改垂直距离会造成损害，那么其结果是垂直距离只能在先前存在变化的情况下进行修改。垂直距离的变化只能通过使用不可修改的骨性标记物作为参考，通过连续的X线摄影（CBCT或放射成像）进行，这实际上几乎是不可能的。但从临床的角度来看，这些信息并非绝对必要的。不考虑患者是否对其垂直距离进行了修改，临床实践表明，垂直距离的管理是一种可成功用于修复和美学目的的手术工具。

在这些假设的基础上，真正的问题是如何建立新的垂直距离，这是第三个问题的主题。

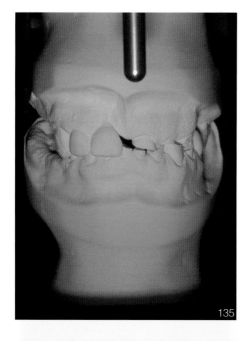

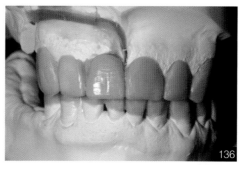

图135，图136　牙科技师根据美学和修复的需求，制作了一个垂直距离增加的简易的诊断蜡型，此信息用于记录新的垂直位置时的正中关系。然后将模型按新的垂直距离以正中关系位重新安装在𬌗架上，并制作了最终的诊断蜡型和第一套临时修复体。

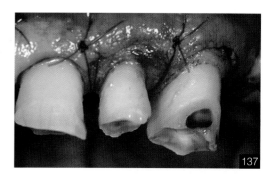

图137　首先进行了21、22和23牙齿的牙冠延长术。

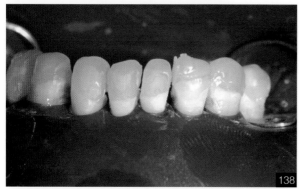

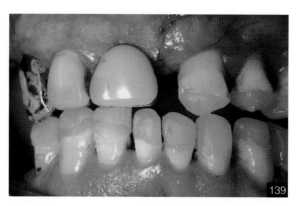

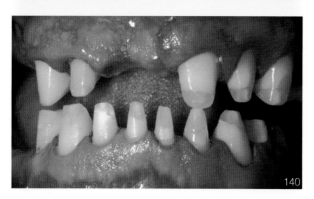

图138～图140　所有牙齿的预备和重建是在一次预约中完成的（大约在牙周手术后1周）。

　　当需要进行广泛的修复重建时，有多个垂直距离可以被成功地选用。在可用的选项中，选择最能满足病例的美学和功能需求的垂直距离是最有意义的。在没有相关的肌肉或关节症状的情况下，需要进行咬合的预处理（如果残留牙列的特征允许的话），技术分析和诊断蜡型是建立新的垂直距离的最佳工具，然后使用临时修复体进行测试。另一方面，发音也是验证所选择的垂直距离是否正确的最好方法之一。

　　在发"S"音时，下颌和上切牙之间必须有一个微小间隙（前牙最窄发音间隙）。如果在增加垂直距离并等待3～4周的适应期后，牙齿在发"S"音时接触，那么选择的垂直距离不正确，必须减少。图135～图150展示了一个残留牙齿严重磨耗的病例，该病例在2002年，通过多学科联合治疗保留了残留的牙齿，基本的修复方法是通过垂直距离的增加来创建修复体所需的修复空间。

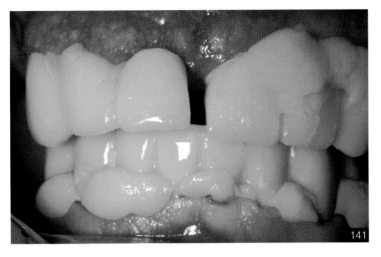
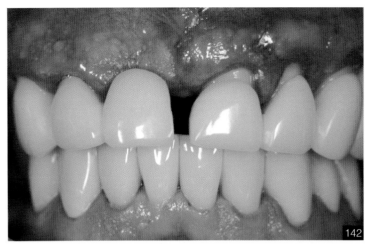
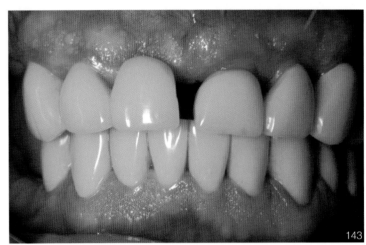

图141~图143 预先制作的临时修复体，引导患者至正中关系位并使之接近先前确定的垂直距离。检查咬合，完成临时修复体、抛光和粘接。1个月后的正面像。

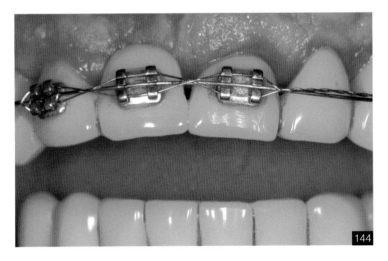
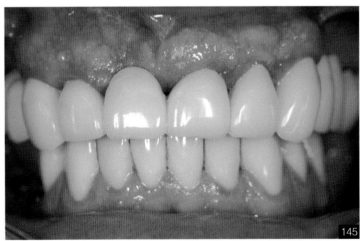
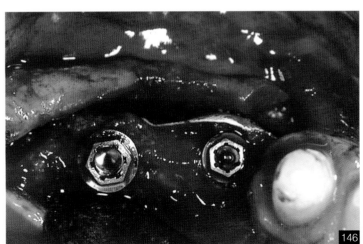

图144~图146 进行了部分牙齿的正畸治疗，以关闭上颌牙弓的间隙。正畸完成后，在上颌制作了一组新的临时修复体作为正畸治疗结束后的保持器。在正畸治疗过程中，在45、46牙位位置植入了2颗种植体，在正畸治疗结束时在第一象限植入3颗种植体。

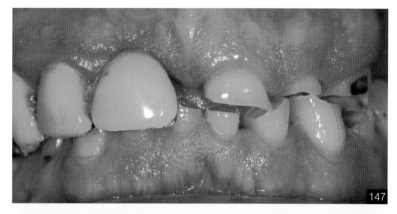

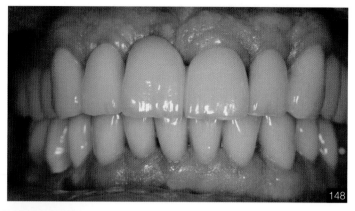

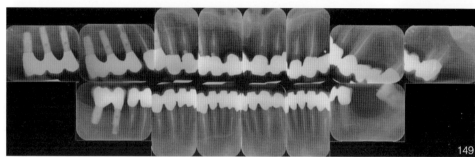

图147~图149 该病例在经过1年的治疗后结束，是根据最初计划的在功能和美学上确定的垂直距离基础上完成的。

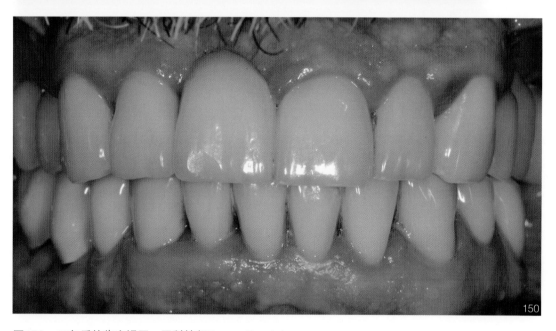

图150 12年后的临床视图。牙科技师Franco Rossini。

第三是咬合方案的选择。

咬合方案的选择和随之而来的咬合临床管理通常是基于纯粹的非科学的意识形态学为基础的。根据现有的各种殆学理念，由于缺乏可靠的科学证据来相互支持，因此有理由选择和掌握更适合所治疗病例的功能与骨骼特征的方法来进行治疗。在骨性Ⅰ类1分类的关系中，最合理的咬合方案是选用生理性咬合，其特征是：髁突处于中心位置，矢状位磨牙与尖牙呈Ⅰ类关系，后牙接触点均匀分布，前牙轻咬合，并且前牙引导，在偏心运动时可使后牙立即分离。临床经验表明，这种类型的咬合在技术上和临床上都是最简单的，并且与修复体的长期生存率相适应（图151~图171）。

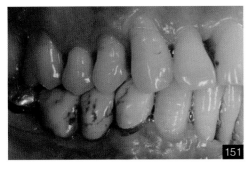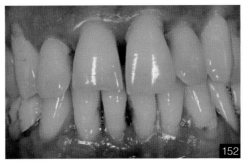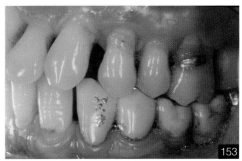

图151~图153　一位患有晚期慢性广泛性牙周炎的骨性Ⅰ类的患者初诊时的临床视图，该患者于1997年接受了修复和牙周治疗，并保留了大部分残留的牙齿。

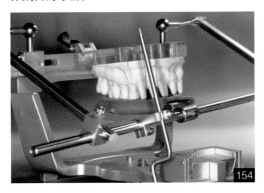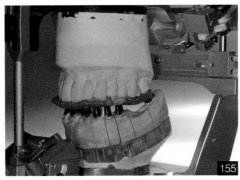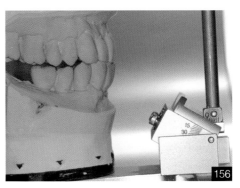

图154~图156　在记录了铰链轴之后，使用面弓将上颌模型转移安装在𬤊架上，以正中关系安装下颌模型。然后使用上颌分体式铸造模型和其他两种以正中关系获取的蜡型来验证其位置的准确性。𬤊架是根据预先默认注册的数据来设置的，并且使用临时修复体来设置前伸引导。

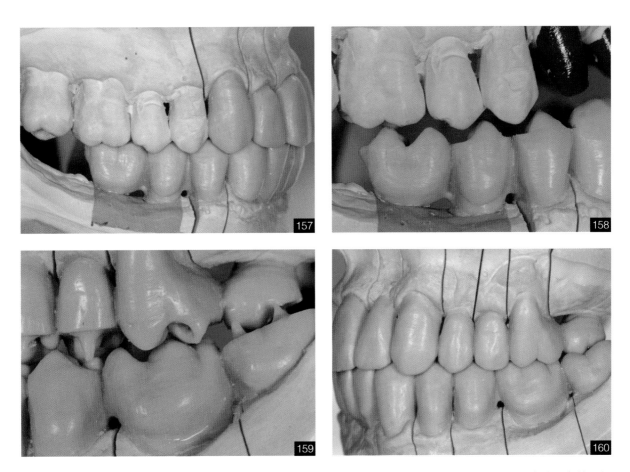

图157~图160　形成了生理性咬合。后牙的均匀接触及髁突的中心关系保证了前牙在闭口运动过程中的稳定性和保护作用。

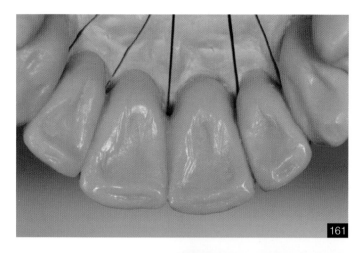

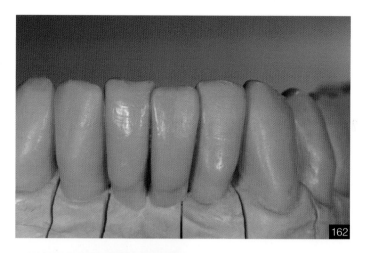

图161~图163 在偏心运动时后牙分离，前牙引导可保护后牙。

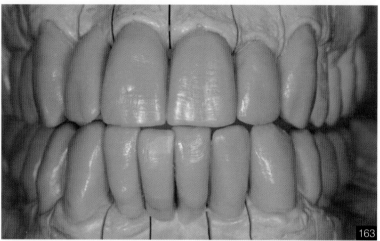

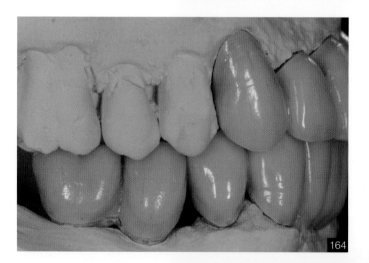

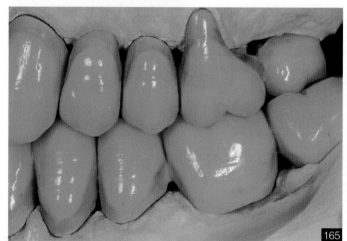

图164~图166 使用牙科技师Luciano Trebbi和Gianfranco Di Febo开发的压铸技术，将蜡型复制到瓷上。最终抛光后模型上的最终金属烤瓷修复体的外观视图。

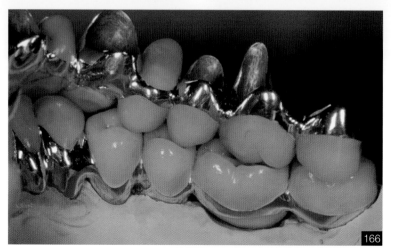

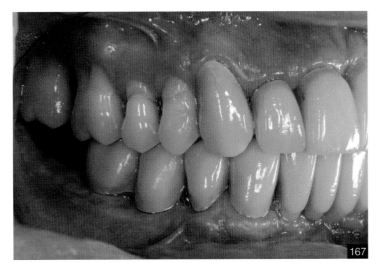
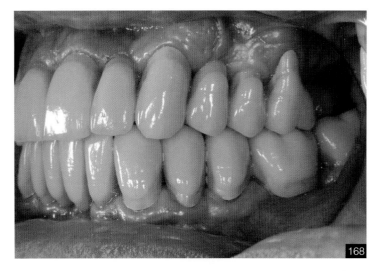

图167~图169　1998年粘接后的临床及影像学视图。

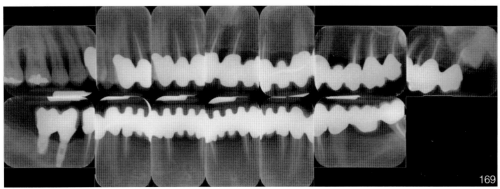

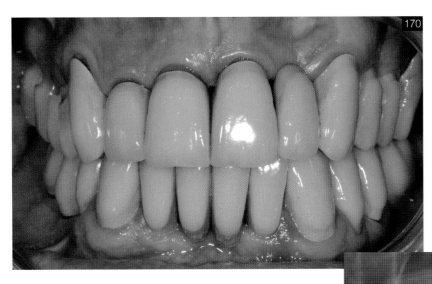

图170，图171　17年后复查的临床和影像学视图。牙科技师Franco Rossini。

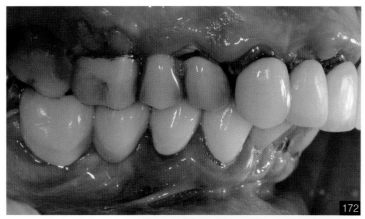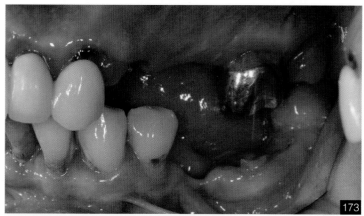

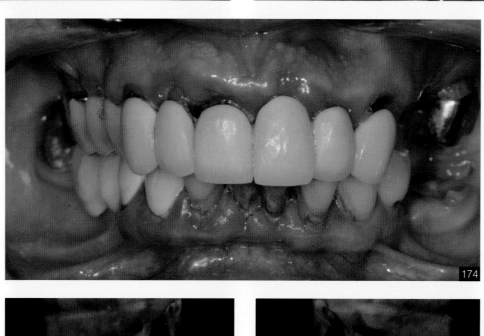

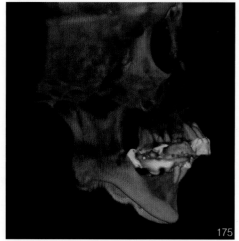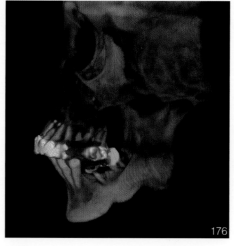

图172~图176　骨性Ⅱ类的策略性终末期牙列患者。

　　当骨骼关系不是Ⅰ类时，可以创建生理性咬合，但必须使其适应现有的骨骼关系。从技术角度来说，它们的创建和临床管理要困难得多：重建前牙的引导通常需利用前牙的形状进行补偿，必须使用临时修复体进行美学、咬合和语音上的仔细评估与测试。例如，骨性Ⅱ类用于重建前牙引导的补偿是通过增厚上颌前牙的腭侧面或延长下颌前牙和向唇侧倾斜来实现的（图172~图179）。

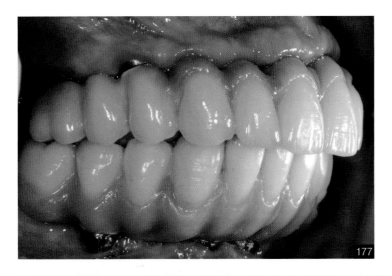
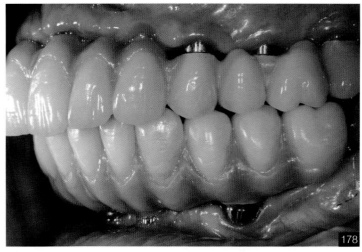

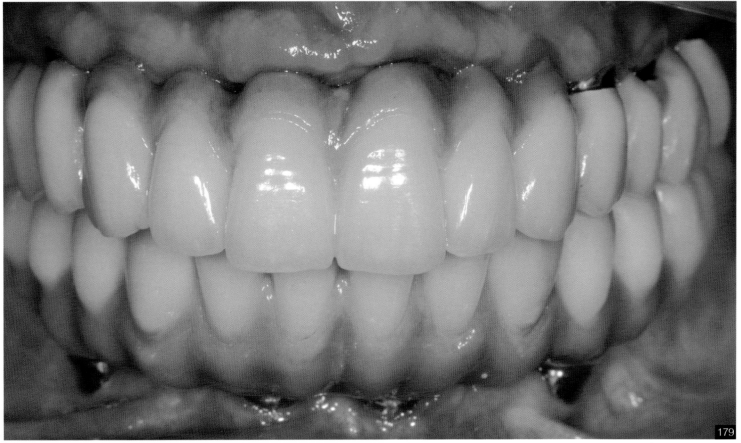

图177~图179　一位骨性Ⅱ类患者接受了上下颌种植体支持的固定义齿修复并建立了生理性咬合。在重建前导的过程中，牙弓之间的骨骼差异使得有必要修改前牙的大小和形状。牙科技师Massimo Soattin。

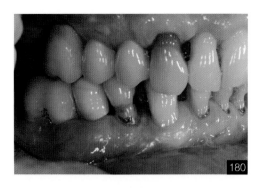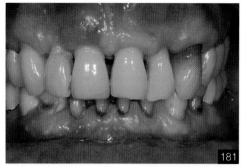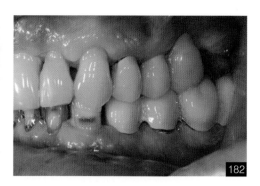

图180～图182　Ⅱ类2分类患者，需要修复重建上下牙弓。

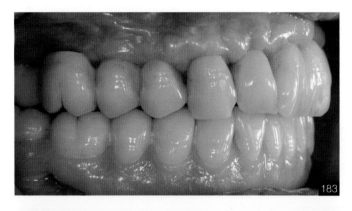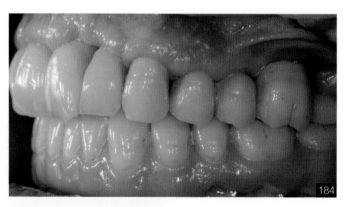

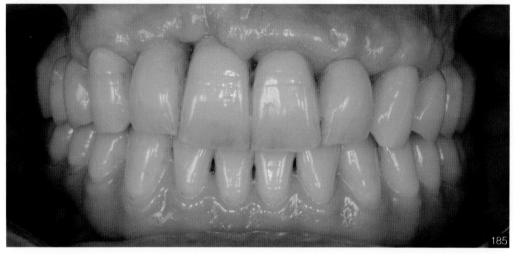

图183～图185　采用尖牙保护𬌗的咬合方案来进行修复治疗。

　　有时为了在Ⅱ类的患者中恢复前导，会与患者美学上或功能上可接受的形态产生矛盾。在这种情况下，可以在没有前牙引导的情况下，建立不同的咬合模式，尽管如此，从长期来看，这些模式与功能是可以兼容的。图180～图190所示患者为Ⅱ类关系，在下颌牙弓和上颌后牙区使用种植体支持的修复体进行修复，而在上颌前牙区利用天然基牙进行桥修复。在临时修复阶段，为了建立前牙引导和矫正上前牙的腭倾，典型的Ⅱ类2分类，上颌门牙的腭侧面必须加厚，下颌切牙稍微加长。

　　但是，这种补偿干扰了发音，因为它侵犯了最窄发音间隙，在发"S"音时上颌和下颌切牙是接触的。在用一系列新的临时修复体进行测试后，在最终的修复体中采用了尖牙保护𬌗的方案（在此方案中，上颌尖牙引导前伸和侧方运动，而切牙不接触）。这可以使前牙在大小和形状上不需要做补偿，也不会再干扰发音。Ⅱ类2分类患者的典型的牙齿处理方法，加上颜色特征，使其有可能赋予最终修复体极高的自然性。

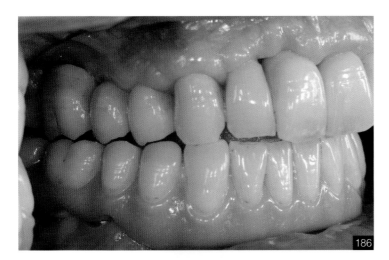

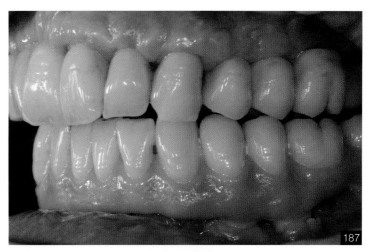

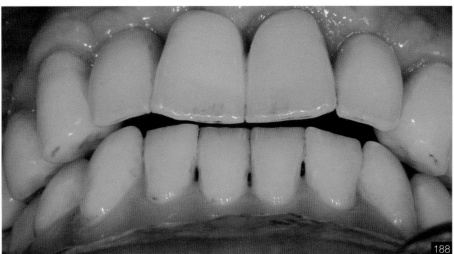

图186～图188 上颌尖牙在侧方运动和前伸运动中保证了后牙之间的分离，同时在最大牙尖交错位时前牙呈开殆。结果，切牙的大小和形状保持不变。

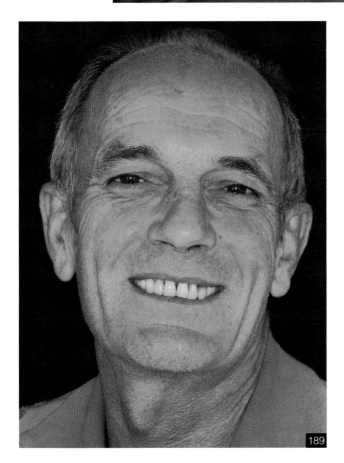

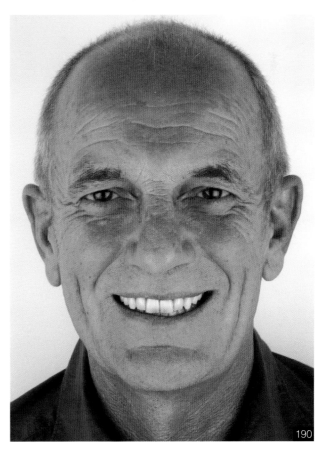

图189，图190 种植修复重建前后的牙–面关系视图。牙科技师Cristiano Broseghini。

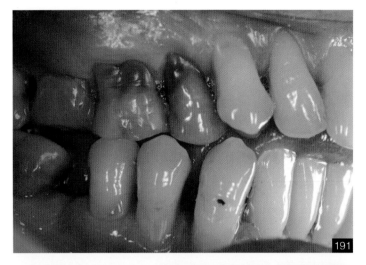 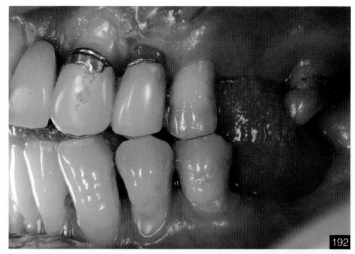

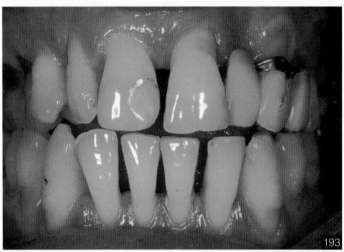 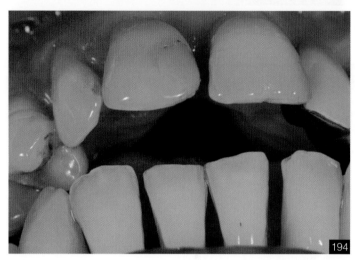

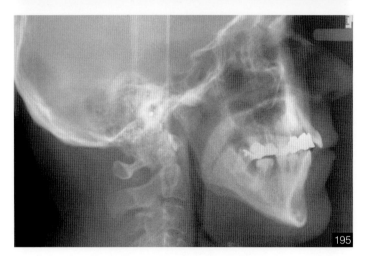

图191~图195　在2004年接受修复治疗的骨性Ⅱ类伴前牙开𬌗患者。

如果存在更严重的骨骼差异，并且治疗计划不考虑颌面外科手术时，在没有前牙引导的情况下，建立咬合计划是非常必要的。

图191～图200所示患者在2004年接受了治疗，表现为骨性Ⅱ类，前牙严重开𬌗。患者需要修复牙列以改善咀嚼功能，但不希望进行必要的颌面外科手术来重建颌骨的修复空间关系，以恢复生理性咬合。

在正畸和牙周治疗后，患者在现有的骨骼关系条件下对上颌牙和下颌后牙区域进行了修复，重现了前牙开𬌗，并注意后牙咬合的细节，以保证咬合负荷的正确分布。修复体在10年后仍发挥功能。

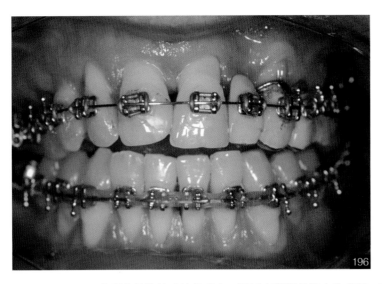
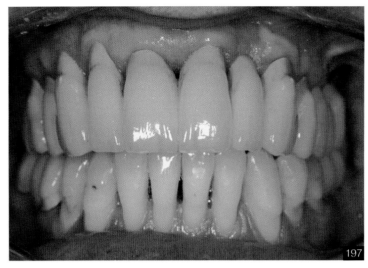

图196，图197 在现有骨骼关系的基础上，通过多学科的综合治疗后，对患者进行最终修复，保持开殆状态，并准确检查后牙的负荷分布。

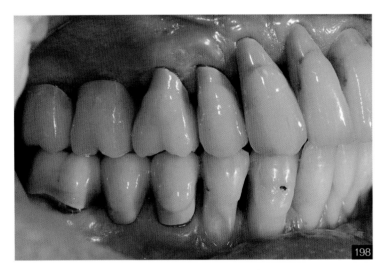
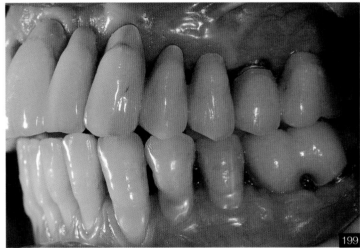

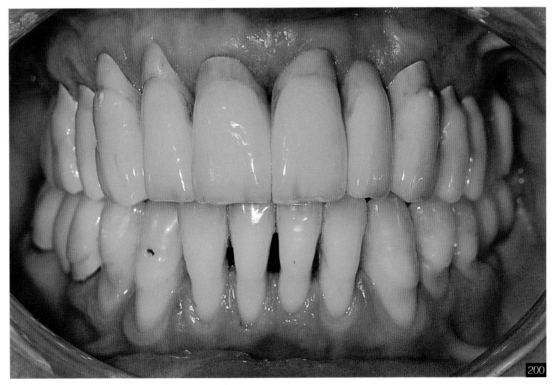

图198～图200 10年后的临床视图。牙科技师Franco Rossini。

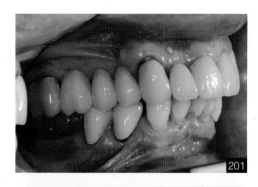 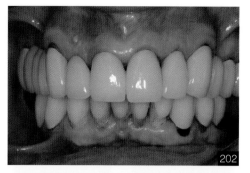 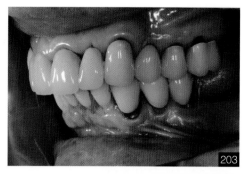

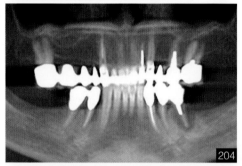 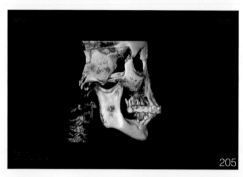

图201~图205 骨性Ⅱ类1分类的下颌策略性终末期牙列患者，治疗方案为下颌种植体支持的固定修复。CBCT的矢状位视图显示了下颌后缩引起的上颌牙弓和下颌牙弓的矢状位差异以及随之而来的下切牙代偿性的唇倾。

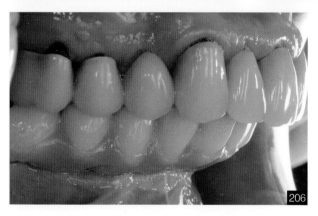 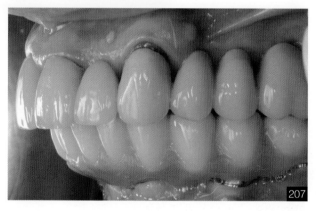

图206，图207 下颌种植后临时义齿即刻修复，复制了原有的咬合模式，但修复体明显突出的穿龈轮廓造成了食物的堆积，使卫生措施难以执行，而且由于微笑的类型，切牙的唇向倾斜在美学上也是患者无法接受的。

终末期牙列患者的残留牙齿被拔除后，颌骨之间的骨骼关系会因牙槽突的倾斜而更加恶化，有时无法恢复原有的补偿。因此，需要建立没有前牙引导的咬合方案。

图201~图212所示患者在2010年接受了下颌种植修复治疗。是一个Ⅱ类1分类的患者，在矢状面有明显的骨骼差异，由下切牙的唇倾来补偿。随着下颌牙齿的拔除、病变的消除和种植体植入前的牙槽骨修整，下颌残留的基骨与上颌牙列之间的矢状面差异明显增加。

种植体植入后制作的临时即刻修复体使用了原有的前牙引导的咬合方案（图206和图207），但出现了卫生难以管理、牙齿变长、患者可以觉察到它们明显的唇倾等问题，为了重建正常大小和倾斜度的牙齿，以及恢复一个更易于管理的牙列穿龈轮廓，在磨牙位置植入种植体，避免后牙区形成悬臂梁，并通过前牙开𬌗的方案进行修复。的确，修复体在5年以后仍功能完好。由于最终的咬合设置与最初的情况相比发生了巨大的变化，且由于新的咬合方案所涉及的生物力学风险的增加，需要在诊断和计划阶段将这些情况告知患者。

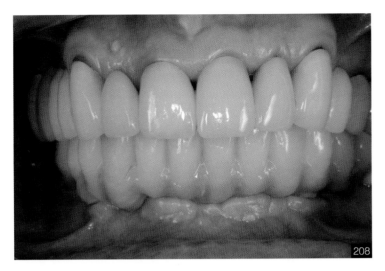

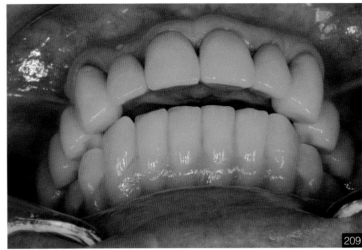

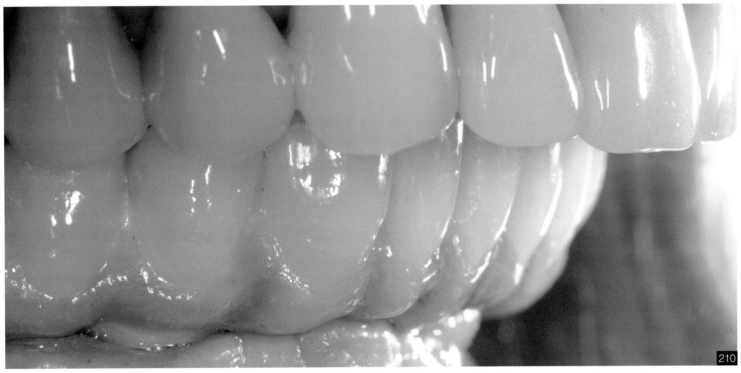

图208~图210　此病例采用开殆的方式来恢复咬合关系，使下切牙有正常的长度和倾斜度，修复体的卫生可以很容易地被管理。

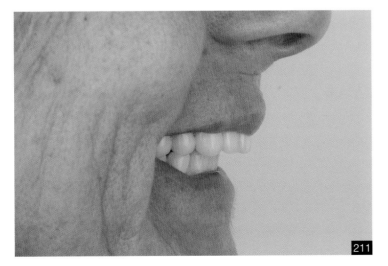

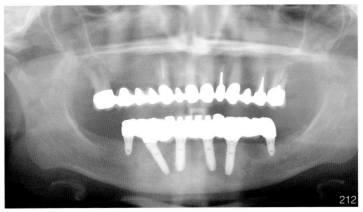

图212　无后牙悬臂的6颗种植体支持的修复体的最终影像学检查。

图211　牙齿的倾斜度在美学上更令人满意。牙科技师Massimo Soattin。

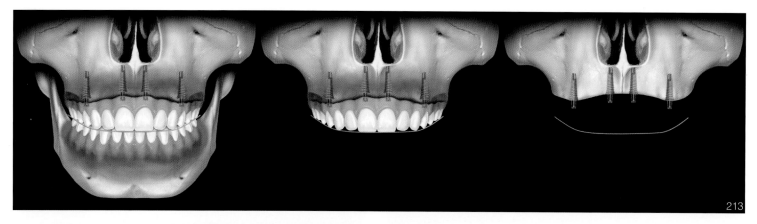

图213　修复空间的根方以种植体颈部或基台为界限，冠方以咬合平面为界限。

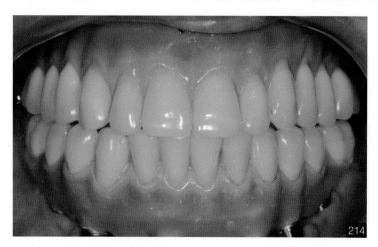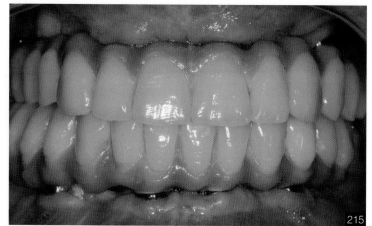

图214，图215　金属烤瓷修复体比传统的螺丝固位金属-树脂种植体支持的修复体需要更少的修复空间。

结构目标

构建一个不仅满足美学和功能的目标，而且可以长期使用而不会出现机械和生物并发症的修复体的可能性，取决于结构目标的实现以及其与软组织界面之间的关系。这些目标的实现主要与一个很少被考虑的因素有关：修复空间及修复体结构和下方组织之间的关系（图213）。

修复空间与修复体结构之间的关系

修复体必须在没有机械并发症的情况下持续地工作，其首要条件是有适当的厚度，以保证其有足够的强度。治疗的主要目的之一是给修复体创造其厚度所需要的修复空间。

平均来说，种植体支持的矫形修复体所需的牙槽嵴顶到咬合面之间所需的空间约为17mm，而牙龈组织和修复体通道孔之间的平均空间约为8mm。实际上，修复体所需的空间大小不是一个绝对值，而是取决于修复材料、修复体类型（粘接或螺丝固位）、患者临床特征（面部类型、是否存在副功能等）。同时也涉及修复体所执行的功能（是否即刻负重等）。一般来说，与金属烤瓷或氧化锆整体式修复体相比，经典的螺丝固位金属-树脂"多伦多"桥修复体需要更多的空间（图214和图215）。如果使用整个树脂修复体，则所需的空间更大。在即刻负重过程中经常使用一个完全树脂的修复体：如果修复空间不足，这是非常危险的，因为在植入种植体后最初几周内修复体若破裂，需要拧下或拧上修复体可能会损害种植体的骨整合过程。

图216，图217 一位在2002年使用上颌全口义齿和下颌经典螺丝固位"多伦多"桥修复的患者的临床和影像学视图。

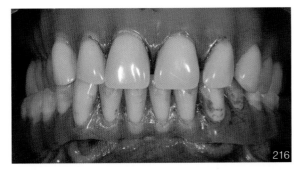

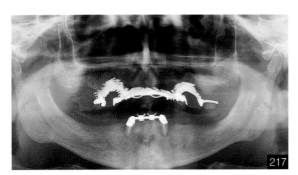

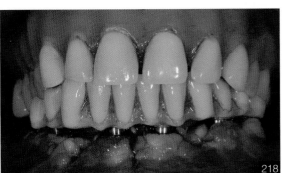

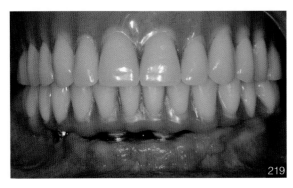

图218 将原有的覆盖义齿转换成种植体支持的固定义齿并进行即刻负重，在骨整合过程中，因为后牙区空间明显不足而发生多次断裂。

图219 最终修复所需的修复空间是通过增加垂直距离和修改咬合平面的位置来实现的。

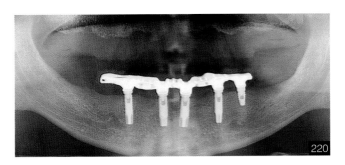

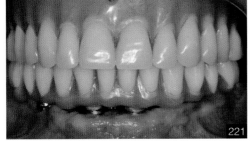

图220，图221 13年后的临床及影像学检查。牙科技师Mauro Crepaldi和Roberto Costa。

图216～图221展示了2002年治疗的一个病例，在下颌牙弓内植入5颗种植体，并通过将原有的义齿转化为螺丝固位的全树脂修复体进行即刻负重，在最初的2个月，由于缺乏足够的修复空间，下颌修复体在后牙区断裂了3次，导致需要将其卸下进行修理。在这种特殊情况下，尽管必须在骨整合过程中移除修复体，但由于具有较高的初期稳定性，种植体仍实现了骨整合。然后在最终修复的时候，通过增加垂直距离和修改咬合平面的位置来为最终的修复体获得所需的、足够的修复空间。

然而，与下颌骨相比，上颌骨在骨质量和体积上都有不同的解剖学条件，很难获得较高的初期稳定性，在骨整合的过程中因为修复体的机械并发症而需要移除的后果比下颌骨更严重。此外，在上颌通过使用降低咬合平面的位置来纠正种植体骨整合后上颌修复空间不足的可能性也是非常有限的。

考虑到频繁存在的修复空间减小以及手术增加修复空间带来的问题，建议最好使用能够防止其断裂的金属框架的修复体来管理上颌牙弓的即刻负重。

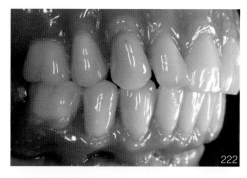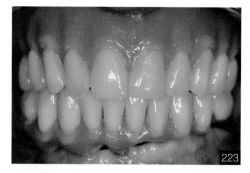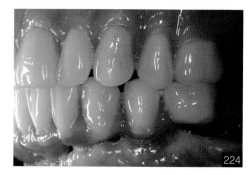

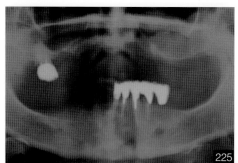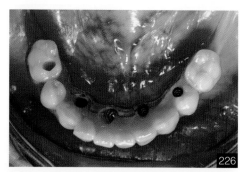

图222~图226　患者于2003年进行上颌全口义齿和下颌螺丝固位的种植体支持修复。即使有足够的骨量，在最终的修复时因为第三象限明显缺乏足够的修复空间。在左下第一前磨牙处螺丝孔所在的位置，多年来已经发生数次断裂。

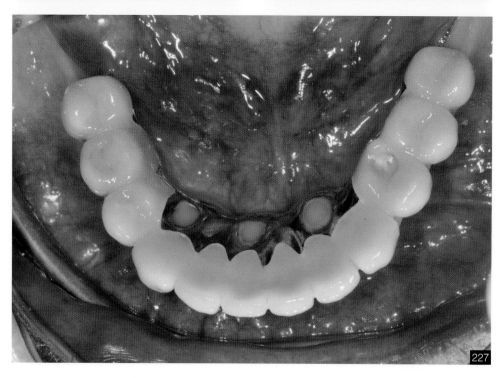

图227　由于无法通过改变垂直距离来增加修复空间，因此唯一的解决方法是用所需修复空间更小的金属烤瓷修复体来替代下颌的修复体。修复体由牙科技师Mauro Crepaldi和Roberto Costa 制作。

　　在经典的螺丝固位的"多伦多"桥修复体中，修复空间的缺乏正是造成频繁的机械并发症的原因：牙齿断裂或牙齿从修复体上脱落。

　　图222~图227所示患者在2003年接受了上颌全口义齿和下颌经典"多伦多"桥的修复治疗。种植体成功地完成了骨整合，但是由于在治疗结束后的几年中左下第一前磨牙处发生多次断裂，导致修复失败。造成这种情况的原因是修复空间的不足，尤其是修复体的通道孔所在的位置在这颗牙上。解决这个问题的唯一方法是用金属-烤瓷修复体代替金属-树脂修复体，金属-烤瓷修复体不需要那么大的修复空间，尽管患者对此非常不满意。

　　在计划阶段，将模型以正确的垂直距离安装在𬌗架上，并用一个仔细研究过的诊断蜡型，基于正确的咬合平面定位，检查咬合平面和其下方的解剖结构之间是否缺乏所需的空间，并在种植体植入之前给患者提供建议是否需要手术增加垂直距离。

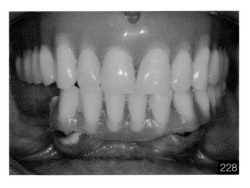
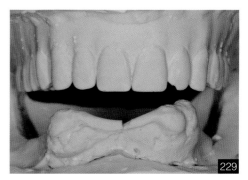

图228，图229　患者抱怨下颌覆盖义齿持续地断裂。将模型以正确的垂直距离安装在𬌗架上，并正确定位上颌咬合平面的位置，很明显的原因是缺少足够的杆卡和覆盖义齿所需的修复空间。

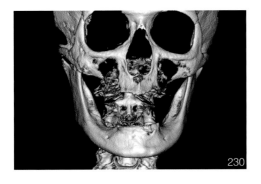

图230　影像学检查显示在正中联合区有丰富的骨量。

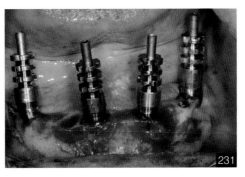
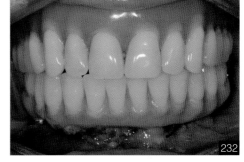

图231，图232　在种植体植入之前，先进行下颌前牙区的骨切除术，这样就可以创造出金属加强型修复体所需的修复空间，并进行即刻负重。

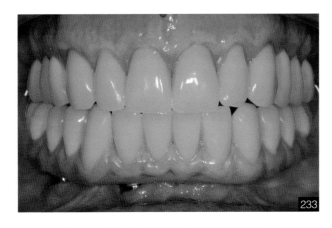
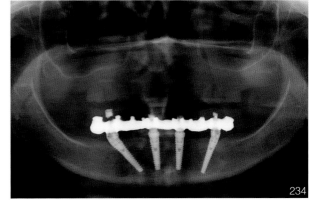

图233，图234　最终修复体的临床和影像学视图。牙科技师Mauro Crepaldi和Roberto Costa。

图228所示患者由于第四象限的修复体反复断裂，需要更换下颌覆盖义齿。在评估上颌咬合平面的位置是否合适后，将模型以正确的垂直距离安装在𬌗架上，可以确认先前修复失败的原因是修复空间的不足（图229）。最终的治疗方案是上颌全口义齿和下颌种植体支持的多伦多桥修复。

然而，机械问题的解决不能简单地仅通过用种植体支持的修复体代替覆盖义齿。如果没有足够的空间，种植修复体也会出现同样的机械问题。在种植体植入前在下颌前牙区进行骨切除术，创建必要的修复空间，以构建一个结构合适的修复体（图230~图234）。

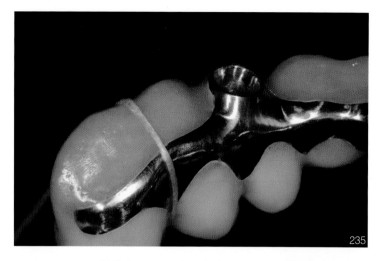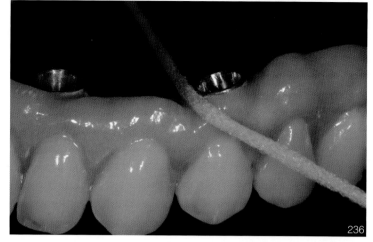

图235，图236　桥体的凸面是保证能够使用牙线完全清除菌斑的基础。

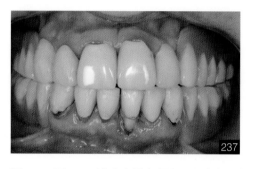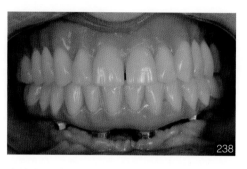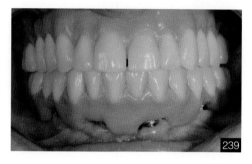

图237～图239　该患者用上颌全口义齿和下颌"多伦多"桥进行修复。虽然下颌修复体和牙龈之间的空间保证了可以很轻松地实施口腔卫生措施，但仍是不舒服的。因此，把它封闭了，仅在种植体周围留出空间，从而形成了一个形状有点怪异的修复结构，但对患者来说是很舒适的。牙科技师Mauro Crepaldi和Roberto Costa。

修复空间与修复体–组织界面之间的关系

修复体与组织界面处的形状不仅影响美观、舒适度和唇的活动度，而且最重要的是，还会影响菌斑的滞留和患者是否能够轻松地清洁修复体。种植体周围没有菌斑滞留是种植治疗长期成功的关键因素。修复体–组织界面之间有两个关键的因素：

- 桥体的解剖
- 修复体的穿龈轮廓

这两个因素均受到修复空间的制约。

桥体的解剖

桥体区域（图235和图236）需要有一个凸面的形态，以保证可以使用适当的工具方便和完整地清除菌斑。当组织解剖学阻碍凸面形态的制作时，必须对其进行修改，以创造足够的空间来获得易于清洁的凸面形状。与邻间区的解剖形态一样，桥体区域和组织之间的空间设计与以下功能有关：

- 修复体的矫形部分
- 在下颌或上颌牙弓的位置
- 患者的动手能力
- 患者的舒适度

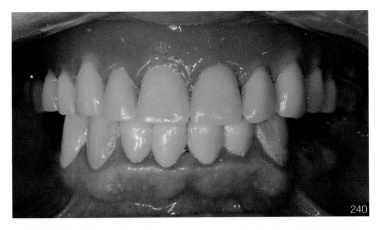
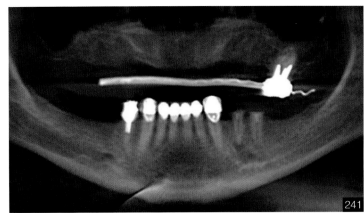
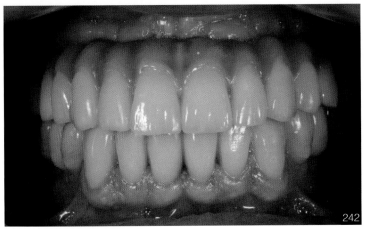
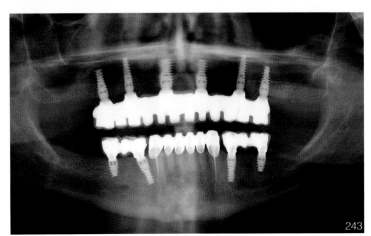

图240～图243　该患者在上颌和下颌后牙区使用了种植体支持的修复体进行了修复，而下颌前牙区使用了天然牙为基牙进行修复。通常，必须减少上颌牙弓中人工组织与天然组织之间的空间，以避免在发音过程中有空气通过，同时又不会影响患者正确地清洁口腔卫生。牙科技师Massimo Soattin。

一般来说，修复体的矫形部分越小，患者的动手能力越强，则可以封闭的空间越多；但修复体的矫形部分越大，患者的动手能力越差，则需要留出更大的空间，以保证患者的舒适度（图237～图239）。

上颌牙弓的修复往往不仅会带来语音问题，这与舌头可用空间的减少有关，而且还会在几个音素（s、t、d和z）的发音过程中，与无牙区域的空气流通有关。始终需要关闭这些空间以确保良好的发音效果，并方便使用工具来保持适当的口腔卫生。一般来说，上颌桥体的空间必须比下颌牙弓的空间更为封闭，即使最终修复体的形状总是根据使用临时修复体的临床评估来确定（图240～图243）。

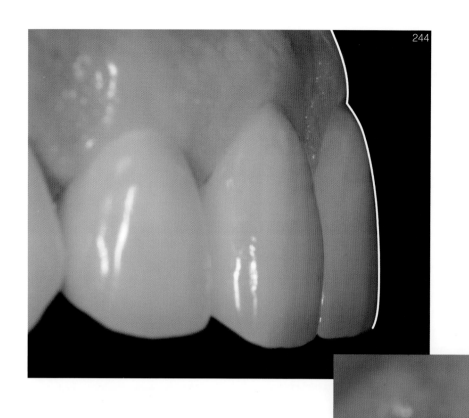

244

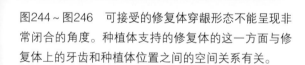

245

图244～图246 可接受的修复体穿龈形态不能呈现非常闭合的角度。种植体支持的修复体的这一方面与修复体上的牙齿和种植体位置之间的空间关系有关。

246

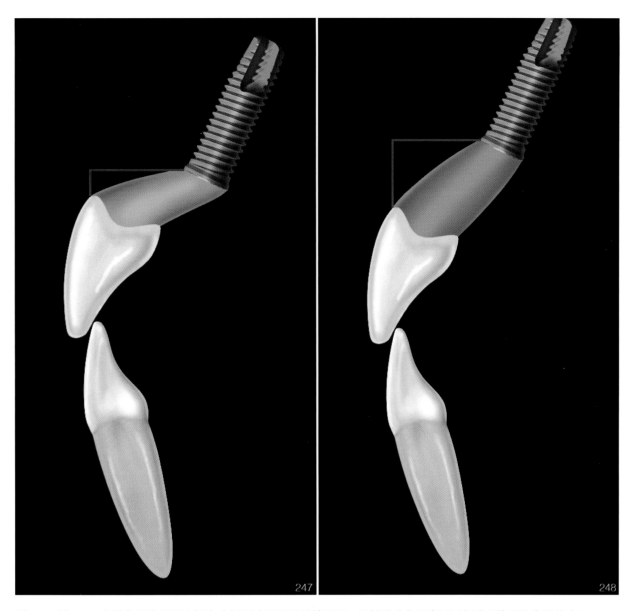

图247，图248　在种植体和牙冠之间存在相同水平差异的情况下，足够的垂直距离可以创建可接受的穿龈轮廓。

修复体的穿龈轮廓

无论是天然牙或种植体支持的，理想的修复体穿龈轮廓处的形状都不应该呈现一个非常闭合的角度，这种形状可能会影响功能、美学和卫生维护（图244～图246）。种植修复体是由修复体中牙冠的位置与种植体的位置两者之间相互关系产生的一个结果。当牙齿的位置与种植体的位置一致时，可以形成一个可接受的穿龈轮廓。

由于生理性和病理性的骨吸收过程，在终末期牙列患者中，在矢状面或冠状面上，牙齿的位置与在残留骨解剖学的基础上的种植体应植入的位置之间往往存在着较大的差异。在这种情况下，可用的修复空间的垂直距离是很关键的，因为它允许形成一个更渐进的修复体的穿龈轮廓（图247和图248）。

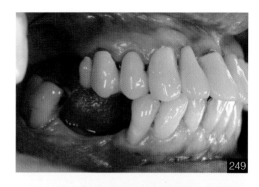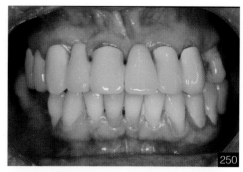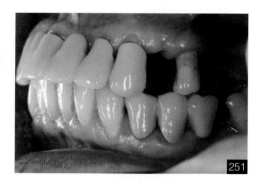

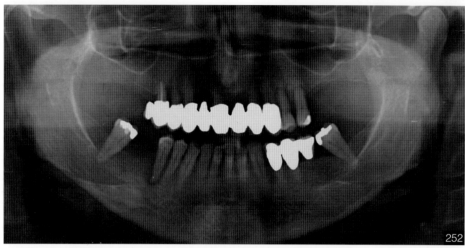

图249～图254　一位牙齿Ⅰ
类、骨性Ⅲ类、高笑线的患者
在2004年接受了上颌牙弓和下
颌后牙区的种植修复。

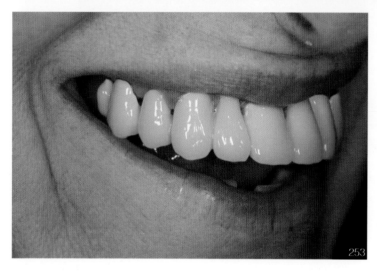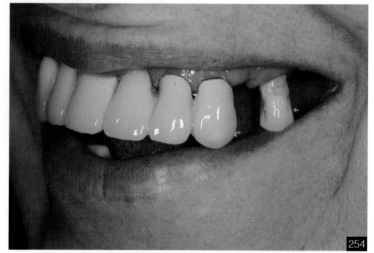

　　在规划复杂的植骨手术之前，始终需要对修复空间进行评估，这个空间是否足够可以创建一个有良好的穿龈轮廓的固定修复体，同时兼具功能、美学以及良好的卫生维护的需求，这个评价在上颌牙弓行种植体支持的修复体计划时是至关重要的。

　　由于根据上颌骨牙槽突的倾斜度，与残留骨的手术前位置相比，在拔除剩余的牙齿后，种植体的位置通常更偏

向腭侧，同时因为下颌的牙齿对上颌牙齿的位置限制，因此，很难形成一个合适的修复体穿龈轮廓。可用修复空间的垂直距离和笑线的高度起着决定性的作用。如果可用修复空间的垂直距离不足，就不可避免地会形成一个非常明显的穿龈轮廓，这可能会导致食物滞留和卫生维护的困难。

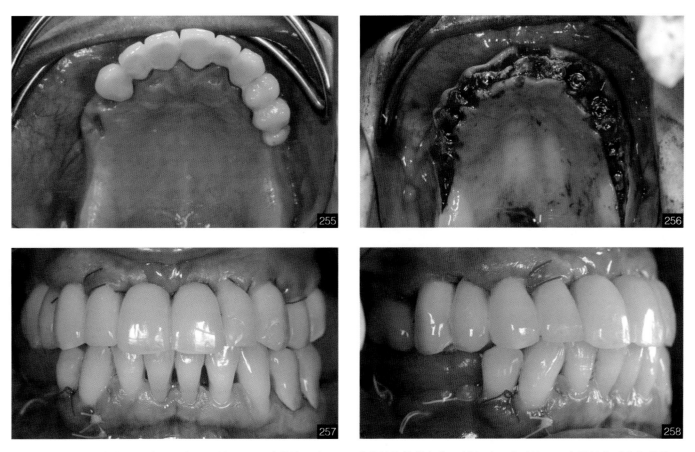

图255~图258 拔除上颌残留牙齿后，植入10颗种植体，除2颗远端种植体外其余均即刻负重。术后第二天应用的临时修复体效果似乎很好。

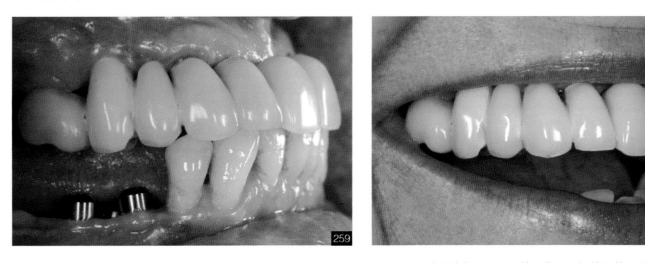

图259，图260 但在手术后2个月，从侧面观察组织愈合的演变。最主要的是，种植体位置与上颌前牙位置之间的矢状面差异，由下颌牙齿的位置而决定，而变得十分明显，由于修复空间的垂直距离不足，牙科技师不得不制作了一个明显的穿龈轮廓，以连接种植体和牙冠。由于高笑线，在人际交往中可以感觉到穿龈轮廓处不自然的解剖结构，并干扰了正常的唇部活动。

此外，在高笑线病例中，由于垂直向修复空间的不足所造成的突出的穿龈轮廓不仅在美学上是不可接受的，因为它在正常的人际交往中可以被感知到，而且在功能上也会干扰正常的唇部活动。

这些问题在种植体完成骨整合后将变得不可挽回，而只能求助于活动义齿的解决方案，这既不是预先计划的，也不是患者所同意的，对于适当的美学和功能替换是不可避免的（图249~图269）。

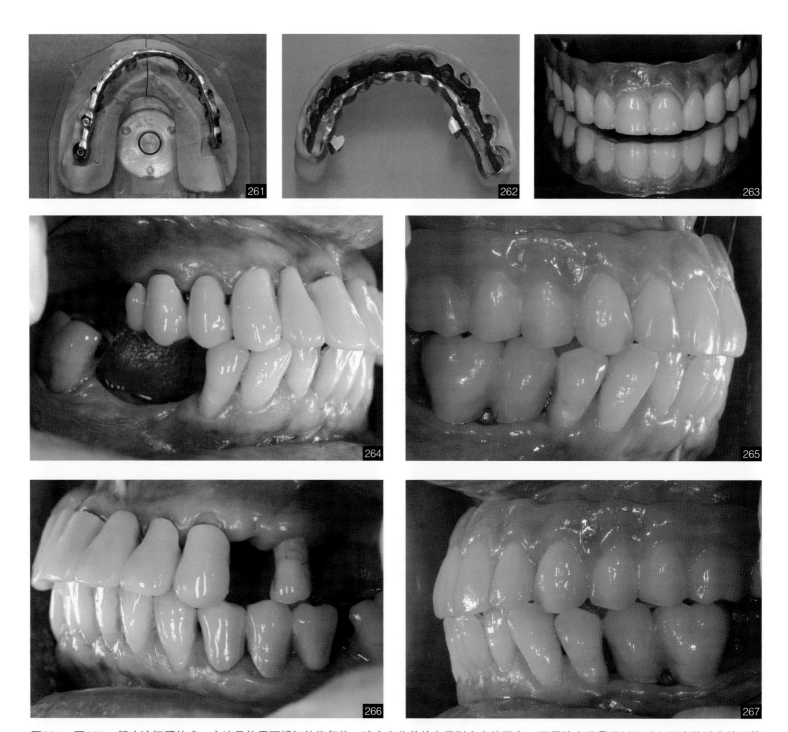

图261~图269　解决该问题的唯一方法是使用可拆卸的修复体，该方案此前并未得到患者的同意。可用的大量骨量以及随之而来的手术的"简单性"导致了低估了计划阶段的重要性；需要通过外科手术来增加修复空间，以便在修复体中形成适当的穿龈轮廓。牙科技师Franco Rossini和Massimo Soattin。

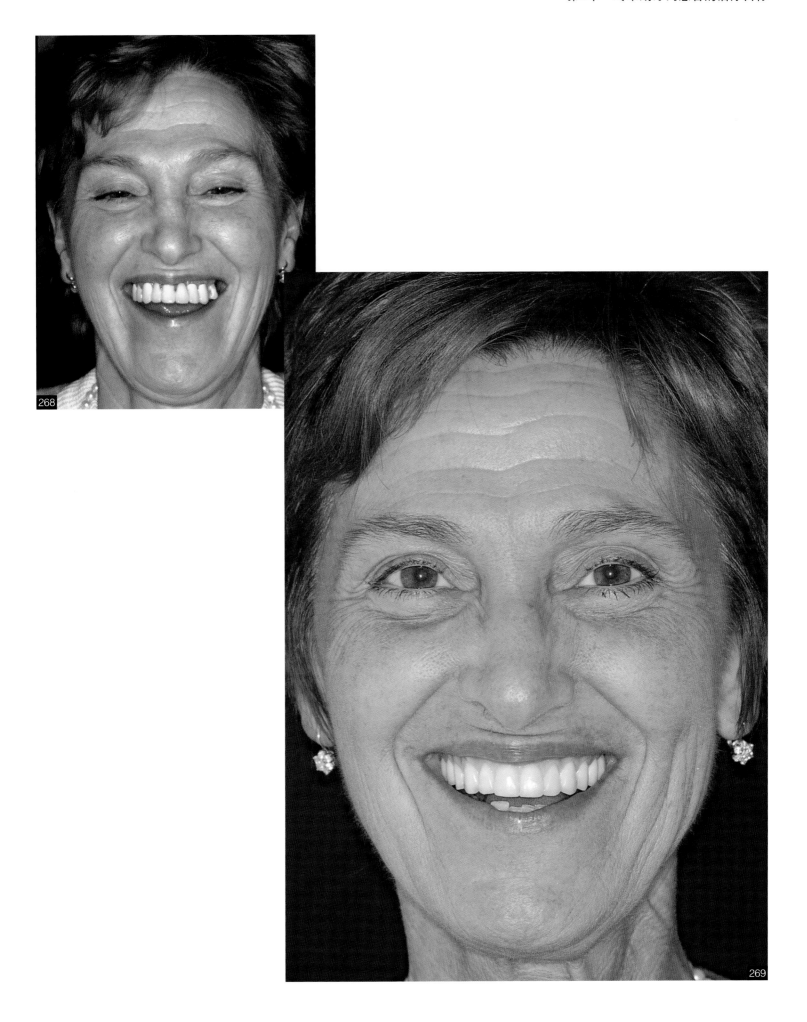

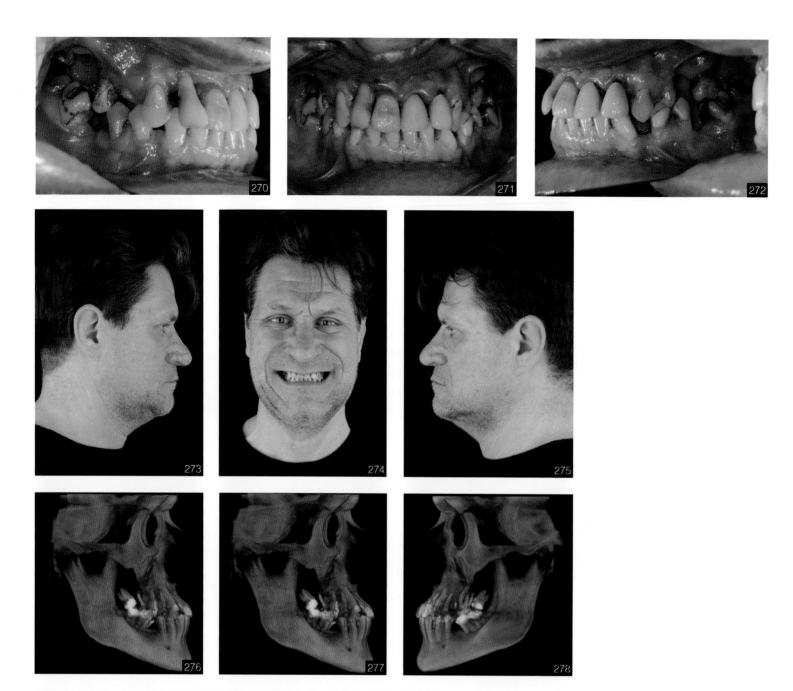

图270～图278　上颌策略性终末期牙列患者，骨性Ⅲ类、低笑线，需要进行修复。在对该病例进行初步研究后，探讨了4种可选择的治疗方案：第一，全口义齿；第二，种植体支持的固定义齿修复，该修复体将具有一个明显的穿龈轮廓，以弥补现有的上颌基骨与临床牙冠之间的位置差异；第三，种植体支持的覆盖义齿；第四，通过上颌骨的颌面外科手术以消除现有的骨骼差异。患者希望进行固定的修复，也同意第二种替代方案。当修复体的穿龈轮廓无法进行卫生维护时，则采用种植体支持的覆盖义齿或进行颌面外科手术。

另一方面，如果笑线较低，即使在拔除残留的牙齿后仍然存在明显的骨骼差异，并且可用的修复空间的垂直距离不足，导致修复体的穿龈轮廓非常突出，也可以使用固定修复体来解决，因为低的笑线不会影响社会美学或嘴唇的活动。

显然，在开始积极治疗之前，必须让患者意识到在这些解剖情况下，固定修复解决方案同时带来的一些不可避免的不适和卫生维护方面的问题，也可提供其他可用的替代方案，例如全口义齿、种植体支持的活动义齿或者外科手术（图270～图288）。

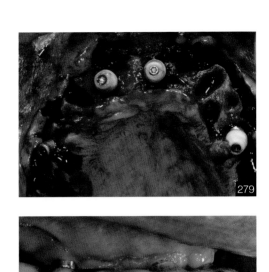
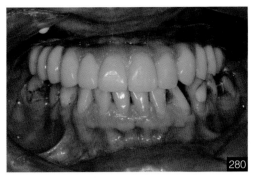
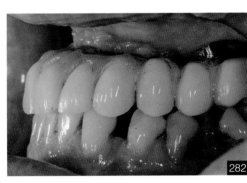
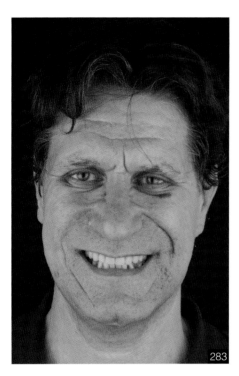
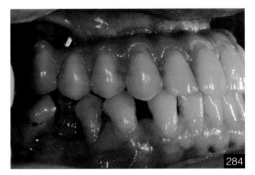
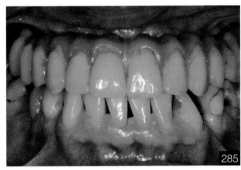
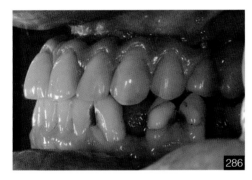

图279~图283　在拔除残留牙齿的同时植入种植体，并即刻负重，美观和功能恢复良好。完全愈合后，由于患者的笑线较低，几乎察觉不到修复体明显的穿龈轮廓，并且患者能够保持良好的口腔卫生。

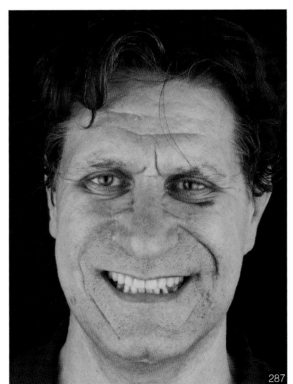
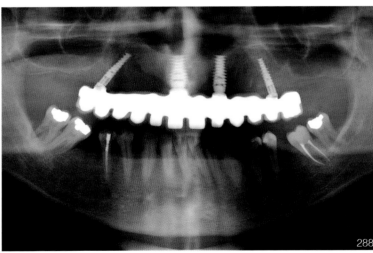

图284~图288　利用临时修复体的美学和功能参数完成了最终的修复。牙科技师Massimo Soattin。

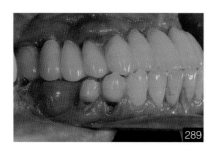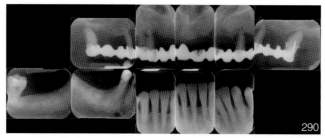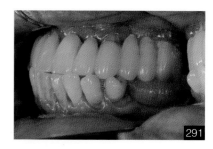

图289~图291　一位预后性终末期牙列患者的临床和影像学资料，骨性Ⅲ类。在2004年接受了上颌牙弓和下颌后牙区的种植体支持的固定修复治疗。

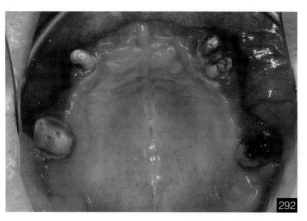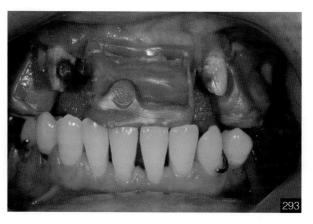

图292，图293　为了评估固定修复方案的可行性，在初步治疗计划中去除树脂修复体，制取印模，将模型以稍微增加垂直距离的方式安装在殆架上，以改善矢状关系。

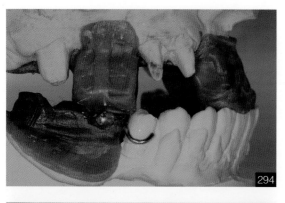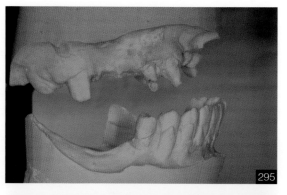

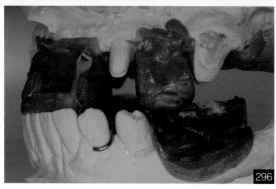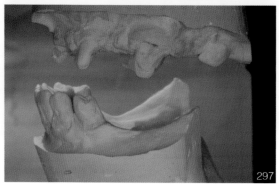

图294~图297　在侧面视图中，可以观察到上颌牙弓和下颌牙弓之间的显著的矢状位差异以及垂直方向上可用的修复空间的大小。

　　但是，当在垂直方向上有足够的可用修复空间时，也可以在3个空间平面存在明显的骨骼差异的情况下，制作出可接受的修复体穿龈形态（图289~图306）。

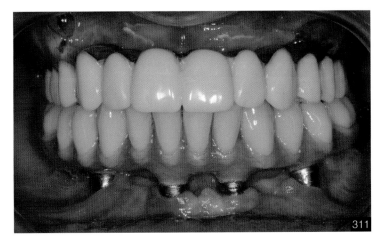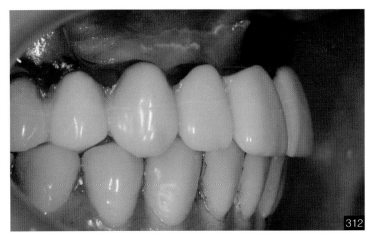

图311，图312 复制上颌修复体，并去除复制体上的唇侧基托，可以发现，在维持修复体上牙齿位置不变的情况下，由于牙齿位置和牙槽突之间的差异所形成的穿龈形态，导致了用种植体支持式的固定修复体来修复是不可能的。

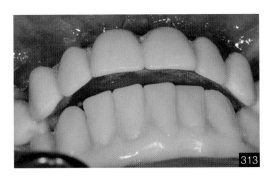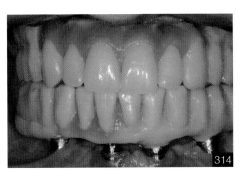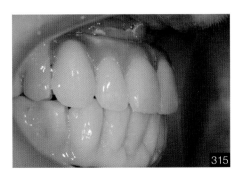

图313~图315 由于还可以在下颌牙齿上进行操作，因此制作了一个新的模型，使整个牙列更加向内侧移动，以形成与固定种植体支持的解决方案相兼容的穿龈形态。图313清楚地显示了上颌临时义齿复制品中下颌牙齿新的位置与上颌切牙新的位置之间的差异。在图315显示了当下颌切牙处于后退位置时，上颌的穿龈轮廓是如何与固定解决方案相兼容的。

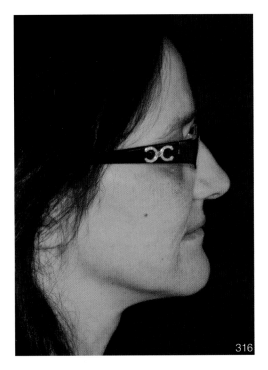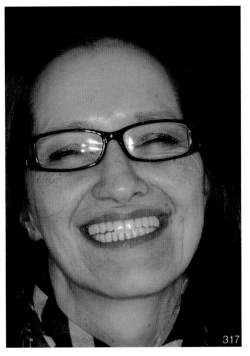

图316，图317 因此，我们可以从侧面和正面视图观察评估去除修复体基托和牙列的舌腭向移位对口腔周围组织的影响。尽管有证据表明平坦的轮廓需要更多的支持，但这被患者认为是可以接受的，因为她可以有一个固定的修复解决方案，而无须求助于更进一步的外科手术。

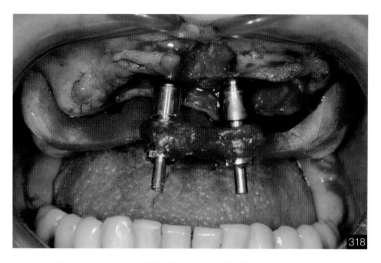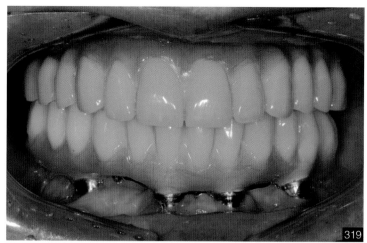

图318，图319　采用一次模型技术，在上颌种植体即刻负重过程中转移其修复方案。

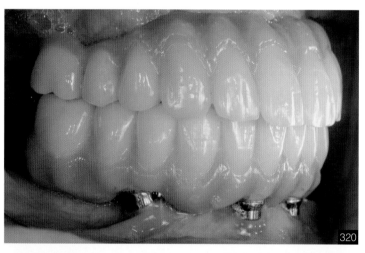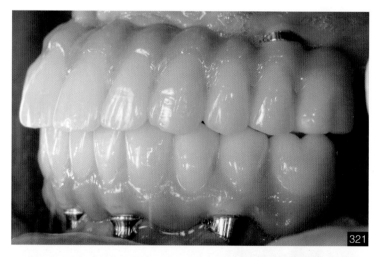

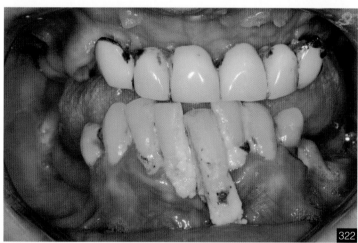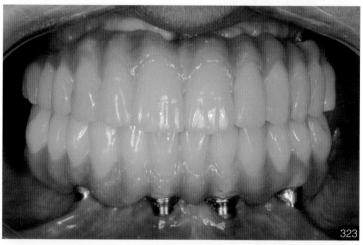

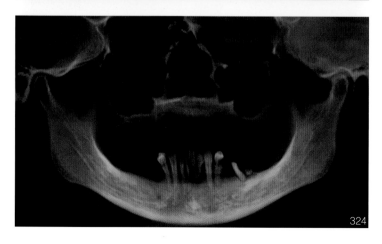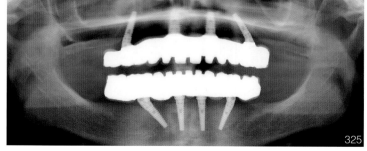

图320～图325　种植体支持螺丝固位的最终修复体的临床和影像学视图，穿龈形态与良好的卫生维护相兼容。

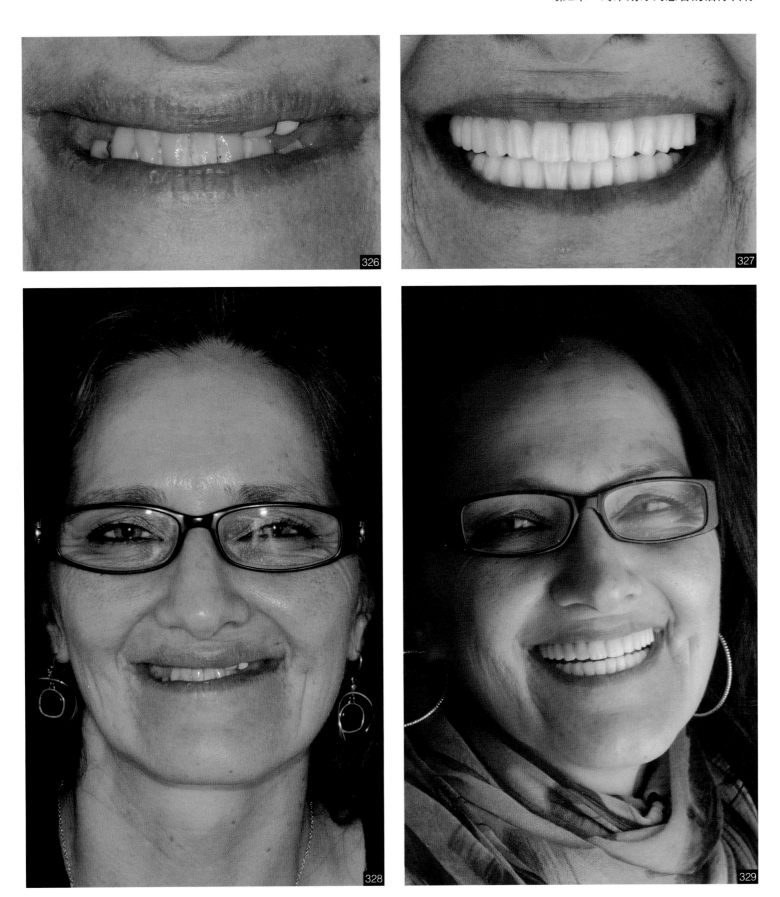

图326~图329 最初和最终微笑的比较视图。牙科技师Massimo Soattin。

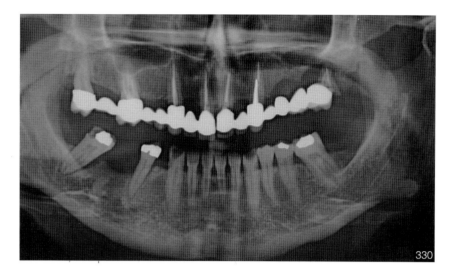

图330 一位因第二象限修复体松动和反复发作的牙周脓肿而要求修复治疗的患者初诊时的全景片。预备过的13、11以及47牙齿的危险状况在X线片上已经很明显以及尖牙和下切牙的磨损，左上颌修复体已经适应了左下颌牙齿的伸长。

顺应性和重组性的治疗方法

在重度缺损的牙列重建中，通常在理论上和技术上有两种可行的治疗方法：

- 一种是重组性方法，旨在通过满足治疗的美学、功能和结构目标来解决牙列的所有问题
- 一种是顺应性的方法，旨在通过不可避免地牺牲部分或全部治疗目标，使修复干预顺应残留牙列或现有的修复体

如前一章所述，终末期牙列的特征是同时存在美学、牙周、修复和功能问题，这些问题使得顺应性方法无法实现上述所有的治疗目标。

另一方面，在日常临床实践中，终末期牙列患者通常特别希望解决特定的问题，这是因为他或她忽略了其所存在病理的真实性质，或者是因为他或她缺乏基于重组性治疗方法的经济基础。再加上有些牙医对终末期牙列往往没有态度或能力对此进行管理重组性治疗，这也可能是经常观察到使用顺应性方法来治疗终末期牙列的原因，其结果不仅不符合理想的治疗目标，而且还会妨碍重组性治疗方法的可行性，假设可以重做工作，先前进行的治疗可能是白做的。

图330展示了一位在2013年接受种植修复的患者的全景片，由于左上后牙区修复体松动，且有反复发作的牙周脓肿需要更换修复体。关于右侧上颌牙弓的危险状况、下颌牙齿的严重磨损和下颌咬合平面的改变等这些情况她并不知情。图331～图333展示了持续15个月的顺应性治疗的结果，包括骨移植术后4个月，植入5颗种植体，4个月后放置了一个临时修复体，3个月后用一个美学和功能均不合适的金属烤瓷修复体替代了临时修复体。在治疗过程中，患者被迫戴上一个带有卡环的特别不舒服的活动义齿直到种植体负重。

在治疗结束后不久，患者还需要在第一象限开始新的治疗，因为修复体松动了。

第3章表明，始终希望满足患者的需求，但同样也需要告知患者所有存在的问题，在技术上可能解决这些问题的治疗方案，以及相关的过程和经济影响。这意味着，最初的检查必须始终从重组的角度进行管理，任何选择顺应性方法的治疗都必须始终是在患者真正知情同意的情况下做出的选择的结果。在本病例中，最终的治疗是在初步治疗计划结束时制订的（见第4章），以诊断蜡型为基础，这在终末期牙列中始终这样做（图334和图335）。

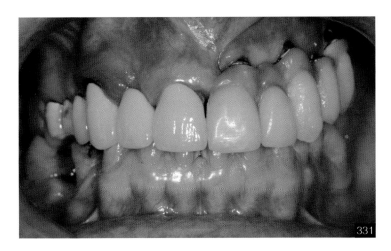

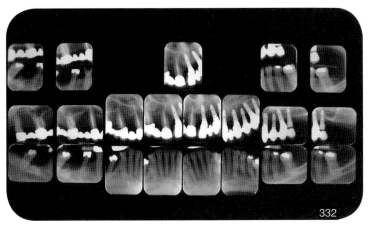

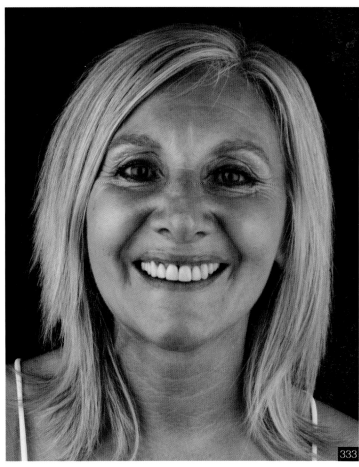

图331~图333　左上颌区为了适应下颌牙齿而在美学以及咬合上产生的明显不协调的顺应性治疗的效果。请注意，最后一颗种植体没有被使用，因为它与前一颗种植体太靠近，使得在修复阶段变得无法处理。

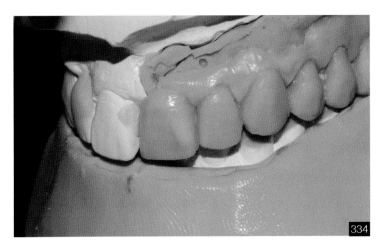

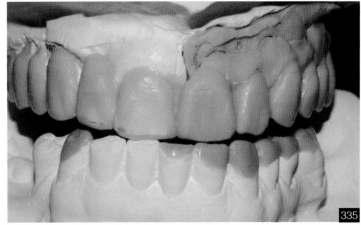

图334，图335　将初始情况和种植体制取印模，制作诊断蜡型。用硅橡胶记录了初始咬合平面作为参考，根据这个参考来决定需要进行的修改，增加垂直距离，缩短21、22和23牙齿的长度，然后根据调整后的咬合平面和第一象限牙齿的长度，在下颌牙弓模拟了垂直距离增加后，重建牙弓之间的接触所需要的重建过程。

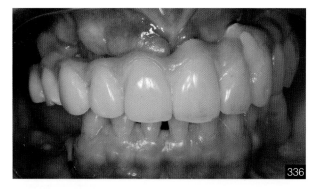
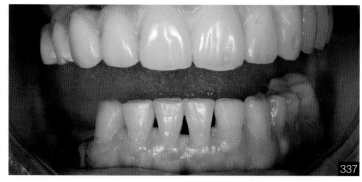
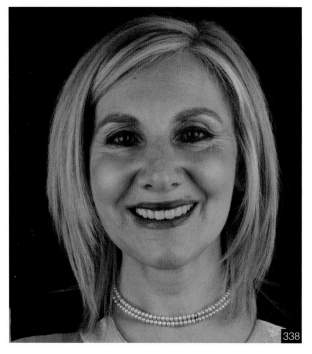
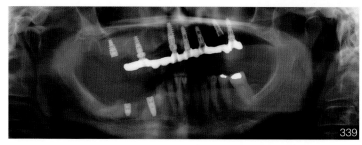

图336～图339　术后10天患者的临床和影像学视图，其中拔除了11、13、16、18和47牙齿以及左上尖牙处植入的种植体，在第一象限植入3颗种植体，第四象限植入2颗种植体。术后第二天，螺丝固位的上颌临时修复体应用在左侧区已经骨整合的3颗种植体上和在第一象限的3颗种植体的其中2颗上，并与面部形成良好的融合。使用从蜡型上制取的硅橡胶背板，几天后根据上颌临时义齿的解剖结构，在新的略微增加的垂直距离的条件下用复合材料重建下颌牙弓的牙齿。在那些没有即刻负重的种植体完成骨整合后，将临时修复体的所有功能和美学参数转移到最终的修复体上。牙科技师Massimo Soattin。

在初步治疗计划结束进行重新评估检查时，患者被告知基于简单替换右上颌修复体的顺应性方法的结果，虽然在技术上很好，但它只是延续了现有的情况，并没有较大的改善，以及重组治疗方法的含义，该方法不仅需要对整个上颌修复体进行干预，而且需要替换刚刚完成的修复体，而且还需要在下颌牙弓中进行修复干预（图336～图339）。在这种情况下，一个值得注意的事实是，最初的重组性方法是用4颗种植体修复上颌并即刻负重，4个月后用固定矫形修复体替代，以及下颌的修复治疗，这样侵入性更小、手术更简单（在左侧不需要任何骨移植）、更易于管理、患者更舒适（在几个月内不需要忍受活动修复体），并在美学上更令人满意。

由于患者的经济困难，这种顺应性治疗方法通常被认为是合理的。事实上，正是因为患者的经济问题使牙医的道德责任更加重大，因为他必须能够引导患者找到最适合其经济可能性的解决方案，并且仍然能够实现治疗的目标。这意味着牙医有义务向患者介绍所有可能的治疗方案，同时牙医必须能够使治疗方案不仅适应临床特点，而且首先要适应患者的社会经济状况，并且必须始终以重组性治疗为基础。因此，结果是终末期牙列患者可能会经历远离理想的治疗计划的困难，而这些治疗计划是很难系统化的，因为这些计划都是根据个人情况而设计的。在这些情况下，如果以一种道德上负责任的方式进行管理，通过至少遵循两个基本原则，那么种植治疗可以确保毫无疑问的优势。

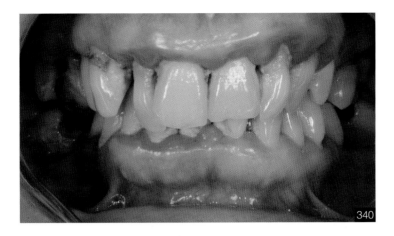

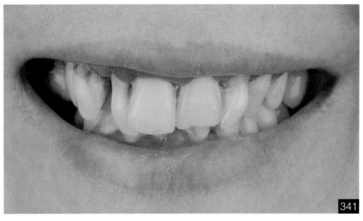

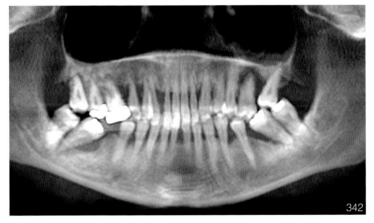

图340~图342 患有牙周炎的患者，被建议拔除所有牙齿并用种植体替代。

牙周炎患者的种植治疗

采用顺应性治疗方法，不仅通常要考虑适应残留牙列的解剖学情况，而且还有适应牙周的情况，在牙周病未经治疗的情况下进行种植治疗。一段时间以来，人们已经知道，牙周病、活动性感染的存在和种植体周围炎的风险之间的相关性可能会导致种植体的丢失。

不考虑临床外因素对修复治疗方法的影响，对于一个经济状况不允许采用理想的重组性治疗方法的患者，若采用牙周方法进行种植治疗来修复终末期牙列，则任何残留牙列的感染仍需要进行治疗，同时必须教育和激励患者保持高水平的口腔卫生，并说服他们参与严格和个性化的支持治疗：与此密切相关的是，需要构建一个形态有利于实施恰当口腔卫生操作的修复体。

下面两种情况就是很好的例子。

图340~图342展示了一位43岁的患有广泛性慢性牙周炎的患者，并有较大的经济问题。她想知道是否有其他方法可以替代所有牙齿的拔除以及替代种植体的植入。为患者提供了适合其经济状况的替代方案的报价。

上颌牙弓提出2种方案：

• 全口义齿

• 种植修复重建，4颗种植体支持的即刻负重的金属树脂修复体

下颌牙弓提出3种方案：

• 维持现有的牙列，进行牙周治疗，拔除磨牙和牙齿44，无须修复替代缺失的牙齿

• 维持现有的牙列，进行牙周治疗，拔除磨牙和牙齿44，并用活动义齿修复缺失的牙齿

• 维持现有的牙列，进行牙周治疗，拔除磨牙和牙齿44和修复替换牙齿44，而不修复磨牙

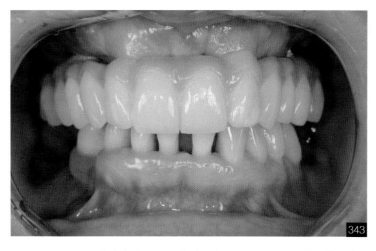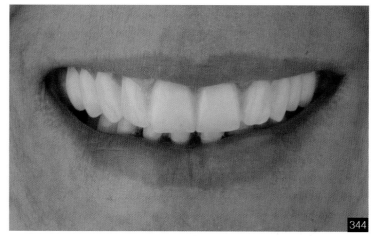

图343, 图344　拔除患者上颌所有的牙齿后立即植入4颗种植体, 并用金属树脂修复体进行即刻负重。下颌除右侧第一前磨牙和磨牙外, 其余所有牙齿均保留, 并用改良Widman瓣进行处理。术后1个月复诊的视图, 牙科技师Massimo Soattin。

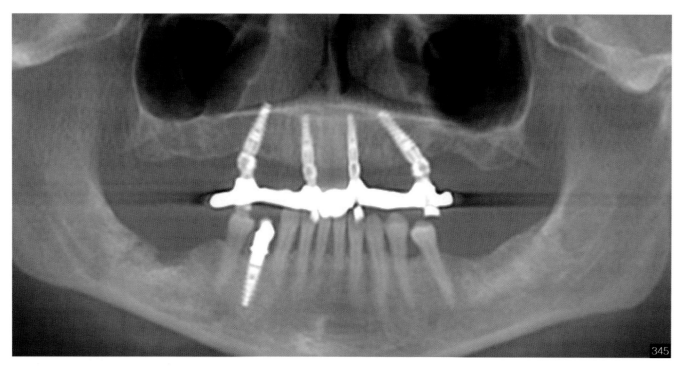

图345　为改善咀嚼功能, 术后6个月应患者要求在右下第一前磨牙处植入种植体后的影像学视图。

患者选择了一个临时固定的金属树脂修复体修复上颌牙弓, 该修复体被认为是一个长期的临时修复体, 由4颗种植体支持并延伸到第一磨牙。然后在下颌牙弓, 不进行磨牙和牙齿44的修复, 保留其他的所有牙齿, 并进行牙周治疗。上颌牙齿的拔除、种植体的植入、下颌牙齿的拔除以及牙周手术均在同一手术过程中完成, 且均在有意识的镇静状态下进行, 然后在术后第二天戴入上颌修复体(图343和图344)。

大约4个月后, 患者希望在右下第一前磨牙处植入种植体并负载一个树脂冠, 以改善咀嚼功能(图345)。通过这种方法, 患者的生活质量得到了迅速而显著的改变, 由于在支持治疗方面完美的配合, 使之处于维持下颌牙列和上颌修复体修复的状态, 同时等待着进行上颌牙弓最终修复治疗的经济可能性。

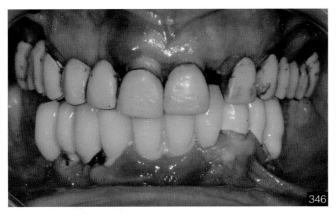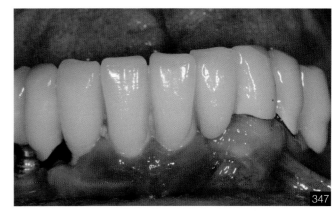

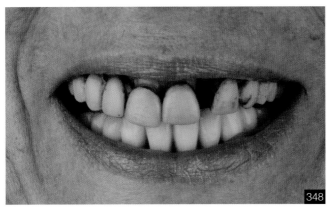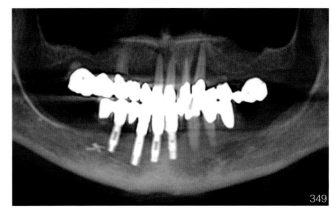

图346～图349　需要修复上颌牙齿但拒绝使用任何活动义齿的患者初诊时的视图。该患者之前接受过下颌牙弓的修复治疗，在生物学、功能和美学上都是明显不合适的。

图350，图351　经过5天时间制订了治疗计划，首先拔除上颌牙齿，但保留左上切牙作为参考来记录垂直距离，并稍微增大垂直距离。

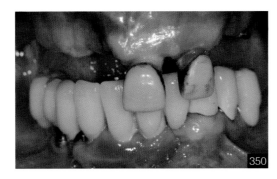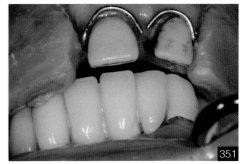

图346～图349所示患者在修复过程中也采用了相同的方法，由于修复体的活动性不仅阻碍了可接受的人际关系，而且还影响了简单的咀嚼功能，因此迫切需要对上颌牙弓进行治疗。该患者几年前已经接受了用牙齿和种植体支持的修复体来修复下颌牙弓，这显然是采用顺应性方法进行的。下颌修复体的咬合面仅简单地适应了现有的上颌修复体，并未向患者提供有关牙周疾病的性质及其治疗方法的信息。并且下颌修复体的天然牙基牙和种植体基台上

的感染是很明显的。上颌牙弓修复重建的方法应该包括使用固定或者活动的方案同时修复上颌牙弓和下颌牙弓，但患者没有经济能力来同时完成两个牙弓的修复。

患者因为年纪较轻而拒绝活动义齿的修复方案，因此同意的治疗计划包括上颌种植体支持的固定修复，种植体植入后即刻负重，放置并安装金属树脂修复体，同时手术去除下颌牙弓的种植体周围和牙齿周围的病变组织。

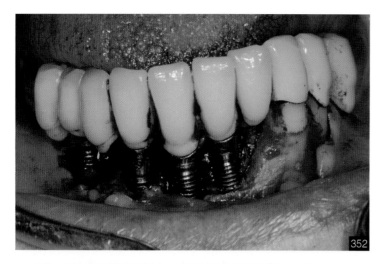
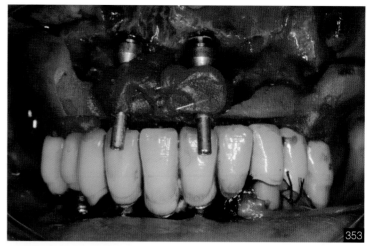

图352~图354 制作好诊断蜡型之后，进行了一次手术，在下颌牙弓中对种植体表面进行消毒，清理2颗残留的天然基牙，并进行根向复位瓣手术，同时在上颌牙弓植入5颗种植体（在左上尖牙种植体位置进行了骨再生手术），并用金属树脂螺丝固位的修复体进行负重。

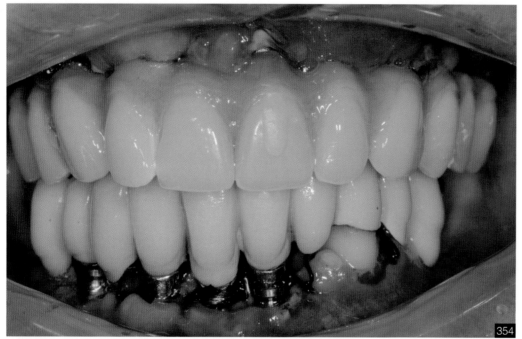

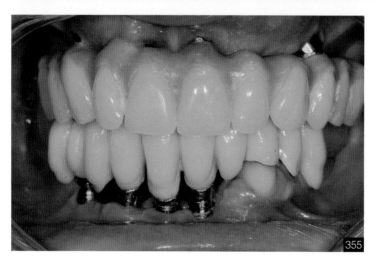
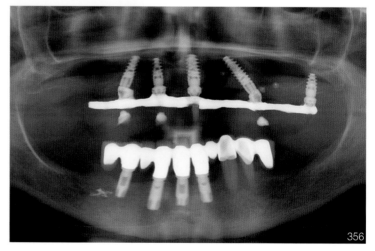

图355，图356 治疗18个月后的临床和影像学视图。牙科技师 Massimo Soattin。

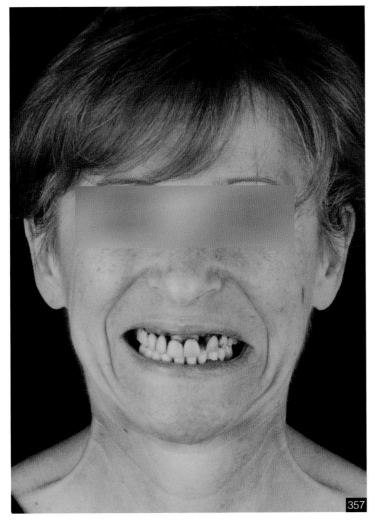 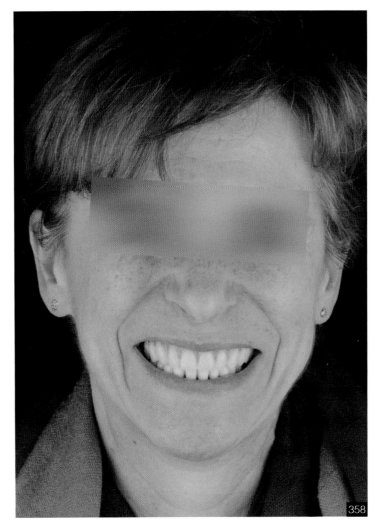

图357，图358　治疗前后的牙–面关系视图。

为了弥补下颌牙弓的解剖结构对上颌修复的局限性，通过调磨下颌修复体中突出的牙齿来改善咬合平面，进而使上颌修复体适应面部参数。治疗在5天内进行，在手术阶段内进行了有意识的镇静（图350~图356）。在开始积极治疗之前，患者不仅被告知了所使用的修复体类型的特征和局限性，而且最重要的是，必须互相配合每3个月进行一次的卫生维护辅助治疗。这就为维持上颌修复体和提高下颌修复体的存留率创造了先决条件，并有时间等待下颌牙弓重组治疗的经济可能性。这是个性化重组性治疗计划的另一个示例，该计划适合患者的经济条件，但也能够保证立即改善患者的功能、美学和生活质量，而同时不使用患者心理上拒绝的活动义齿的解决方案（图357和图358）。

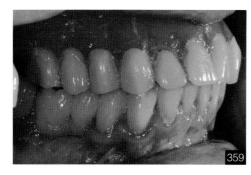 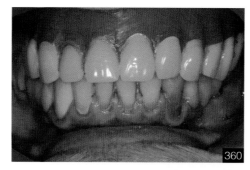 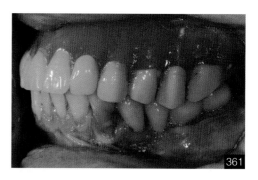

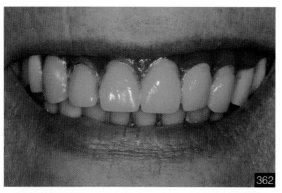 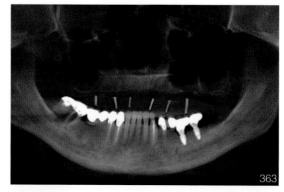

图359~图363 一位希望用固定修复体代替上颌全口义齿的患者的初始情况的临床和影像学视图，可以清楚地看到左上咬合平面的改变，而最近才制作的下颌修复体仅仅简单地顺应了上颌的咬合。

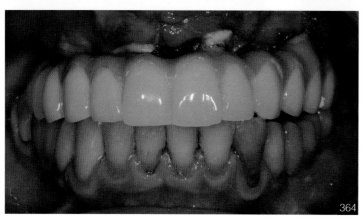 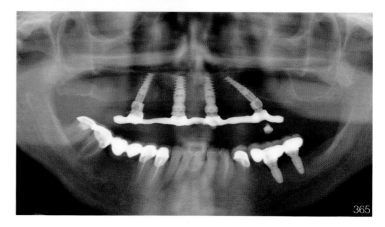

图364，图365 螺丝固位的金属-树脂修复体在4颗种植体植入后的第二天开始应用，左上后牙区与对颌牙没有接触。

切勿让种植体支持的修复体去顺应一个明显不协调的对颌

由于患者的经济状况所限，修复方法所面临的主要问题之一是需要使修复体适应一个咬合平面明显不正确的对颌牙齿。在这种情况下，应该考虑是否可以使用简单的方法来调改对颌牙列的可能性（例如像先前的例子进行选择性调磨对颌牙齿或像后面的例子进行简单保守的重建对颌牙列），需要评估是否有足够的预算来满足重组的治疗方法。

图359~图363所示患者大约在1年前完成了下颌的顺应性方法的种植修复重建治疗。

左下颌修复体仅简单地顺应了左上颌咬合平面，在美学上明显不协调，且未进行牙周治疗，患者希望用固定义齿替代上颌全口义齿，但由于经济条件有限，这意味着下颌义齿无法重做。

制作由4颗种植体支持的金属树脂修复体并进行即刻负重，其咬合平面与面部参数相协调，通过对下颌现有修复体的咬合面进行简单的复合重建，使与其上颌左侧的咬合相适应（图364~图368）。从所有这些病例中可以清楚地看出，患者的积极参与对制订理想的治疗计划是很关键的，即使采用了重组性方法也是如此，这对于避免法律问题也是至关重要的。

图366～图368 2周后，用复合材料直接重建左下颌后牙，使其适应上颌咬合平面。

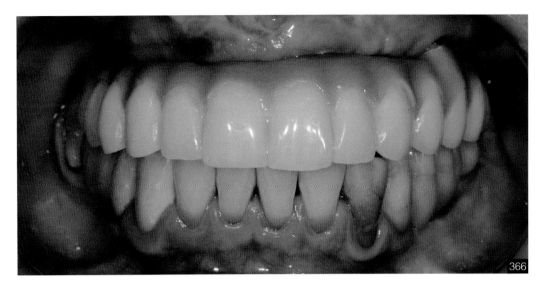

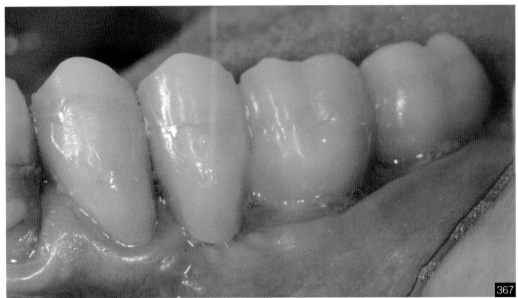

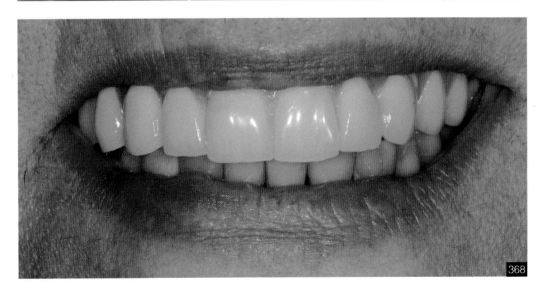

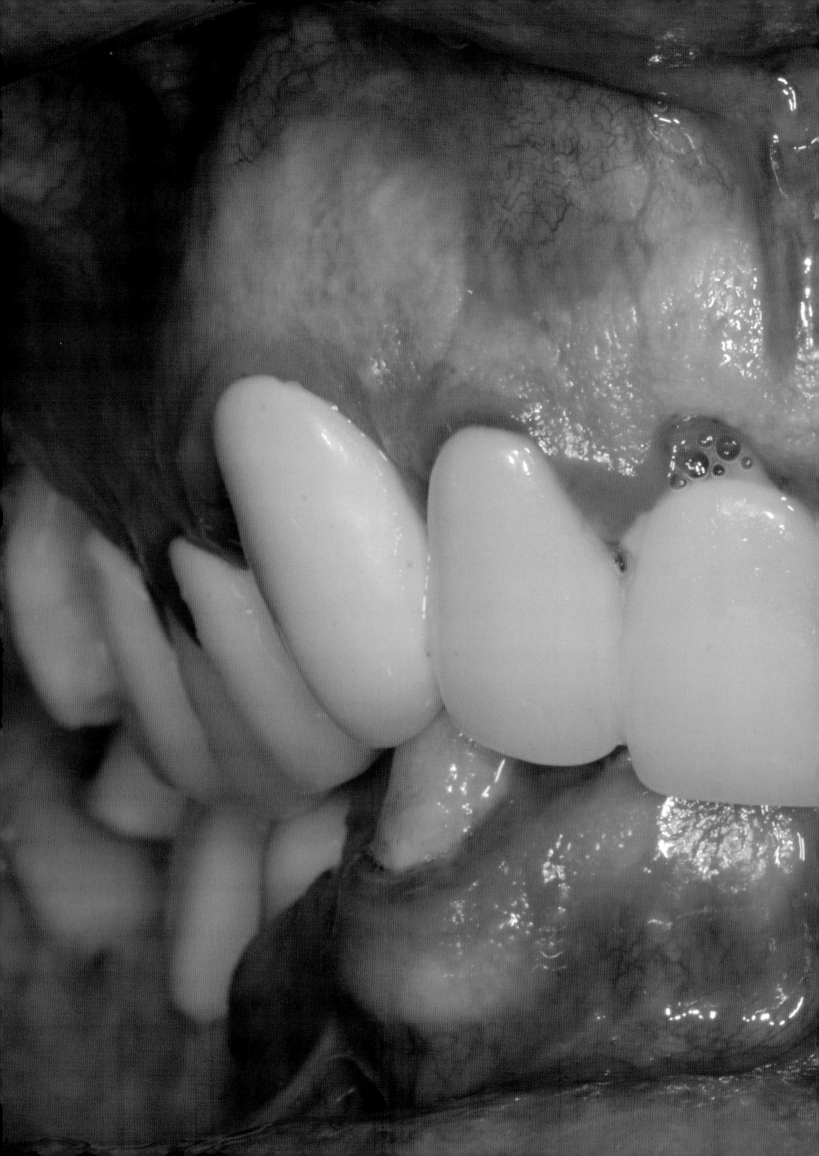

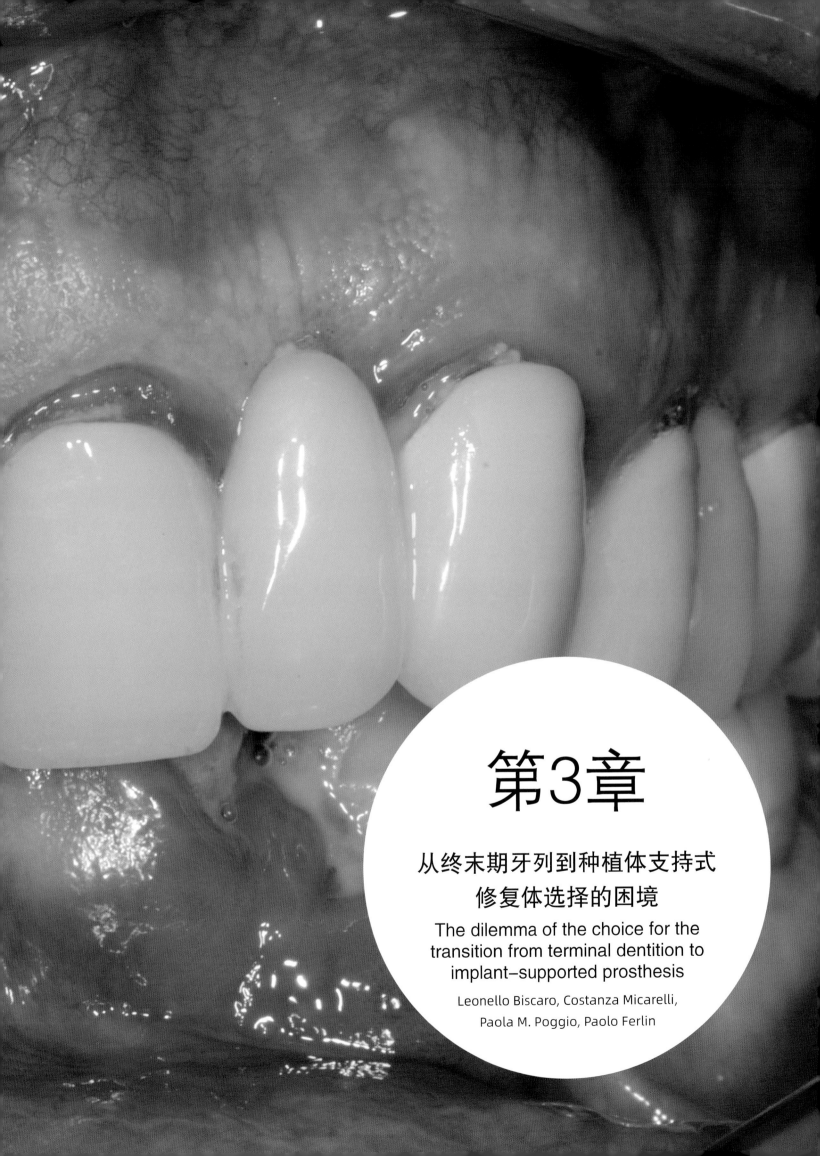

第3章

从终末期牙列到种植体支持式修复体选择的困境

The dilemma of the choice for the transition from terminal dentition to implant–supported prosthesis

Leonello Biscaro, Costanza Micarelli,
Paola M. Poggio, Paolo Ferlin

如何战略性地处理预后性和策略性的终末期牙列，选择拔除还是保留牙齿（图1和图2）是一个极其复杂的选择，因为要做出许多重要的决定，不仅考验牙医的诊断能力，而且也考验牙医的临床理解和道德原则。

医学上的治疗计划必须建立在对患者风险状况仔细评估的基础上。由于临床和经济方面影响，这在终末期牙列的治疗中尤其如此。《Cochrane协作术语表》将风险因素定义为包括个人状况、生活方式或增加患病概率的环境因素等方面。牙科修复的风险因素如下：

- 由患者的一般健康状况、生活方式和病理状况等引起的系统性风险因素，可能加重疾病进程或影响其治疗
- 由口腔内固有条件、残留骨骼解剖和口颌系统导致的局部风险因素，可细分为：
  - 牙髓–修复
  - 美学
  - 解剖
  - 牙周
  - 功能

有一些风险因素，如遗传图谱是不能被改变的，但其他因素可以通过生活方式的改变或通过适当的治疗来改变。

治疗计划的主要目的是通过选择侵入性最小的方案，在满足患者需求和期望的同时又减少时间和费用，并消除或减少可改变的风险因素的影响。然而，必须指出的是，修复治疗不可避免地会引入与修复治疗本身或与之相关的风险因素。因此，治疗必须显著改善患者的健康状况和生活质量，足以证明引入与治疗本身相关的风险因素是合理的（图3~图6）。

由于策略性终末期牙列的基本治疗困境在于，是否保留一些残留的牙齿，并将其用作牙支持式修复体的基牙（以及相关的风险因素），还是选择使用一个完全由种植体支持的解决方案（以及相关的风险因素），因此定义"最小侵入性的治疗方案"的概念参数是很难确定的，并且必须与特定患者的个人情况相关。

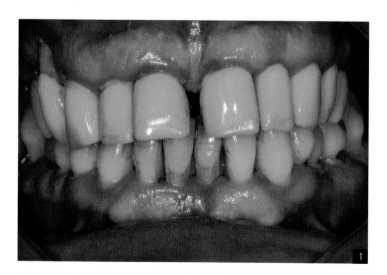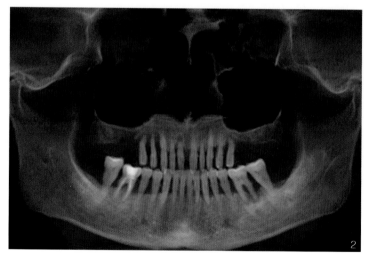

图1，图2　晚期慢性广泛性牙周炎合并策略性终末期牙列患者的临床及影像学视图。这种情况需要修复体干预，我们有理由怀疑所选用的基牙的性质：牙齿还是种植体？

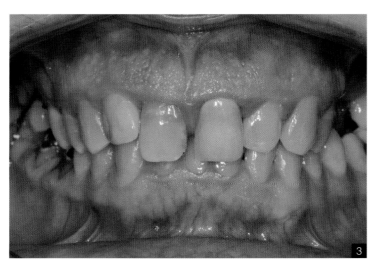
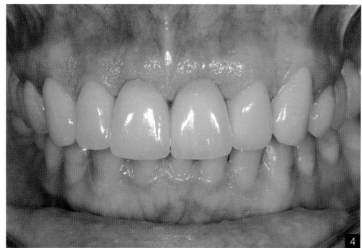
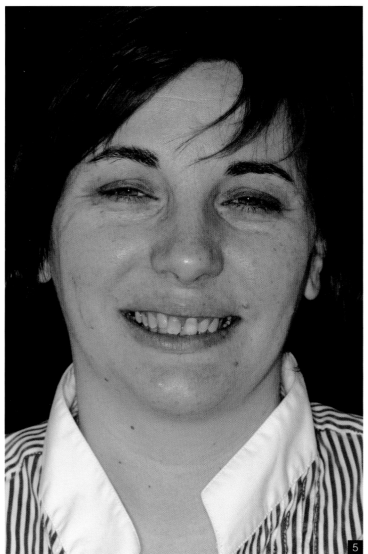
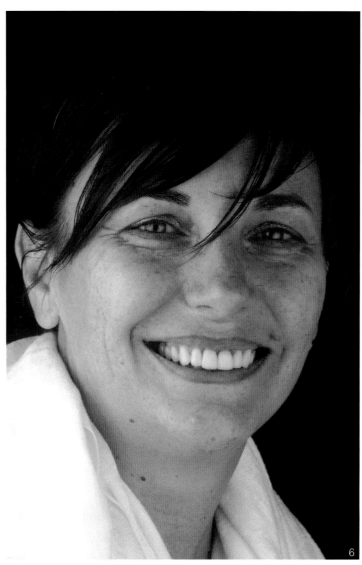

图3～图6　因牙周及美学原因需要行上颌牙弓修复的患者。牙周健康的恢复、美学的改善和患者的满意度，都证明了所有的修复治疗及治疗所相关的风险因素的引入是合理的。牙科技师Antonello Di Felice。

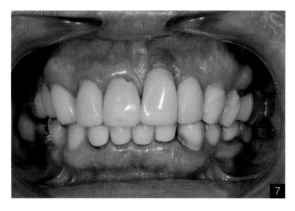 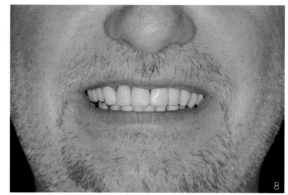

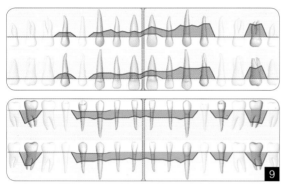 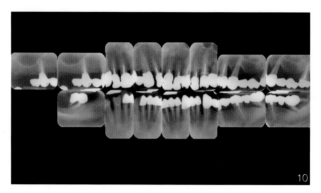

图7～图10　一位因慢性广泛性牙周炎在2006年接受了上下颌修复重建的患者的临床和影像学视图。

图7～图15所示患者因牙周和修复的原因于2006年接受了修复重建治疗。在上颌牙弓，右侧第二前磨牙出于修复原因而拔除，左边侧切牙、尖牙因修复和牙周原因需要拔除，可以进行临床方案的推测和考虑。假设患者同意拔除左边侧切牙和尖牙，那么是否保留残留的4颗牙齿在临床上也值得怀疑和考虑（图11）。上颌全口修复中在第一象限植入2颗种植体和第二象限植入3颗种植体，拔除4颗残留牙齿而完成上颌的修复治疗计划比通过牙体牙髓、牙周治疗、重新修复而保留4颗残留牙齿更具有侵略性。因此，这些相关风险因素及所涉及的经济问题是否值得？答案当然与研究问题的角度有关：

• 有一种意识形态的观点认为，所有可治疗的、个体预后良好的牙齿都应该保留下来，这就有理由保持这4颗牙齿

• 有一种纯粹的科学观点，经常被作为理论支持来使用。4单位的部分修复体5年内存留率为94%，10年存留率为89%，这就证明了保留4颗牙齿的合理性。

另一方面，牙髓治疗是修复体治疗中的一个风险因素，从长远来看会降低存留率，因此，在种植修复重建治疗计划中拔除4颗牙齿也是合理的

• 另一个显著的临床观点认为，在已经提供了5颗能够支持上部修复的种植体的治疗计划中，对剩下的4颗前牙进行根管和牙周治疗是不合理的，因为这增加了治疗的复杂性、成本和风险

然而，所有这些评估都缺乏现代医学中的一个基本要素：患者的需求、期望以及他在治疗决策中必须扮演的角色。

终末期牙列的命运不可避免地涉及一个基本的临床生物伦理学问题，涉及医生和患者之间的关系，一方面需要牙医的权威性，另一方面需要患者的自主权来做出决定。这两个并不总是一致的。在医学上，牙科治疗选择的问题传统上是基于一种家长式的方法。

图11　最终修复体戴入之前上颌牙弓的情况。11~13和21牙齿经过牙髓治疗和牙周手术得以保留。

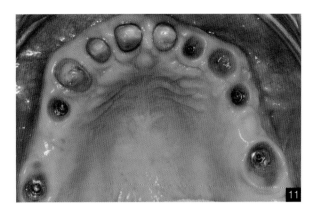

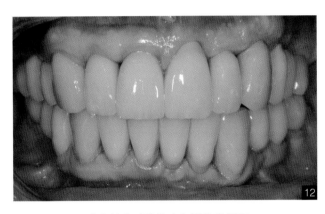

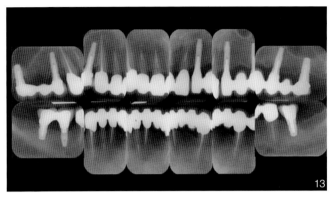

图12，图13　治疗结束时的临床和影像学视图。

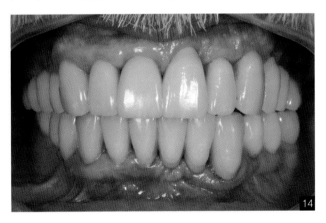

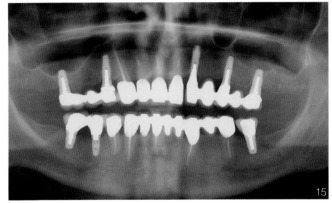

图14，图15　治疗完成8年后的临床和影像学检查。修复体由Franco Rossini和Massimo Soattin制作。

医生（或牙医）凭借自己的能力将自己的意愿和决定强加给患者。事实上，在第二次世界大战结束和《纽伦堡法典》出台之后，医学已经确认了自主原则，这一原则可以追溯到Beauchamp和Childress的第一个生物伦理学原则，在此基础上，患者可以适当地知情并且影响他或她自己的选择。对该原则的严格解释构成了契约式关系模型的基础，该模型绝对地体现了患者的决定意愿。这是Anglo-Saxon国家的流行模式，在这种模式下，医患之间的关系被视为一种简单的"契约"，因此具有契约的所有特征。医生只有在他或她遵守这些条款的情况下才可以执行。

在家长式和契约式之间还有第三种方式，即所谓的"治疗联盟"。该联盟是几个成员之间为实现共同目标而进行的协作及承诺。治疗联盟的概念并不是绝对化这两种意愿中的任何一种，无论是医生（家长式）还是患者（契约式）。这是一种契约，其中"医生的决定并不完全依赖于患者的意愿"。医生在为患者提供服务的同时，更是为其提供了专业的知识以及外科手术和沟通能力。同时，患者不仅表达了他或她自己的意愿，希望达到预期的健康水平，以及符合他或她的特有的生存状况。

关于终末期牙列命运的基本治疗决策必须有一个可以遵循的模型。患者（更应作为一个人）应该积极参与到一个"非完美的"的治疗计划的制订，不仅是简单的基于疾病本身，更要制订一个"适当的"治疗计划，因为它是根据其特征来衡量的，显然不仅是临床上的，更是"他或她打算达到的健康水平，以适应他或她独特和不可重复的生存状况"。

实际上，这意味着必须以一种易于理解的方式适当地告知患者，以便他或她能够从医学的角度以及相关的管理和经济能力影响的角度了解每种可能解决方案的利弊。这样，患者可以积极参与治疗的选择，牙医必须事先做出判断，他们是否得到了科学的支持。在提出病例之后，并在收到关于风险、预后和所有替代方案可能出现的并发症的所有信息之后，患者有最终的选择权接受或拒绝所提出方案，有助于选择预后可疑的牙齿的命运，而不会影响牙医反对或拒绝在伦理或临床上被认为是不可接受的选择。

这种方法的含义可以是像在检查中的情况那样做出的决定，在该情况下，患者决定不拔除剩下的4颗前牙，因为这会使他成为无牙颌，这是一种心理上无法接受的状态，即使涉及的治疗过程更加复杂、耗时且昂贵。另一方面，另一位患者恰恰认为拔除4颗上颌牙齿的侵入性更小，不然所涉及的治疗将会更复杂、更耗时、更昂贵。

这意味着，根据风险（不仅是牙医，还包括患者）和临床外评估（例如治疗费用、治疗时间），类似的临床情况可以而且必须区别对待。它的管理对于选择一种特定的治疗方法可能至关重要。

现在以典型病例的形式，将存在的重要风险因素以图表的形式呈现，在进行临床评估时，并不能仅考虑风险因素，还要考虑到患者的选择在治疗中所起的积极作用，并进行不同的对待。

根据以下临床参数的必要主观解释，使用低、中和高3个值对风险因素进行量化：

牙髓-修复风险因素
- 牙齿的活力
- 牙根的解剖
- 现有牙髓治疗的质量
- 根尖周病变的存在
- 根管内桩的存在
- 残留的牙齿结构

美学风险因素
- 笑线
- 患者的期望值

解剖风险因素
- 残留骨数量
- 残留骨质量

牙周风险因素
- 探诊出血的存在
- 牙周袋≥5mm
- 吸烟
- 糖尿病
- 年龄相关性骨丢失

功能风险因素
- 副功能的存在
- 牙-骨关系

其目的是反思如何不能仅凭纯粹的意识形态或纯粹的科学来解释风险因素，而是必须根据患者的个人和临床特征进行个性化选择，以决定终末期牙列的命运。英国卫生部部长表示："我们希望共同决定的原则成为常态：没有我，就不会做出关于我的决定。"

牙髓−修复风险因素

根据最近的Meta分析，无根尖周病变的牙髓治疗成功率为85%～90%。牙齿的初始状况是影响治疗结果的一个重要因素：在牙髓坏死和根尖周病变存在的情况下，牙髓治疗成功率在8～10年为86%。

牙髓治疗失败的原因包括无法到达区域的残留感染、真性囊肿的存在、异物反应和根管过度填充，而非牙髓原因与牙髓预后相关的因素，例如继发龋和不适当的修复导致的根管微渗漏与再感染。

目前，如果最初的牙髓治疗失败，在根管可进入的情况下，建立直线通路的再治疗则优先于牙髓手术，并且在4～6年的成功率为80%。同样在这种情况下，根尖周病变的存在会导致较低的成功率。

再治疗的预后取决于先前根管解剖结构的改变，例如根尖分离、钙化不通和穿孔等，这些会将成功率降低至47%。

修复风险因素实质上是指健康牙齿组织的数量以及获得"箍扎效应"的可能性。牙体组织越健康，分布越合理，得以保证基牙的箍扎效应，则牙齿的预后越好。

从修复的角度来看，必须将经过牙髓治疗的基牙的存在视为一个风险因素：在它们存在且作为至关重要的基牙的时候，修复20年后修复体的成功率从69%下降到57%。除牙髓因素外，还涉及其他风险因素，例如修复性因素（桩的存在，几乎没有残留的健康牙齿结构）和牙周疾病，并且牙齿应该被包括在广泛的修复重建中，整个修复体的预后应该优先于个别牙齿。因此，必须从一个战略性的角度来考虑拔牙的合理性。在这些病例中，考虑到治疗的复杂性和增加的风险，患者很可能也会更喜欢种植体替代而不是牙髓再治疗。

图16～图21所示患者具有非常高的牙髓和修复风险因素，但却对拔牙有着截然相反的态度。

Antonia在接受3年的治疗后陷入了困境，在此期间，她被迫生活在一次又一次的不美观的临时修复体中，从而严重损害了她的个人和工作关系。残留牙齿已进行了几次牙髓治疗，她已经不愿意在整个牙列的修复中将它们用作基牙。患者想要一种快速可靠的解决方案，以恢复她的内心、功能和美学。由于存在非常有利的解剖条件，因此可以通过种植治疗来实现。

Marco在2010年完成了上下两个牙弓的修复治疗。他的大多数修复体的基牙都存在非常高的牙髓风险因素，尤其是从尖牙到尖牙的骨联合区域有一个巨大的根尖病变。另一位牙医提议上下牙弓重新修复，手术切除病变区域，拔除31、32、41、42、43、44和45牙齿，并在骨联合区域进行骨移植术，随后植入4颗种植体替代拔除的牙齿。该患者寻求第二种意见，因为他认为该解决方案过于侵入性，并且不希望接受重大的手术，如果更保守的治疗失败，他认为将来还可以进行选择。因此，他希望通过尽可能多地保留牙齿来再次修复两个牙弓。

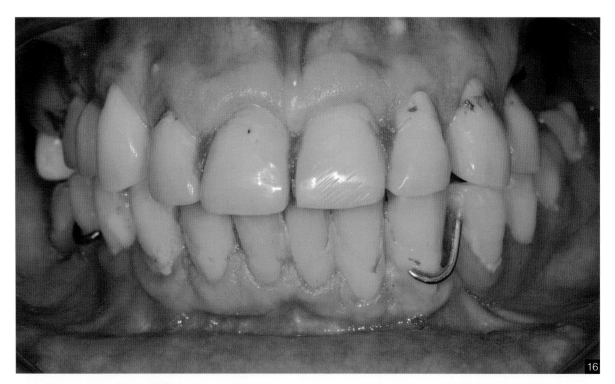

图16～图21 这些患者需要全口修复重建，但存在较高的牙髓风险因素。

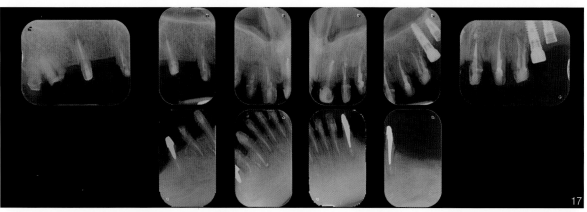

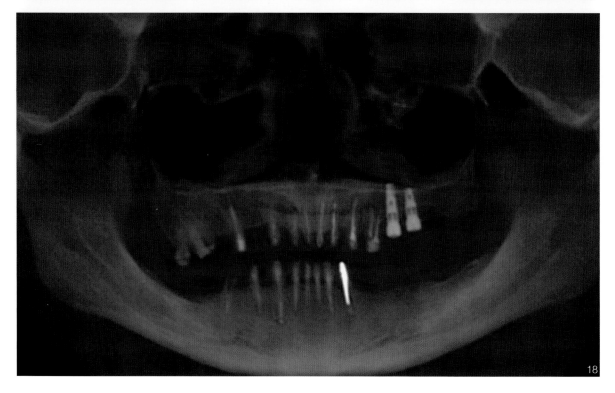

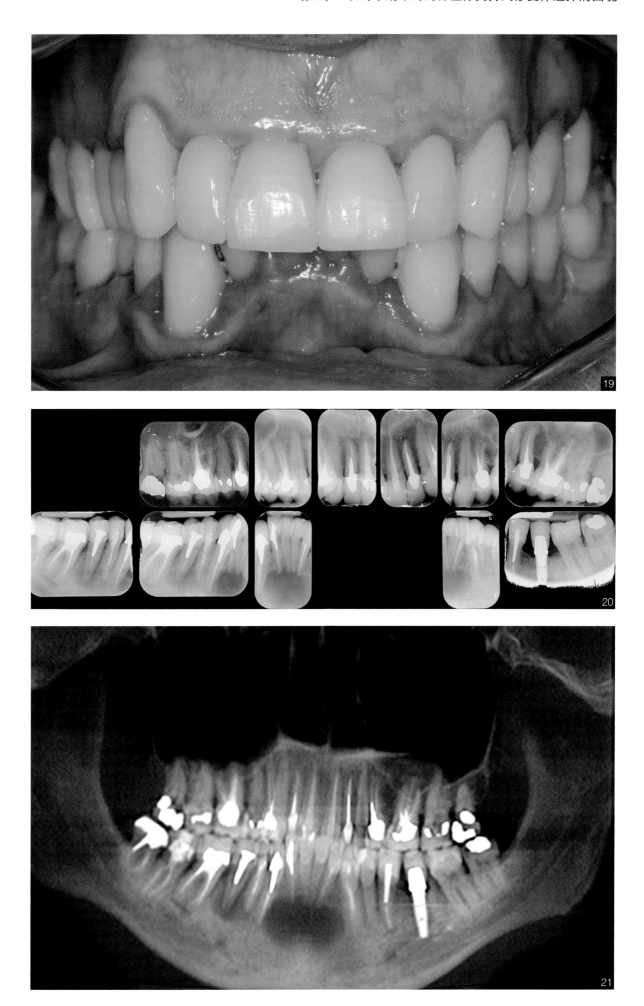

ANTONIA，45岁
治疗开始前（2011）（图22～图38）

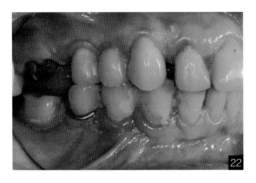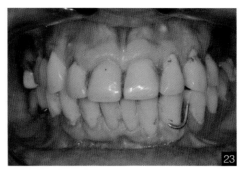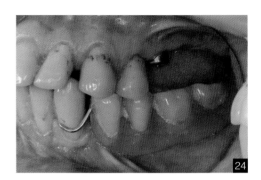

图22～图24　患者初诊时的临床情况。

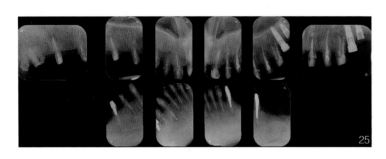

图25　残留基牙的影像学照片，其中许多基牙因修复和牙髓问题而受到不可挽回的损害。

一般风险因素：
无

牙科既往病史：
由于牙齿磨损非常严重，该患者正在接受全口修复重建治疗。所有的牙齿都被失活并做了修复，但由于临时修复体的反复脱落，导致许多基牙情况严重恶化无法修复，严重影响了患者的生活质量。因此，患者对之前的牙医提出了诉讼

主诉：
不能咀嚼和拥有正常的社会生活

要求：
通过使用可靠的修复解决方案快速提高生活质量

风险因素

牙髓–修复：
高

解剖：
低

牙周：
低

美学：
低

功能：
高

治疗计划图解

图26，图27 通过拔除残留牙齿进行全口修复重建的治疗方法的图解说明，即刻植入骨整合种植体，并用金属增强的固定临时修复体进行即刻负重。

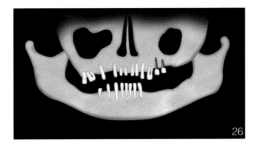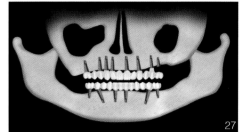

治疗时间表

图28 治疗路线示意图。

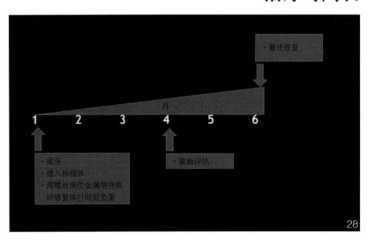

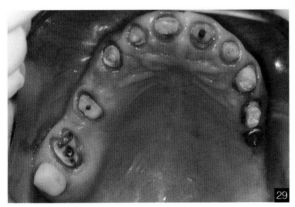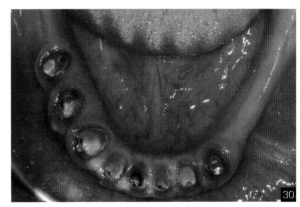

图29，图30 残留牙齿的咬合面视图。

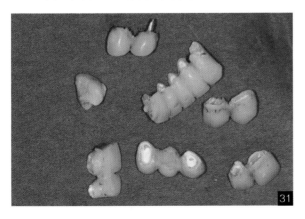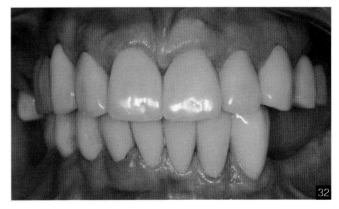

图31，图32 患者已使用了3年的临时修复体的状况。为了保证患者的生活质量立即得到改善，在手术开始前使用第一组临时修复体。

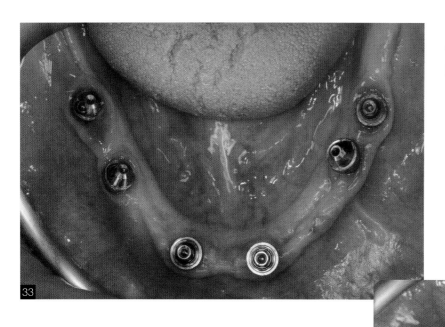

图33~图36 与初始情况相比，上颌粘接固位和下颌螺丝固位修复的种植体基台的最终视图。

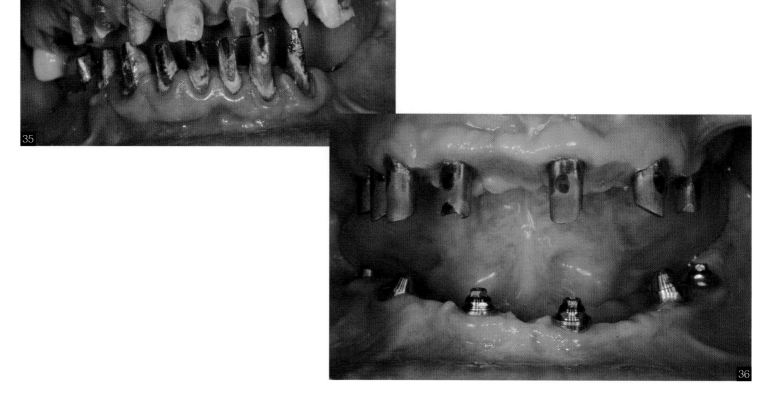

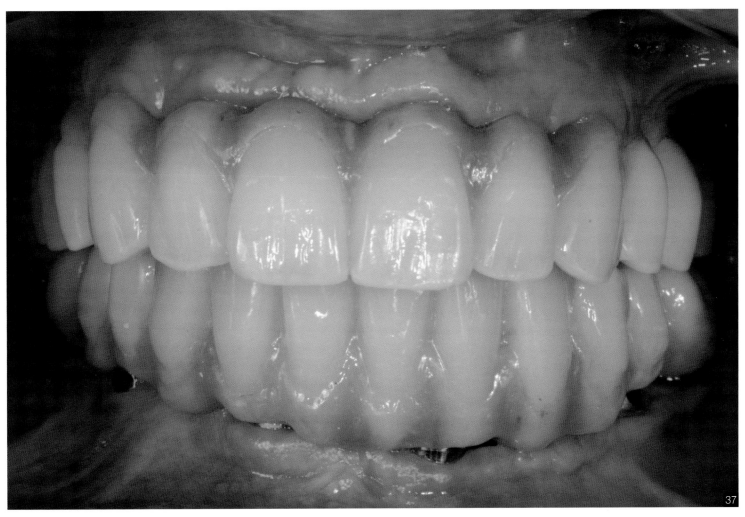

图37，图38　最终修复重建后的临床和影像学视图。牙科技师Massimo Soattin。

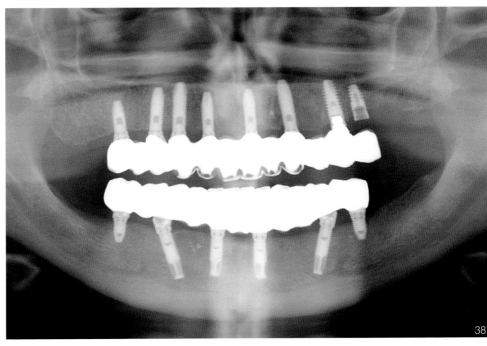

最终考量

预后：
良好

治疗计划依据：
· 牙髓风险因素高，6颗牙齿预后不良
· 非常适合种植治疗的解剖条件
· 患者的生活经验和合理需求，即通过可预测的修复解决方案尽快恢复正常的生活

MARCO，55岁
治疗开始前（2012）（图39～图56）

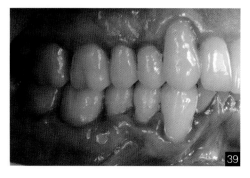 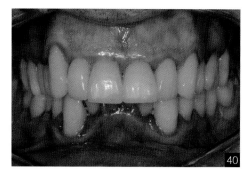 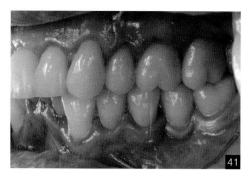

图39～图41   患者初诊时的临床情况。

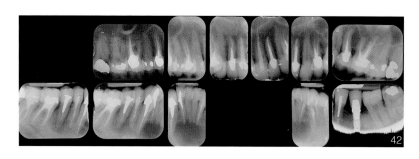

图42   影像学视图显示了下颌两颗尖牙之间严重的根尖病变区域。

一般风险因素：
无

牙科既往病史：
患者在检查前2年几乎对上下牙弓所有的牙齿进行了牙髓以及修复治疗

主诉：
疼痛，并要求对建议的种植治疗方案进行二次评估，评估结果被判定为侵入性太强

要求：
修复过程中尽可能多地保留天然牙，没有任何经济或时间的问题

风险因素

牙髓-修复：
高

解剖：
高

牙周：
中

美学：
低

功能：
中

治疗计划图解

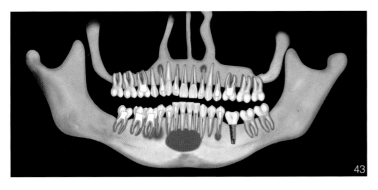 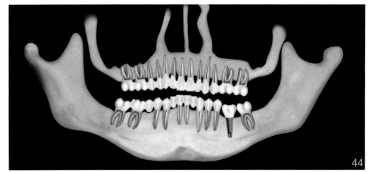

图43，图44　全口修复重建的治疗方案图解，包括所有牙齿的再治疗，仅32和42牙齿因牙周和修复原因被拔除，45牙齿因牙髓原因被拔除。

治疗时间表

图45　治疗路线示意图。

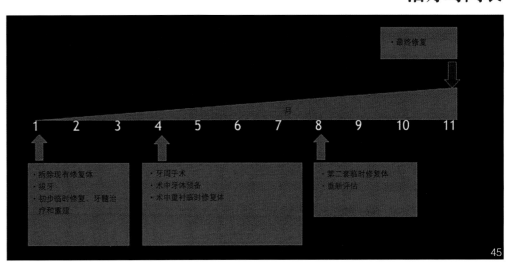

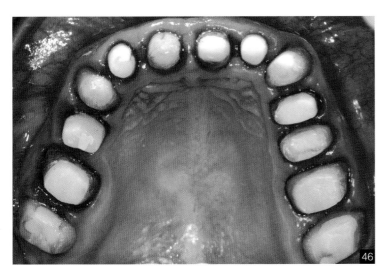 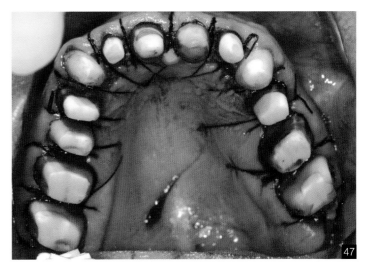

图46，图47　去除原有的修复体，牙周手术结束时上颌牙弓的视图，应用初期的临时修复体，并对基牙进行牙髓再治疗和重建。

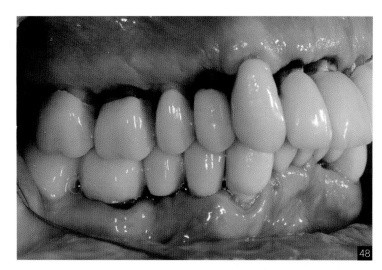 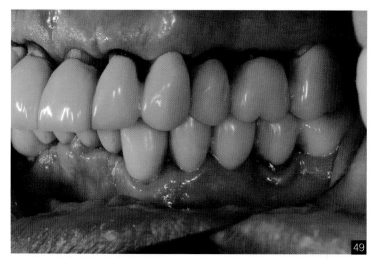

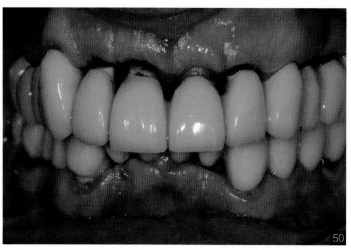

图48~图50　牙周手术后愈合阶段的戴有初始临时修复体的视图。

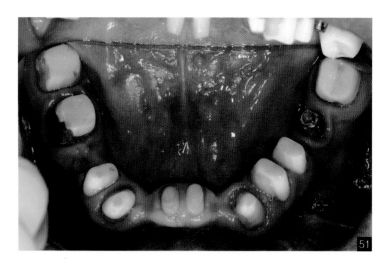 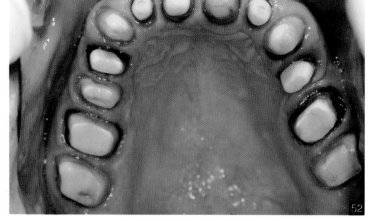

图51，图52　最终修复体粘接前基牙的临床视图。

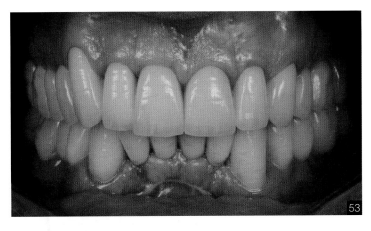

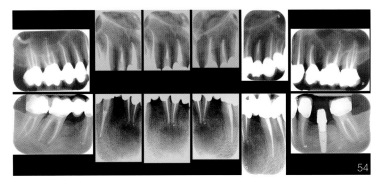

图53，图54 最终修复体的临床和影像学检查。

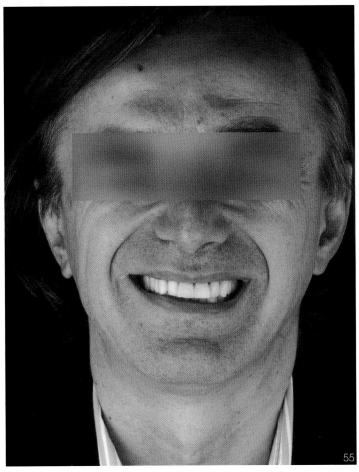

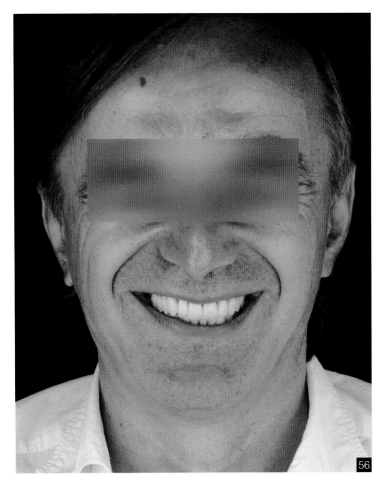

图55，图56 初始和最终牙–面关系的视图。牙科技师Antonello Di Felice。

最终考量

预后：
因牙髓原因而令人怀疑

理由：
- 对所有基牙进行牙髓、牙周和修复治疗所需的大量长期治疗的心理意愿、时间和经济状况
- 需要一种保守的方法来治疗下颌牙齿的牙髓病变，避免之前提出的极具破坏性的手术
- 临床上将上颌和下颌牙弓的修复体分割成3个部分的可能性，以减少个别基牙对修复体存留率的战略性影响

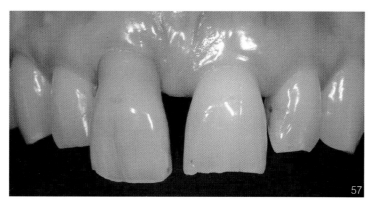 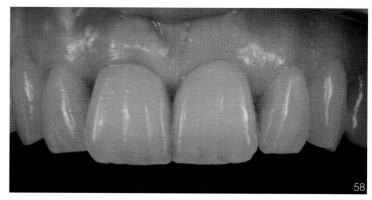

图57，图58　4颗上颌切牙修复重建初始和最终的临床视图：侧切牙为瓷贴面，右上中切牙为种植体支持的冠，左上中切牙是牙齿支持的冠。牙科技师Cristiano Broseghini。

美学风险因素

有趣的是，当文献讨论种植体支持式修复体的美学风险时，通常指的是前牙区域的局部修复，尤其是单个种植体。尽管种植体单颗牙齿的替换在上前牙区往往是一个美学挑战（图57和图58），但同样的在终末期牙列，考虑到治疗的范围，不适当地考虑美学风险因素可能会导致更严重的失败。除了与残留骨解剖结构和组织质量相关的风险因素外，这些病例中最重要的美学风险因素是高笑线。在策略性终末期牙列中，高笑线与正畸或骨骼问题之间的关联显著增加了美学的风险因素。但是，确定美学风险概况的临床因素必须始终与患者的期望相关：对需要在美学区域内进行种植治疗并抱有很高期望值的患者，必须始终被认为具有较高的美学风险。

美学是图59～图62所示患者共有的最重要的风险因素之一，因为其具有很高的美学期望值、高笑线、存在正畸和骨骼问题、严重的骨性Ⅱ类2分类。在这些情况下，关键因素是要获得最佳的美学效果并满足患者的期望，必须恢复上颌切牙的正确倾斜度，由于上下颌牙弓之间的骨骼关系，反过来又需要对下颌骨进行外科手术以恢复前牙的功能。

在涉及正畸和颌面外科手术的多学科病例中，所有要正畸移动的牙齿都需要进行正确的牙髓、修复和牙周风险因素的评估，但同时需要患者接受整个治疗的时间（不是短暂的）和不适感（对成年患者而言很重要）。

临床和临床外因素的平衡评估决定了这两位患者的不同治疗策略。

与图59和图60所示患者相反，图61和图62所示患者在上前牙有较高的牙髓和修复风险因素（已经治疗过几次），她不想接受再次治疗的风险以及承受保留这些牙齿所需的多学科正畸–手术–修复治疗的风险，而更喜欢用种植体替换这些牙齿。此外，她的心理和熟悉的处境也希望采取更快速的方法，即使更具有侵略性。

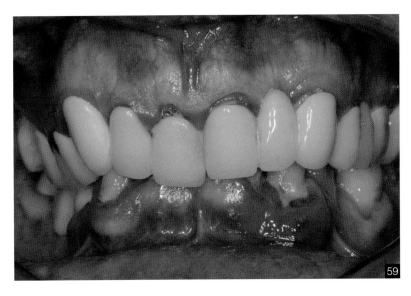

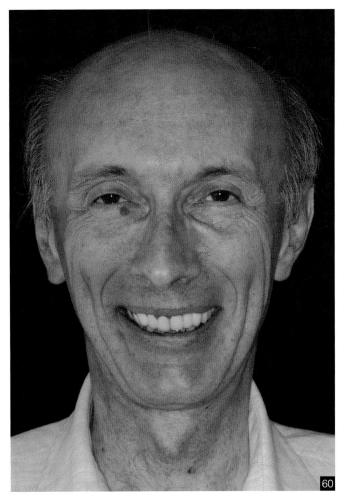

图59~图62 严重的Ⅱ类2分类患者需要进行广泛的修复。牙髓、修复、正畸和骨骼问题之间的关系、高笑线，以及很高的美学期望，使这类患者的整体美学风险因素非常高。

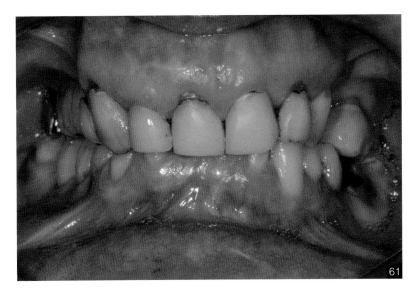

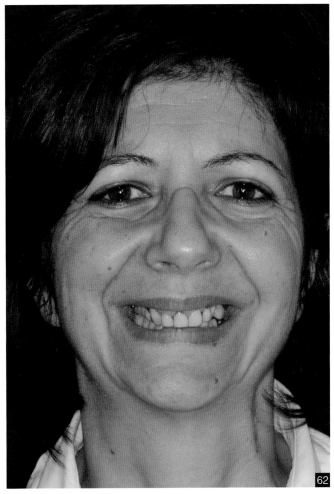

SANTE，55岁
治疗开始前（2008）（图63~图85）

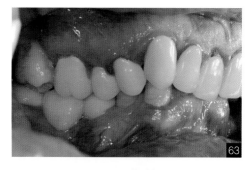 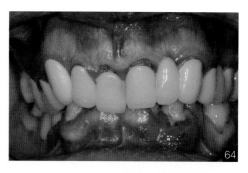 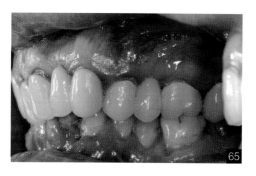

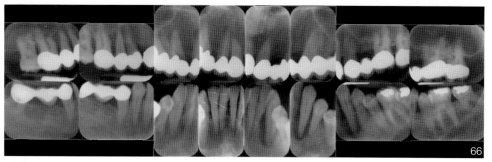

图63~图66　初诊时的临床及影像学情况。

一般风险因素：
无

牙科既往病史：
患者在上颌牙弓和右下颌后部戴了一个长达10年的固定修复体。他从未参加过任
何辅助性维持治疗，并抱怨下切牙和尖牙处反复出现牙周脓肿

主诉：
右上颌修复体脱粘接

要求：
临床上最具针对性的治疗方案进行美学和功能上的修复重建

风险因素

牙髓-修复：
低

解剖：
高

牙周：
高

美学：
高

功能：
高

治疗计划图解

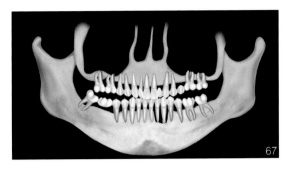 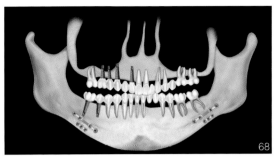

图67，图68　为修复重建上下两个牙弓提供的治疗方案图表说明，因修复、牙周和美学原因拔除12、13、14、15、16、32、33和47牙齿，在12-16、46和47处植入种植体，并在下颌进行正畸和颌面外科手术。

治疗时间表

图69　治疗路线示意图。

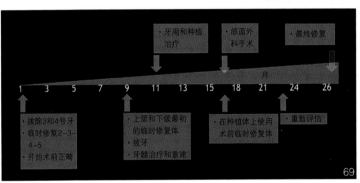

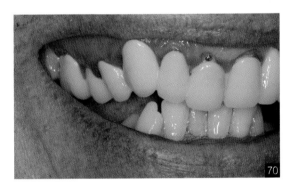 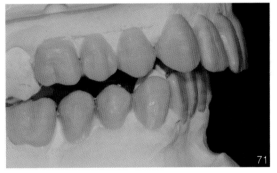

图70，图71　用诊断蜡型来向患者解释治疗的关键点：因为牙周和美学的联合问题，需要拔除14、15和16牙齿，改变上颌切牙的倾斜度，用手术推进下颌骨并重新建立前导。

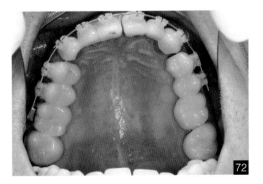 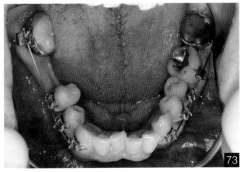

图72，图73　拔除右上第二前磨牙和第一磨牙后，从第一前磨牙到第二磨牙进行临时修复，平整了第一象限的龈缘和咬合平面，对现有的修复体进行分割，并开始正畸治疗，使上颌前牙具有正确的倾斜度，并使下颌牙弓呈圆形。正畸治疗大约用了9个月。

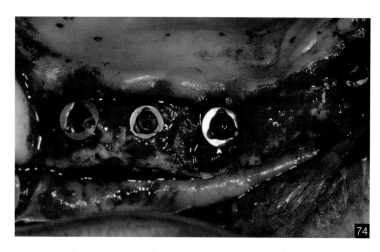 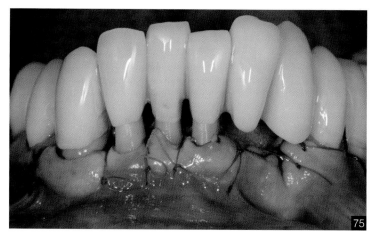

图74，图75　正畸结束时应用第一套上颌和下颌临时修复体。在第一象限上颌窦提升后及在右下磨牙处植入种植体。在下颌前牙区进行骨切除手术及根向复位瓣，以消除牙周袋，并允许修复体缩短牙齿和平整下颌牙弓。

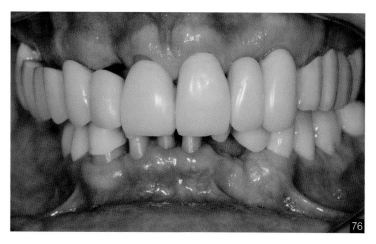 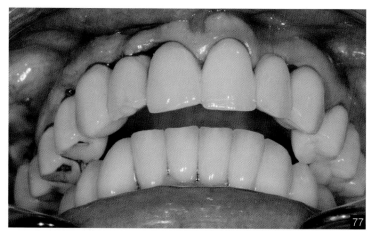

图76　牙周手术愈合后及戴着第一套临时修复体的临床情况。

图77　种植体在植入5个月后被重新打开，制取手术前临时修复体的模型，用于指导颌面外科手术。在手术前1天应用由牙齿和种植体支持的术前临时修复体。

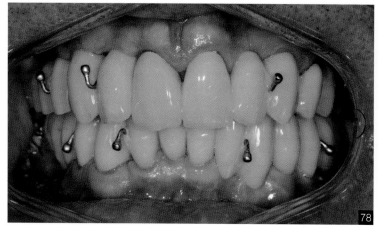 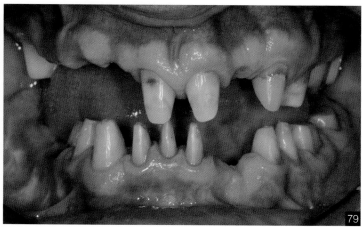

图78　术后1周新的颌间关系视图，由Vicenza Civil医院的Ugo Bacilliero医生进行手术。

图79　最终修复体交付时的基牙视图。

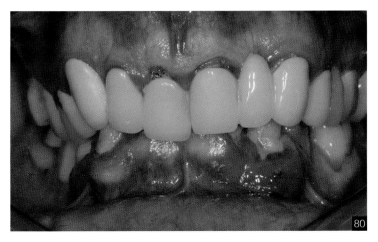
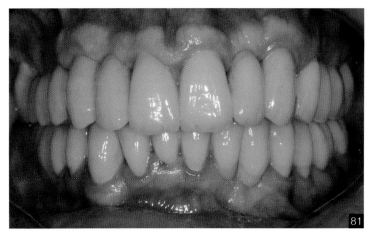

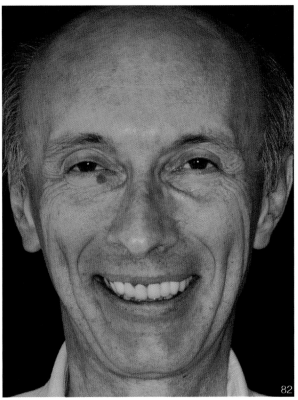
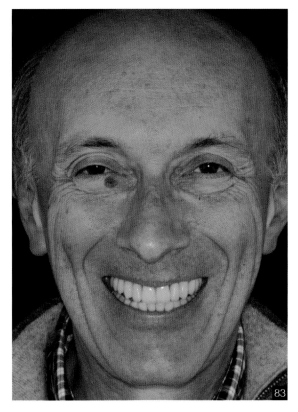

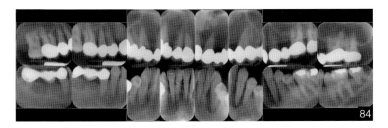

图80~图85　初始情况与最终修复时的临床和影像学视
图对比。牙科技师Roberto Bonfiglioli。

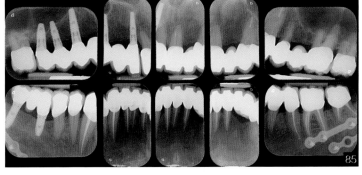

最终考量

预后：
良好

理由：
- 患者接受非常苛刻的治疗的意愿和可能性
- 正畸和外科治疗之间的结合是唯一能够重建良好的牙齿与骨骼关系，以恢复良好的美学和生理性咬合的途径

CHIARA，48岁
治疗开始时（2012）（图86～图105）

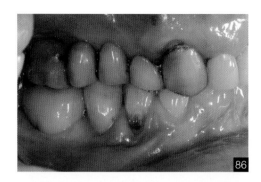 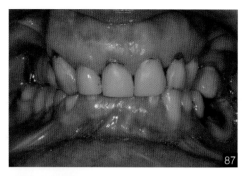 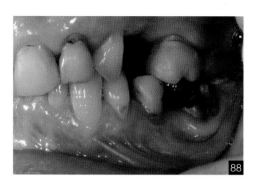

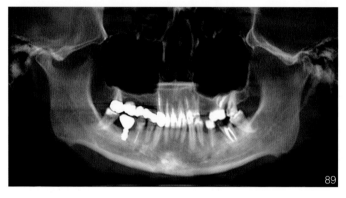

图86～图89　患者的初始临床和影像学视图。

一般风险因素：
无

牙科既往病史：
患者年轻时就多次接受了上颌前牙的修复和牙髓治疗，以及12牙齿的牙髓手术

主诉：
美学

风险因素

牙髓-修复：
高

解剖：
中

牙周：
低

美学：
高

功能：
高

治疗计划图解

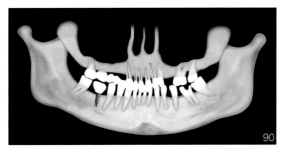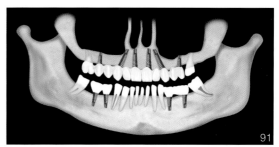

图90，图91 治疗方案的图解说明，拔除上颌除第二磨牙以外所有残留的牙齿以及拔除左下第一磨牙、右下第二前磨牙。与现有的种植体一起，通过种植体支持的方式修复上颌牙弓和下颌牙弓的后部。

治疗时间表

图92 治疗路线示意图。

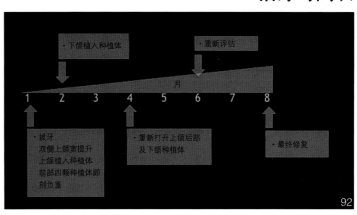

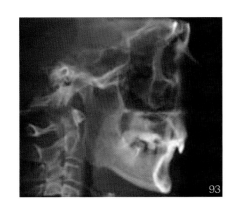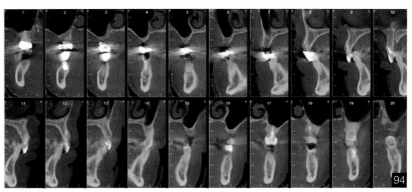

图93~图97 CBCT截面显示了上颌牙齿的牙髓和牙周状况。

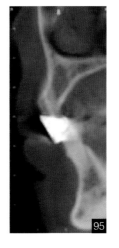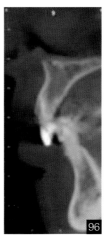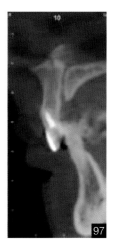

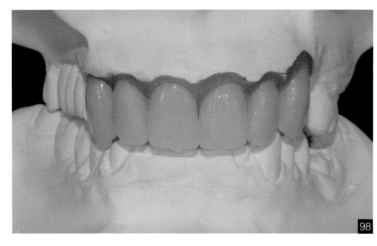
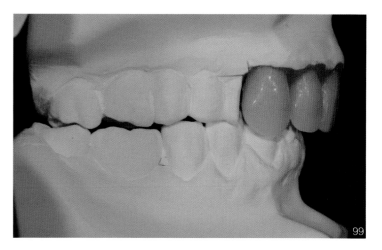

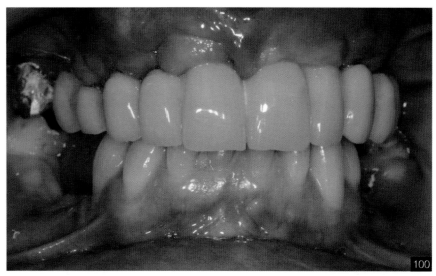

图98~图100　考虑到患者不愿进行正畸和颌面部手术，并且下颌切牙不需要任何修复，上颌切牙的倾斜度在蜡型修复中得到了改善，但并不是最理想的，从而保证了前导的恢复，避免腭部解剖形态过度增厚，造成不可避免的语音问题。蜡型用于向患者说明治疗方案，然后构建临时修复体，通过这些临时修复体，在上颌14至24之间的4颗种植体上进行即刻负重。

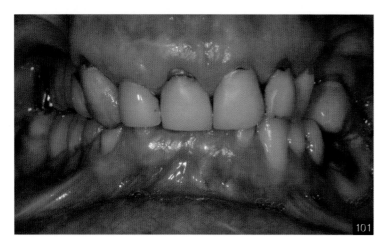
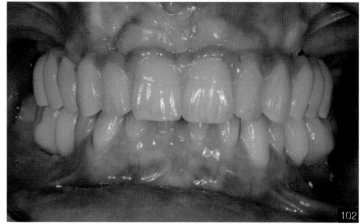

图101，图102　口内临床情况。

图103　最终修复后的
影像学视图。

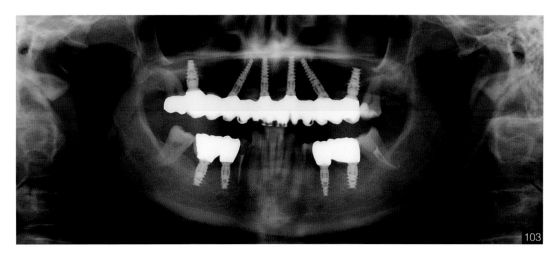

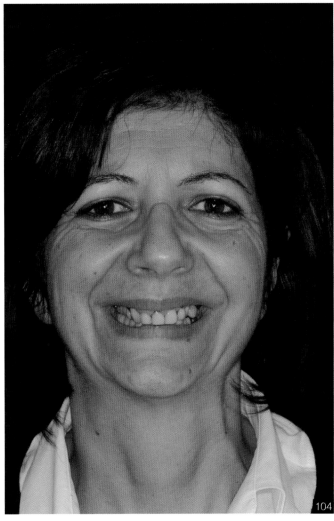

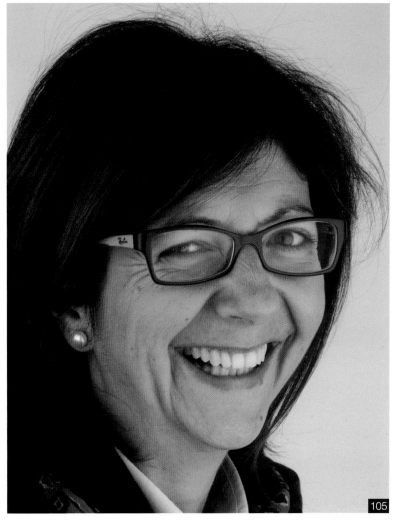

图104，图105　初始与最终的微笑像。牙科技师Massimo Soattin。

最终考量

预后：
良好

理由：
· 由于满足患者需求的修复体的复杂性和扩展性，上颌前牙的牙髓和修复风险因素非常高
· 患者不愿接受正畸和手术治疗

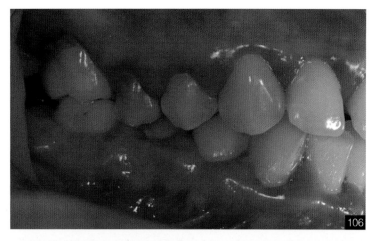 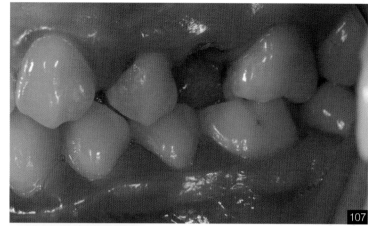

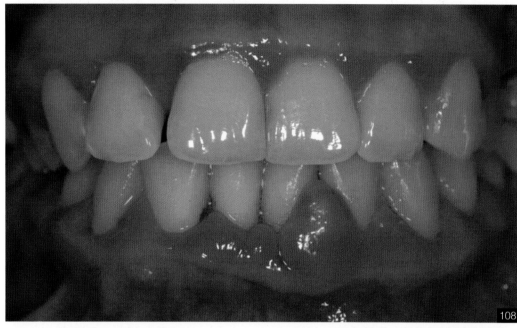

图106~图109　一位患有慢性广泛性牙周炎的38岁患者初诊时的临床和影像学视图，于2001年开始接受了牙周和修复治疗。

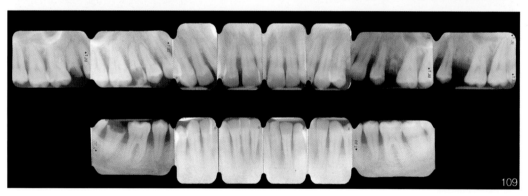

牙周风险因素

　　晚期慢性牙周炎的治疗通常涉及修复治疗，因牙周疾病（牙齿缺失、残留牙齿的移位和活动性）的进展以及需要消除根分叉病变相关牙齿的牙周袋并作为义齿修复的基牙，在文献中已广泛记录了成功治疗牙周疾病并同时维持严重受牙周病影响的牙齿的可能性。同样文献指出了牙周支持治疗的重要性。如果没有牙周支持治疗，无论使用何种技术，牙周外科治疗都将是无效的。

　　除了严格控制牙菌斑并参与精确的牙周支持性治疗外，通过消除牙周袋并将探诊深度减少到3mm以下是保证牙周受损牙齿存留的基本因素。骨切除术联合根向复位瓣术是实现这一目标的有效手段（图106~图125）。

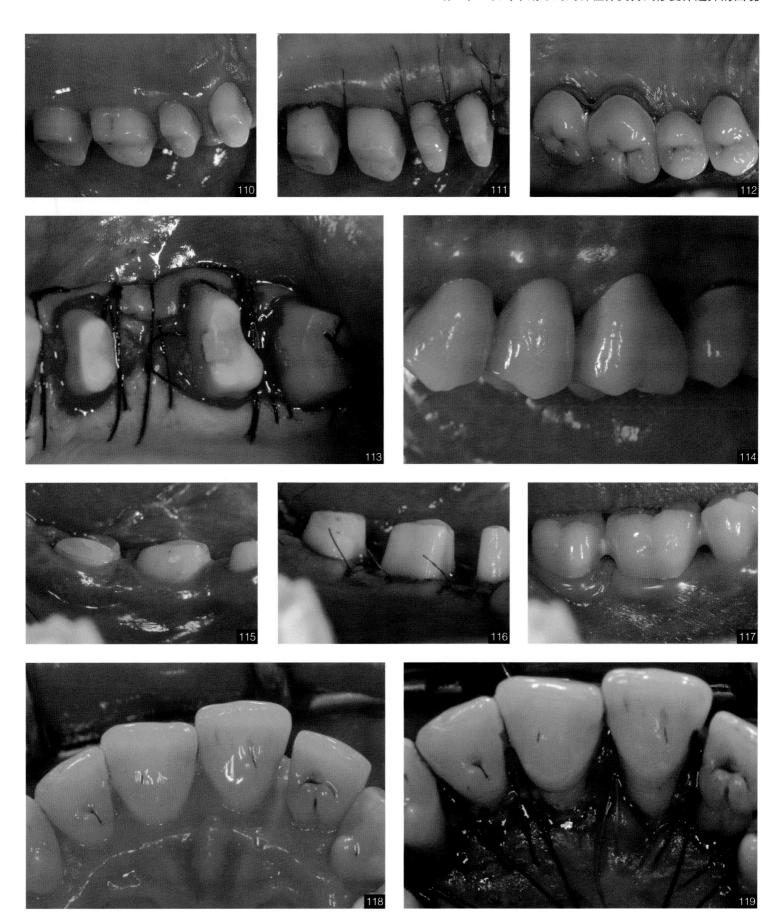

图110~图119 在进行了牙髓和修复治疗并应用了临时修复体之后，进行了根向复位瓣术和骨切除术，以消除牙周袋并恢复生理学上的探诊深度。

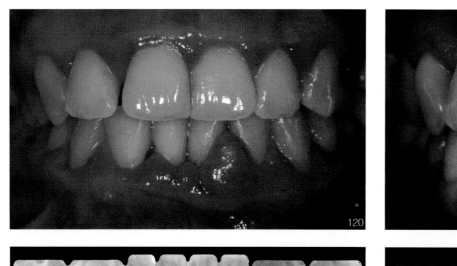
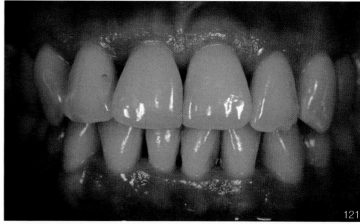
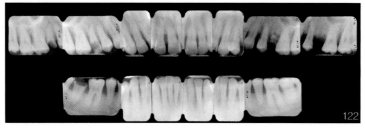
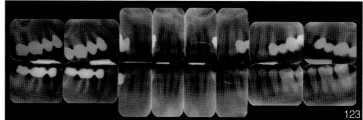

图120～图123　该病例最终的临床和影像学视图。牙科技师Franco Rossini。

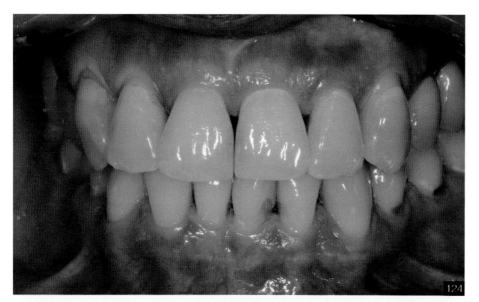

图124，图125　治疗13年后的临床和影像学视图。

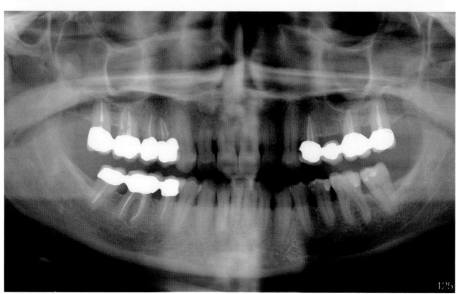

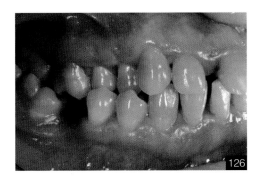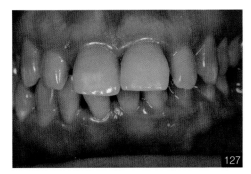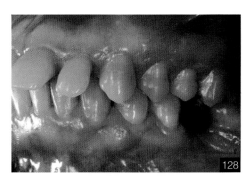

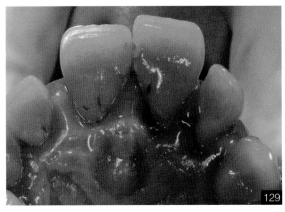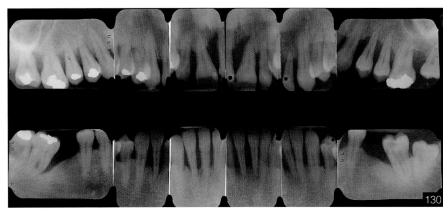

图126~图130 在2000年接受治疗的一位37岁慢性广泛性牙周炎患者。她曾咨询过其他牙医，他们建议拔除上颌所有牙齿并对上颌进行种植修复治疗，但她拒绝了，因为她觉得这种方法在生物学上和心理上都太具有侵入性了。相比之下，考虑到患者比较年轻，针对其提出了一项治疗方案，包括对其上颌天然牙进行修复，仅将种植治疗限制在下颌切牙和第一磨牙区。

图131 在进行牙髓和修复治疗后，上颌牙弓应用临时修复体，拔除下颌切牙，植入2颗种植体并即刻修复。

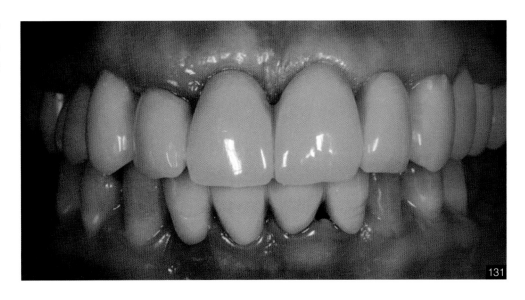

但是，牙周病患者修复治疗的成功不仅取决于恢复稳定的牙周健康，还取决于：

· 根据特定的生物学和人体工程学标准，制订治疗计划并进行一系列治疗。在典型情况下，此治疗结构的顺序如下：牙髓、正畸、初步临时修复、牙周种植手术、种植体支持的临时修复以及必要时进行第二组牙齿支持的临时修复以及最终修复

· 个性化治疗所需的精确技术的执行

· 创建一个咬合方案，保证良好的静态和动态负荷分布（图126~图139）

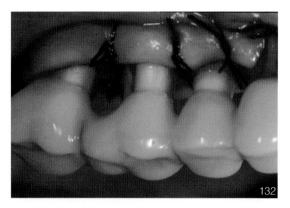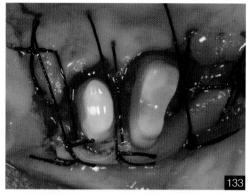

图132，图133 所有探诊深度超过3mm的部位均采用骨切除术和根向复位瓣术进行治疗。在根分叉累及的上颌第一磨牙拔除远颊根。术中预备好牙齿，在手术过程中对临时修复体进行重衬，并粘接，使其边缘远离组织，以免干扰愈合过程。

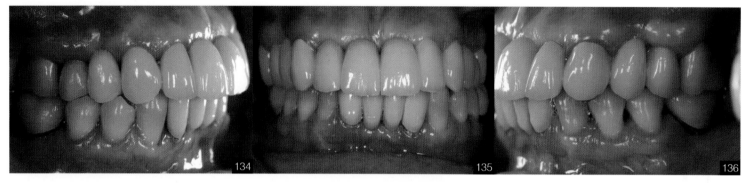

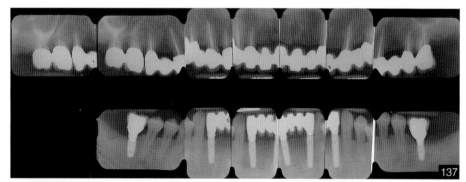

图134~图137 该病例历经大约15个月结束整个治疗。牙科技师Franco Rossini。

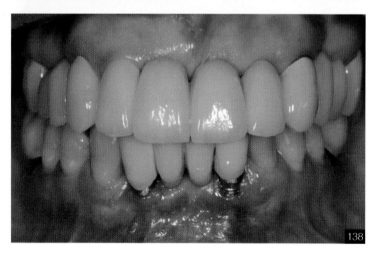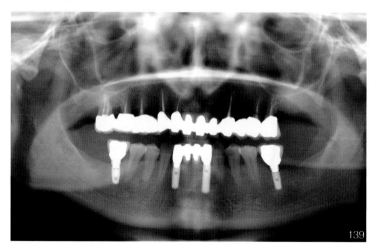

图138，图139 14年后的临床及影像学检查。下颌种植体周围牙龈边缘退缩的原因可能是由于采用不翻瓣手术以及种植体位置过于偏向唇侧。

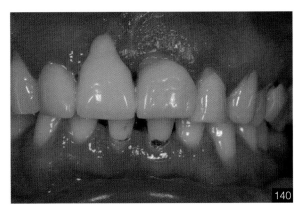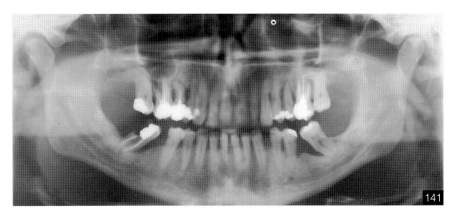

图140，图141　一位在2002年开始接受治疗的43岁严重牙周炎患者在开始治疗时的初始视图。采用了种植体支持修复整个上颌牙弓，并拔除了下颌残留的磨牙。

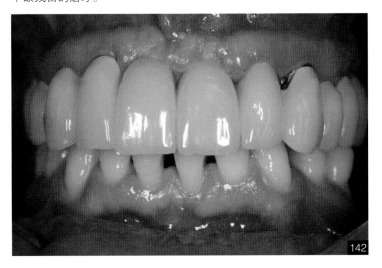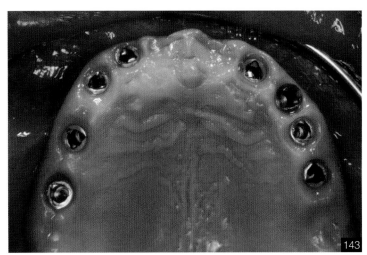

图142，图143　种植治疗大约在9个月后完成。牙科技师Franco Rossini。

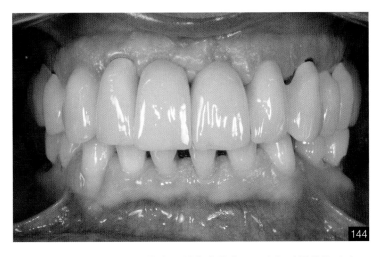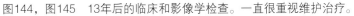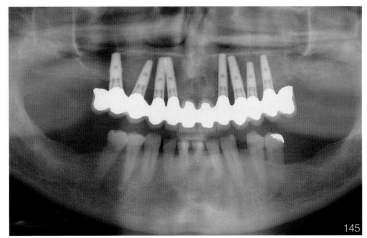

图144，图145　13年后的临床和影像学检查。一直很重视维护治疗。

　　另一方面，牙周病患者利用种植修复治疗的成功性已经被证实。图140~图145所示牙周炎患者在2002年成功地用种植体支持修复体完成了上颌的修复重建治疗。拔除了牙齿并用种植体进行替换，在接下来的13年随访中，由于严格的牙周支持治疗和患者完美的牙菌斑控制，并没有发生生物学并发症。

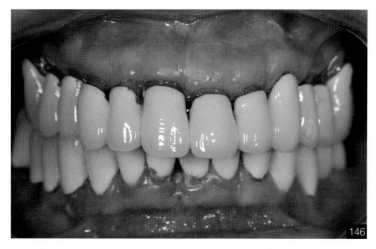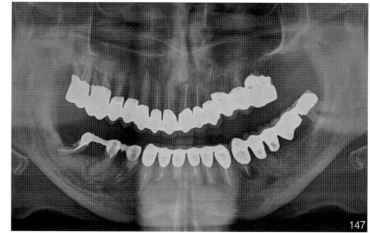

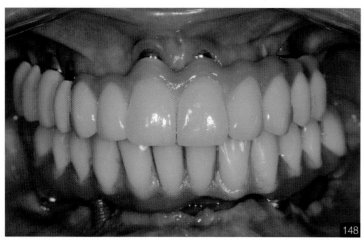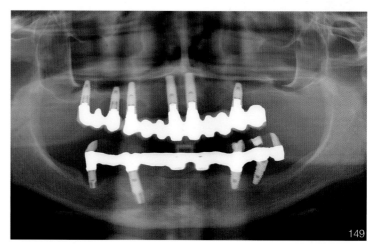

图146~图149　一个完全失败的例子，一位具有良好口腔卫生但受到严重的慢性广泛性牙周炎影响的非吸烟患者，在完成植入治疗7年后完全失败。在这种情况下，由于种植治疗失败而导致的上下颌的残留解剖结构，通常很难进行后续的修复。

但是，牙周炎患者的治疗计划必须基于以下认识：种植体的生物学并发症发生率非常高。种植体周围生物学并发症发生的主要风险因素是不良的口腔卫生和吸烟等不良因素，但牙周炎的病史与之有显著的相关性。拔除所有的牙齿并不能改变这种风险（图146~图149）。

正是由于提供了一种似乎更简单的治疗方法（如种植治疗方法），在当前的文化和社会背景下出现了两个问题：

• 年轻一代的牙医缺乏适当地管理牙周炎患者的牙周及修复治疗所需的文化背景、技能和精神状态
• 坚信种植治疗可以替代牙周治疗，但却忽略了与之相关的机械和生物学并发症的高发生率、对更加严格的牙周支持治疗的需求，以及最重要的是，因为目前尚无有效的治疗方法治疗种植体周围炎，种植的失败通常会导致解剖学上的严重损伤，这也使得后续使用活动修复体进行治疗变得非常困难

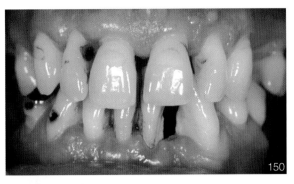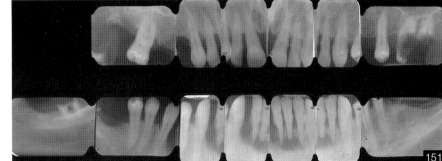
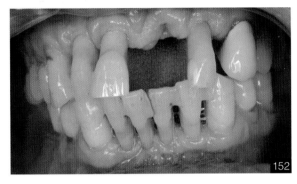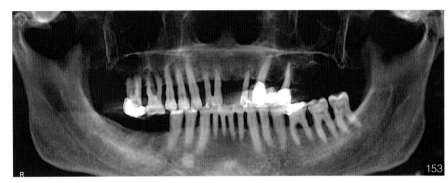

图150～图153　两例晚期慢性牙周炎患者的初始临床和影像学视图。后牙的缺失和骨支持的丧失是原发性和继发性咬合创伤的原因，从而导致前牙松动、移位，因此需要修复体修复以重建功能和美学。

因此，从当今患者有权了解可用的各种治疗方法这一事实出发，当存在其他不同的替代方案在其预后、风险、再次干预的可能性和治疗费用方面都存在巨大差异时，对牙医来说，知道如何以充分的可预见性应用它们是很重要的，同时也要合乎道德。只有这样，才有可能通过提出并向患者提供最合适的治疗方法，从而真正将自主原则付诸实践。即使临床情况与图150～图153中的情况相似，也可能有所不同。

图150及图151展示了一位44岁重度吸烟的患者，在2005年因牙周炎而接受治疗。他拒绝了必须变得无牙的想法，并想尽一切办法在没有任何经济限制的情况下保留尽可能多的牙齿。对剩余的所有牙齿进行了牙周治疗，并作为基牙修复了上颌牙弓，使用有限的种植体替代缺失的牙齿和右上第一磨牙。在下颌无牙的后牙区以及下颌前牙区进行种植治疗，但保留了其他剩余牙齿。

图152和图153所示患者呈现出与前一个病例相似的残留牙列，但除了年龄更大（70岁）外，还表现出完全不同的心理特征。由于持续的牙周脓肿，他已经接受了很长一段时间的治疗，但都没有效果，最近上颌切牙脱落，下切牙的夹板持续破裂。另一方面，在没有任何系统性风险因素的情况下，剩余的解剖情况非常有利于种植治疗，并且有可能通过即刻拔除残留的牙齿在一个疗程中解决上颌牙弓和下颌前牙区的问题。种植体的植入和即刻负重修复，患者非常满意。

DIEGO，44岁
治疗开始前（2005）（图154 ~ 图183）

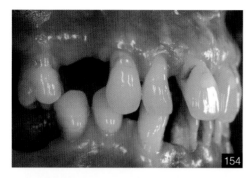 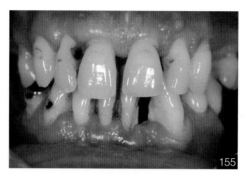 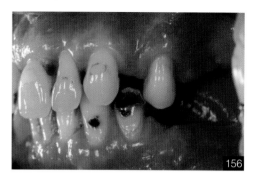

图154 ~ 图157　患者最初的临床和影像学视图。

一般风险因素：
吸烟

牙科既往病史：
患者报告说他从未接受过任何关于牙周炎的治疗

主诉：
32号牙齿的自发脱落，残留牙齿的松动和移位，特别是下颌牙齿，阻碍了正常的功能

要求：
恢复口腔的功能和美学

风险因素

牙髓–修复：
低

解剖：
高

牙周：
高

美学：
低

功能：
低

治疗计划图解

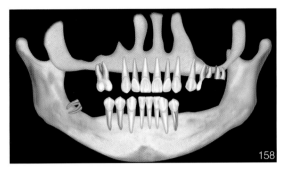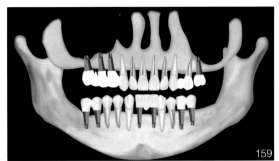

图158，图159　为上颌牙弓、下颌磨牙和切牙的修复治疗提供的图解说明。除了右上第一磨牙和3颗下颌切牙因牙周原因被拔除，所有其他剩余的牙齿都被保留，并进行了正畸和牙周治疗。

治疗时间表

图160　治疗路线示意图。

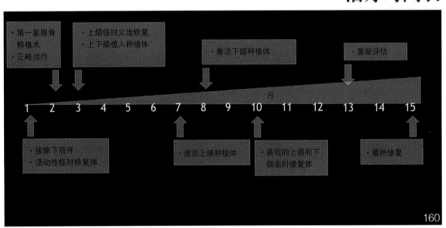

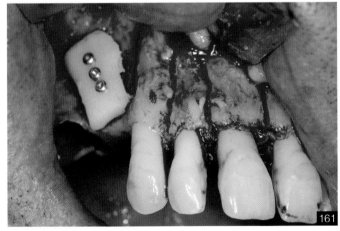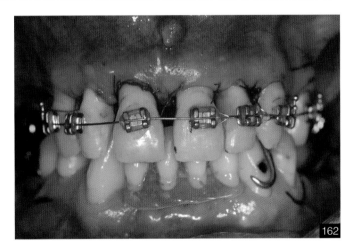

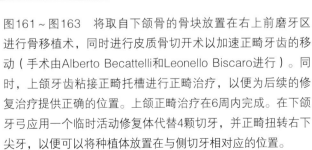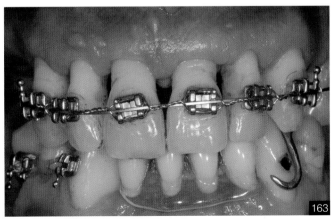

图161~图163　将取自下颌骨的骨块放置在右上前磨牙区进行骨移植术，同时进行皮质骨切开术以加速正畸牙齿的移动（手术由Alberto Becattelli和Leonello Biscaro进行）。同时，上颌牙齿粘接正畸托槽进行正畸治疗，以便为后续的修复治疗提供正确的位置。上颌正畸治疗在6周内完成。在下颌牙弓应用一个临时活动修复体代替4颗切牙，并正畸扭转右下尖牙，以便可以将种植体放置在与侧切牙相对应的位置。

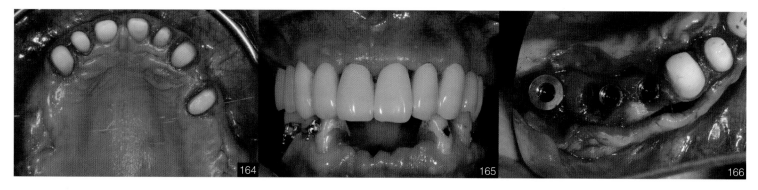

图164～图166　在正畸治疗结束后，上颌牙齿进行了牙体预备，应用临时修复体并将其用作正畸治疗后的保持器。在骨移植术后大约2个月，在14、15和16牙位置植入3颗种植体。

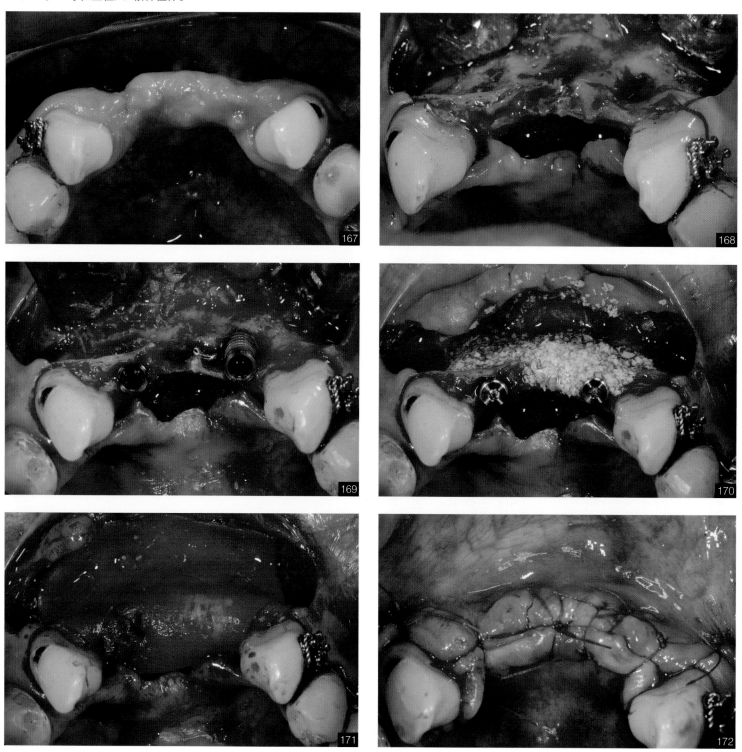

图167～图172　下颌切牙处种植体植入的同时进行引导性骨再生术。

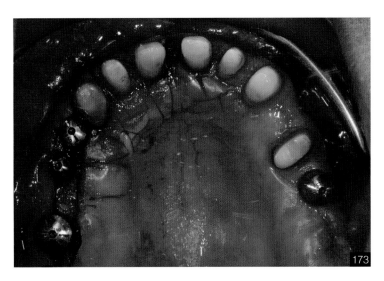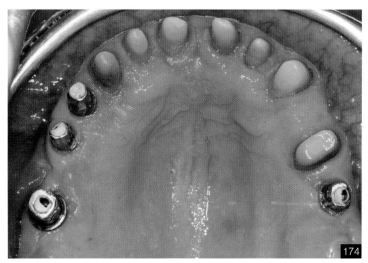

图173，图174　4个月后暴露上颌的种植体，并扩大了前牙的手术范围以消除残留的牙周袋。

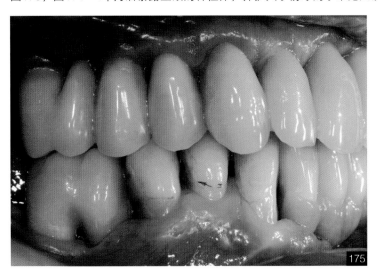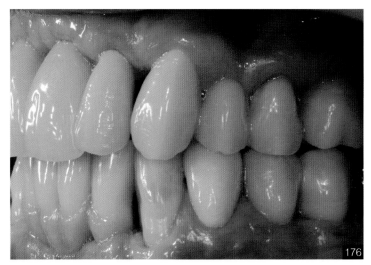

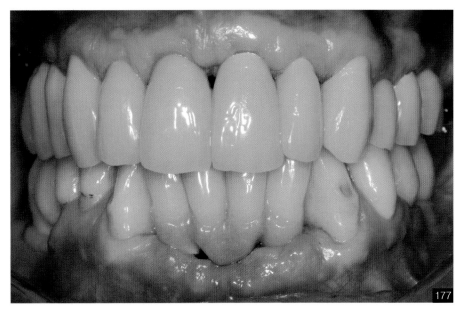

图175～图177　然后使用一系列新的牙支持临时修复体和种植体支持的临时修复体，以测试最终修复体的美学和功能参数。

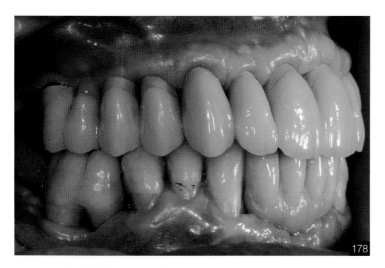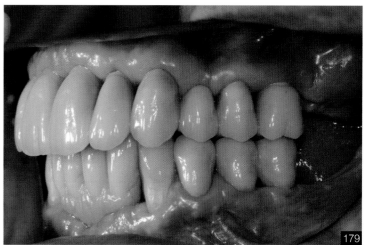

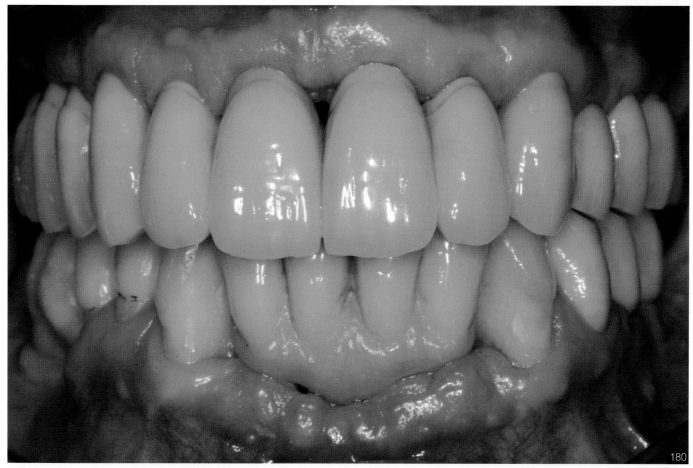

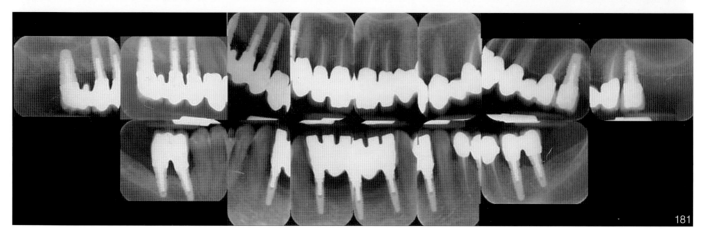

图178～图181　治疗15个月后修复体的临床和影像学视图。牙科技师Roberto Bonfiglioli。

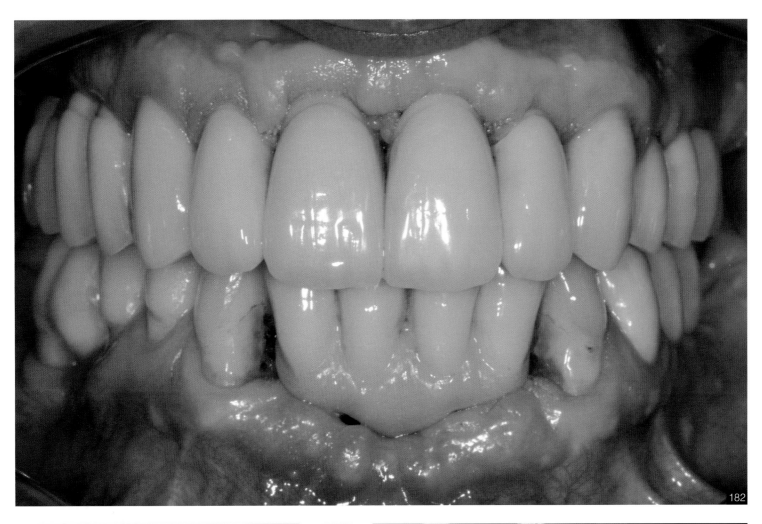

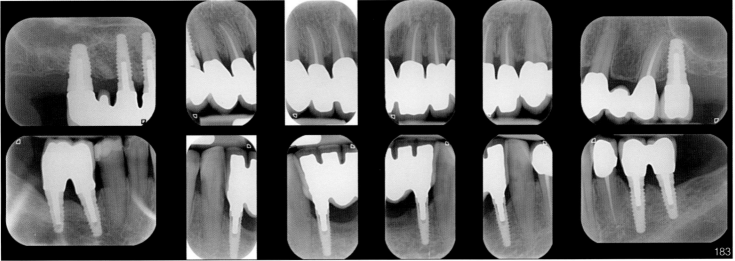

图182，图183　治疗结束8年后的临床和影像学检查。

最终考量

预后：
值得怀疑，吸烟仍然是一个危险因素

理由：
· 患者年纪较轻，以及他希望保留牙齿的意愿，通过手术治疗牙周病的可能性
· 上颌牙齿的活动性使修复体夹板的使用成为必要，而下切牙区的种植治疗则避免了对下颌剩余牙齿的修复治疗，尖牙出于功能原因应用了两个贴面

ENZO，70岁
治疗开始前（2012）（图184~图201）

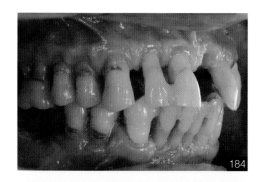 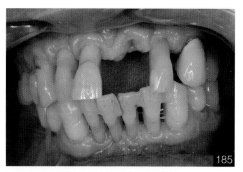 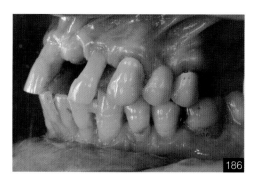

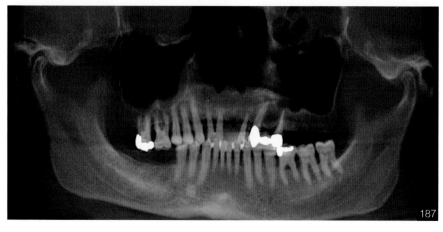

图184~图187　患者初诊时的临床和影像学视图。

一般风险因素：
无

牙科既往病史：
患者因牙周炎已经接受了一段时间的治疗，但上颌牙列仍然有脓肿，并自发失去了左上中切牙。下切牙的活动性已经使用了夹板治疗，但夹板反复断裂

主诉：
左上中切牙缺失

要求：
快速恢复口腔功能和美学，无不适

风险因素

牙髓-修复：
低

解剖：
低

牙周：
中

美学：
低

功能：
中

治疗计划图解

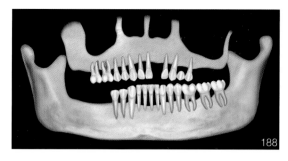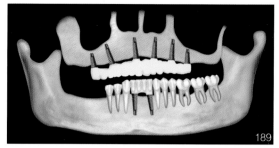

图188，图189 用种植体支持的固定修复体修复上颌牙弓和下颌切牙的治疗图解说明。

治疗时间表

图190 治疗路线示意图。

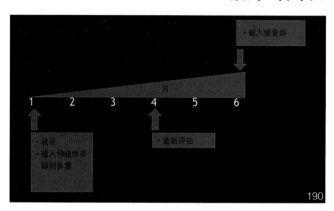

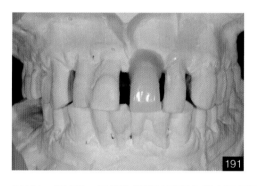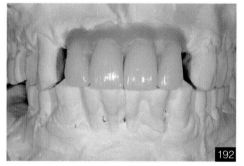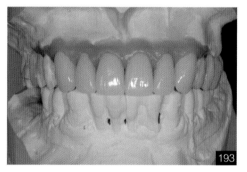

图191～图193 最初的蜡型被用来向患者展示可能的美学效果，以及用于随后的种植即刻负重程序的管理应用中。

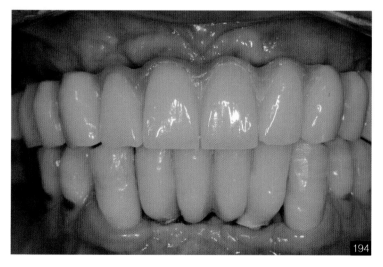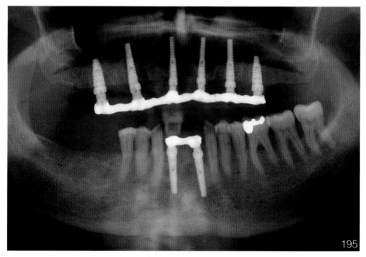

图194，图195 种植体即刻负重的临时修复体的临床和影像学视图（术后2个月观察）。

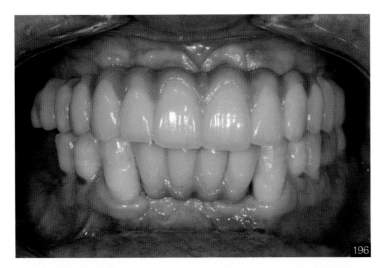
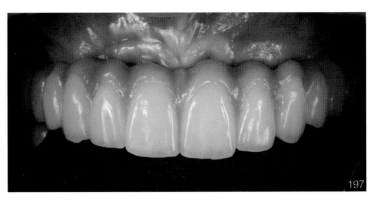
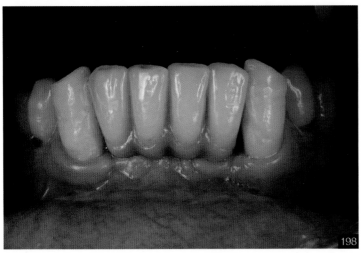
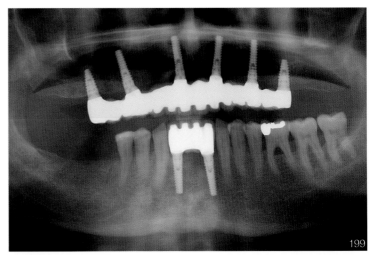

图196～图199　治疗开始6个月后应用的最终金属烤瓷修复体的临床和影像学视图。

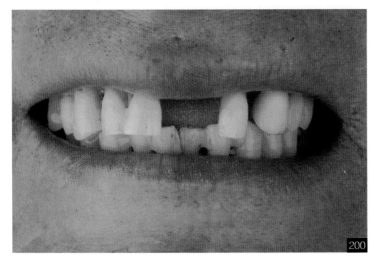
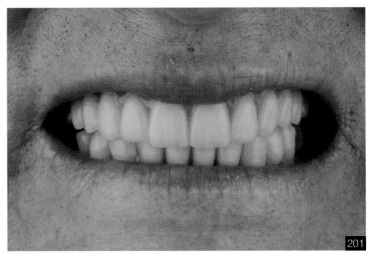

图200，图201　最初和最终的微笑视图。牙科技师Massimo Soattin。

最终考量

预后：
很好

理由：
- 非常有利的种植治疗解剖条件，患者的年龄、患者的具体需求
- 通过一次手术恢复功能与美学的预期

功能风险因素

在这种情况下，功能风险因素与副功能存在时施加的力对修复体结构和修复体基台的影响有关。在终末期牙列的修复中需要评估以下问题：

- 无论是天然牙还是种植体支持，副功能对修复体存留率的潜在影响
- 存在副功能的情况下修复终末期牙列时修复体类型的选择

尽管还没有系统的文献综述来确定副功能与由天然牙支持的修复体并发症之间的因果关系，但临床经验表明，副功能是影响修复体治疗成功的一个重要风险因素：具有副功能的患者发生修复体脱落及其所有后果的风险更高。关于磨牙症与种植体之间关系的唯一可用的综述（Manfredini等，2014）强调了数据的稀缺性和非特定性。磨牙症可能是机械并发症（螺丝松动、折断、烤瓷崩瓷、基台或固定装置断裂）的主要风险因素，而不是生物学并发症。

理论上，存在副功能运动的患者需要修复治疗时，首先需要评估诊断其病因是中心性的还是咬合性的，应遵循的路径是：

- 在开闭口和侧方运动过程中寻找任何存在的咬合干扰
- 如果存在，评估其是否与副功能相关。用于执行此操作的仪器是一个咬合夹板，以消除干扰，如果可能的话，可以全天或者在夜间或白天佩戴数小时
- 评估夹板上是否有磨损的痕迹。如果没有磨损，则

该副功能具有咬合来源，可以通过改变咬合来进行消除

另一方面，如果存在明显的磨损面，则可以推断磨损的原因是中心性的，咬合改变不能消除副功能。

这种非常合乎逻辑的方法可用于不太严重受损的牙列，但应用于终末期牙列时存在局限性，虽然修复治疗是绝对必要的，但适合应用咬合夹板的解剖学条件不是很常见。此外，患者经常不愿意佩戴可活动的装置。因此，在治疗有副功能或疑似副功能的终末期牙列时，修复医生往往被迫从一开始就经常进行不可逆的手术，因此需要意识到与副功能直接或间接相关的一些选择的重要性，以及修复体𬌗力的分布、咬合方案的选择和修复基牙的选择。

在重新设计咬合时，可通过改变前伸引导和垂直距离来直接影响咀嚼系统中各个组件上施加的力的分布。一般来说，对存在副功能的终末期牙列修复重建时前伸引导必须尽可能轻，并能同时让后牙空开，其优点是由于前牙的接触减少了肌肉的活动（如果至少有一个牙弓存在天然前牙），限制了分配施加在前牙上的负荷，最后保证运动自由。因此，为了避免干扰，后牙不能有明显的咬合解剖形态。

严重的深覆𬌗是一个重要的风险因素，因为施加在前牙上过度的负荷以及其自由运动受到了限制。治疗必须始终以减少深覆𬌗为目标，创造一个不太明显的前伸引导，并在临时修复体上进行测试。通过使用诊断蜡型，还可以通过减小上颌和下颌前牙之间的接触角度并增加垂直距离来减少作用在修复体结构上的应力。

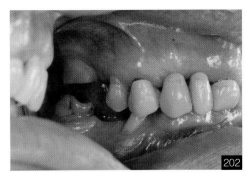 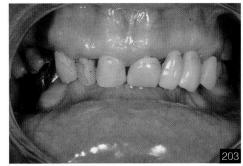 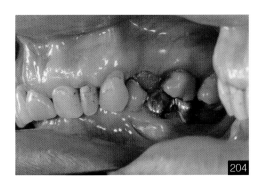

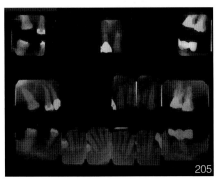 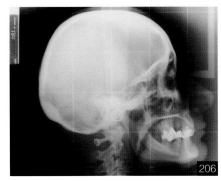

图202～图206　这位Ⅱ类2分类的患者在1999年通过以天然牙为基牙进行了全口修复重建治疗。如患者所报告的，前牙上明显磨损的小平面证明了副功能的存在。治疗计划包括正畸治疗，使上颌切牙正常倾斜，并进行颌面外科手术，使下颌骨前移及向后旋转，以恢复正常的牙–骨关系，形成并应用轻微前牙引导的咬合模式。

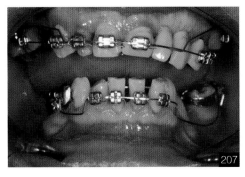 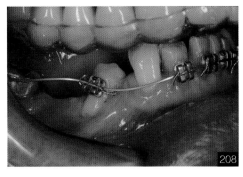 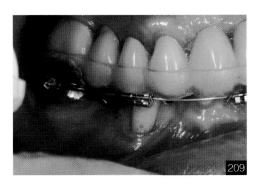

图207～图209　通过正畸治疗，上颌切牙的腭侧倾斜度得到矫正，并使两个牙弓的牙齿对齐。

在非常复杂的修复病例中，如Ⅱ类2分类，其治疗计划要维持天然牙齿，为了改变前牙之间的关系从而使正畸和颌面外科手术成为必要，以便在颌骨和牙齿之间建立适当的空间关系，从而创建一个新的咬合模式，该模式在副功能存在的情况下也可以通过降低生物力学并发症的概率而发挥作用（图202～图228）。

在存在副功能的受损牙列或终末期牙列的情况下，选择基牙时必须使用一些常识。由于牙支持的修复体最常见的失败原因是龋病（很难说是原发性龋还是继发性龋导致的固位丧失），因此，很明显，用短而失活的牙齿，在没有足够的箍扎效应的情况下进行修复是一个显著的风险因素。

这些基牙的保留与否必须根据相关的风险因素以及与种植体之间的选择进行仔细的评估。另一个重要的风险因素是大跨度桥架的存在，特别是如果末端基牙是进行了根管治疗的悬臂梁。进行分段修复和应用种植体来避免悬臂梁的可能性，在存在副功能时，这些总是值得被考虑的。

当终末期牙列的治疗需要用种植体支持的修复体来修复一个牙弓时，副功能的存在会迫使不得不增加夹板式义齿的种植体数量，并更倾向于采用螺丝固位的解决方案，以便在必要时更容易进行再次干预。

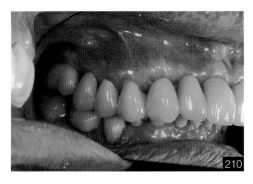 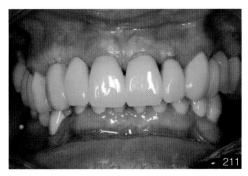 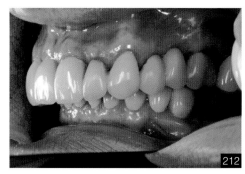

图210~图212　在正畸治疗结束时,在两个牙弓上应用第一套临时修复体。咬合平面改变明显,伴有牙周组织的紊乱。

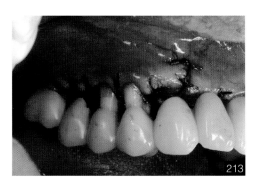 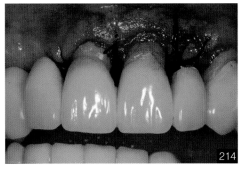 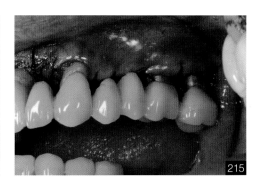

图213~图215　通过牙周手术平整上颌牙弓组织。这为后续咬合平面的修复奠定了基础。

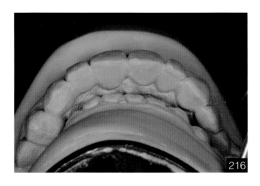 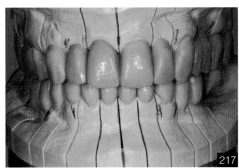 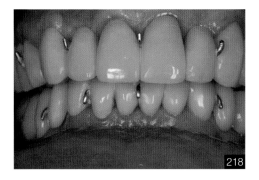

图216~图218　现有的咬合关系与初始临时修复体的关系、术前临时修复体的蜡型以及术前临时修复体在口内就位的情况。

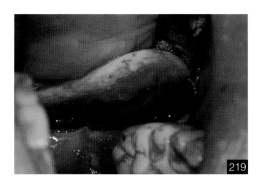 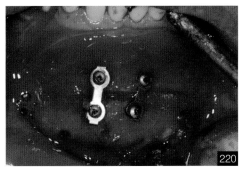 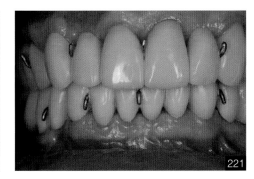

图219~图221　Rovigo General医院的Roberto Cenzi医生进行了颌面外科手术,使牙–骨关系正常化。

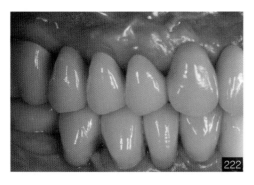 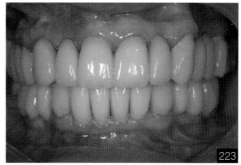 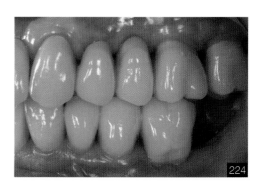

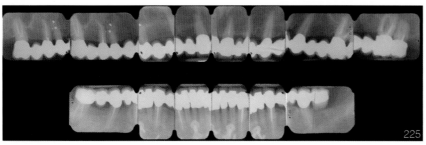 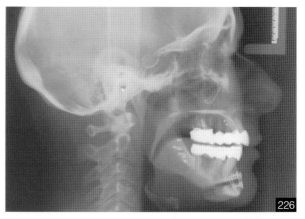

图222~图226　多学科治疗结束时最终修复体就位的视图。牙科技师Franco Rossini。

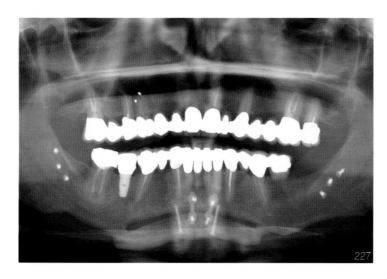 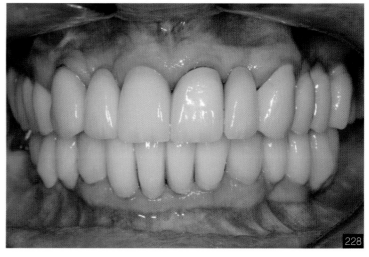

图227，图228　减少覆𬌗，在前导和后牙咬合面的解剖结构之间建立了平衡，并使用夜磨牙保护垫防止生物力学并发症。然而，10年后由于右下最后一个修复体基牙的脱粘接，下颌修复体不得不在右下第二前磨牙远中切开分割。并植入种植体，重新制作两个牙冠。15年后的临床和影像学视图。

图229~图232所示两位患者不仅需要修复整个牙列，而且还存在磨牙症，这是导致现有修复体不断脱落的原因。

第一例患者在2007年接受了治疗（图229和图230），在两个牙弓上戴着金属烤瓷修复体，由于不适和反复脱落，这些修复体从未被最终地粘固。第二例患者（图231和图232）在前两次由于机械原因修复失败后，10年内第三次对两个牙弓进行了修复治疗，但是转诊该患者的牙医由于以下原因无法完成修复工作：临时修复体的反复脱落。这两位患者的治疗理念与选择咬合模式相同，包括轻微地增加垂直距离、改变前牙接触角度，以及创建一个比现有的更不明显的前导。另一方面，基牙的选择是不同的，这是残留牙齿修复情况不同所导致的结果。

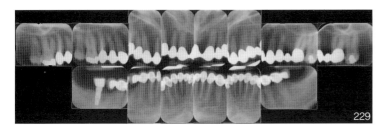

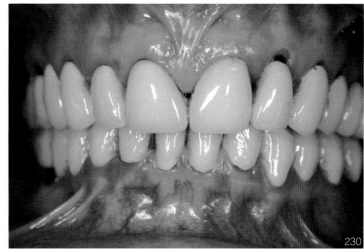

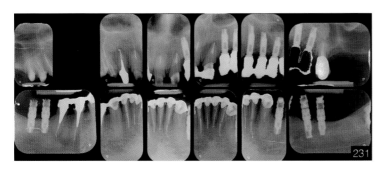

图229～图232 患者们均需要修复上下两个牙弓，并且副功能的存在导致现有修复体的反复脱落。

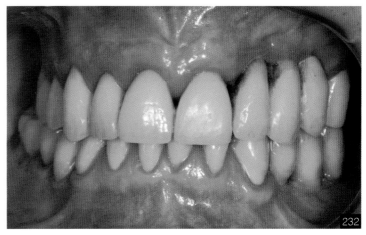

在图233～图254所示的病例中，由于存在足够良好的组织允许保留所有的牙齿，尽管它们由于敏感而不得不接受牙髓治疗（除了上颌尖牙以外）。下颌尖牙和切牙的牙冠延长允许保留更多具有固位作用的基牙。

另一方面，在图255～图273中所示的病例中，过去曾多次进行牙髓治疗和修复，拔除残留的上颌牙齿后，立即植入种植体，并即刻负重。选择这个治疗方案的原因是，残留的健康牙齿结构的数量不足以保证足够强的箍扎效应。

此外，患者不愿再花钱保留上颌残留的牙齿用于修复上颌牙弓。这一方法还遵循了这样一个事实，即患者在第二象限有3颗完美骨整合的种植体已超过10年，虽然没有参加任何维护计划。

MARINA, 46岁
治疗开始前（2007）（图233～图254）

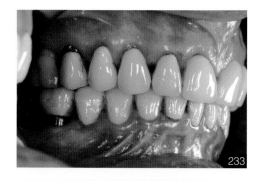 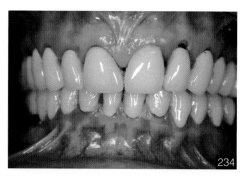 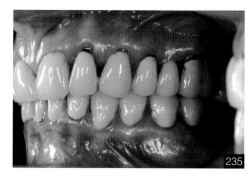

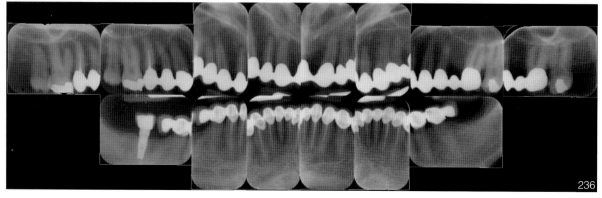

图233～图236　患者初诊时的临床及影像学视图。

一般风险因素：
吸烟

牙科既往病史：
患者诉说，由于极度磨损和持续磨牙症，几年前牙列已经进行了修复重建

主诉：
咬合不稳定和修复体的反复脱落

要求：
恢复舒适的口腔咬合功能，避免修复体频繁地脱落，改善美学

风险因素

牙髓-修复：
低

解剖：
低

牙周：
低

美学：
低

功能：
高

治疗计划图解

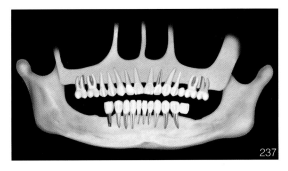 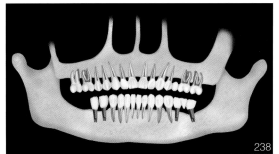

图237，图238　治疗方案的图解说明，该方法对两个上下牙弓进行全口修复重建，保留所有牙齿，在第三象限植入2颗种植体，在第四象限植入1颗种植体。

治疗时间表

图239　治疗路线示意图。

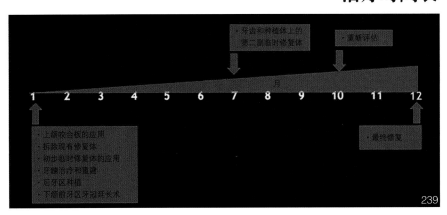

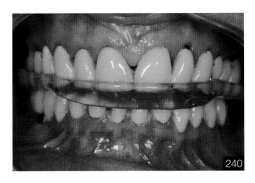 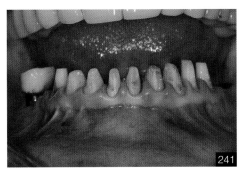 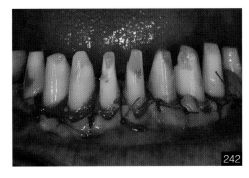

图240～图242　在开始治疗之前，患者连续佩戴了3个月的𬌗垫，在这3个月里，在不太明显的前导下形成了生理性咬合。咬合的功能参数被用来构建最初的临时修复体，并且由于牙齿敏感性的增加而对其进行了牙髓治疗，这也可能是修复体反复脱落的原因。牙冠延长术是为了更好地保持下颌基牙的固位作用。

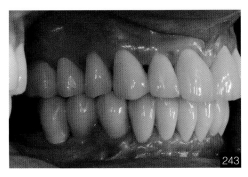 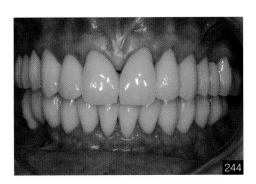 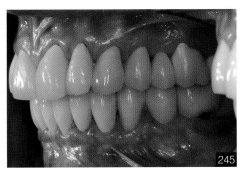

图243～图245　应用了一套新的临时修复体，将其用于功能和美学的评估，并转移到最终的修复重建中。

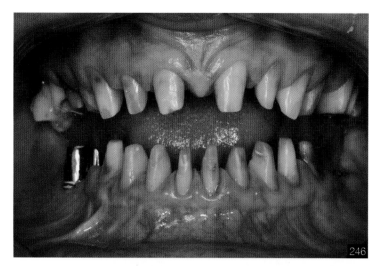

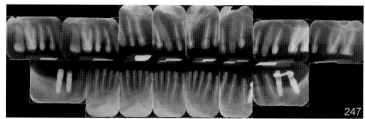

图246，图247　最终粘接前的天然基牙的临床和影像学视图。

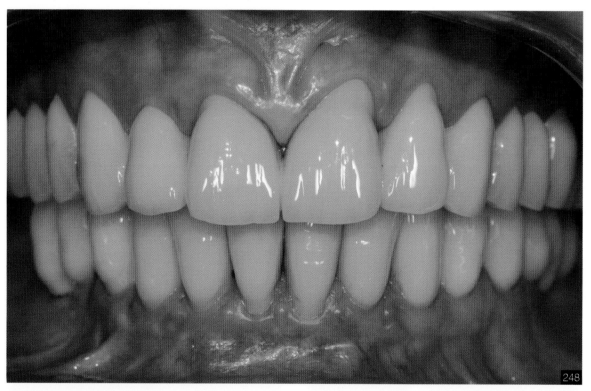

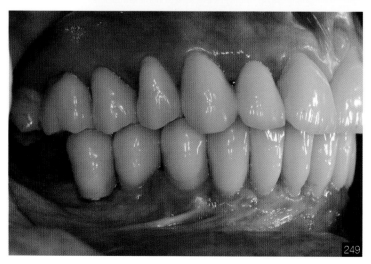

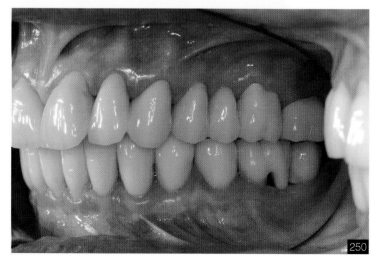

图248～图250　经过大约12个月的治疗后，最终的氧化锆瓷修复体的临床视图。牙科技师Roberto Bonfiglioli。

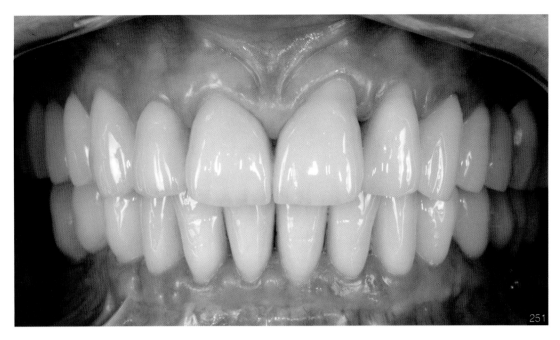

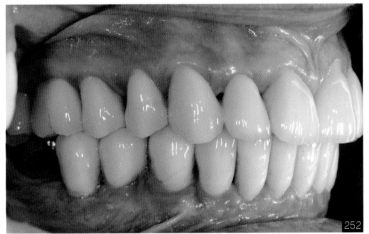

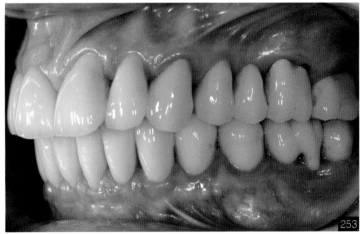

图251~图254　最终修复体粘接6年后的临床和影像学视图。

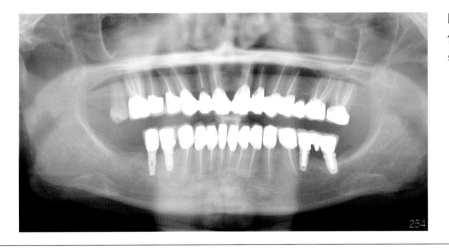

最终考量

预后：
由于副功能的存在而令人怀疑

理由：
- 治疗开始时使用诊断性咬合，增加垂直距离，并采末较轻的前伸引导，提高了患者的舒适度
- 牙齿的高度敏感可能是由于先前修复体的反复脱落造成的，因此需要进行牙髓治疗
- 残留的牙本质量足以保证残留牙齿良好的结构完整性

MARCO，47岁
治疗开始前（2013）（图255~图273）

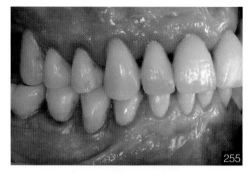 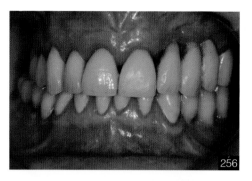 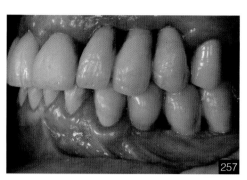

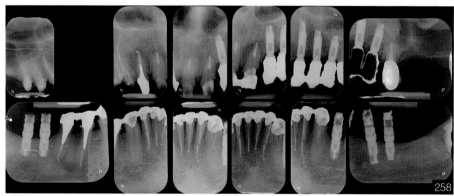

图255~图258　患者初始的临床和影像学视图。

一般风险因素：
无

牙科既往病史：
患者诉说，由于修复体脱落、预备后的牙齿折断和继发龋，导致之前的两次修复失败

主诉：
由于临时修复体的反复脱落，不能继续完成修复工作

要求：
持久稳定地重建修复牙列，恢复功能和美学，提高生活质量

风险因素

牙髓-修复：
高

解剖：
中

牙周：
低

美学：
低

功能：
高

治疗计划图解

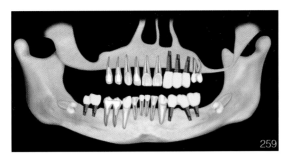 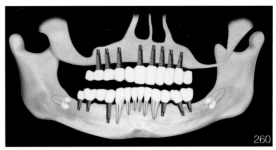

图259，图260　全口修复重建治疗的图解说明：在上颌牙弓和下颌后段使用种植体支持的修复体，下颌从尖牙到尖牙为牙支持式的修复体以重建全口。

治疗时间表

图261　治疗路线示意图。

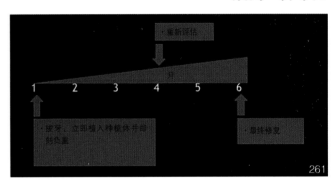

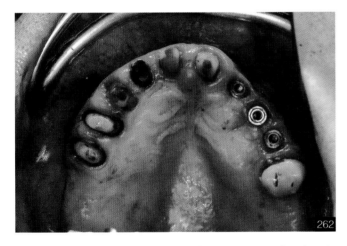 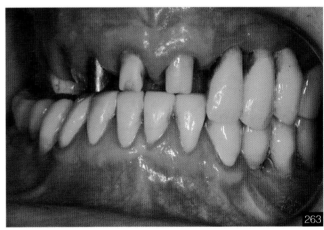

图262，图263　初始情况的临床观察表明，上颌牙齿预备后和下颌咬合面之间缺乏足够的空间，前导的陡度以及上颌牙弓牙体预备后牙齿情况的不稳定。

图264　在规划阶段增加了垂直距离，从而可以增加可用的修复空间，并创建了一个不太明显的前伸引导。

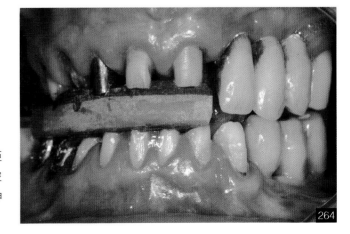

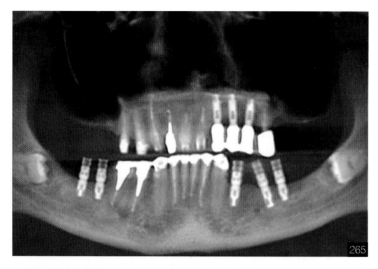

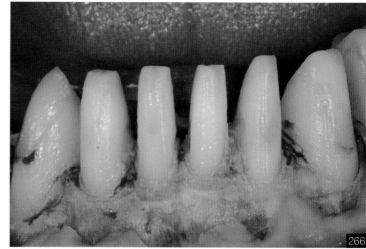

图265~图267　所有手术均在一次手术中进行。拔除右下前磨牙并在右下第一前磨牙处植入种植体。在下颌前牙区进行冠延长术，以形成更长和固位性更好的天然基牙。手术中重新预备了牙齿，并对临时修复体进行重衬。

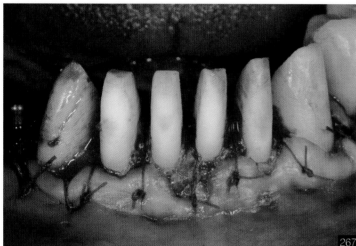

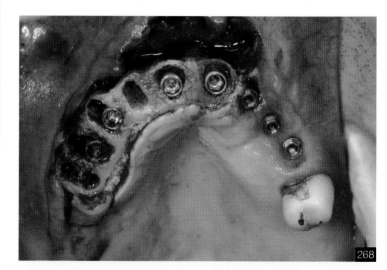

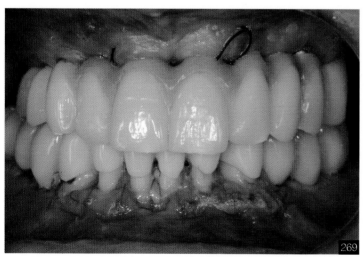

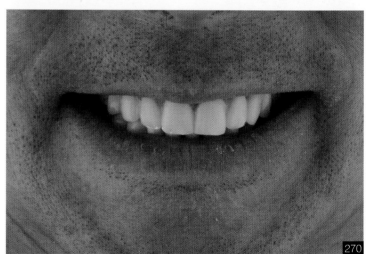

图268~图270　拔除上颌牙弓残留牙根，立即植入5颗种植体，并在术后第二天应用临时修复体（夹板固定到现有的种植体上）进行即刻负重。

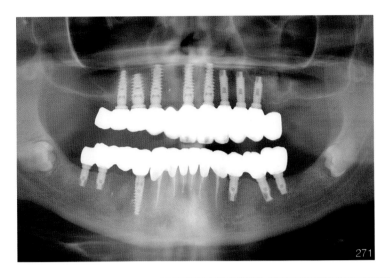

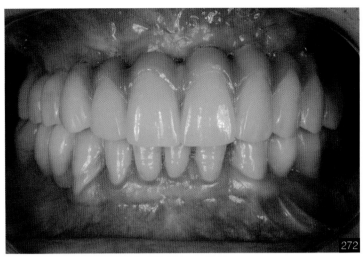

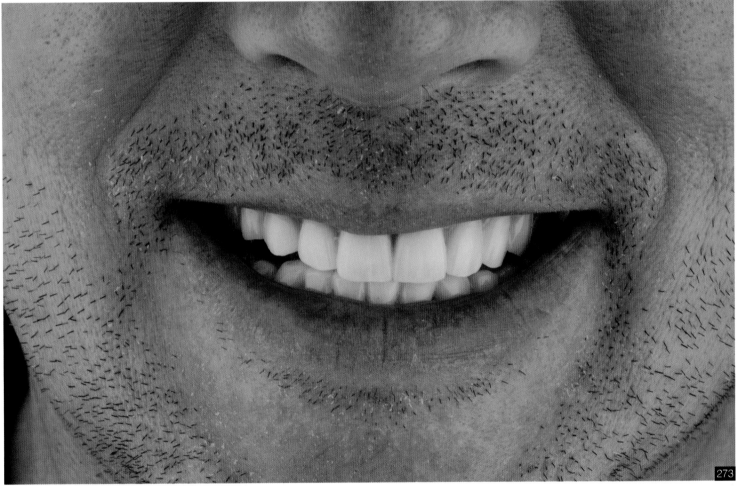

图271～图273　对临时修复体进行了大约6个月的功能测试，在此期间，所有植入的种植体都完成了骨整合。由于运动的自由，患者立即体验到了更大的舒适度，临时修复体的参数被转移到了最终的修复体中。牙科技师Massimo Soattin。

最终考量

预后：
由于副功能的存在而令人怀疑

理由：
· 副功能的存在和残留牙齿结构数量的不足之间的关联，有必要在上颌牙弓和右下前磨牙区进行种植体植入的解决方案
· 尽管缺乏维护，但前几年植入的其他完全骨整合的种植体，因此种植方案受到了青睐
· 植入大量种植体和制作螺丝固位修复体改善预后

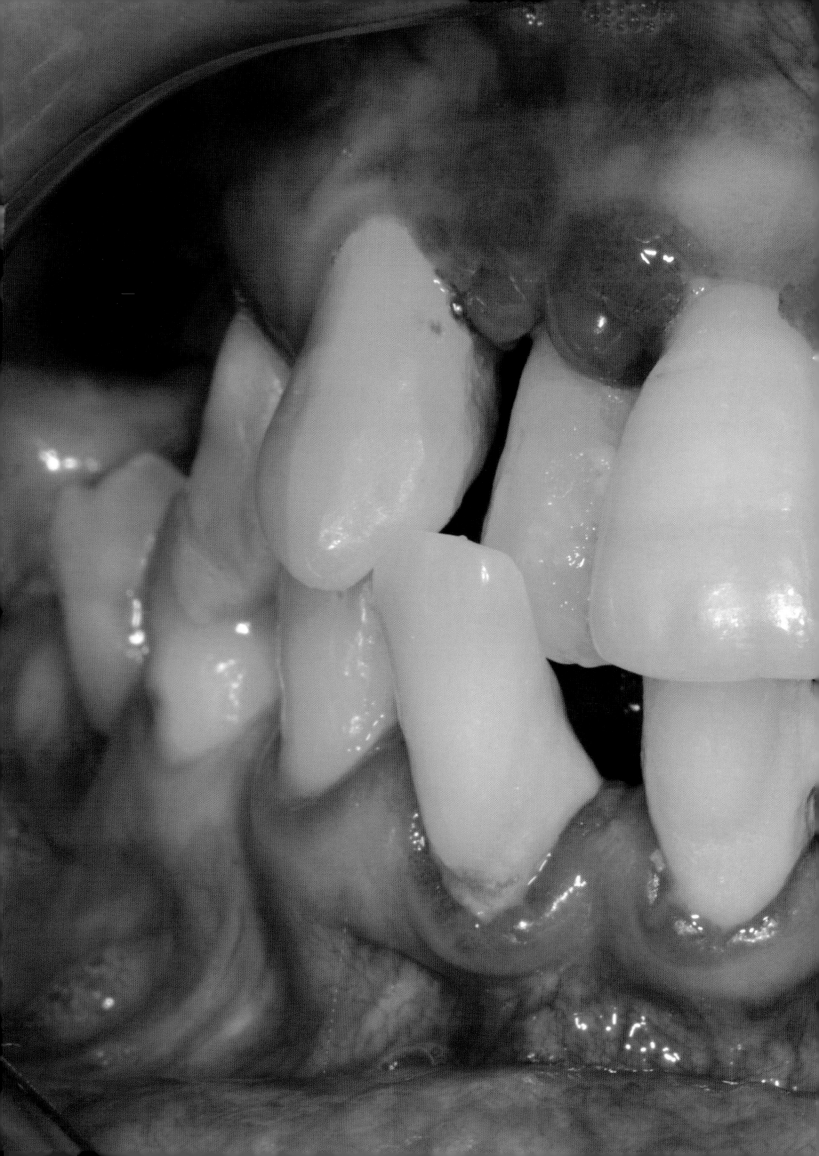

第4章

初步检查和前期治疗计划
Initial examination and preliminary treatment plan

Leonello Biscaro, Alberto Becattelli,
Paolo Contiero

初步检查

初步检查和治疗计划是终末期牙列患者的两个关键阶段。初步检查可以决定治疗的接受程度，而计划决定了治疗的结果。

对终末期牙列患者进行初步检查的目的和目标包括：

- 不仅收集患者的临床资料，还收集建立其社会、心理和临床资料所需的社会文化与个人数据
- 制订临床诊断
- 在可能的情况下，制订治疗计划，并报价

初步检查包括一系列的程序，这些程序必须始终遵循同一顺序：

- 接待
- 面谈
- 口外临床检查
- 口内临床检查
- 功能检查

患者的接待和面谈

从临床和心理学角度来看，患有终末期牙列的患者通常会表现出一些戏剧性的状况，而最初的治疗通常是从与患者之间建立同理心开始，同理心是患者面对治疗程序和平静接受治疗的关键。首先必须在一个宜人的环境中"接待患者"，这种环境必须传递能够帮助患者解决重要问题的感觉，而且全体员工在治疗的每个阶段都应传递很人性化的感觉（图1和图2）。因此，邀请患者并帮助患者填写牙医在开始面谈之前必须查看的个人信息和病历表，这不仅使牙医能够确定影响治疗的系统性风险因素，而且还可以获得更多的一般信息，以帮助患者适当安排面谈的方向，而不会贸然地采取不恰当的态度、方法以及治疗建议的风险。

在面谈过程中，牙医必须让患者放松，牙医和患者应该处于同一水平，以便更容易建立一种感同身受的关系。最重要的是，在了解并确认了患者的一般医疗状况之后，牙医必须谨慎地找出患者忽视自己口腔健康，而经常忍受疼痛、社会和功能丧失的原因。如第1章所述，原因可能有所不同，但经常同时出现：

- 关于看牙医的心理问题
- 特定的社会文化条件
- 经济能力问题
- 先前错误的治疗或不良的临床和心理管理
- 医疗问题

一旦明确了这些原因，牙医就更容易分析所谓的关键因素，该因素对患者来说是如此重要，不仅影响了其治疗计划，而且最重要的是影响其管理。终末期牙列患者的关键因素往往是恐惧：害怕感觉疼痛、不得不接受多次手术、在治疗期间必须佩戴活动的修复体、不得不长期处于社会无行为能力状态而必须长时间地休工。了解这些方面意味着理解患者的实际需求和期望，以便能够将其转化为真正的治疗目标（见第9章），这些目标必须添加到第2章中分析的更精细的治疗目标中。另一方面，如果不知道如何去把握它们，也不知道如何在第一次出现与现实中可实现的治疗结果不相符的期望时，就会导致患者的不满意，即使治疗在临床上得到很好的执行。

临床检查

面谈之后是临床检查，必须始终按照相同的模式进行，以免遗漏细节。客观的检查从口外检查开始，然后进行牙齿与面部的关系检查，这对于评估美学风险因素是必不可少的。同时要记住，牙列中所有的残留牙齿都应包括在治疗计划中。

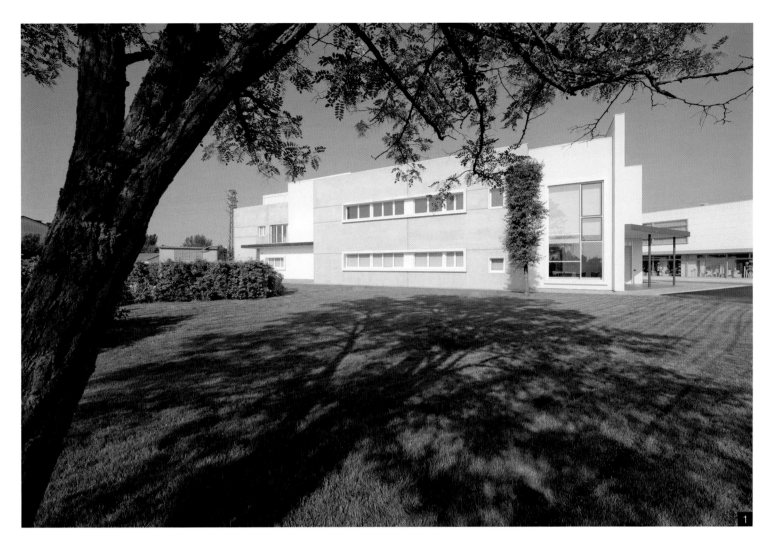

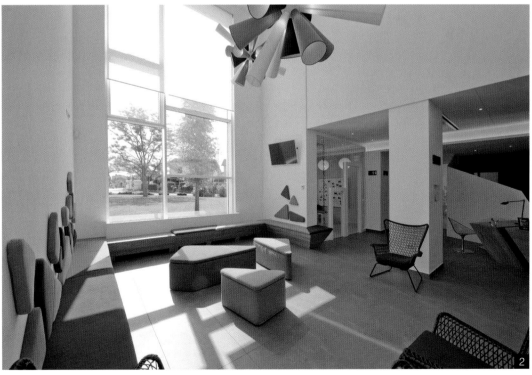

图1，图2　Leonello Biscaro博士、Paola M.Poggio博士和Paolo Contiero博士工作的牙科诊所。

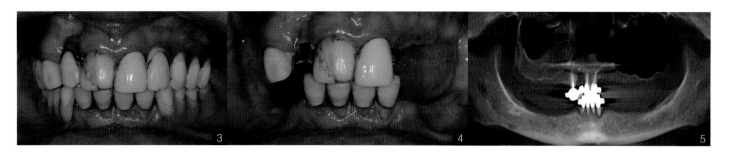

图3~图5 "简单"的病例：一个预后性终末期牙列患者初诊时的情况，并希望用固定的修复体进行修复重建。在初诊时进行了CBCT检查，并用于制订各种可能的治疗方案。为了进行上颌牙弓的种植修复，需要复杂的植骨手术：从技术角度向患者解释这些程序，并从经济角度进行了预算。患者更喜欢上颌全口义齿和下颌"多伦多"桥的解决方案。

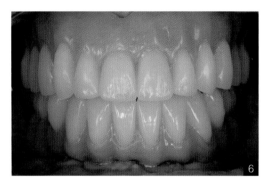

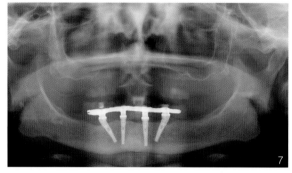

图6，图7 该病例在拔除上颌残留牙齿后，使用上颌拔牙前修复体并在5个月后重衬完成修复，下颌牙弓在种植体植入术后第二天使用"多伦多"桥修复体修复，并在术后5个月后与上颌义齿一起重衬。

口外临床检查包括：

面部正面视图的分析：

• 水平参考线（双侧瞳孔连线）

• 垂直参考线（面部中线）

• 面部比例

面部侧面视图的分析：

• 外形轮廓

• 鼻唇角

• 嘴唇

牙齿与面部关系的检查由以下几个方面组成：

• 休息时牙齿的暴露量

• 微笑的高度和宽度

• 咬合平面相对于面部水平参考线的关系

• 牙齿中线相对于面部中线的位置和关系

口内临床检查包括：

• 口腔软组织的检查

• 牙周检查

• 残留牙列和现有修复体的检查

临床检查以功能检查结束，分析如下：

• 下颌最大开口度和侧方运动

• 下颌运动时的杂音

• 自发性疼痛或由触诊肌肉引起的疼痛

• 下颌的可操纵性

收集到的数据均记录在临床记录中。

初步检查结束时的情景

一旦面谈和临床检查完成后，牙医就可以拟定患者的初步风险因素，其中包括全身、牙周、功能和美学的风险因素。在最初的检查结束时，可能会出现两种不同的情况。

情景1：简单病例

简单的病例包括有预后性终末期牙列的患者，上下颌骨之间没有较大的骨骼差异，在这种情况下，从一开始就可以得到所有的要素来制订可靠的治疗方案。

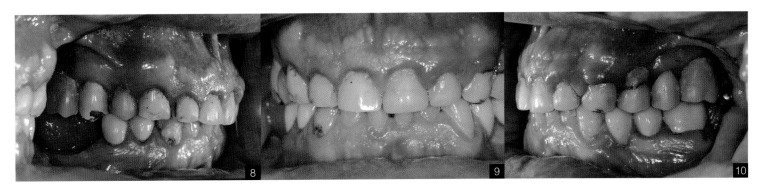

图8～图10　初诊时患者的口内临床情况，上下牙弓牙列严重受损，患者想知道是否有可能使用固定式的修复体来修复上颌牙弓，而不像之前被建议的拔除所有残留的牙齿。

根据患者在面谈中显而易见的需求和期望，拍摄必要的影像学照片，并将其用于评估解剖学风险因素，以完善患者的总体风险状况评估。然后制订各种方案，并可以为制订的各个不同的方案提供相关的报价。

一旦与患者商定了最合适的治疗方案，就将其转化为治疗计划，组织成一系列的预约，这些预约必须根据患者的要求、病例的临床特征和人体工程学来管理评估并进行个性化的设置（图3～图7）。

情景2：复杂病例及前期治疗计划

复杂病例涉及具有牙周、功能或骨骼问题的策略性终末期牙列的患者，这些问题阻碍了在初步检查中制订可靠的治疗方案，并需要进一步的诊断评估。在这些情况下，这些病例的初步检查以一般的诊断和提出一份费用合适的前期治疗计划结束，其目的是获得所有必要的临床、影像学和技术信息，以制订合理的治疗计划。前期治疗计划以重新评估检查结束，在此期间，向患者展示由前期治疗计划收集的信息制订的各种治疗解决方案以及相关的费用。

与情景1一样，在与患者商定了最合适的治疗方案后，此时治疗计划被组织成一系列个性化的预约操作。

前期治疗计划的组成取决于病例的临床特征。在大多数的策略性终末期牙列中，决定是否在一个或两个牙弓中保留一些牙齿是很复杂的，因为牙周疾病或联合牙周和修复问题的存在。除了对残留牙列进行影像学检查外，在这些情况下，前期初步治疗计划的核心要素是"与病因相关的治疗"或口腔卫生恢复阶段，其目标如下：

- 告知患者导致牙列恶化的原因，特别是牙周疾病的性质，并鼓励患者在治疗期间和治疗后执行所需的卫生维护程序
- 指导患者采取适当的口腔卫生技术
- 消除龈上和龈下沉积的细菌
- 评估患者达到的口腔卫生水平

包括使用手动和超声仪器进行洁治与根面平整，并适当适应终末期牙列的特性。它决定了由于软组织的退缩而导致的探诊深度的减少，以及探查时出血的消失或减少。如果存在明显不协调的修复体，这些修复体阻碍了对基牙的正确评估，除了与病因相关的治疗外，修复体的拆除和初步临时修复体的应用，意味着可以适当评估每颗牙齿的预后，及是否可以保留在最终的治疗计划中，也可以进行衡量。图8～图10所示患者需要对两个牙弓进行修复，并且先前已被建议拔除上颌牙弓中的所有牙齿，但患者想知道这是否可以避免。

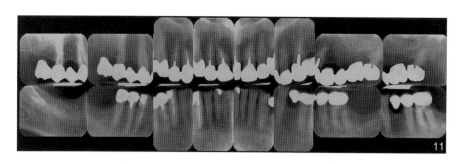

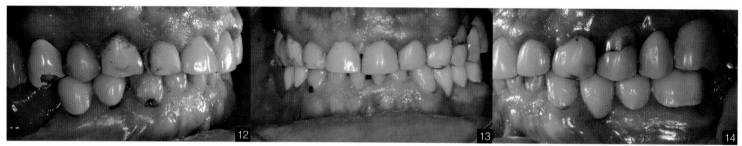

图11~图14　在结束与病因相关的治疗后的临床和放射学检查，其中值得注意的是患者良好的口腔卫生以及组织炎症的消除。

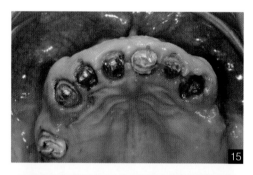

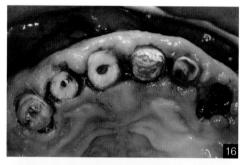

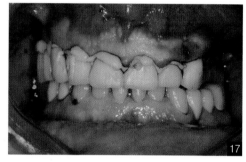

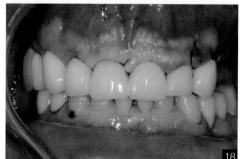

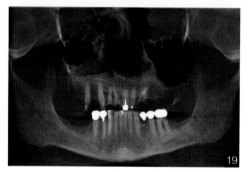

图15~图19　为了评估上颌牙齿的修复情况并制订可靠的治疗方案，拆除上颌原修复体，对牙齿进行重新预备，对临时修复体进行重衬和抛光，并用CBCT分析上颌骨的解剖结构。所有的要素都可以向患者展示上颌两种可能的治疗方案：使用种植体支持的修复体或在前面用牙齿支持的修复体（保留所有牙齿除了11和23之外），种植体仅在后牙区使用。

在初步检查时无法做出这种评估，并制订了一个前期治疗计划（图11~图19）如下：

• 放射影像学检查
• 病因相关治疗
• 上颌修复体的拆除和预先制作的临时修复体的应用
• CBCT
• 重新评估检查

在评估了CBCT和单个基牙的修复情况之后，在重新评估检查中，讨论了完全由种植体支持的修复体修复上颌牙弓的可能性，以及保留残留牙齿来恢复上颌牙弓的技术可行性，除了11和23牙齿之外均用作基牙，仅在后部使用种植体，在前牙区使用牙齿支持式的修复体修复。尽管更复杂、耗时更长并且花费更多，但是患者更愿意将可恢复的牙齿保留在上颌牙弓中，因此制订了治疗计划（图20~图28）。

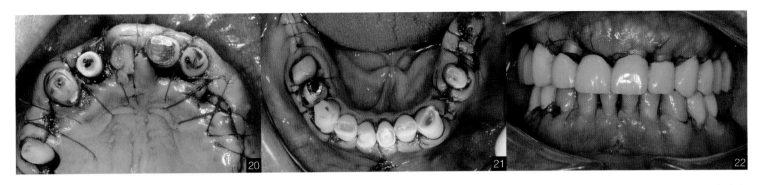

图20~图22　患者选择保留上颌牙弓内所有可以保留的牙齿，因此在一次手术过程中，在有意识的镇静下进行了以下治疗。在上颌：所有残留牙齿的牙冠延长术，使根管治疗和修复成为可能，种植体被放置在14、16、23、24和26牙齿的位置，预制金属加强的临时修复体的重衬和粘接固位。在下颌：拔除36，前牙牙冠延长术，种植体被放置在34、36、37、46和47的位置，预制金属加强的临时修复体在34、35、44和45牙齿上进行重衬和粘接。

图23，图24　在软组织愈合后，可以很容易地对残留的牙齿进行根管治疗和修复，并对预备后的牙齿在新的解剖学基础上进行临时修复体的重衬。

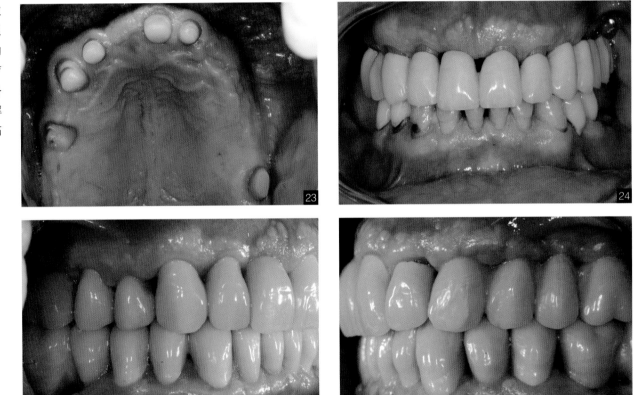

图25，图26　然后预备下颌33-43牙，重新打开种植体，并进行一系列新的牙齿和种植体支持的临时修复。右上第二前磨牙因牙髓原因被拔除。

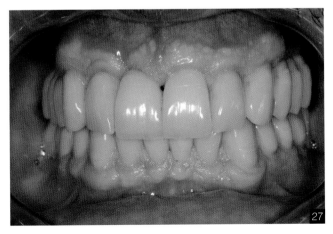

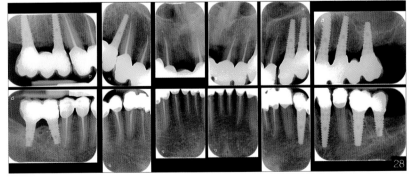

图27，图28　经过大约1年的治疗，该病例使用了氧化锆瓷修复体完成了最终修复。

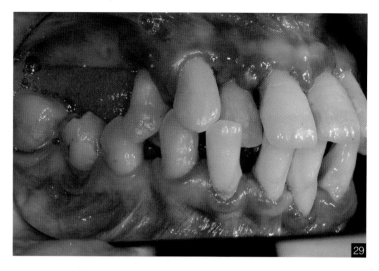

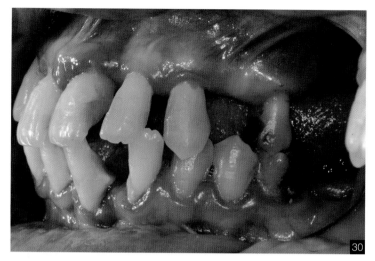

图29～图31 一位45岁受广泛性牙周炎影响的患者在治疗开始时的最初情况，同时伴有残留牙齿的移位，叠加影响了原有的牙弓内和牙弓间的牙–骨关系。

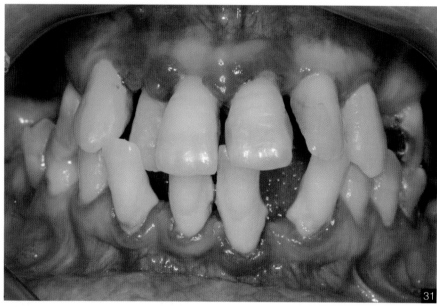

牙周病的发展与牙齿的缺失通常是导致残留牙齿病理性移位的原因，从而引起正畸的问题。如果还存在骨骼的问题，则在初次检查中通常无法决定是否保留残留的牙齿，也无法预览最终的结果，因此也无法与患者讨论。在这些病例中，除了与病因相关的治疗外，前期治疗计划的一个基本要素是诊断蜡型，只要临床情况允许，也可以将其转换成树脂诊断饰面。

图29～图31所示患者是一位晚期慢性广泛性牙周炎的患者，在2007年接受了治疗，这种疾病导致了大量牙齿的缺失和残留牙齿的移位，使先前存在的牙–骨关系改变进一步恶化。患者主诉"上颌牙弓及下颌中切牙多颗牙齿松动，咀嚼功能不正常，严重的美学障碍导致人际关系不正

常"。患者要求在不使用可活动的临时修复体的情况下，用固定的修复体来修复牙列。

虽然在初步检查时，可以对牙周炎做出一般性的诊断，但不可能制订一个明确的治疗计划，并精确列出费用，因此拟订了一个前期治疗计划，其结构如下：

• 全面摄影检查（图32～图36）

• 放射学检查：两个牙弓的完整口腔内检查和CT检查（图37和图38）

• 病因相关治疗（图39～图41）

• 将模型以正中关系位安装在𬌗架上并进行诊断蜡型的制作（图42和图43）

• 重新评估检查

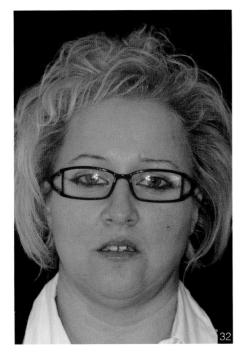
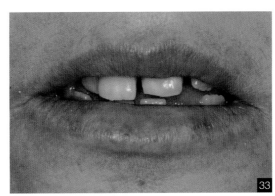
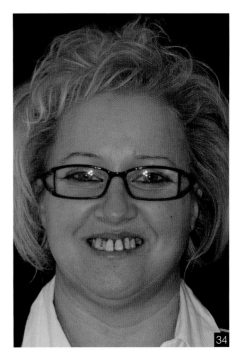
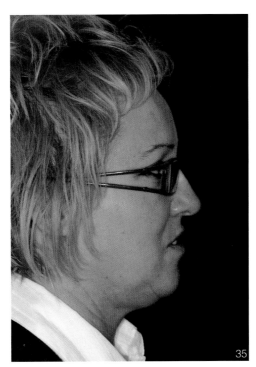
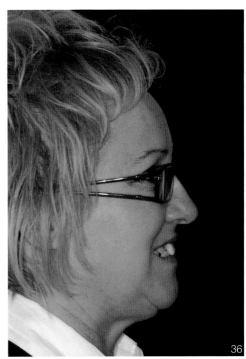

图32~图36 为诊断蜡型的制作、前期治疗计划而拍摄的面部和牙齿关系的摄影记录的例子。嘴唇静止时和最大程度微笑时的面部图像，其中包括嘴唇静止时的牙–面关系的详细视图，嘴唇静止时的侧面照和另一张最大微笑时的侧面照。

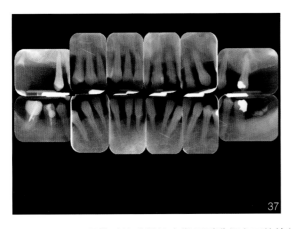
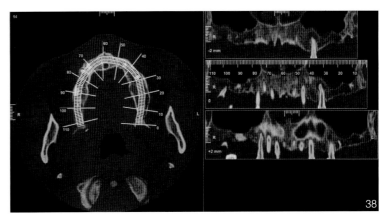

图37，图38 通常对策略性终末期牙列进行全面的放射学检查，始终需要CT（现今的CBCT）以正确评估种植治疗相关的颌骨解剖结构。

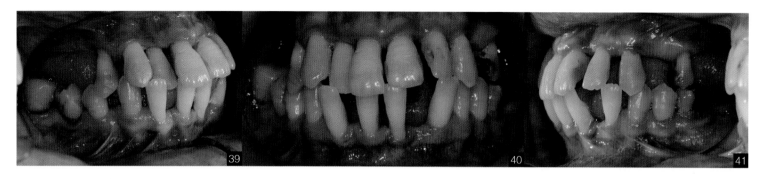

图39~图41　患者在病因相关治疗结束时的视图。可对患者达到的良好口腔卫生水平进行评估。下颌中切牙牙菌斑的出现是由于其松动和敏感、刷牙困难所导致的。

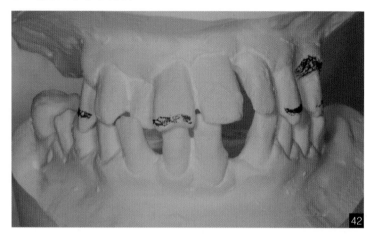
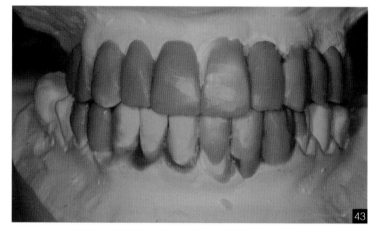

图42，图43　初始模型的视图以及牙科技师为预览最终结果而制作的诊断蜡型。所有上颌牙齿和下颌切牙均被拔除：蜡型模拟上颌种植体支持的修复，并用2颗种植体和5颗牙齿替换4颗下颌切牙，将左下尖牙变成前磨牙。在下颌进行简单的正畸治疗，将有助于正确地定位残留牙齿并进行修复重建。

在获得了所有必要的临床和影像学信息后，与牙科技师一起研究了该病例，并制订了一个治疗方案，然后在前期治疗计划结束时的重新评估检查中向患者详细介绍和解释：在上颌进行种植体支持的固定修复，在下颌拔除4颗切牙，并用2颗种植体支持的5颗牙冠修复，以及将现有的左下尖牙转化为前磨牙。在经过短暂的修复前正畸治疗后，对天然牙进行修复。通过对病例的精确研究，不仅可以给出准确的报价，而且还可以向患者说明临床管理治疗方法。将其组织安排如下：

- 一次手术干预，包括拔除上颌牙齿和下颌切牙，立即在上颌骨和下颌骨前部植入种植体，并立即加载一个固定的修复体，其结构是基于诊断蜡型的（图44~图48）

- 下颌牙弓的正畸治疗，目的是通过使用种植体支持的前牙临时修复体作为支抗来关闭后牙区的间隙（图49）
- 在移除托槽的同时，在下颌应用临时修复体（图50）
- 大约7个月后，将氧化锆瓷修复体螺丝固位到种植体上，并在天然牙上粘接固位，完成最终修复（图51~图58）

该操作规程的结果是明确的，对初步检查和积极治疗进行了有效的人体工程学管理，保证了所有参与者的满意，即患者、牙医和牙科技师，费用上更经济，并防止错误的评估经常造成的无法修复的后果。

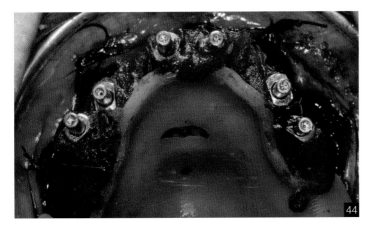

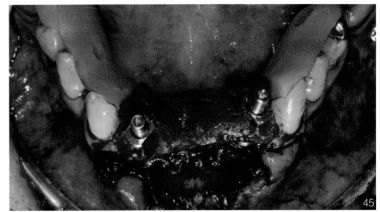

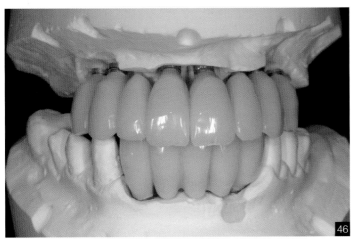

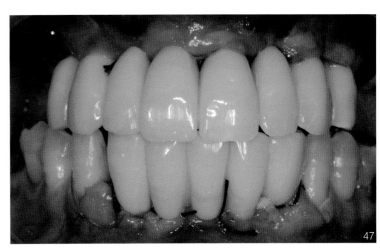

图44～图48　上颌残留牙齿和4颗下颌切牙在一次手术中被拔除，种植体被植入到上颌牙弓和下颌前牙区，并在术后第二天装上螺丝固位的修复体。

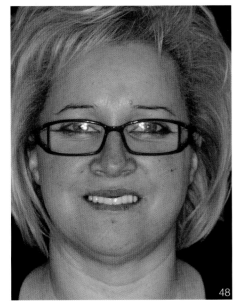

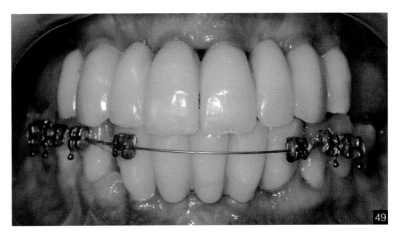

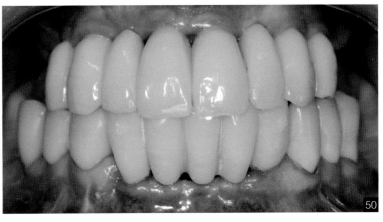

图49，图50　下颌牙弓的牙齿正畸使用种植体支持的临时修复体作为支抗，可以对下颌扇形移位的牙齿进行适当的定位。到达计划位置后，预备好牙齿并进行临时修复。

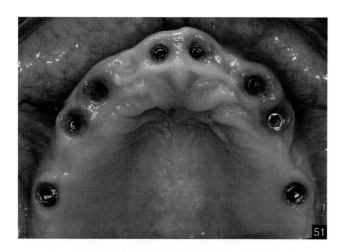 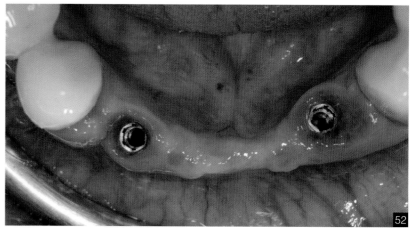

图51~图58　与初始情况相比，最终修复时的口内视图和牙–面关系。牙科技师Massimo Soattin。

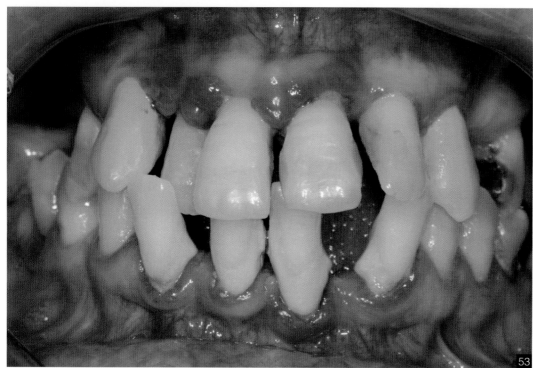

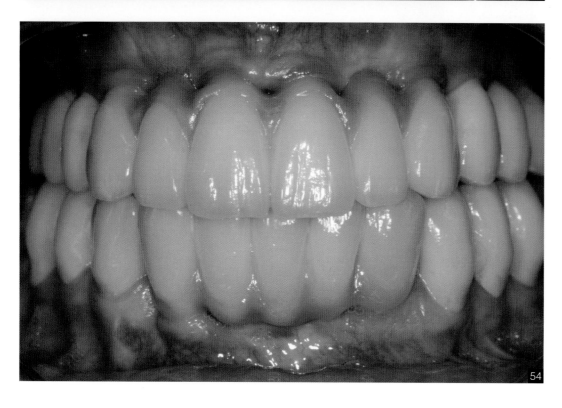

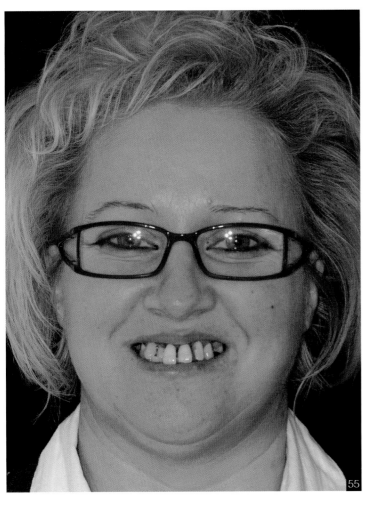
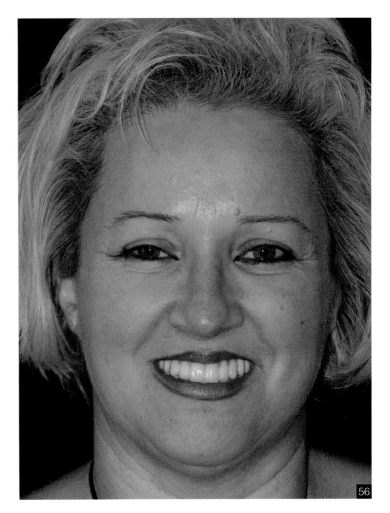
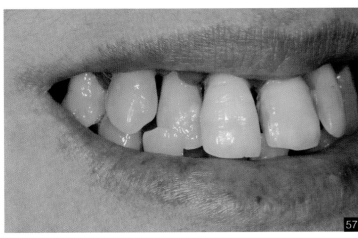
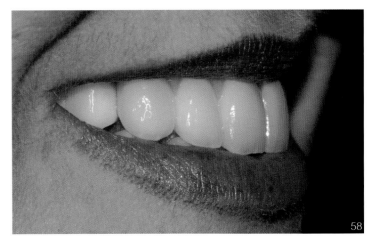

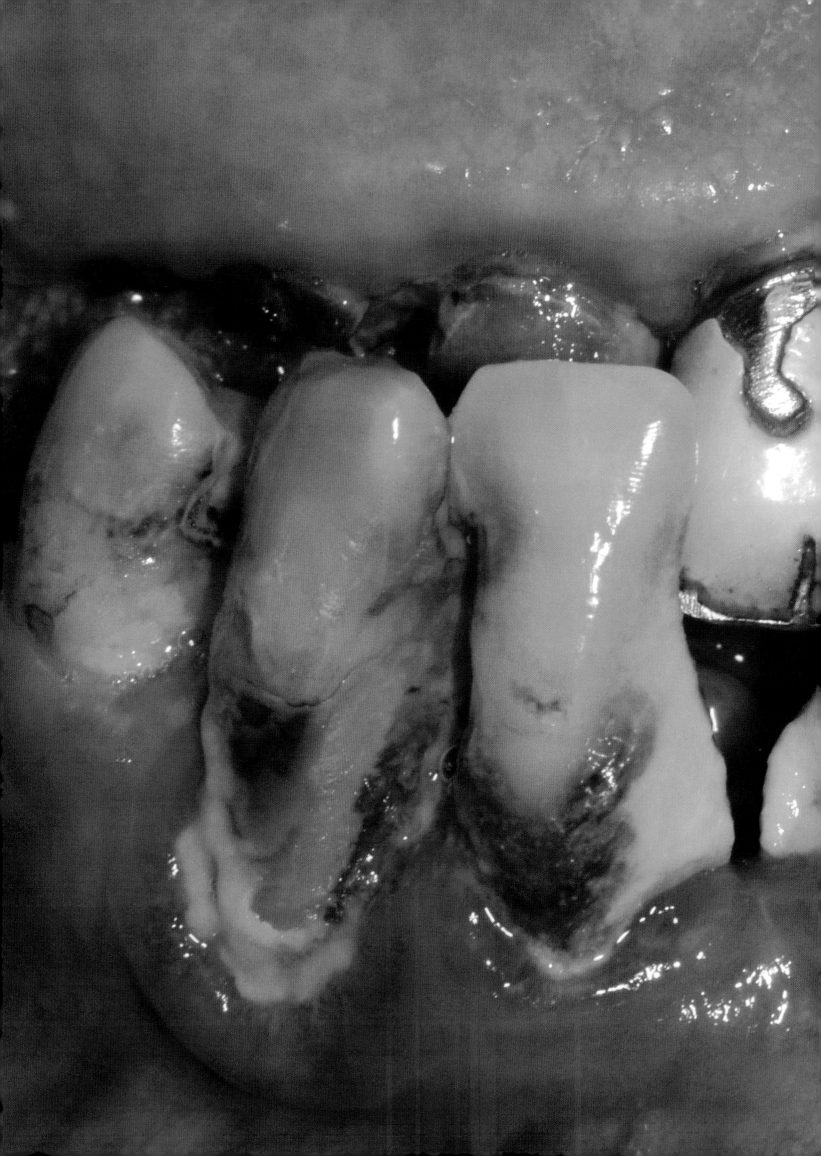

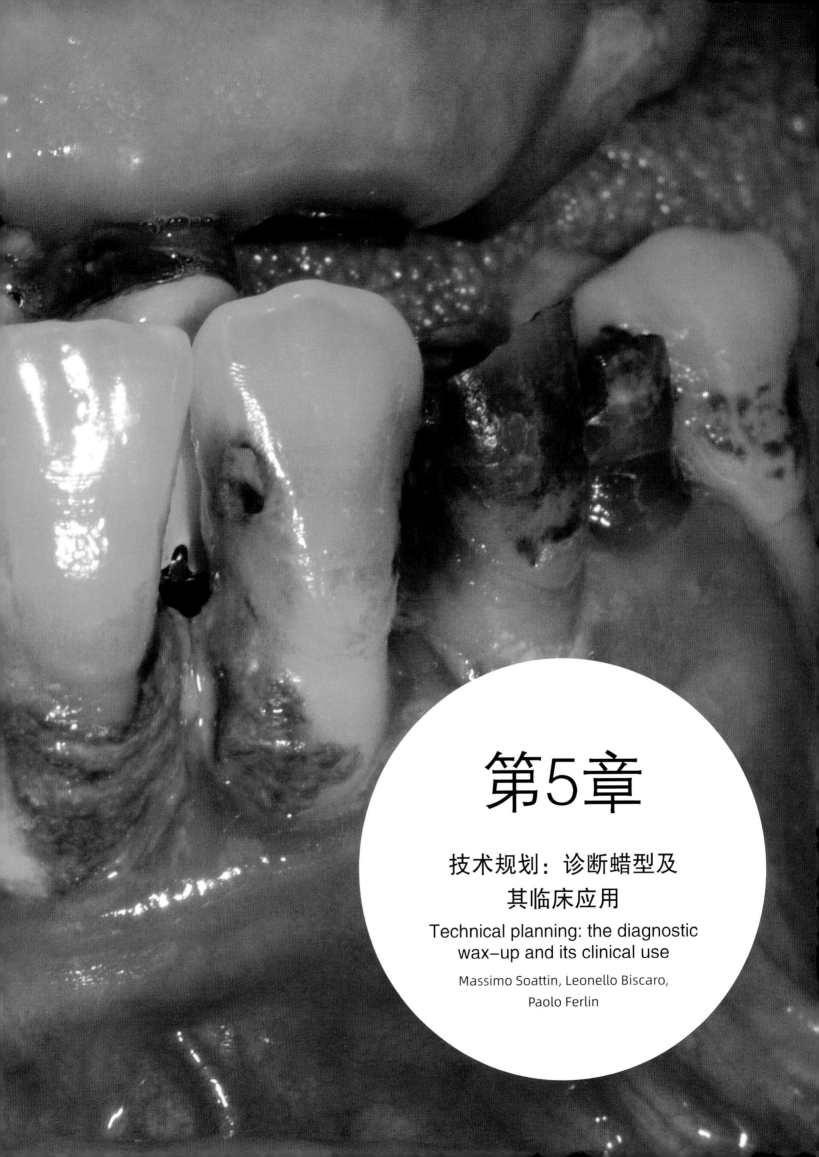

第5章

技术规划：诊断蜡型及
其临床应用
Technical planning: the diagnostic
wax–up and its clinical use

Massimo Soattin, Leonello Biscaro,
Paolo Ferlin

规划是一个涉及临床、影像学和技术数据进行综合评估的过程，在临床治疗的进展中，将指导治疗的实际应用。

在该项目中，技术规划是所有复杂修复手术必不可少的核心要素（图1~图5）。

它以诊断蜡型结束，并允许：

• 预览最终结果

• 评估治疗的功能、美学和结构目标是否能够实现

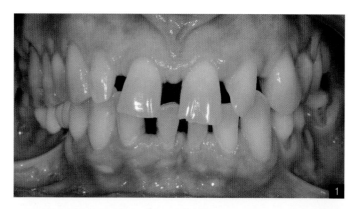
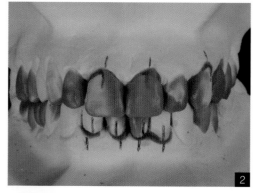

图1~图5　采用多学科方法治疗的复杂修复病例。在诊断蜡型中模拟了前牙形状的变化和大小的增加、正畸移动，以及咬合平面的调整。该技术规划指导了临床治疗。牙科技师Antonello Di Felice。

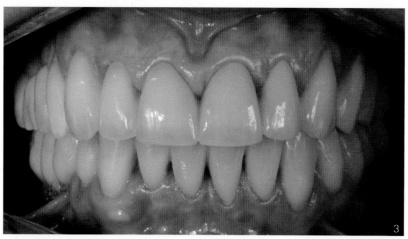

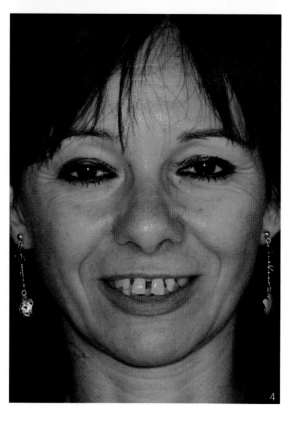
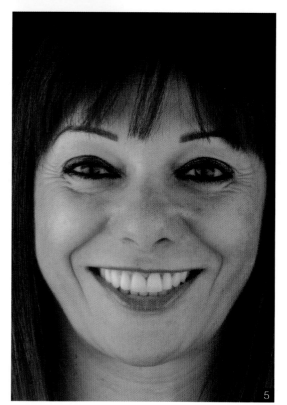

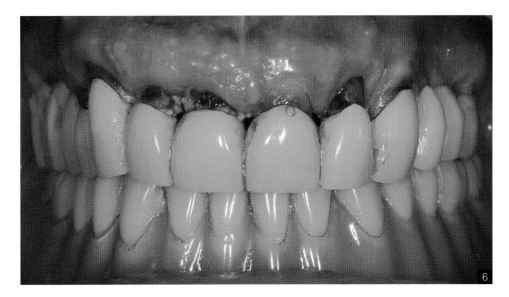
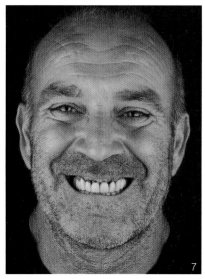
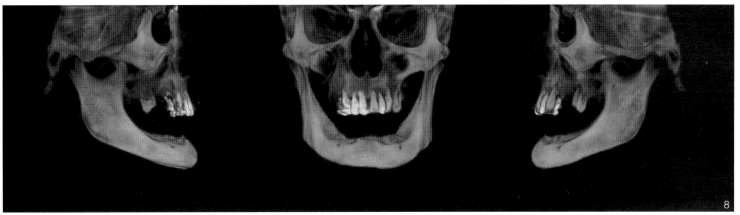

图6~图8 该患者的治疗计划是拔除上颌牙弓内残留的牙齿，上下牙弓固定的种植体支持的修复治疗，拔牙后即刻种植并且即刻负重。

- 确定可能妨碍实现这些目标的障碍
- 与患者沟通，说明治疗方案及其他替代方案

终末期牙列患者诊断蜡型的制作和临床使用变得非常复杂，特别是在计划即刻种植和即刻负重时（图6~图8），原因如下：

- 由于先前的病变引起的牙齿或骨骼的改变，通常很难找到有效的参考资料
- 残留牙齿的情况，通常会妨碍诊断蜡型中使用的参数进行验证
- 为了达到治疗的目标，必须决定是否需要改变残留的骨骼解剖结构

蜡型技术的执行

蜡型技术的正确执行需基于使用一些必不可少的工具：

- 有关残留牙齿的修复和牙周情况、残留骨骼解剖学和牙医提供的整体治疗方案的信息
- 正面照和侧面照，嘴唇静止、自然和用力微笑状态的照片。在一些特定的临床情况下（例如高笑线的病例）在嘴唇静止时和用力微笑时的面下1/3的更详细的照片，这样可以更准确地分析上颌切牙切缘的位置和美学区域的特征（图9~图14）
- 使用面弓准确地将模型以正中关系安装在𬌗架上（图15~图18）

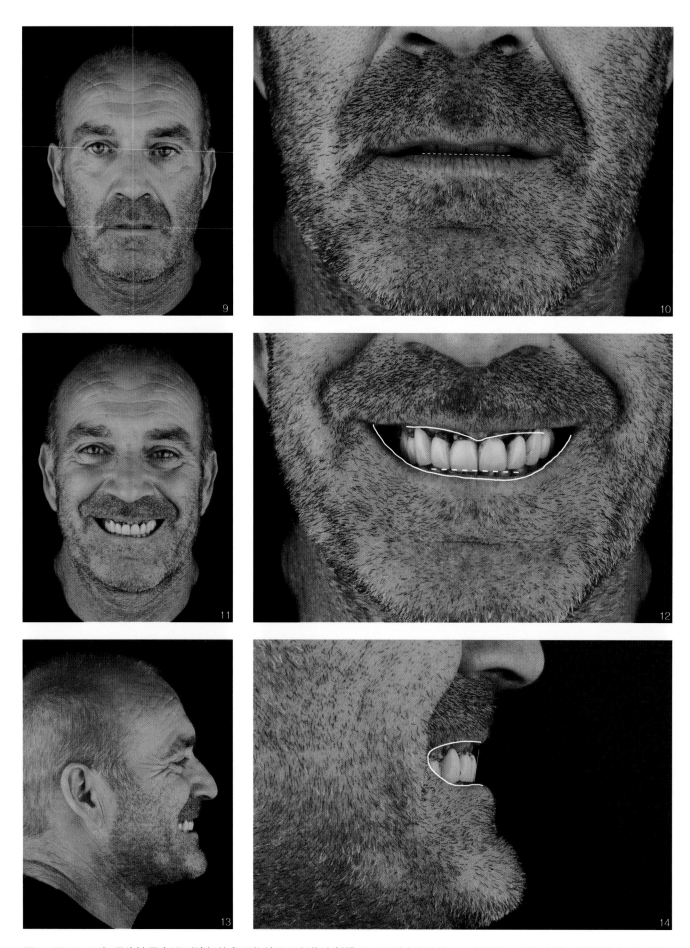

图9～图14　面部照片被用来识别脸部的参照物并用于制作诊断蜡型：双侧瞳孔连线、口角连线、面部中线、嘴唇静止时上颌切牙切缘暴露的位置、上颌切缘与下唇唇红的相对位置、最大笑容时上唇的位置以及微笑时下唇的路线。

图15～图18 在这个特殊的病例中，由于上颌修复体松动且易于拆卸，所以制作了两个模型：一个是包含修复体的，另一个是残留的牙齿。两个模型都以相同的垂直距离安装在殆架上，参考现有修复体的参数在残留牙齿的模型上进行了诊断饰面的制作，以便直接在患者口内进行模拟和测试。

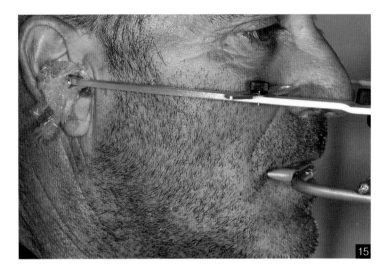

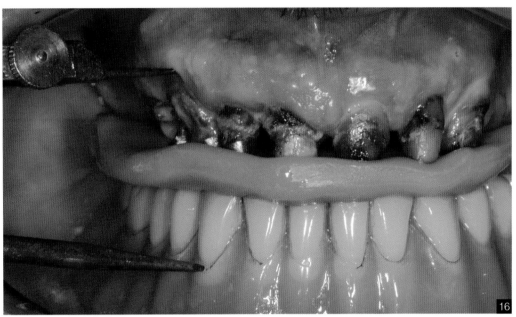

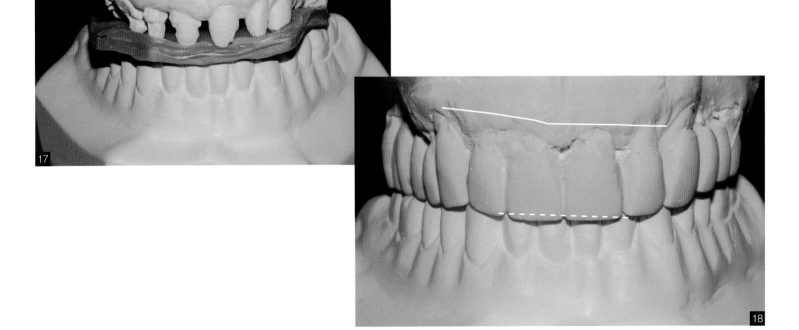

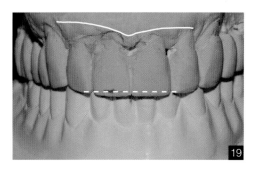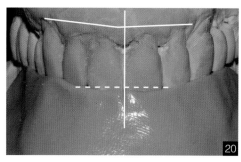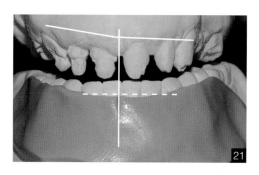

图19~图21　用一个硅橡胶导板来进行技术分析，记录了用来做蜡型的参考资料，并直接在模型上进行设计。在这个特殊的情况下，硅橡胶导板被用来转移切牙切缘的位置和现有上颌修复体与下颌模型之间的咬合平面。

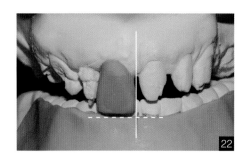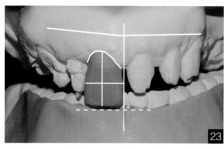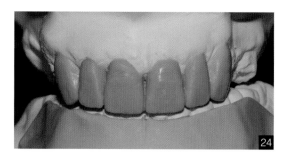

图22~图24　使用记录的参考资料来定位上颌中切牙的切缘，根据其高度和宽度选择适当比例的牙齿进行上蜡，然后定位切平面。

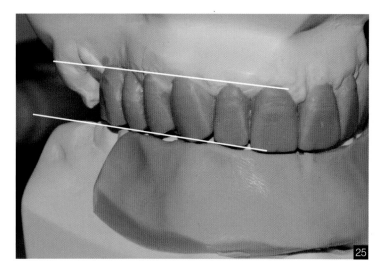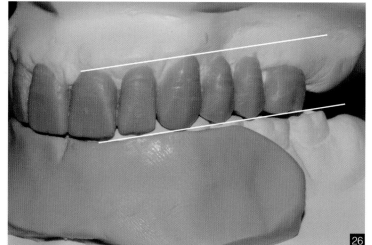

图25，图26　以微笑时下唇的运动轨迹为参照，完成上颌咬合平面的定位。

制作诊断蜡型的技术步骤如下：

- 技术分析：将临床检查中记录的参考资料和照片（图19~图21）用铅笔或硅橡胶导板转移到模型上
- 根据休息时上唇的位置，结合患者的年龄、性别和骨骼等，正确地暴露上颌中切牙的切缘。根据适合的长度与宽度的比例，完成上颌中切牙的蜡型修复，利用面部中线建立中轴。上颌6颗前牙的定位及定义，根据双侧瞳孔连线和口角连线确定切平面（图22~图24）
- 根据微笑时下唇的运动轨迹完成上颌咬合平面的定位（图25和图26）
- 根据下唇和上颌牙齿的位置关系来定位下颌中切牙（图27和图28）
- 定位下颌切平面（图29）
- 定位下颌咬合平面，为现有的牙-骨关系选择最合适的咬合模式（图30和图31）

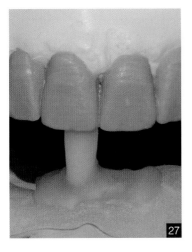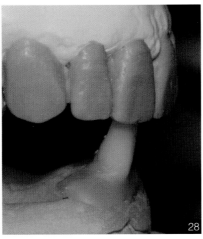

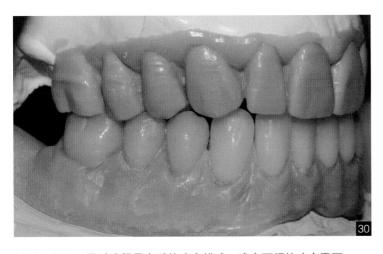

图27，图28 根据下唇和上颌牙齿的关系来定位下颌中切牙。

图29 完成下颌切平面的定位。

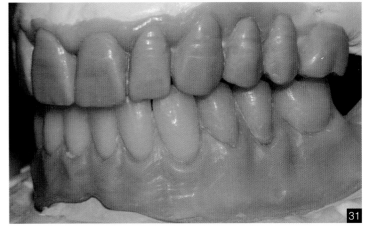

图30，图31 通过选择最合适的咬合模式，确定下颌的咬合平面。

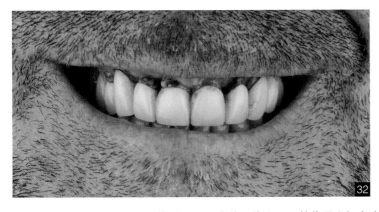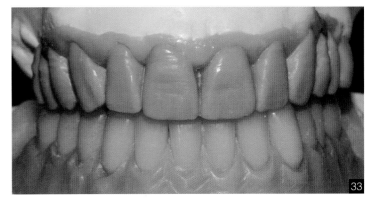

图32，图33 由于在用力微笑时上颌牙齿的颈缘和上唇的位置之间存在差异，因此制作了一种矫形修复体：人工牙龈允许在不改变牙齿比例的情况下消除牙齿之间存在的"黑三角"。

蜡型完成后，必须根据牙齿颈部边缘的位置与嘴唇在用力微笑期间的位置之间的关系，来评估需要使用人工组织或修改牙齿的比例来掩盖任何存在于牙齿之间的"黑三角"（图32和图33）。

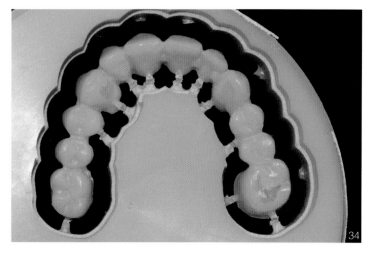 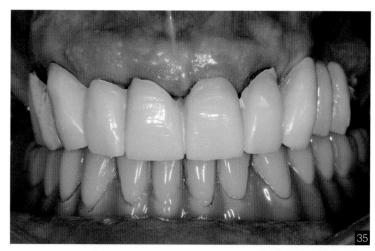

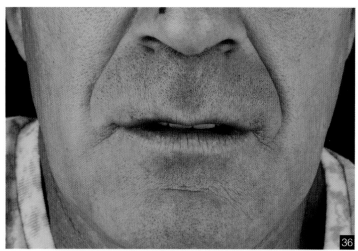 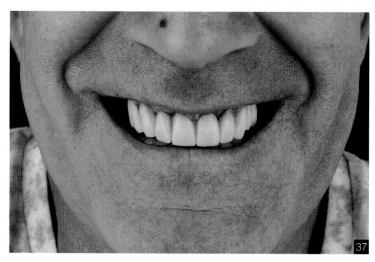

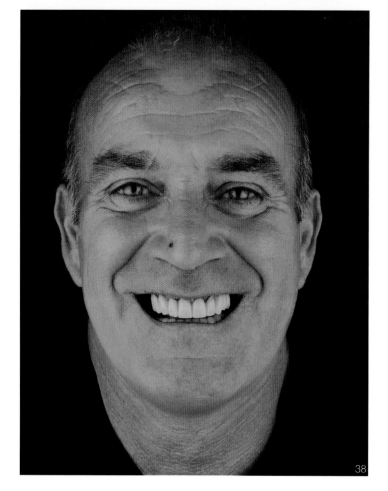

图34～图38　使用CAD/CAM技术将蜡型转换成树脂诊断饰面，并在口内进行了测试，以检查修复体的可靠性。

　　在可能的情况下，蜡型被转换成树脂诊断饰面，以验证所使用参数的临床可靠性及其与患者面部的整合效果（图34～图38）。

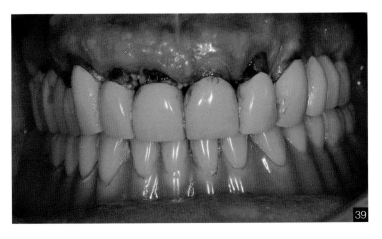
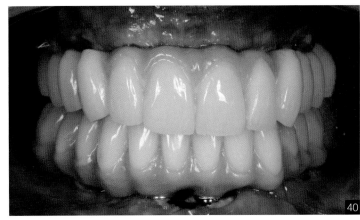

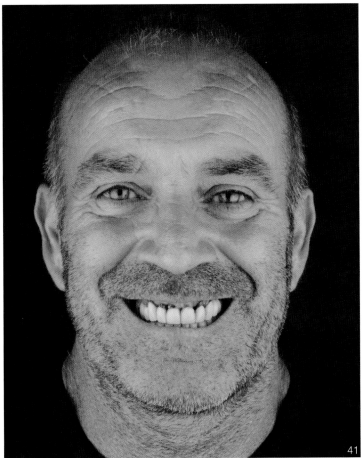
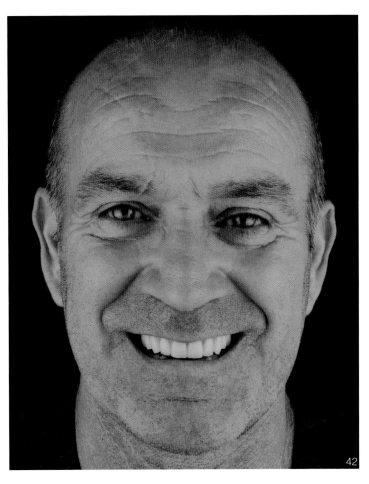

图39~图42 手术前后口内和口外情况，上颌和下颌即刻种植并即刻负重。牙科技师Massimo Soattin。

在这种情况下，使用一次模型技术（见第7章）来构建一个长期的具有金属框架的树脂临时修复体，并很好地整合到患者的面部中，用于上下颌即刻种植后的即刻负重，修复体在术后第二天安装（图39~图42）。

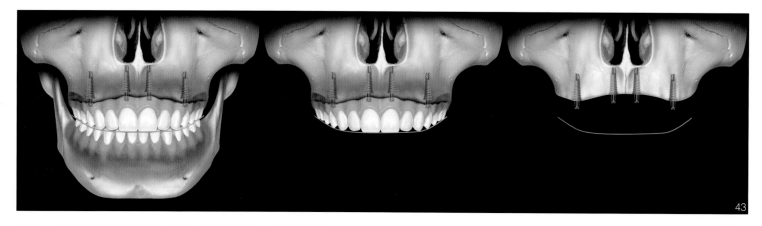

图43　上颌修复空间的图示：根方至基台顶部，冠方至咬合平面。

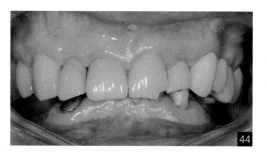 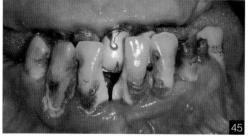 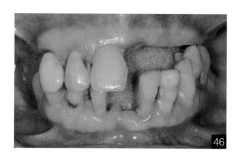

图44~图46　因以下原因导致修复空间减小的例子：
· 磨耗
· 牙周病合并骨性Ⅲ类，导致下颌骨向前移位
· 牙齿脱落，对颌牙齿伸长

蜡型的临床应用

　　一个正确制作的蜡型可以用来深化诊断的过程，甚至更进一步：

　　（1）修复空间的分析。

　　（2）在美学的基础上评估修复体的类型，并在非常苛刻的情况下与患者进行沟通。

修复空间的分析

　　如第2章所示，修复空间是由种植体或基台的顶部和咬合平面的冠方所界定的空间。在实践中，它是牙科技师制作修复体的空间（图43）。在诊断蜡型的所有功能中，对可用修复空间的分析是最重要的，但也是考虑最少的。如果有一个较大的修复空间，那么制作一个符合美学、功能和结构参数等功能的修复体完全不是问题。

　　相反，当牙科技师在制作最终修复体时如果没有足够的修复空间，治疗一定会失败，因为可找到补救办法的可能性非常有限：无法修改修复空间的根方所限制的位置和种植体的位置，增加修复空间的唯一可能是修改咬合平面的位置，以增加垂直距离，但这些操作有相关的美学或功能的限制。正因如此，可用修复空间的减小必须被认为是最重大的修复风险，并且需要在手术之前对其进行干预。

　　导致可用修复空间不足的原因可能有（图44~图46）：
· 磨损及残留牙齿和牙槽突的代偿性移位
· 垂直距离的丧失
· 骨骼关系的改变
· 个别牙齿或一组牙齿的移位
· 这些因素的组合

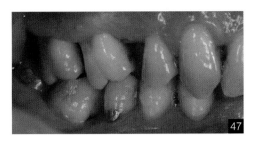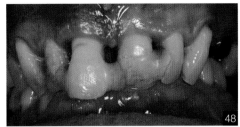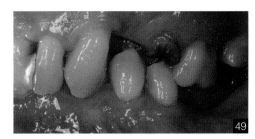

图47~图49 一位Ⅱ类的患者因牙周和修复的原因，于2000年接受了上下牙弓的修复治疗。应该注意的是，左侧区域修复空间的不足以及深覆
𬌗的大小。

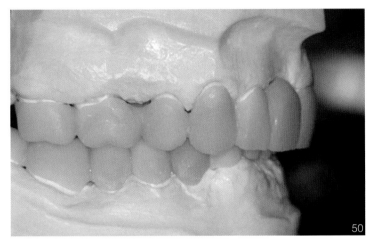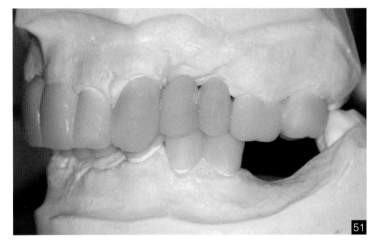

图50，图51 所需的修复空间可以通过增加垂直距离来实现。初步临时修复体的视图。

在正确定位咬合平面之后，诊断蜡型是识别牙弓内和牙弓间修复空间是否不足的最佳工具，也是增加修复空间最合适的策略，即：

- 增加垂直距离
- 策略性骨切除术
- 以上两种策略的结合

增加垂直距离以增加可用的修复空间

尽管有争议，但管理垂直距离是增加修复空间的一个非常有用的工具，但有3点需要澄清：

- 预测垂直距离增加的所有副作用
- 如何规划垂直距离的增加
- 如何临床检验垂直距离的增加

增加垂直距离的副作用

在第2章指出，垂直距离的变化是一种工具，如果在健康条件下进行正确的处理，就不会有关节或肌肉的后遗症。增加垂直距离作为增加修复空间的一种手段，其前提是了解其对牙齿和骨骼关系的影响。最重要的影响是与矢状关系的变化有关。在咬合水平上，垂直距离每增加3mm，在减少覆𬌗的同时，覆盖增加2mm。垂直距离每增加6mm，覆盖会增加4mm。因此，垂直距离的增加在Ⅱ类患者中有着显著的限制，可以具体地理解为过度覆盖的增加，这迫使前牙的厚度、长度和倾斜度发生显著的变化，以恢复前伸引导（图47~图66）。

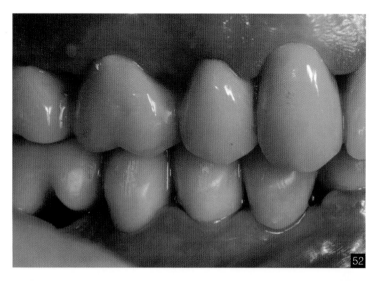

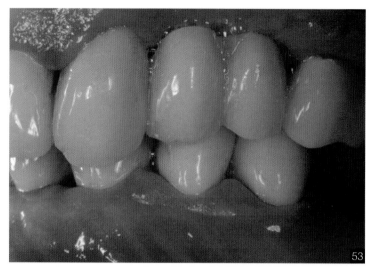

图52~图54　拔除无法保留的牙齿，预备好剩余的牙齿，临时修复体进行重衬，按照计划的垂直距离来引导确定正中关系，临时修复体在一个疗程内完成、抛光和粘接。

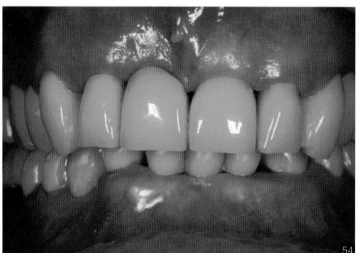

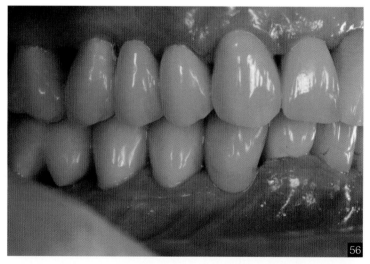

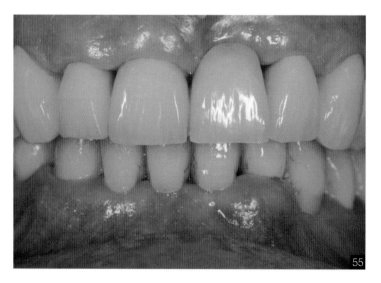

图55~图57　1个月后，用第二套含有金属框架和树脂边缘的临时修复体来改善咬合。

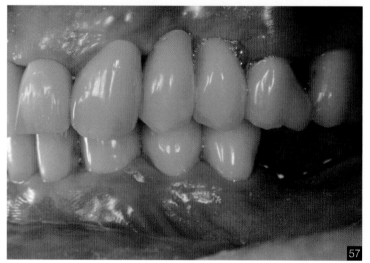

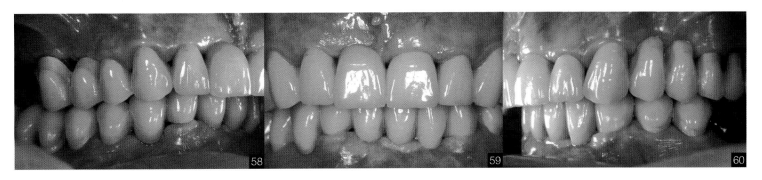

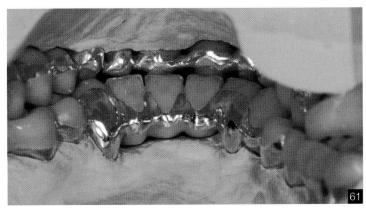

图58～图61　在完成牙周和种植治疗后，该Ⅱ类病例用两个金属烤瓷修复体完成最终修复。垂直距离的增加，导致了覆盖的增加，这意味着上颌牙齿的腭侧面必须加厚，下颌前牙必须延长和唇倾，以形成前伸引导。

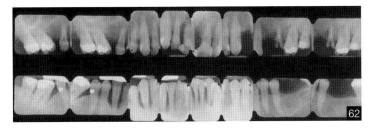

图62，图63　最初和最终的影像学视图。

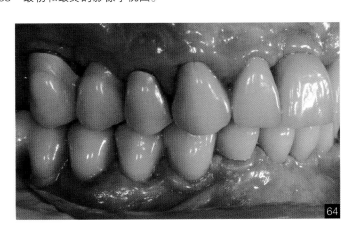

图64～图66　修复15年后的临床视图。修复医生Carlo Poggio，外科医生Leonello Biscaro，牙科技师Franco Rossini和Massimo Soattin。

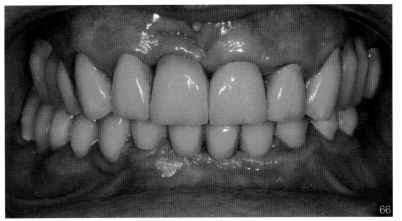

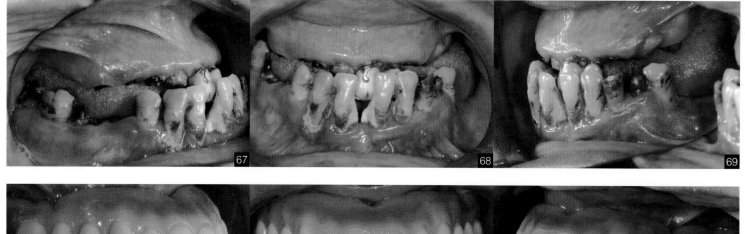

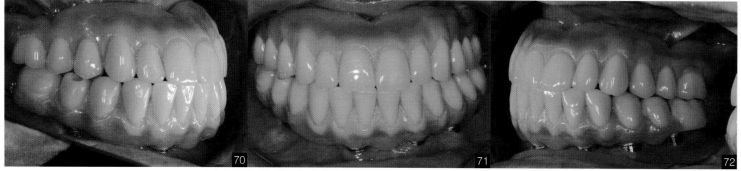

图67~图72 一例骨性Ⅲ类的患者接受了下颌种植体支持的固定修复和上颌全口义齿修复。垂直距离的增加创造了修复体所需的修复空间，同时改善了矢状关系，并使骨骼之间的显著差异用修复体来代偿成为可能。牙科技师Mauro Crepaldi和Roberto Costa。

另一方面，在骨性Ⅲ类患者中，增加垂直距离是一种经常用来增加修复空间的常用手段，同时改善了矢状关系（图67~图72）。

如何规划垂直距离的增加

如果在𬌗架中任意增加垂直距离，但在记录了末端铰链轴之后，没有根据运动面弓的基础安装模型，则患者颌骨的矢状位空间关系与模型上的空间关系不一致，结果是𬌗架中制作的修复体需要通过选择性调磨来进行修改，以实现口腔内的充分整合。为了避免犯这样的错误，牙科技师

在意识到需要增加垂直距离以获得修复空间时，进行了总结，并在美学和功能评估的基础上，得出了垂直距离应该增加多少。然后告诉牙医增加的幅度，并在必要时提供一个咬合止点，以记录既定垂直距离上的新的颌间关系。

在经过适当的临床评估后，牙医用牙科技师制订的垂直距离，记录了在正中关系位时的新的颌间关系，在此基础上，模型被重新安装在𬌗架中，使其成为有效的工作垂直距离，其空间关系与相同垂直距离时的上颌骨的空间关系一致，尽管𬌗架的开口和闭口与患者的开口和闭口不一致。在这一点上制作确定的蜡型，并用于构建修复体（图73~图85）。

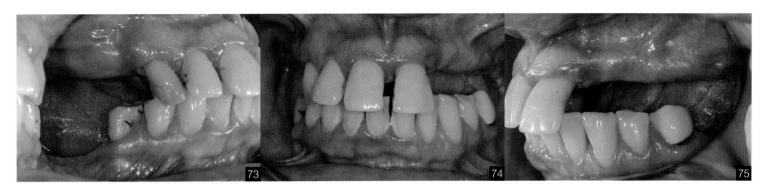

图73～图75　上颌策略性终末期牙列初诊时的情况，拟用固定的种植体支持的修复体进行修复。修复空间不足的原因可能是由于后牙缺失导致垂直距离的丧失，以及前牙牙周支持组织的减少，从而导致其唇侧移位。

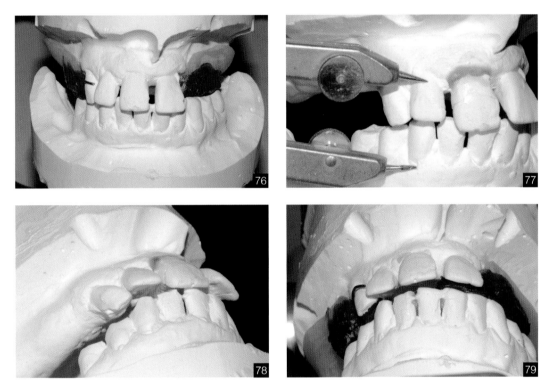

图76～图79　借助上颌咬合蜡将模型以初始的垂直距离安装在𬌗架上。矫正上颌切牙唇向倾斜度所需增加的垂直距离量被认为是足够的。使咬合蜡适应于这个垂直距离，从而为口内记录新的颌间关系提供了一个咬合止点，在正中关系位记录计划的垂直距离。

图80　在口内记录由牙科技师计划的新垂直距离上的正中关系位。

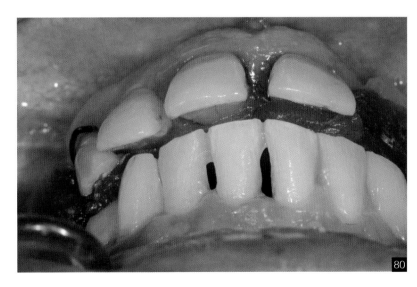

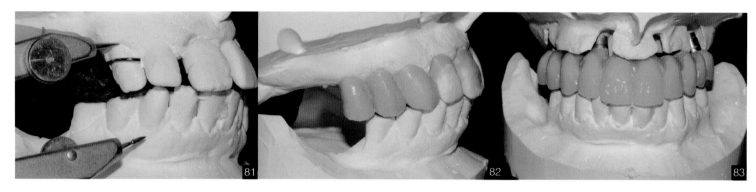

图81~图83　将模型再次安装在𬌗架上，但这次是在正确的垂直距离上进行的。尽管𬌗架的打开和闭合与口腔内并不完全一致，但模型在𬌗架中的空间位置现在与颌骨在垂直距离上的空间位置是一致的，因此，制作了蜡型，并用此来构建修复体进行种植体的即刻负重。

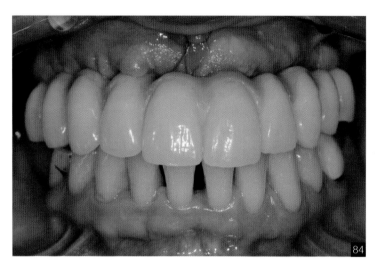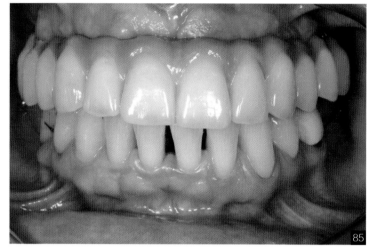

图84，图85　术后即刻加载的临时修复体和术后4个月最终的金属烤瓷修复体的视图。牙科技师Massimo Soattin。

如何临床检验垂直距离的增加

垂直距离的增加必须始终在功能上、美学上和语音上使用临时修复体进行测试。

将要进行的评估涉及：

- 患者的感觉
- 临时修复体上存在的磨损面
- 临时修复体经常松动或脱粘接
- 出现语音问题，尤其是与S相关的发音

图86~图107展示了如何计划、管理和测试垂直距离的增加，以在骨性Ⅲ类患者中重建修复空间，在上颌牙弓和下颌牙弓的后段使用种植体支持的固定修复体。

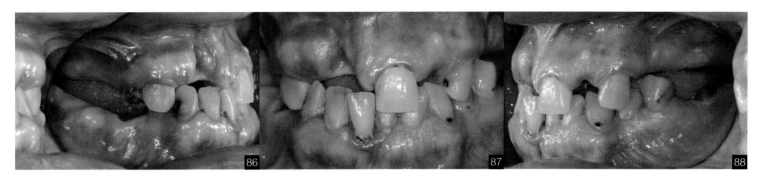

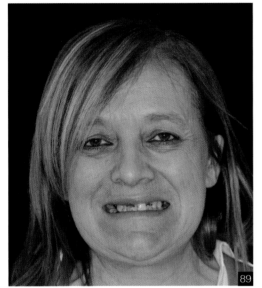

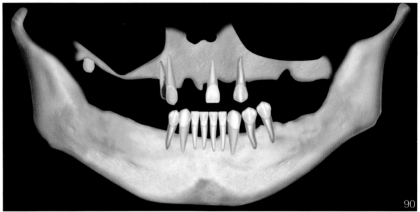

图86～图90 2008年治疗的一位骨性Ⅲ类患者，修复空间不足。因此，另一位牙医建议拔除所有的牙齿，使两个牙弓的种植修复重建成为可能。

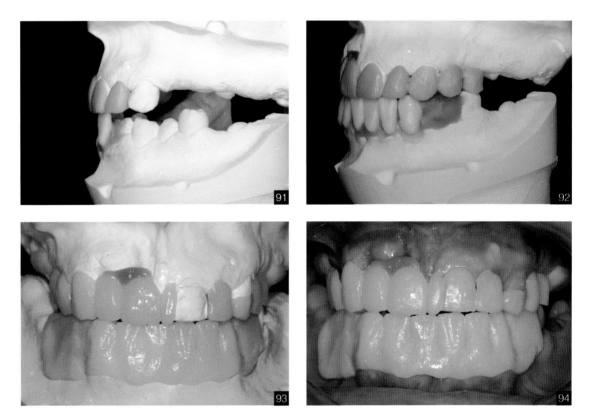

图91～图94 按照牙科技师根据修复要求指示的垂直距离，在口内记录正中关系位时的新的颌间关系。这些模型被重新安装在𬌗架上，以便制作最终的蜡型。增加的垂直距离改善了Ⅲ类的矢状关系，但从后倾的下切牙开始，这意味着需要将它们唇倾以重建前伸引导。该蜡型被转换成树脂诊断饰面，在口腔中进行了测试，以初步评估功能和美学，并与患者进行讨论。

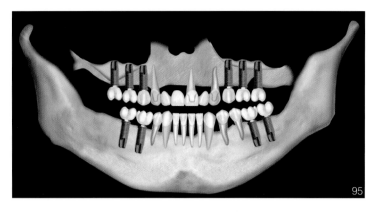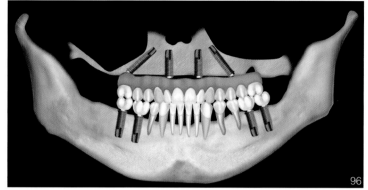

图95，图96　与患者讨论了可能的治疗方案。第一个方案是在上下颌后牙区进行种植体支持的修复，保留上颌3颗残留牙齿作为前部修复的基牙，然后对两个牙弓进行正畸治疗。第二个方案是将3颗上颌牙齿拔除，在上颌植入4颗种植体和在下颌后牙区植入4颗种植体，以蜡型为基础进行即刻负重，仅对下颌进行正畸治疗，以使牙齿对齐、水平和唇倾，种植体支持的修复体重建整个上颌牙弓和下颌后牙区。患者选择了这个方案，因为手术、修复和正畸方法更简单，治疗时间比第一个方案短。

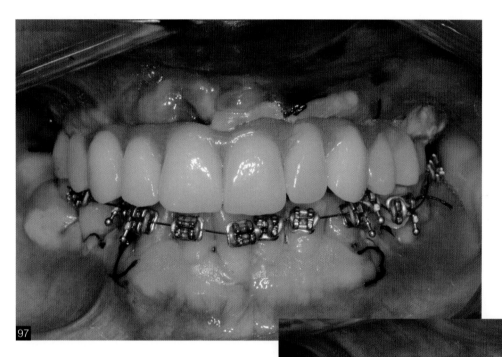

图97，图98　采用一次模型技术，构建螺丝固位的临时修复体。在术后第二天，上下颌种植体按计划的垂直距离即刻负重。立即开始对下颌牙弓进行正畸治疗，利用垂直距离增大所产生的前间隙，采用种植体支持的后牙区临时修复体作为支抗。正畸治疗在9个月内完成。

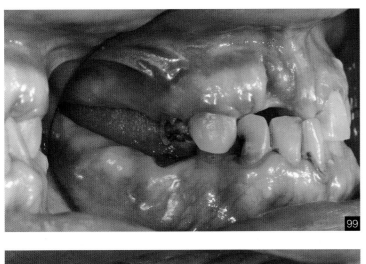
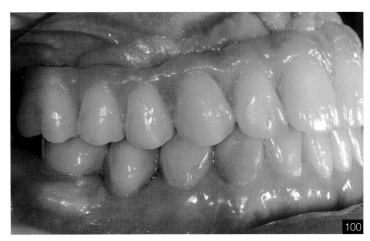
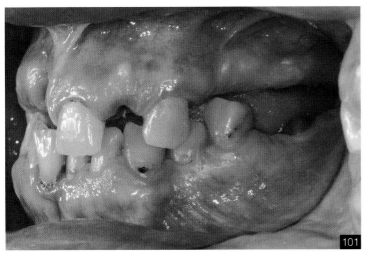
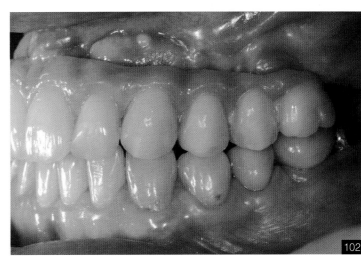
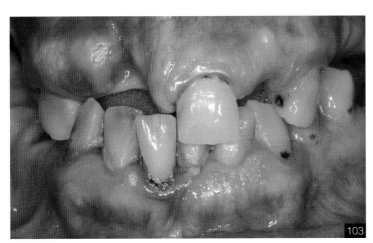
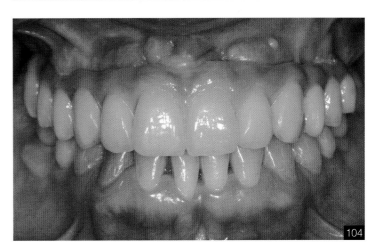

图99～图105 考虑到临时修复体出色的功能和美学，将所有的数据转移到最终的修复体上，使其最终达到与临时修复体相同的垂直距离。

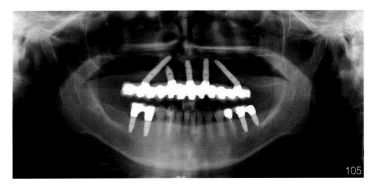

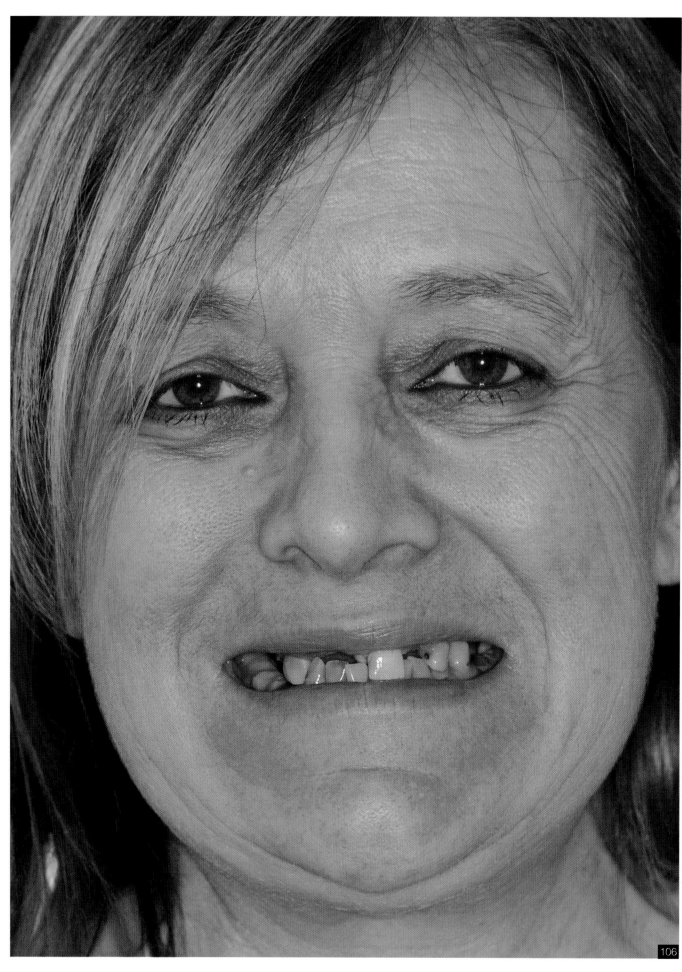

图106，图107　最初和最终的口外视图。牙科技师Massimo Soattin。

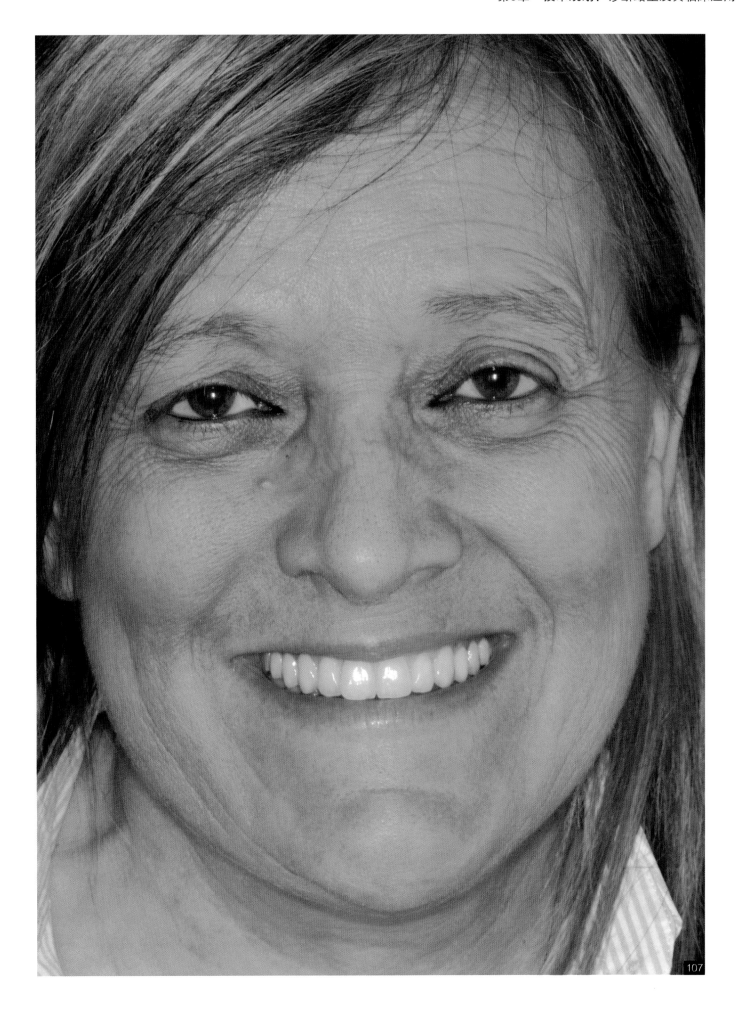

107

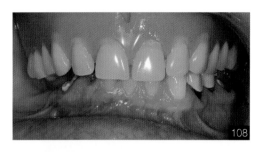
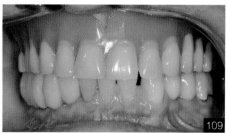

图108，图109　在2006年，患者接受了下颌后牙区的种植修复和上颌全口义齿修复治疗。在2011年，患者要求用种植体支持的固定修复体代替上颌义齿。

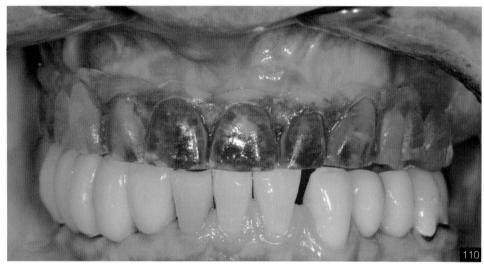

图110　复制上颌修复体，去除唇侧基托边缘，用于口内试验，以评估固定修复体没有唇侧基托时对口腔周围组织的影响。

策略性骨切除术，手术增加修复空间

在终末期牙列中，拔除残留的牙齿并将其替换为种植体通常伴随着随后的牙槽骨的调整。这导致了可用修复空间的增加。

通过手术增加修复空间是基于在整个牙弓或牙弓的个别区域内进行策略性地去除更多的牙槽骨，因为诊断蜡型显示需要创造更多的修复空间。当在骨切除术后进行种植体植入时，需要同时以综合的方式进行不同的临床、影像学和技术评估：

• 假定骨切除线的根方存在足够的骨量

• 骨切除术对矢状面和横断面的影响。事实上，根据牙槽突的倾斜度，切除骨组织不仅会使种植体的植入位置更偏根方，而且还会导致其更向心（一般在上颌牙弓）或更离心（一般在下颌牙弓），并且需要预测和

评估对修复体穿龈轮廓的影响

• 美学区域的特点

如第2章所述，通过手术增加修复空间的最常见原因是结构上的，即制作具有足够强度的修复体，并制作出漂亮的修复体穿龈轮廓。图108～图124所示患者中，正确定位上颌咬合平面后，在制作蜡型过程中，很明显，由于空间不足，修复体的穿龈轮廓外突明显。在看到和理解了这个问题之后，牙科技师模拟了增加修复空间所需的骨切除手术，以便能够制作出一个更平缓的外形。这些参数在口内进行了验证，并在手术过程中与基于蜡型制作的手术导板一起配合使用，以实现种植体在根方–冠状位正确定位所需的高度进行骨切除术。该病例在4个月后用螺丝固位的金属–烤瓷修复体完成了修复，在美学和功能上均有合适的穿龈轮廓。

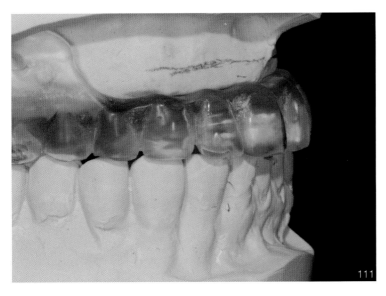
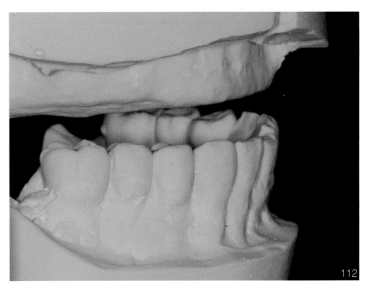

图111，图112　通过将模型以正确的垂直距离安装在𬌗架上，很明显以现有的修复空间，修复体的穿龈轮廓将过于突出。出于美学和功能方面的原因，不可能通过降低上颌咬合平面和增加垂直距离来改善，因此牙科技师评估了通过手术增加修复空间的可能性。

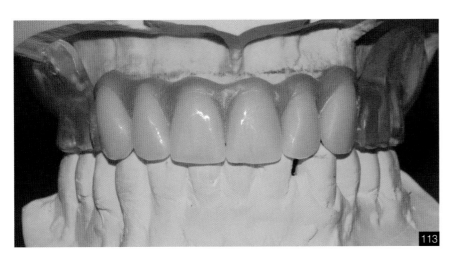
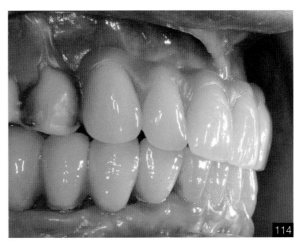

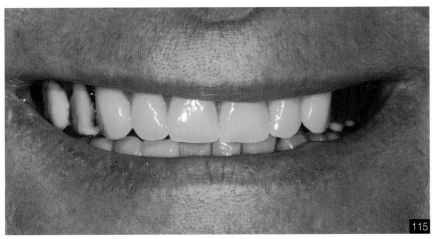
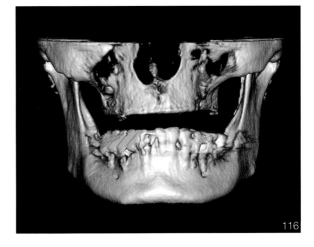

图113~图115　在模型上模拟了假定的骨切除线以增加修复空间。口内测试证实，可以制作出更和谐的修复体外形，并需要人工组织来改善美观性。

图116　影像学检查证实了从根方到骨切除线有足够的骨组织，可以进行患者想要的种植体支持的修复治疗。

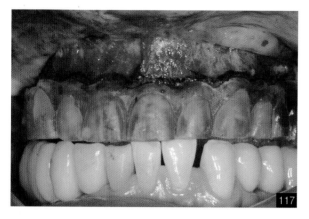
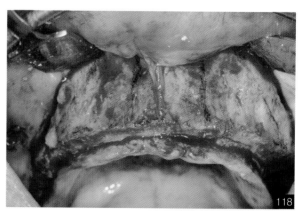

图117~图120 复制品被用作手术导板，以便指导骨切除术，然后使用"all-on-4"技术植入4颗种植体。螺丝固位的临时修复体于次日交付。

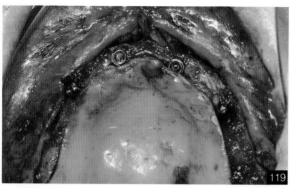
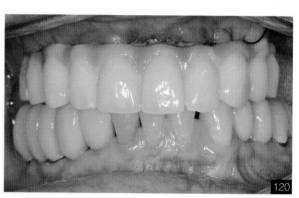

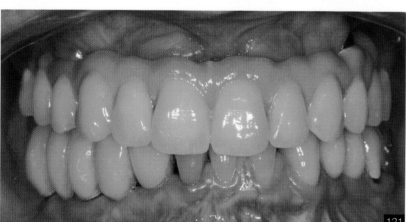
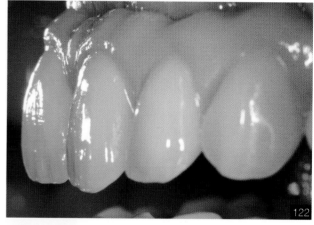

图121~图124 该病例在4个月后用金属烤瓷修复体完成，并有适当的穿龈轮廓，与患者面部很好地整合。牙科技师Massimo Soattin。

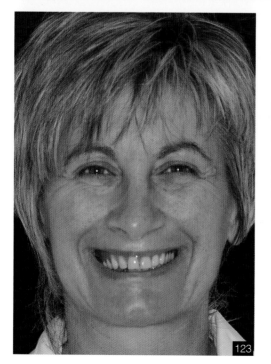
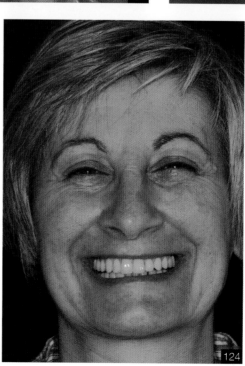

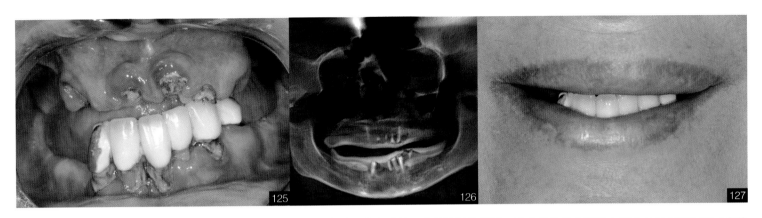

图125~图127 初始检查时的临床情况，是由于上颌固定修复体脱落所致的。出于经济的原因，同意的治疗方案是上颌全口义齿和下颌"多伦多"桥修复。应该注意到牙-面关系的完全紊乱。无论是休息时还是微笑时（患者在这种情况下只能做有限的微笑），整个微笑空间都被下颌牙列所占据。只有通过向根方移动下颌咬合平面才有可能恢复正常的牙-唇关系，这将使上颌咬合平面向冠方移动成为可能，从而实现上牙列的可见性。为此，下颌种植体必须放置在正确的根方位置，这样才能有足够的修复空间来构建与面部美学参考点相协调的合适的上颌义齿。

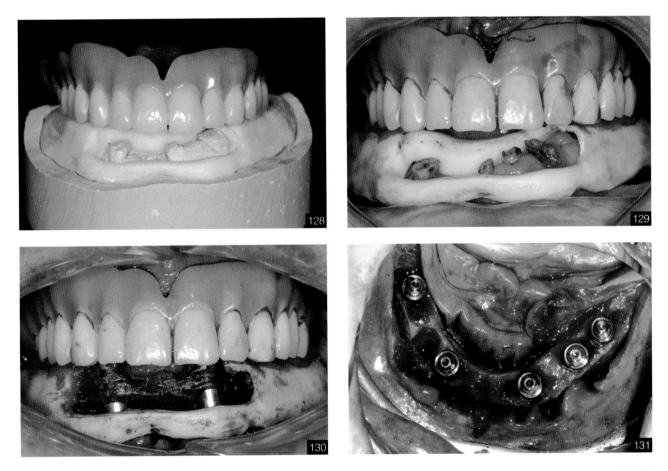

图128~图131 准确地规划了一个拔牙前预成上颌全口义齿，其具有一个更冠向定位的新的咬合平面并保证了上颌牙的准确的可见性，在下颌种植体植入前用一个手术导板以指导下颌所需切除的骨量，并使用一次模型技术来管理下颌种植后的即刻负重程序。

除了功能和结构上的考虑外，图125~图136所示患者中，对美学区域特征的评估使得有必要通过手术来增加下颌的修复空间。该治疗计划设想了一个上颌全口义齿和下颌"多伦多"桥。为了使上颌和下颌咬合平面的位置与功能和美学参数相协调，必须通过精确的骨切除术来增加下颌的修复空间，这允许下颌咬合平面和上颌咬合平面的降低，从而保证了上颌牙列的可见性。

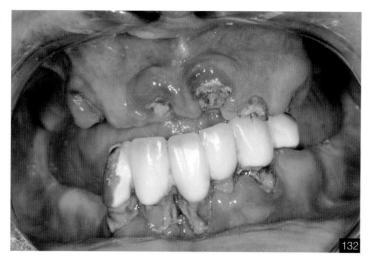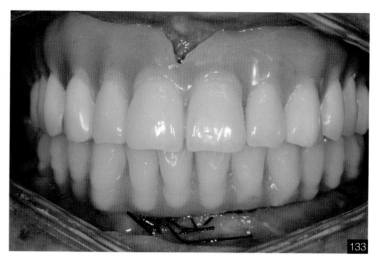

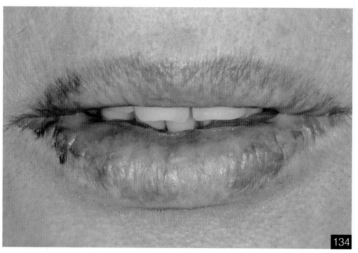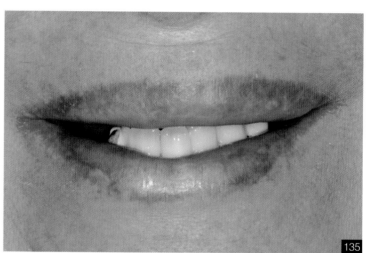

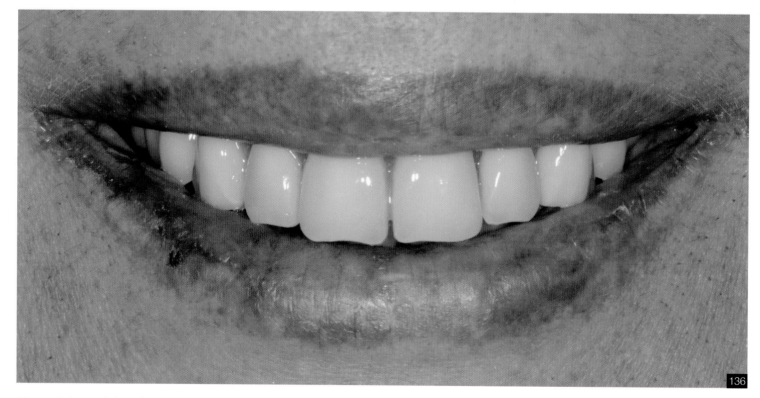

图132~图136　上颌义齿与下颌手术同时进行，下颌修复体在术后第二天应用，通过手术创造了合适的修复空间，使牙-唇关系正常化。牙科技师Mauro Crepaldi和Roberto Costa。

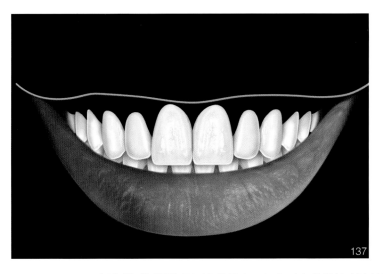 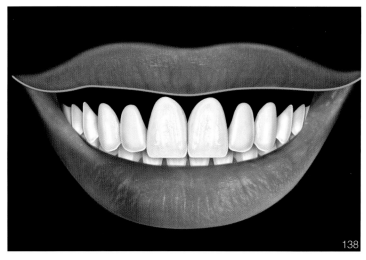

图137，图138　制作蜡型以评估是否应使用人工组织时应遵循的步骤的示意图。在调整好合适比例的牙齿并正确定位后，在用力大笑时上唇的位置就会被标记出来。注意在嘴唇的位置和牙齿颈部边缘之间存在的空间。

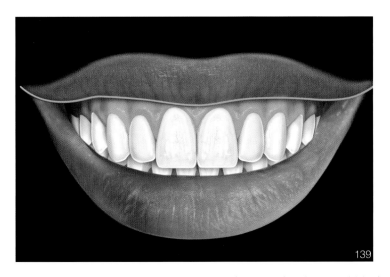 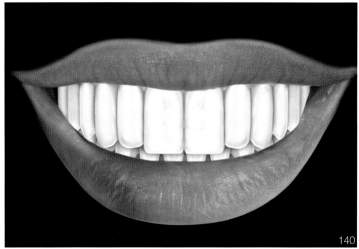

图139，图140　使用人工组织保证的美学效果与通过修改牙齿比例来封闭空间得到的效果之间的差异是显而易见的。

基于美学的修复体类型的评估

如前所述，在制作蜡型过程中，定义了切平面并以合适的宽度和长度比例定义了上颌牙齿之后，根据照片或视频评估对大笑时上唇的位置和方向进行标记。如果上唇的位置和牙齿的颈缘之间出现空隙，通过改变牙齿的比例来关闭而进行的牙齿补偿在美学上是不可接受的，则必须使用人工牙龈来制作矫形修复体（图137～图140）。

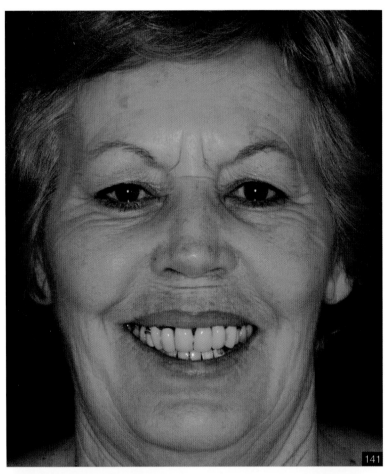

图141，图142 终末期牙周炎患者，其治疗计划是设想用种植体支持的固定义齿修复两个牙弓。最初的微笑特征是牙齿很长，没有可见的牙龈组织。

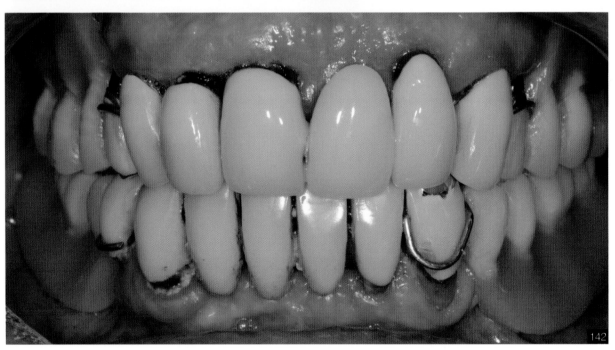

微笑的高度被定义为可见的牙龈组织数量。在终末期牙列中常出现"隐藏的"牙龈微笑，经常因为先前的组织丢失导致牙龈边缘的位置位于微笑线的顶端。从纯粹的语义角度，这些不是"高或牙龈微笑"的情况，即使它们最初是在微笑过程中也是不可见的。为了尊重牙齿的比例并恢复令人愉快的美学，这些情况下需要使用或多或少的人工组织来恢复可见功能的微笑高度，因此，需要再造一个"人工牙龈微笑"（图141~图155）。

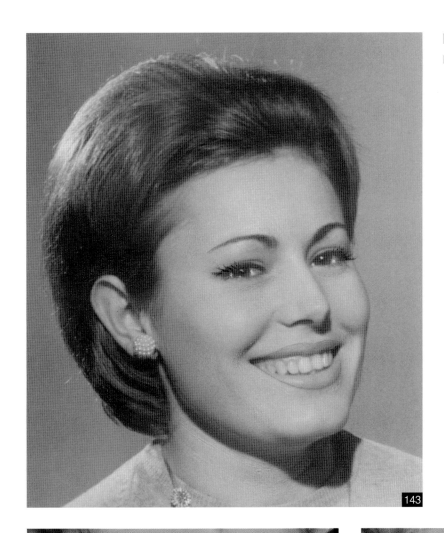

图143 患者展示的年轻时的轻微的露龈笑。

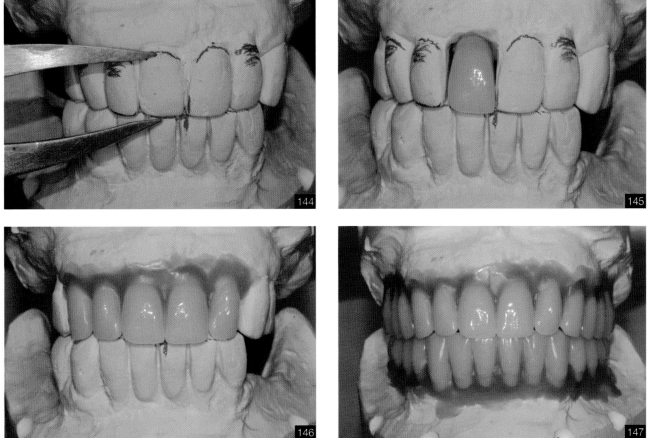

图144～图147 蜡型显示需要使用人工组织来恢复牙齿的正确比例并使牙齿之间没有空隙。

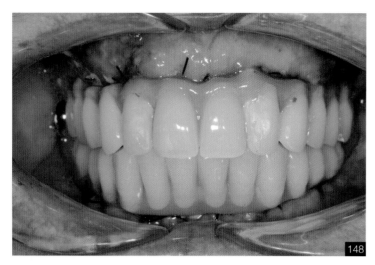
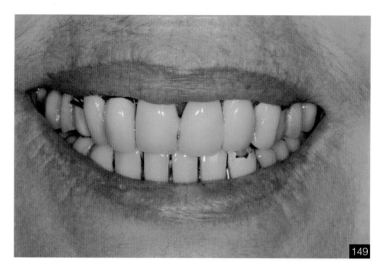

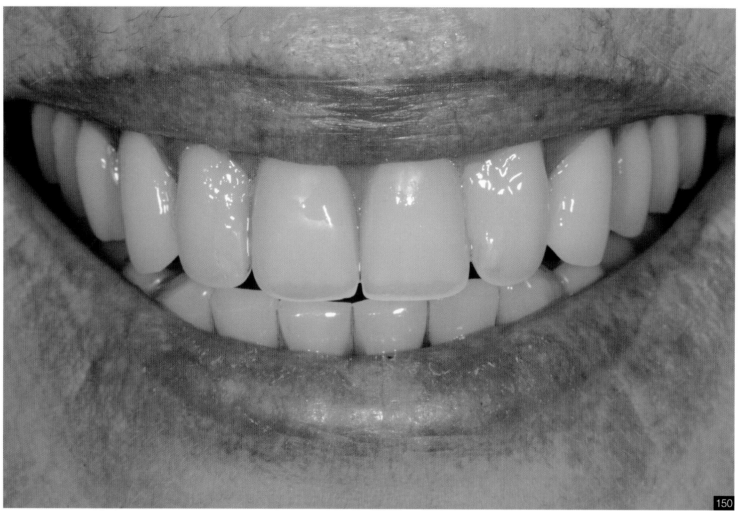

图148~图150　在一次外科手术中，在上下颌植入种植体，并在第二天加载临时固定修复体，该修复体是通过一次模型技术制作的，是蜡型的复制品，由于人工组织的存在，微笑得到了改善。

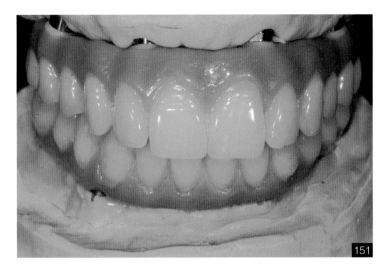

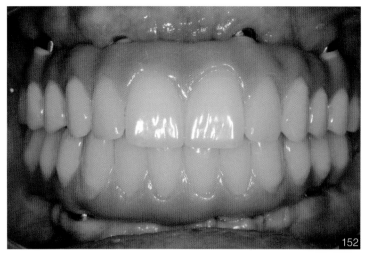

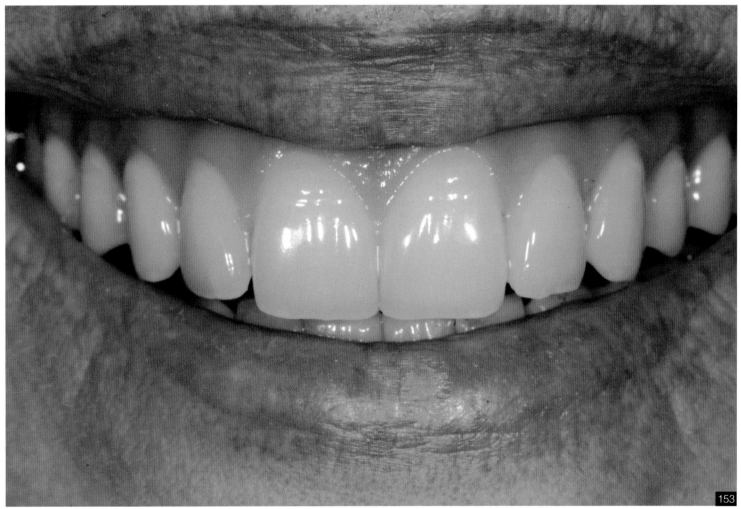

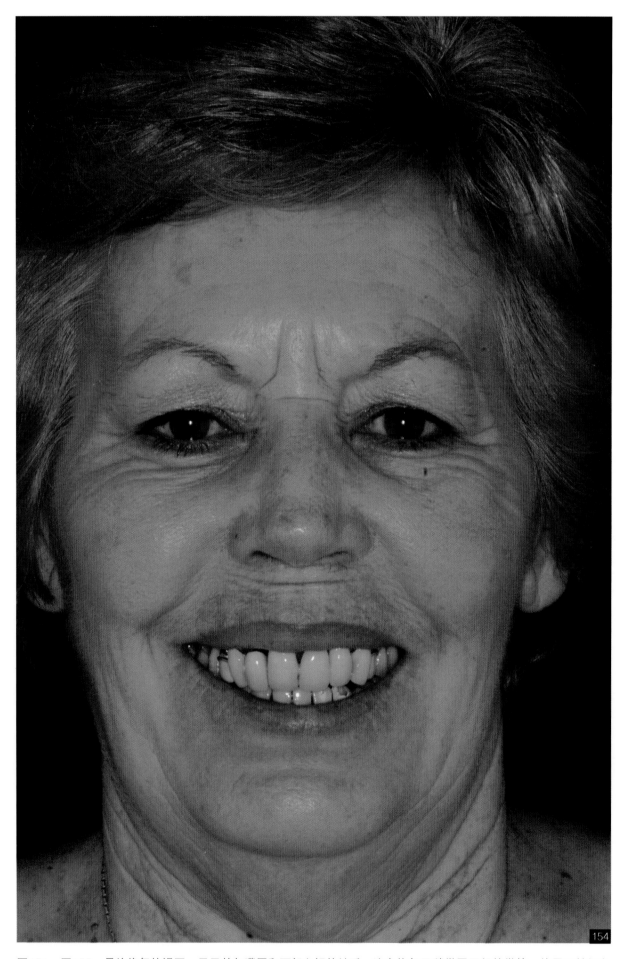

154

图151～图155　最终修复的视图，显示其与嘴唇和面部之间的关系。注意恢复了稍微露牙龈的微笑，使用了粉红色的瓷粉。牙科技师Massimo Soattin和Cristiano Broseghini。

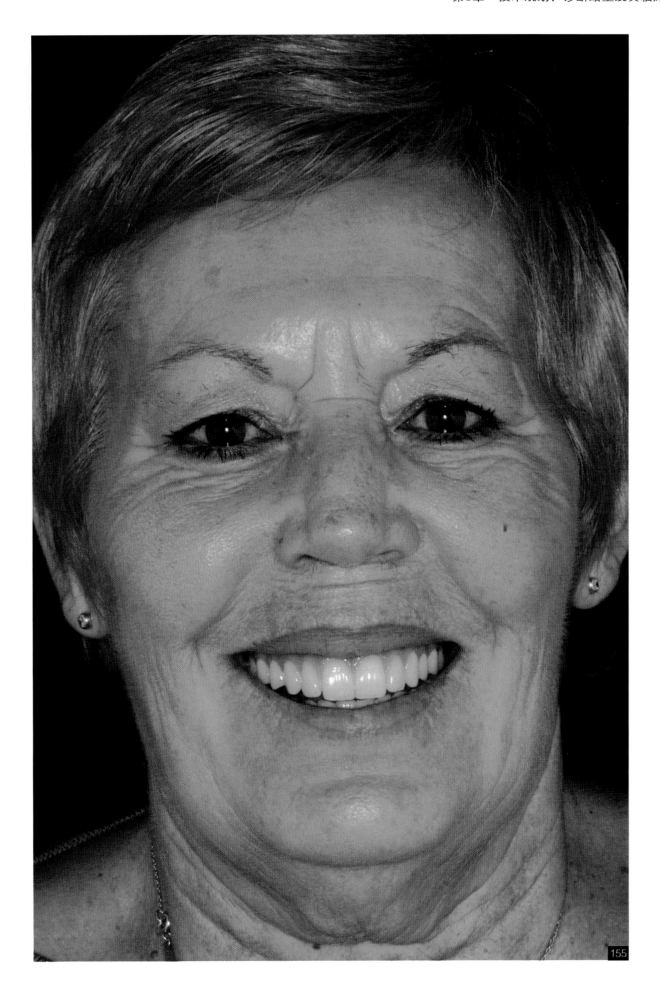

155

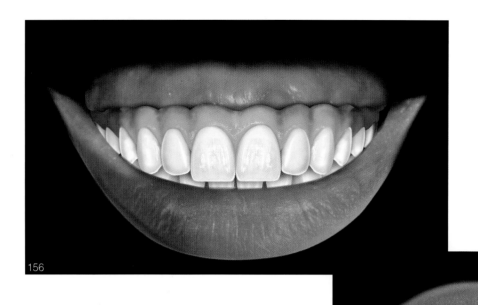

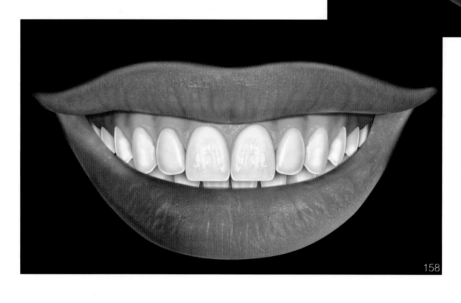

图156~图158 这些设计图展示了在矫形修复体中，人工组织和天然组织之间过渡的位置如果定位在美学区域内，那将是可见的。因此，它必须位于最大微笑线的根方。

这些临床情况需要在诊断阶段就进行识别，在蜡型中突出显示，并且在开始积极治疗之前与患者进行讨论，以便患者了解自己的解剖情况以及可接受的妥协的美学修复效果。

人工牙与人工牙龈之间、人工牙龈与天然牙龈之间存在双重过渡线是矫形修复体的特征。由于不可能掩饰人工牙龈和天然牙龈之间的过渡，所以必须将这种过渡的位置放在最大微笑线的根方（图156~图158）。

外科手术的意义很明显：**当需要使用人工组织时，种植体必须位于最大微笑线位置的根方。**

因此，微笑的高度，特别是在最大微笑期间嘴唇的位置是指导计划过程和制作蜡型的主要诊断因素之一，在治疗高笑线患者时具有重要的治疗意义。

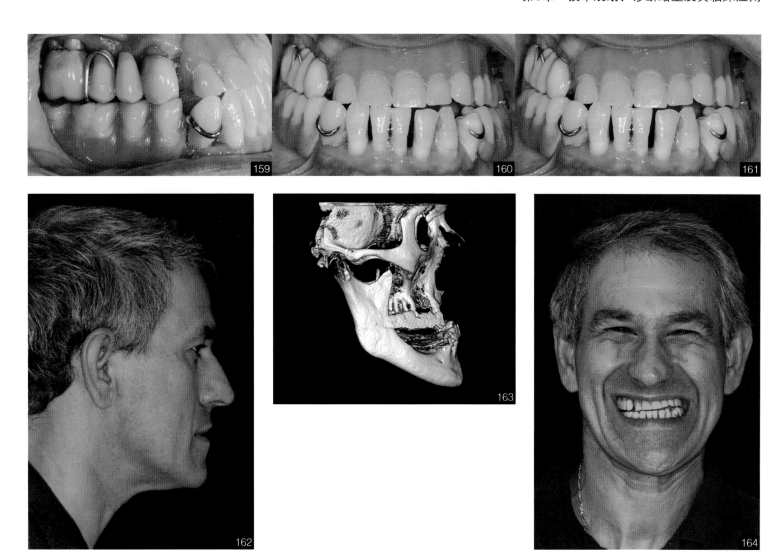

图159～图164　因上颌骨和面部中1/3处明显收缩而需要手术的一例骨性Ⅲ类患者。由于功能和美学的原因，患者希望对两个牙弓进行固定修复。除了残留的牙列和面部之间完全不协调外，正面视图还显示了一个相当高的笑线。该治疗方案设想了由上下牙弓种植体支持的固定修复以及相关的颌面外科手术以前移上颌骨。

图159～图182展示了一个严重的骨性Ⅲ类病例，患者有一个很高的笑线，通过种植体支持修复了两个牙弓，并进行了颌面外科手术，使上颌骨向前移动，增加了垂直距离。在这些情况下，一旦确定了需要使用人工组织来恢复美学，过渡线的位置就成为了颌面外科手术计划中的关键要素之一，以避免它在上颌骨前移手术后是可见的而导致美学的失败。

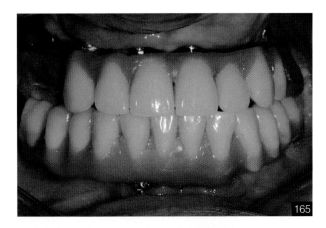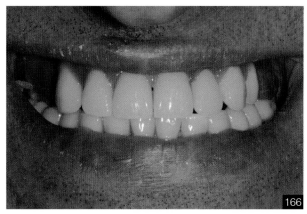

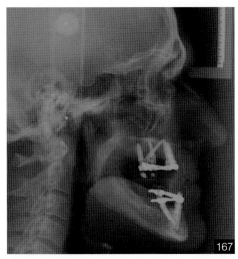

图165~图167 在上下牙弓种植体即刻植入并即刻负重后,开始进行颌面外科手术计划。手术治疗方案是上颌骨的不对称前移,并且与第一套临时修复体相比,进一步增加了垂直距离。基于新的诊断蜡型的美学观察提示了使用人工组织的必要性。因此,在计划阶段要特别注意确保在手术结束时过渡线是不可见的。

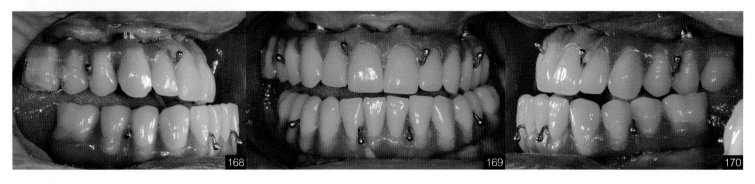

图168~图170 在手术前1天应用了螺丝固位的临时修复体的视图。在树脂中放置了挂钩,以便于手术夹板的结扎,该夹板用于处理手术时上颌骨的移位,并在增加的垂直方向上将其固定在计划的位置。

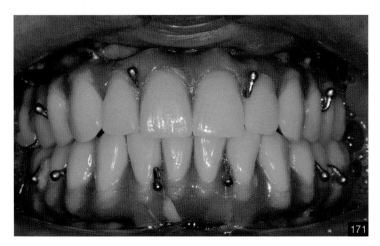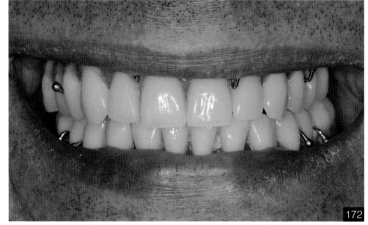

图171,图172 Vicenza General医院的Bacilliero医生进行的颌面外科手术结束时的视图,显示了合适的咬合关系的恢复、人工组织的美学重要性,以及隐藏在视线之外的过渡线。

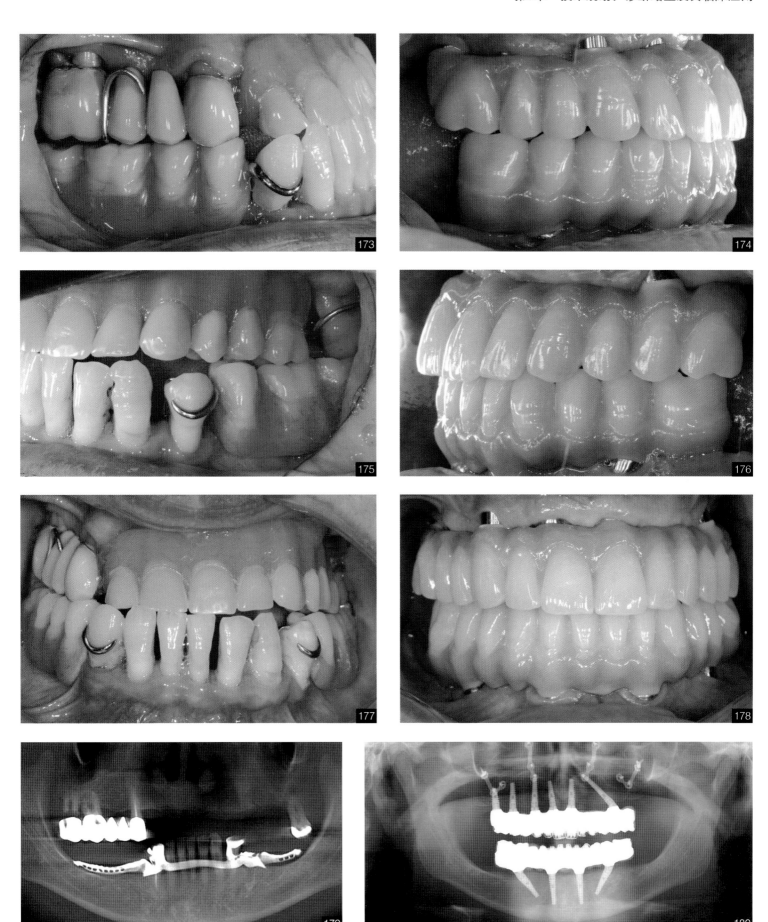

图173～图180 在治疗开始和结束时该病例的临床和影像学视图。

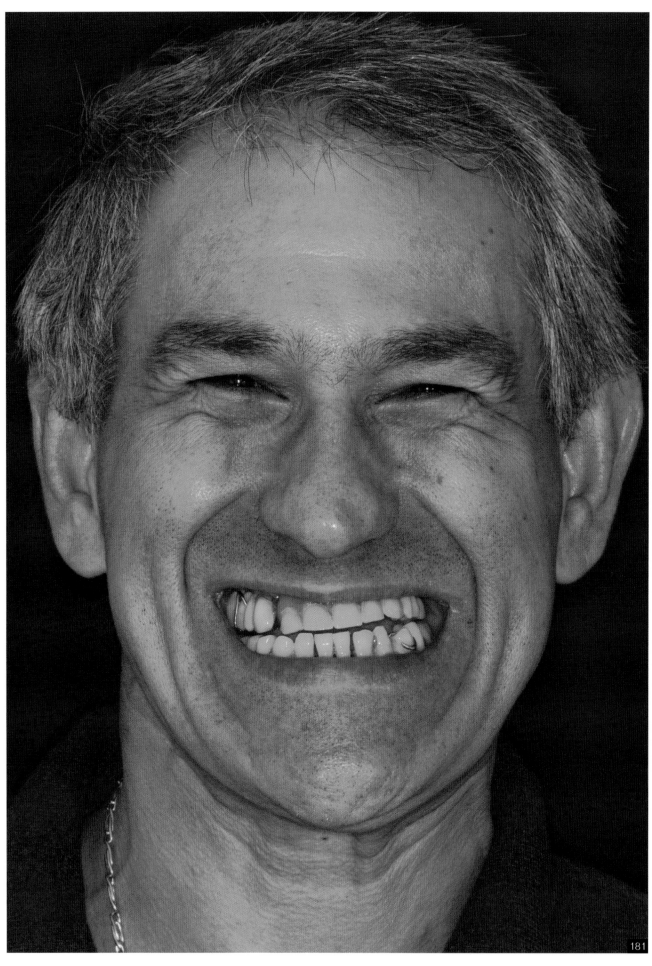

181

图181，图182　最初和最终微笑之间的比较视图，可以看到患者面型与重建修复体之间的良好整合，以及使用人工组织在高笑线情况下的重要性。牙科技师Massimo Soattin。

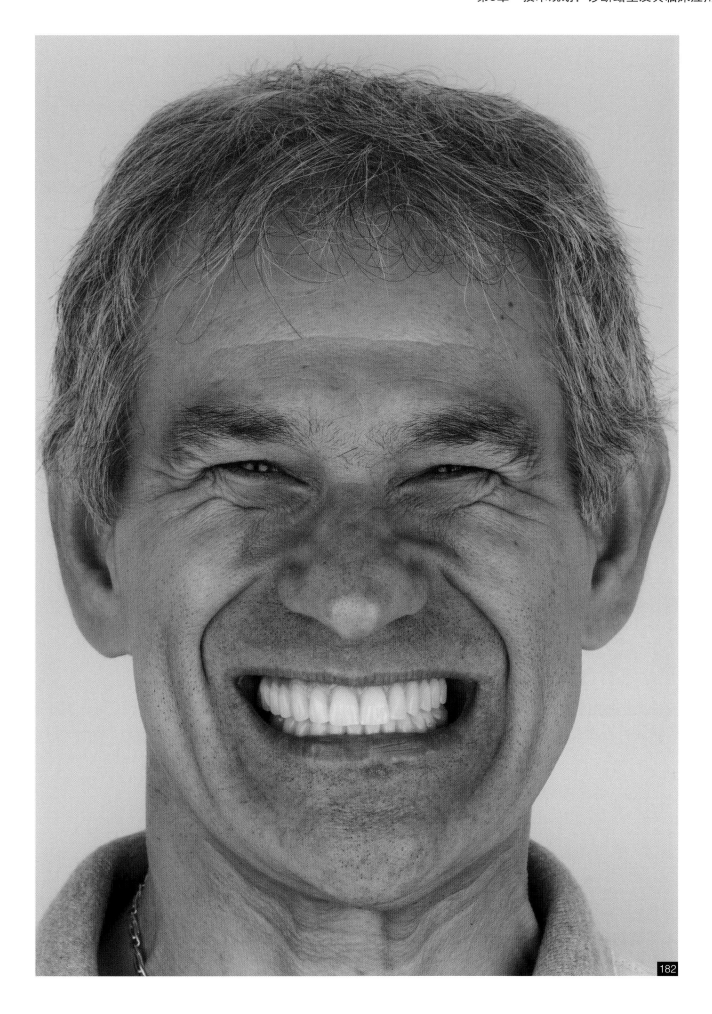

182

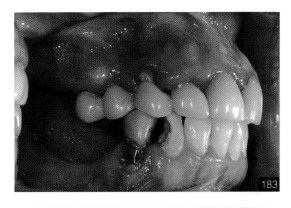 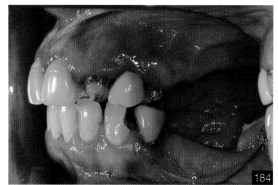

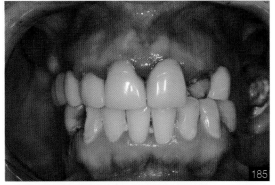 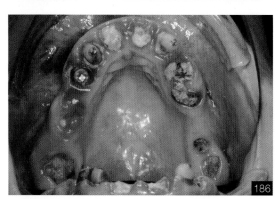

图183～图186 初诊时的口内视图，显示了应用了多年临时修复体后的上颌牙弓的残根。

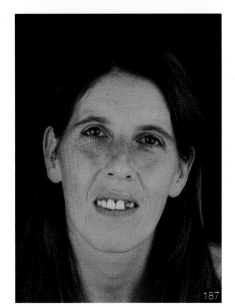 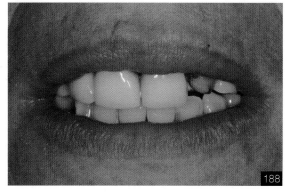 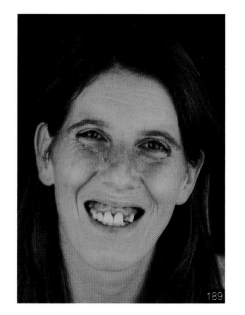

图187～图189 嘴唇静止时牙齿与面部的关系清楚地显示了上颌切牙的过度暴露，而大笑时显示了露龈笑的大小与上颌垂直向骨量过多有关。

与患者的沟通

在最初的临床情况显示牙齿正畸或骨骼的问题且咬合关系极端混乱的情况下，这不仅对患者来说是困难的，对牙医来说也很难预见通过治疗可能取得的美学和功能的结果，诊断蜡型可以作为一种卓越的沟通工具，特别是当蜡型可以转换成一个树脂诊断饰面时。图183～图192所示患者多年来一直戴着临时修复体，用于修复残留的上颌牙根，并且下颌后牙区无牙。

上颌修复体完全松脱，即使没有肌肉或关节症状，患者也无法咀嚼，这个病例在美学上非常复杂，因为严重的露龈笑与唇功能不全相关，同时伴有上颌骨垂直向骨量过多和牙槽骨的外突。由于牙齿、骨骼和修复情况的复杂性，始终建议患者采用上颌全口义齿和下颌可摘局部活动义齿的顺应性治疗方案，但是由于美观的问题，她拒绝了这些治疗：上颌全口义齿的树脂基托会进一步加重唇部的外突以及减弱唇部的功能。

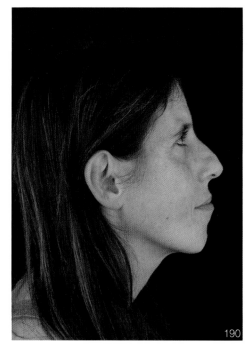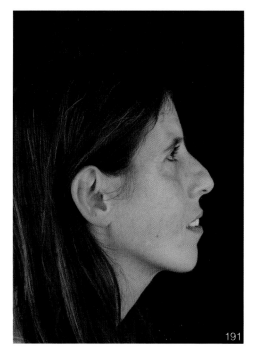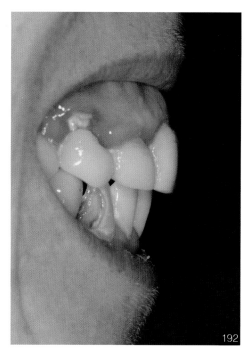

图190～图192　从这些侧面图像可以了解到与牙槽骨外突相关的唇功能不全。

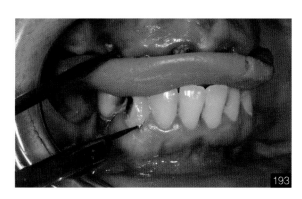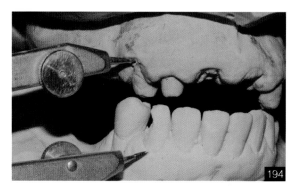

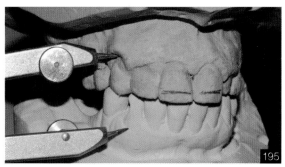

图193～图195　为了制作诊断蜡型，将现有临时修复体的上颌模型和有残留牙齿的上颌模型以相同的垂直距离安装在𬌗架上，以便同时使用它们。

因此，患者想知道基于重组方法进行治疗是否可行，旨在解决功能和美学的问题，并与其经济状况相适应。

为了更好地研究这一病例，提出了一个基于诊断蜡型的初步治疗方案，并将其转化为树脂诊断饰面。在初始蜡型中将上颌切牙和上颌咬合平面向根方移动，以减少休息状态和微笑状态下牙龈和牙齿的暴露量，因此垂直距离略有减少（图193～图205）。

将蜡型转换成树脂诊断饰面，在口内进行了测试，并与患者进行讨论。模型的根方延伸位置与美学区域的位置（用力微笑时上唇的位置）相吻合，并使用一条牙胶来定位，以便通过放射线学来评估由美学区域限制的根尖方向是否存在足够的可用骨量（图206～图212）。

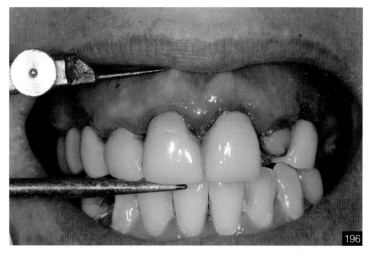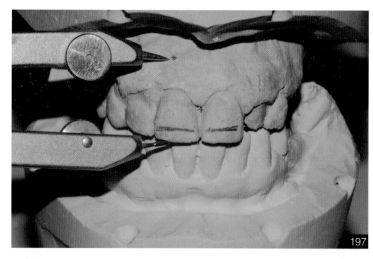

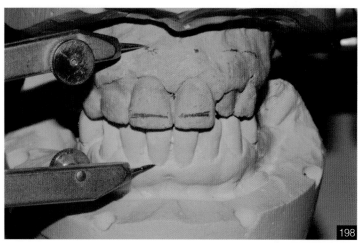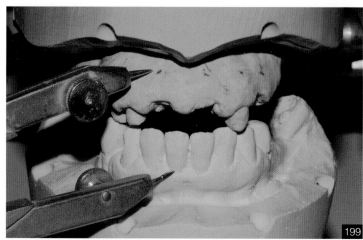

图196~图199　利用直接在口腔中进行的测量，将美学区域的根尖极限位置转移到具有现有修复体的模型上。通过将两个上颌模型以相同的垂直距离安装，它还可以将美学区域的根尖极限位置转移到具有残留牙齿的模型上，在残留的牙齿上制作诊断蜡型，然后将其转换成树脂诊断饰面，以便直接在患者口中进行测试。

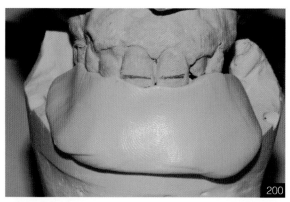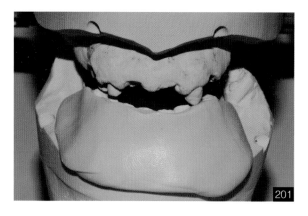

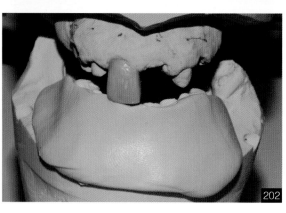

图200~图202　在下颌模型上记录了上颌切牙平面的位置，用硅橡胶导板作为参考，以将右上中切牙的切缘定位在残留牙齿模型的初始位置。

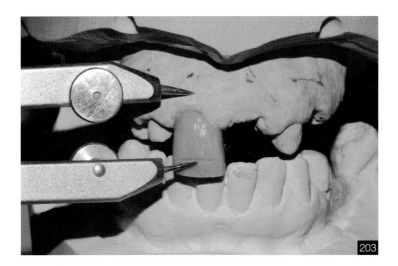

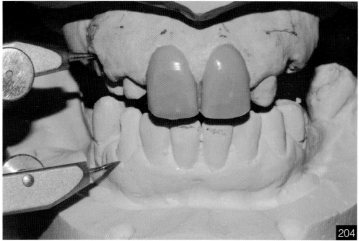

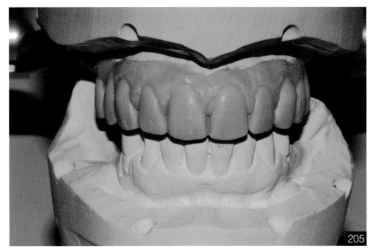

图203~图205 根据临床评估，切牙的切缘必须向根方移动约4mm。从与下颌切牙新的覆𬌗关系可以看出，这两颗中切牙位于正确的冠根方位置上。在此基础上定义了上颌的咬合平面，并在整个美学区域所占据的空间内制作诊断蜡型。

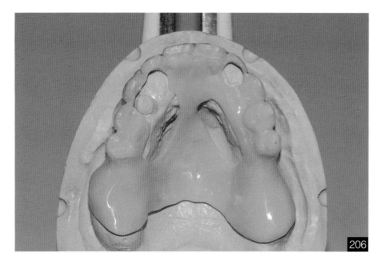

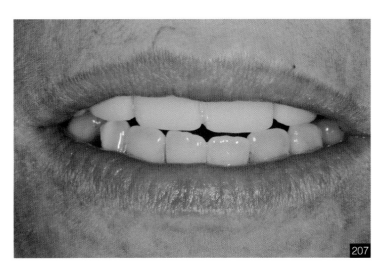

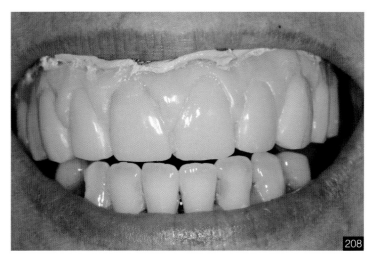

图206~图208 诊断蜡型被转换成树脂诊断饰面并磨空其内部，以便它可以在有牙根的情况下在口内进行测试。在用力大笑时，在上唇位置与模型根方交界处放置一条牙胶，这样就可以在CBCT上评估美学区域的根尖方向是否有足够的骨量。

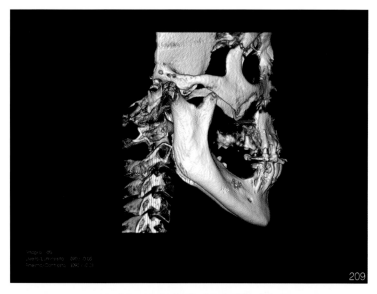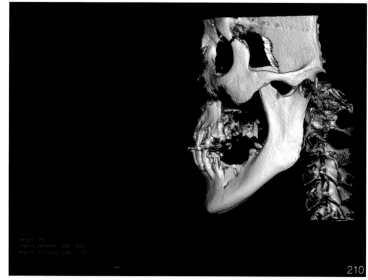

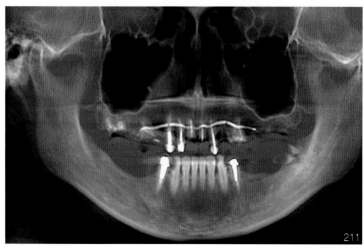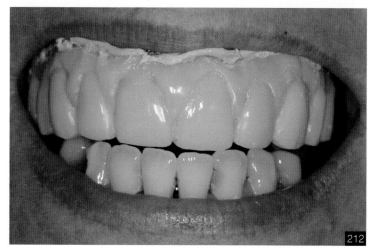

图209~图212　用诊断蜡型、树脂诊断饰面和X线片向患者解释可能的治疗方案及其临床管理过程。

因此，与患者讨论了解决修复和美学问题的可能的治疗方案以及相应的费用。提出在上颌应用拔牙前全口义齿并同时进行骨切除术，以减少牙槽骨的骨量，从而同时解决上颌骨的外突和露龈笑问题。也可以评估在第二阶段进行种植体支持修复体的可能性。

针对下颌牙弓提出了两种替代的治疗方法，其共同目的是为了使牙列的前缘向舌侧移动，这是必要的，因为计划中的上颌牙列的收缩和垂直距离的减小。第一个方案是设想在与骨再生治疗相关的后部区域进行种植体植入治疗，以弥补目前的骨厚度不足。种植体支持的临时修复体将被用作前牙正畸回收时的支抗。

第二种方案是设想了种植体支持的"多伦多"桥修复整个下颌牙弓，拔除所有的残留牙齿，并将种植体放置在颏孔间区域，而不需要任何骨再生治疗。通过这个方案，下切牙将被修复重新定位在一个与蜡型展示一样的偏舌侧的位置。

患者同意在一次手术中进行上颌全口义齿和下颌"多伦多"桥的修复治疗。

然后，用诊断蜡型和树脂诊断饰面指导上颌牙槽突的骨切除术，拔除上颌残留牙齿，构建拔牙前上颌全口义齿，并采用一次模型技术管理下颌种植体植入后的即刻负重程序（图213~图237）。

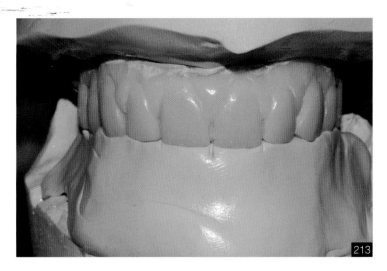

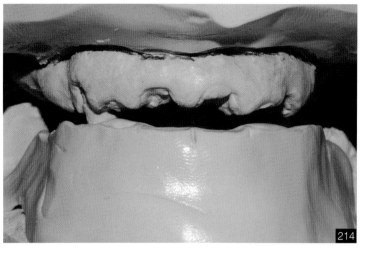

图213～图215　树脂诊断饰面被用于指导构建上颌全口义齿，与诊断饰面相比，该义齿不仅要考虑咬合平面的根尖向的重新定位，以减少露龈笑，而且还要使牙列适当地往腭侧移动，以减少牙槽骨的外突。使用诊断饰面无法预见效果，由于上唇的"扩张"，可以保证露龈笑会进一步减轻。将诊断饰面的咬合平面位置转移到工作模型中，可以看出在该模型中需要减小垂直距离是明确的。

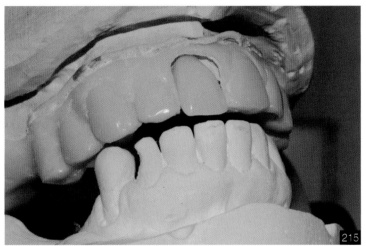

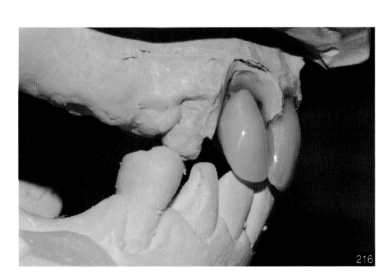

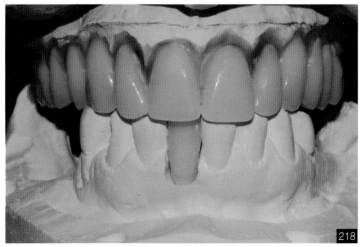

图216～图218　根据诊断饰面的指示将修复体的人工牙放置在正确的冠根向位置，并在模型上模拟通过骨切除术向腭侧方向收缩。

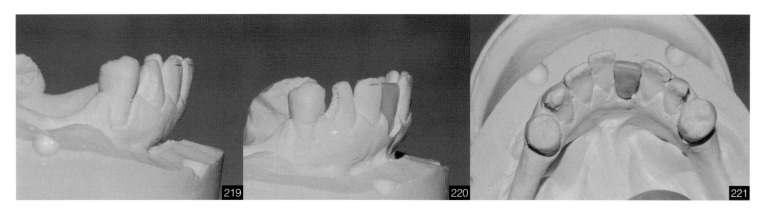

图219~图221　同样，在下颌将牙齿往舌侧排列，以减少牙齿的突度并调整它们以适应上颌牙齿的腭侧移动，同时也改善了与下唇的关系。

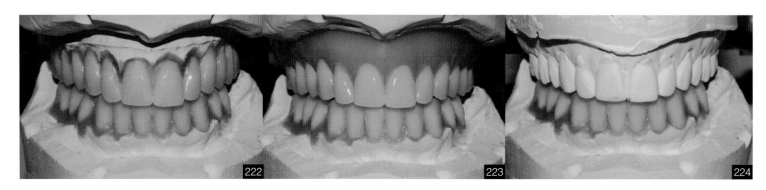

图222~图224　完成的拔牙前修复体，及其复制品与下颌蜡型咬合时的视图，这将有助于使用一次模型技术来管理下颌种植体的即刻负重。

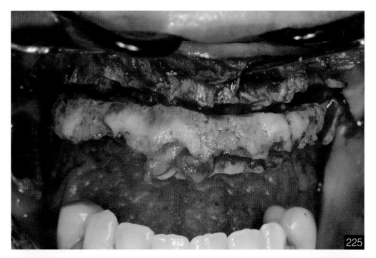

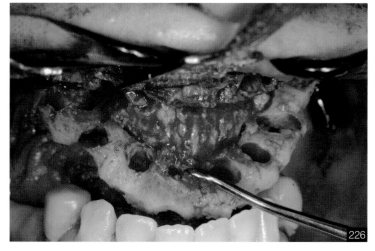

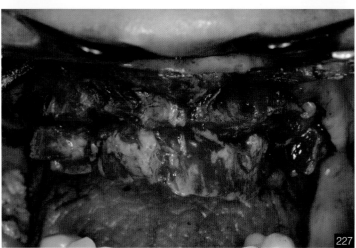

图225~图227　以该模型为参考进行上颌牙槽突的骨切除术，在下颌植入种植体，采用一次模型技术来管理即刻负重。

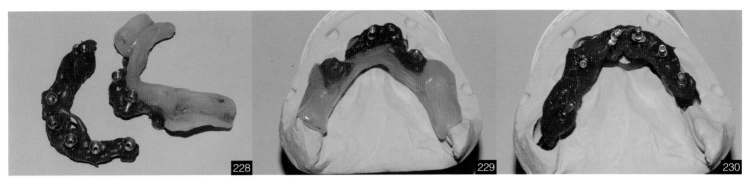

图228~图230　使用一种模型技术将下颌转移板和树脂夹板用于将研究模型转换为工作模型的视图。

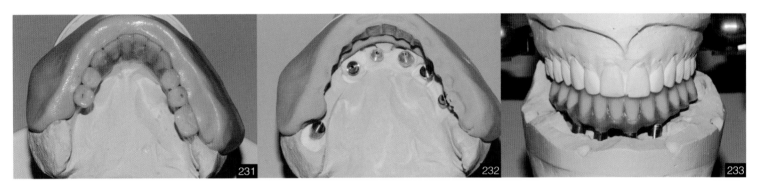

图231~图233　用一个硅橡胶背板复制诊断蜡型，并重新放置在模型上，将其转换成工作模型，以便利用蜡型制作下颌修复体。

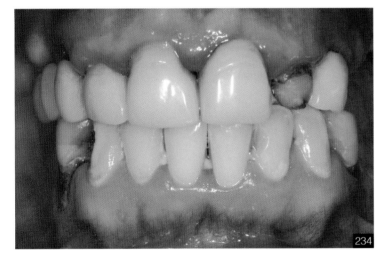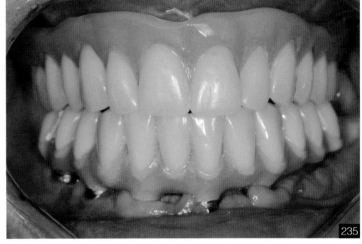

图234~图237　在手术过程中使用上颌全口义齿，下颌的"多伦多"桥在术后第二天使用（3周后视图）。手术前后的口内视图和患者的面部视图显示了露龈笑的矫正以及牙-面关系的改善。牙科技师Massimo Soattin。

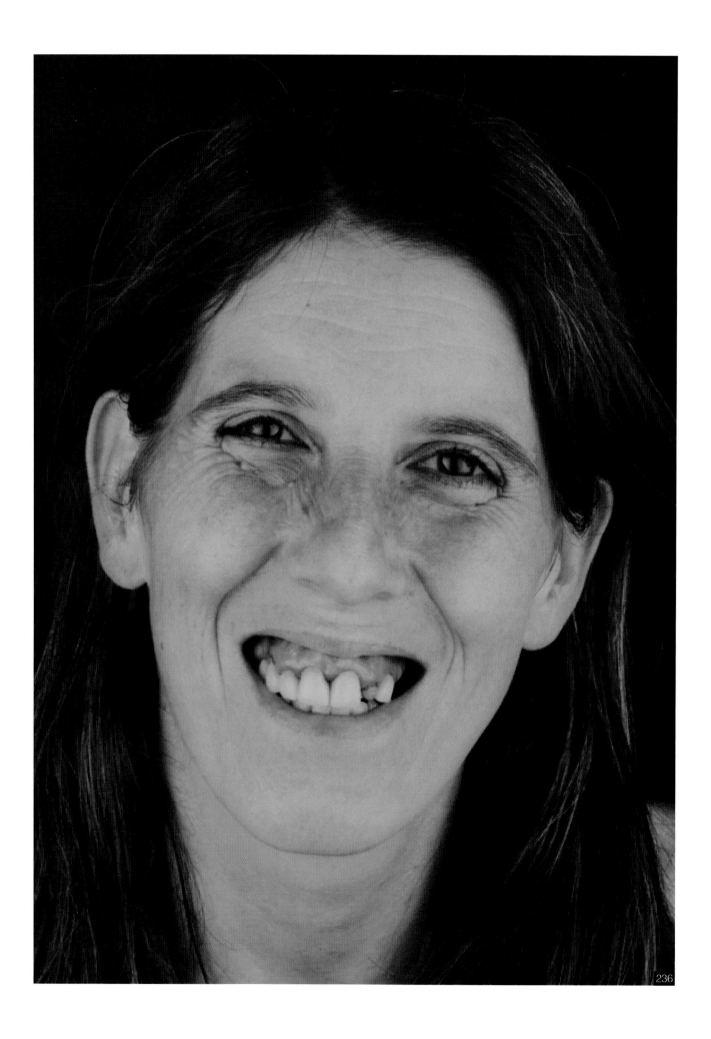

236

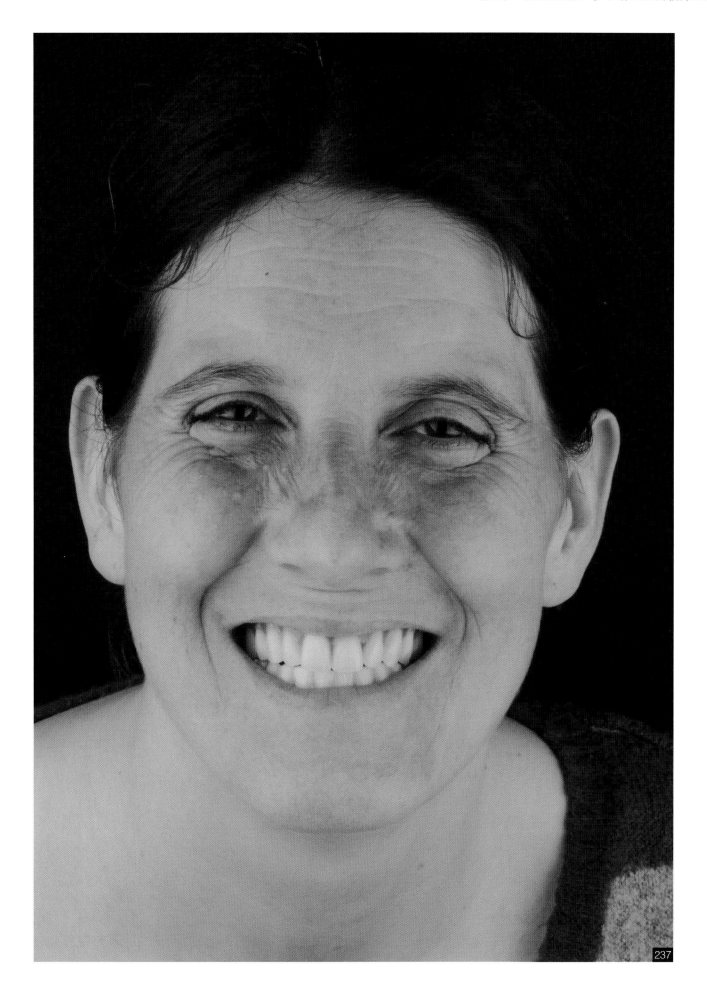

237

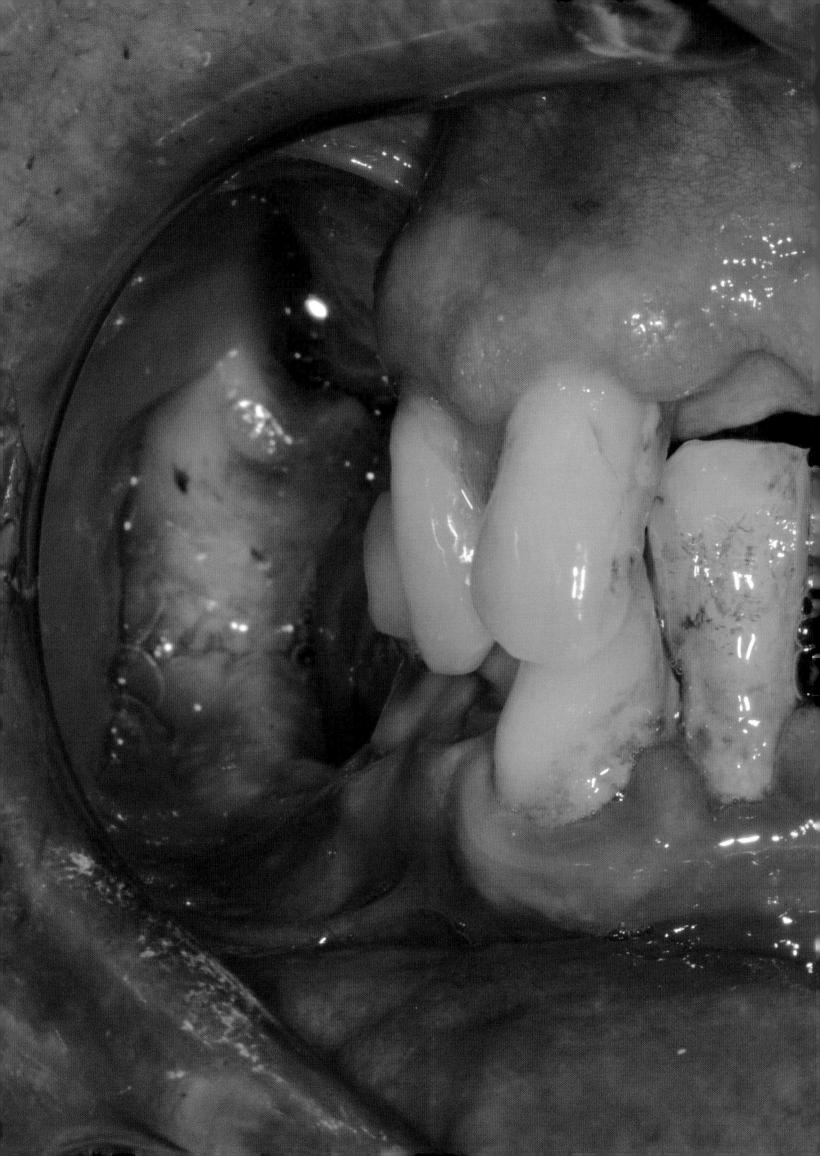

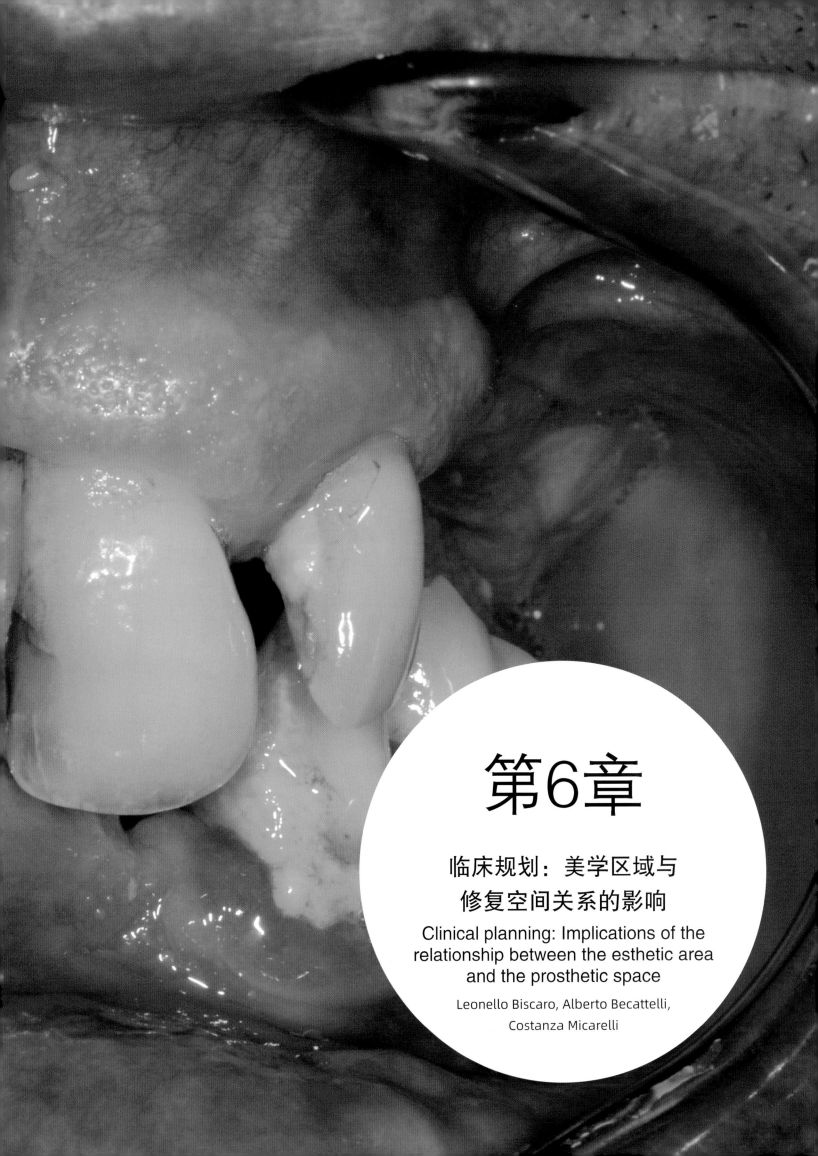

第6章

临床规划：美学区域与修复空间关系的影响

Clinical planning: Implications of the relationship between the esthetic area and the prosthetic space

Leonello Biscaro, Alberto Becattelli,
Costanza Micarelli

前一章介绍了技术规划最重要的目标之一是如何使用诊断蜡型使治疗结果预先可视化。临床规划的主要目标是预先可视化所需的治疗路线图，以实现蜡型所预览的结果。

临床规划包括：

• 选择最合适的治疗方法
• 根据生物学和人体工程学标准，预先组织精确的工作流程或临床预约程序，以与技术程序相协调

因此，正确的临床规划使我们能够：

• 制订一份详细的治疗费用报价单，并把它呈现给患者
• 同意采取适当的付款方式，以改善牙科诊所的财务管理

由于有大量的临床和技术数据需要在复杂的临床情况下（如终末期牙列）进行分析和使用，因此在临床规划过程中存在两个基本问题：

• 选择要分析的数据
• 用于处理数据的方法

为了在日常工作中舒适地使用一种临床决策方法，需要选择少量的数据，也就是说，仅选择真正需要的数据，然后按照重要性顺序使用。实际上，正如Gerd Gigerenzer所说，"引入的数据量越多，决策树的大小增加得越多，数据就越不能够为逐步要完成的工作提供可靠的估计。"

此外，当有大量的数据需要分析时，在诊断过程中选择的数据量越大，不谨慎的分析和低估或高估数据本身的可能性就越大，进而可能导致诊断或治疗的错误。

终末期牙列的整个治疗规划过程中，最重要的限制数据是美学区域的范围和修复空间的范围之间的关系。

这允许识别出两种类型的终末期牙列：

• 1型终末期牙列：美学区域的范围小于修复空间的范围
• 2型终末期牙列：美学区域的范围大于修复空间的范围

根据美学对终末期牙列类型进行分类后，需要对以下数据进行分析：

• 患者的需求
• 系统性风险因素
• 局部风险因素
• 诊断蜡型

对该分析中最重要的数据进行综合评估，可以跟踪总体风险状况，并正确规划治疗方案。

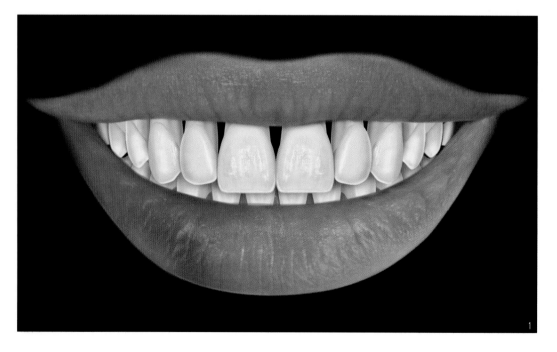

图1　美学区域的范围小于修复空间的范围。

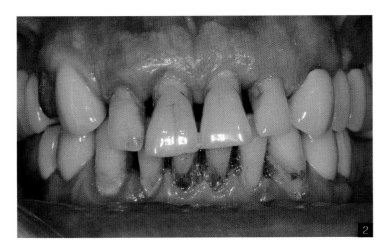

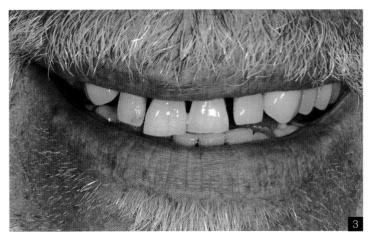

图2～图4　一例1型策略性终末期牙列的临床和影像学视图。美学区域的范围比修复空间的范围小很多。患者想要一个固定的种植体支持的修复体，这是可能的，因为存在非常有利的骨解剖条件。

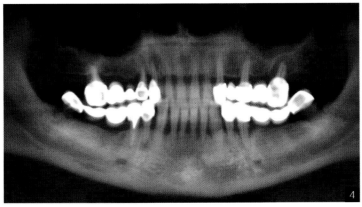

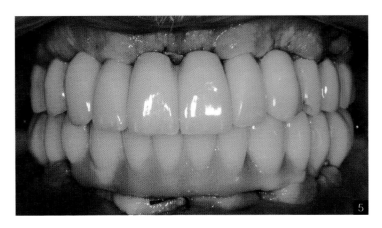

图5　拔除残留的牙齿，采用骨支持式的手术导板在上颌立即植入6颗种植体，在下颌植入5颗种植体。手术后第二天，用螺丝固位的金属增强临时修复体进行即刻负重。

1型终末期牙列

在1型终末期牙列中，美学区域的范围小于修复空间的范围（图1）。这意味着在用力大笑时，嘴唇的位置位于牙龈边缘的冠方。因此，种植体的颈部会自动放置在美学区域之外。

根据Tjan关于笑容高度的数据进行推断，并将其应用于终末期牙列患者中，结果显示在大约90%的病例中，美学区域的范围小于修复空间的范围。

一般来说，在良好的骨骼解剖学条件下，1型终末期牙列的种植修复计划过程在一定程度上是线性的。

治疗方法包括：

• 诊断蜡型

• 根据骨解剖基础拔除残留牙齿并立即植入种植体

• 即刻负重

• 螺丝固位型的修复解决方案，其美学类型将需要根据笑线的高度和患者的需求进行评估

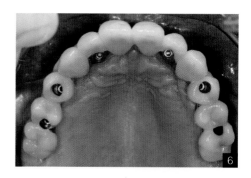
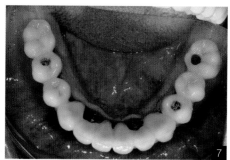

图6～图9 该病例在手术后4个月用螺丝固位的金属烤瓷修复体进行了修复。5年后的临床和影像学视图。

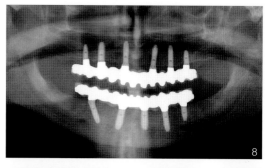
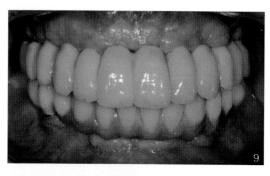

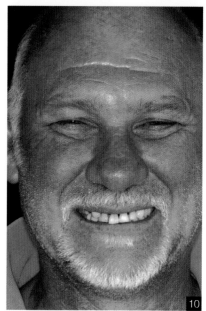
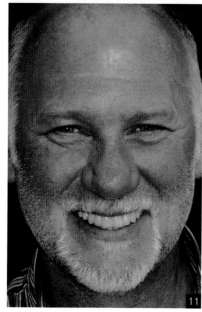

图10，图11 对比最初和最终的笑容，强调了修复体与面部良好的整合。上颌牙弓不使用人工组织是与患者达成一致意见的。牙科技师Massimo Soattin。

图2～图11所示患者是一个典型的1型终末期牙列的规划和治疗的示例。

在观察到美学区域比修复空间小很多之后，对以下数据进行了评估：

- 患者的需求。患者希望用固定型的修复体修复牙列，并在治疗期间不使用活动的临时修复体
- 系统性风险因素。在该病例中不存在
- 局部风险因素。通过CBCT检查残留骨的体积和质量，发现其对种植治疗和即刻负重的处理都是非常有利的。将牙周和修复情况与患者的需求和种植体治疗提供的修复机会联系起来后，残留牙列被认为是策略性终末期牙列
- 诊断蜡型。它表明存在足够的修复空间用于固定种植体支持的修复体，并有可能制作出和谐的外形轮廓

因此，计划了一个外科手术步骤，拔除残留牙齿，即刻使用骨支持式手术导板，在上颌骨植入6颗种植体、下颌骨植入5颗种植体，以诊断蜡型为基础使用一次模型技术制作固定修复体进行即刻负重，并在手术后第二天应用。手术4个月后，用螺丝固位的金属烤瓷修复体最终修复。

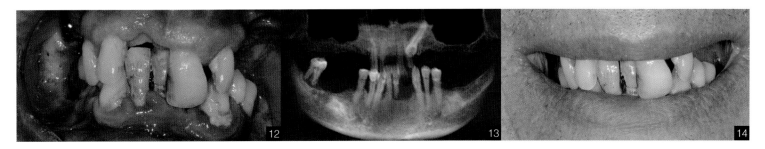

图12～图14　一例1型策略性终末期牙列的初诊视图。残留牙齿的咬合关系完全改变，上颌骨内有1颗埋伏阻生的尖牙。

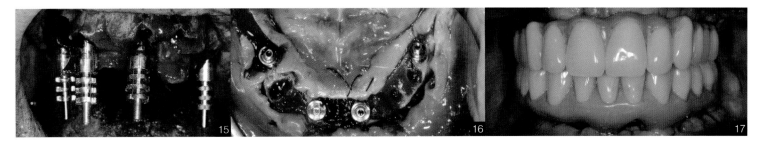

图15～图17　拔除残留的牙齿和阻生的尖牙，采用骨支持式手术导板立即在上颌植入4颗种植体、下颌植入4颗种植体。上颌和下颌的种植体在术后第二天负重。使用预成角度的基台使螺丝通道隐藏在修复体内部。

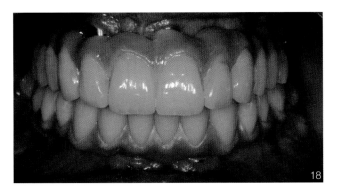

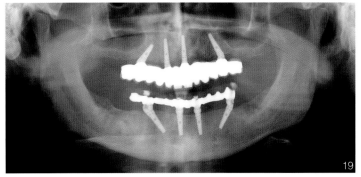

图18～图20　很明显，预成角度基台的金属部分在微笑时是看不到的，另一方面，人工组织的存在也起到了积极的作用。牙科技师Massimo Soattin。

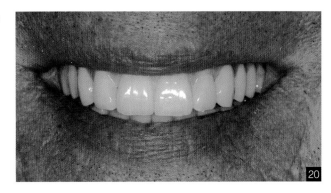

在1型病例中，种植体的数量、位置和倾斜角度是根据残留的骨骼解剖来进行规划的。这种方法的原因是通过利用现有的骨和避免骨再生程序来简化手术。不适宜的种植体倾斜角度或位置可以通过修复体来进行补偿。例如，使用预成的角度基台允许将螺丝通道放在修复体内部，并可使用直接螺丝固位的最终解决方案。

如果基台的金属部分露在牙龈边缘之外，由于美学区域的缩小，它也不会损害1型终末期牙列的"社交"美学，但是这一方面必须在外科手术之前在知情同意书上与患者强调（图12～图20）。

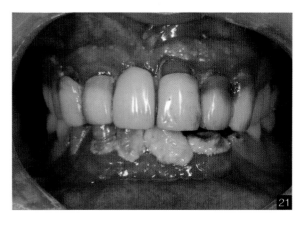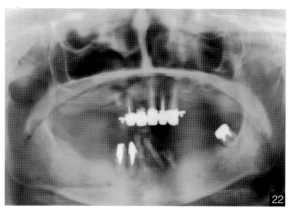

图21，图22　2002年接受种植固定修复治疗的一位重度吸烟患者的初诊视图。治疗的前提是不使用活动的临时修复体。

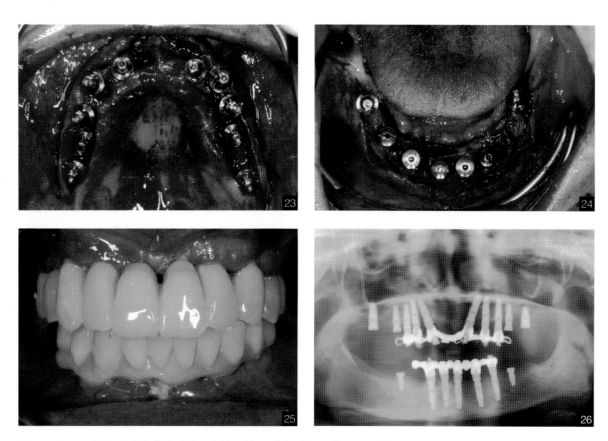

图23～图26　诸如吸烟和操作者在即刻负重方面的经验不足等风险因素导致了种植体的数量比目前的标准多得多：上颌有10颗（其中6颗用于即刻负重），下颌有7颗（其中5颗用于即刻负重）。

在1型病例中，最适合的修复解决方案是螺丝固位。直接螺丝固位的解决方案结合了临床管理简单、再治疗的可能性和可预测性。在临床情况下，无论出于何种原因，治疗计划提供了大量的种植体，直接螺丝固位的解决方案可能会导致咬合的显著改变。这可能会导致一些问题，如咬合的稳定性、经典"多伦多"桥的牙齿脱落、涂层材料的破裂等。在这些情况下，间接螺丝固位的解决方案将种植体和上部修复体之间的螺丝通道放在舌侧或者腭侧，可以保证显著的临床优势，因为它具有补偿不利的种植体倾斜角度的可能性，并保证了咬合面的完整性，以及在需要时进行重新干预的容易性和可能性。然而，这是以更高的技术复杂性和更昂贵的方式实现的（图21～图35）。

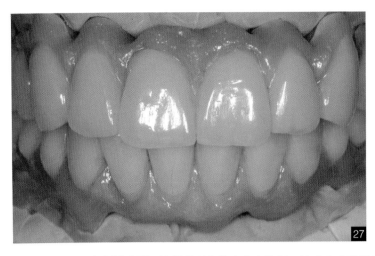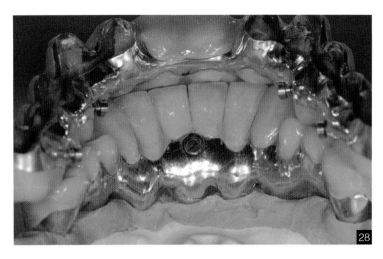

图27，图28　该病例采用间接螺丝固位的方案来修复，该方案由种植体头部的中央螺丝结构，以及将上层结构固定到中间结构上的舌腭侧螺丝组成。

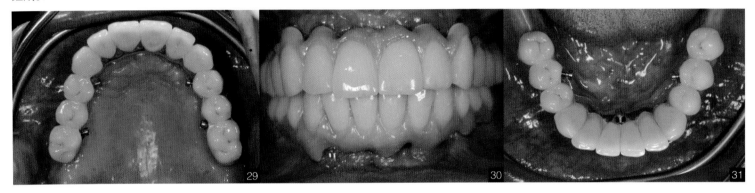

图29～图31　这结合了可拆卸性和咬合面的完整性。

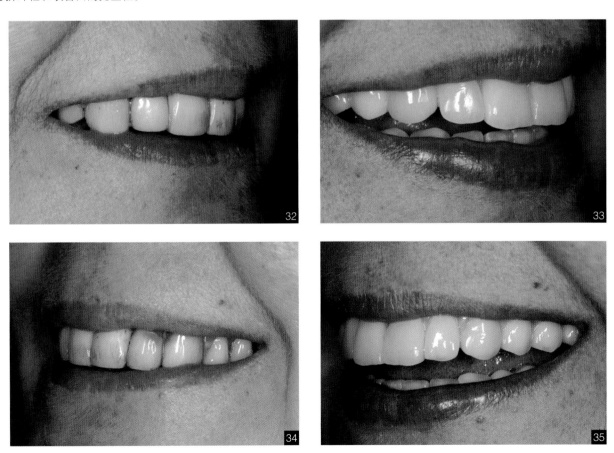

图32～图35　在1型终末期牙列中使用间接螺丝固位方案可以保证微笑的极度自然性。牙科技师Franco Rossini。

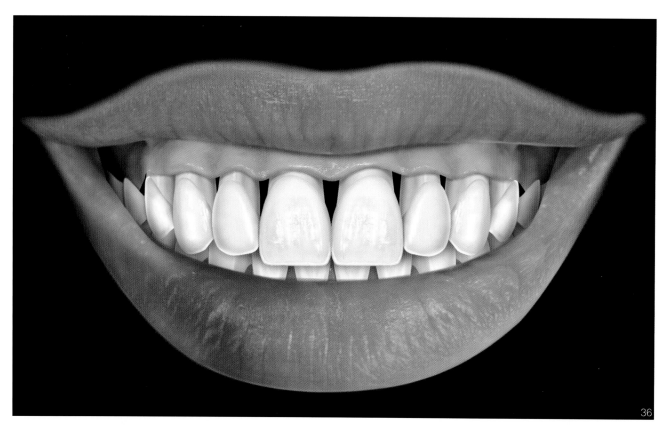

图36　美学区域的范围大于修复空间的范围。

2型终末期牙列

在2型终末期牙列中，美学区域的范围大于修复空间的范围（图36）。以下关系的临床情况也应该包括在此类终末期牙列中，例如，由于缺乏对颌牙而导致的牙齿伸长，或由于上下颌前部挤压移位的Ⅱ类2分类病例。这些病例的临床影响是种植体的颈部可能会落在美学区域内。虽然从外科和修复的角度来看，1型终末期牙列的规划过程是相当简单的，但在2型病例中存在一个较大的美学风险因素，这就要求仔细考虑在实际上牙列被认为是终末期的情况下，使用一般意义上的种植治疗的机会以及种植治疗本身的外科和修复体的类型。在牙列严重受损的情况下，天然牙的

修复必须始终是首要的选择。即使在2型病例中，甚至在种植体治疗的解剖学条件非常有利而简化治疗管理的情况下，更是如此。

当露龈笑患者计划使用全部或部分残留牙列进行修复时，可以通过使用图37~图40展示的3种治疗方案来改善修复体、组织、嘴唇和面部之间的关系：

（1）冠延长术。这允许牙周组织的根向移位，从而改善微笑时牙龈边缘的位置和上唇之间的关系。

（2）上颌咬合平面的根向移位。当牙周组织根向复位后牙齿过长时，这有助于减少修复后牙齿的长度。

（3）减小垂直距离。这允许在上颌咬合平面的根向移位后，重建上颌和下颌牙弓之间的功能性接触。

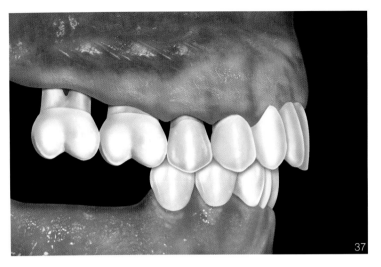
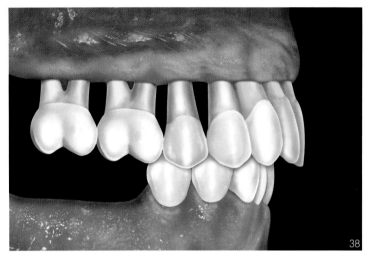
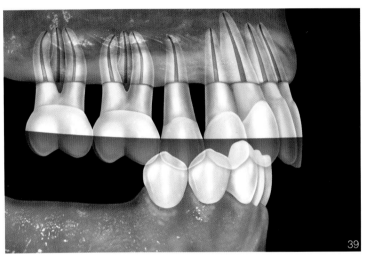
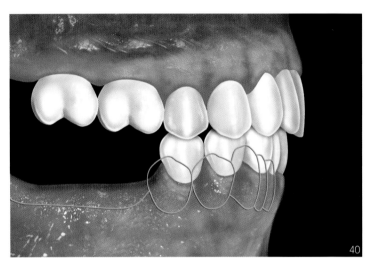

图37～图40 在天然基牙存在的情况下，改善露龈笑的治疗方法示意图：

· 牙周组织根向移位

· 上颌咬合平面的根向移位，以缩短牙齿的长度

· 减小垂直距离，以重建牙弓之间的接触

当计划使用这一策略时，需要考虑的关键因素是：

• 牙周组织根向移位后的牙根长度和残留骨量

• 前牙牙根的形状和相互关系：锥形根和分叉程度较大的牙根是前牙行牙冠延长术的美学禁忌证

• 多根牙的解剖学：与长根干的牙根或融合根相比，短根干的牙根和/或分叉的牙根是后牙冠延长术的禁忌证

• 静止时牙齿的暴露量：上颌咬合平面根尖移位后减少

• 牙-骨关系和前伸引导：垂直距离的降低在Ⅲ类患者中可能是负面的，在Ⅱ类中可能是正面的

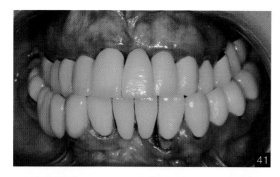
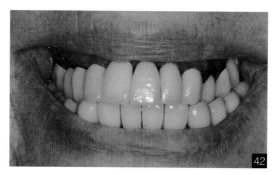

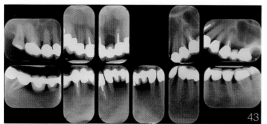

图41～图43　54岁的骨性Ⅲ类患者，上颌骨后缩以及涉及后牙区的露龈笑。该治疗方案为上颌牙弓和左下颌区以天然牙为基牙进行修复，下颌其余部位为种植体支持的修复体进行修复。

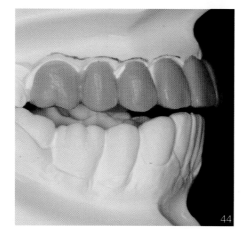
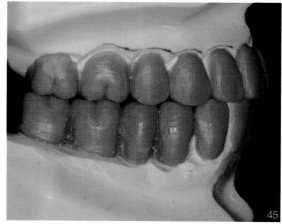

图44，图45　治疗目标是用诊断蜡型进行图示化，并向患者展示说明：以中切牙的牙龈边缘作为参考，牙周组织根向移位，并缩短上颌中切牙2mm，从而使上颌咬合平面变平，减少垂直距离以重建两个牙弓之间的接触，并根据新的空间关系来调整咬合面的解剖结构。

　　图41～图59所示患者是骨性Ⅲ类，上颌明显后缩，露龈笑，从侧切牙开始延伸到两侧后牙区。已经提出了使用"all-on-4"技术拔除上颌残留牙齿和植入4颗种植体，并即刻负重，但这一方案被患者拒绝。

　　除了对现有牙列进行治疗和修复的技术可能性外，这一治疗方案的主要禁忌证还在于露龈笑的存在，这将需要把种植体植入在美学区域内，从美学的角度来看，这是非常危险的。或者移除大量的骨组织，使种植体位于美学区域外，并使用矫形修复体，这在生物学上具有很高的侵入性。

　　另一方面，上颌磨牙融合根的存在将使牙龈组织的根向移位包括在后牙区域也成为可能。

　　从修复的角度来看，即使是骨性Ⅲ类，最初存在约4mm深覆盖将允许在上颌咬合平面根向移位和减少垂直距离的情况下，恢复轻微的前伸引导。借助诊断蜡型和影像学图像，在说明了包括颌面外科手术在内的各种可能的替代方案的各种利弊之后，治疗计划与患者达成一致，在上颌牙弓使用所有现有的牙齿进行修复重建，包括后牙的牙冠延长术、上颌咬合平面的根尖向移位以及垂直距离的降低。这种方法保证了一个可接受的最终美学结果，并且与初始的骨骼情况相兼容。

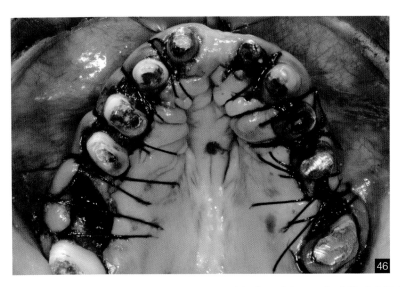
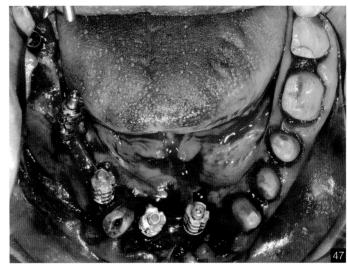

图46，图47　在一次手术中：拆除上颌原修复体，进行牙周切除性手术并进行根向复位瓣，在手术中重新进行牙体预备，出于牙髓原因拔除了右上第一磨牙，并对临时修复体进行重衬、完成、抛光和粘接。在下颌：拔除切牙、右下第二磨牙和第三磨牙，植入5颗种植体，并使用右下尖牙作为基牙粘固临时修复体。

图48　手术4个月后，重新打开下颌种植体，并在两个牙弓中制取种植体和预备好的牙齿的印模，以制作第二套临时修复体，从美学和功能上模拟最终结果。

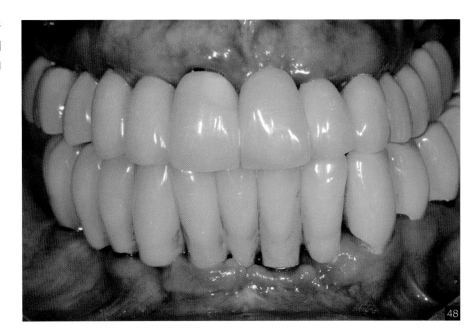

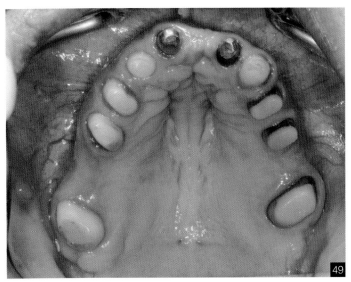
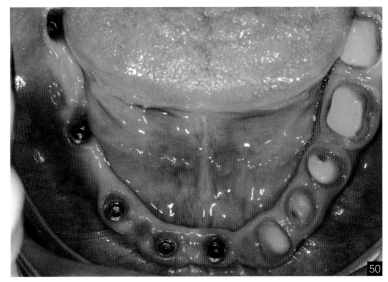

图49，图50　最终取模时，预备好的基牙视图。

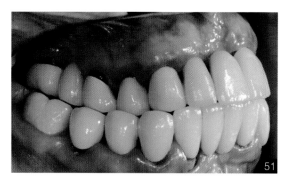

图51～图59　与初始情况相比，最终修复体的临床和影像学视图。牙科技师Roberto Bonfiglioli。

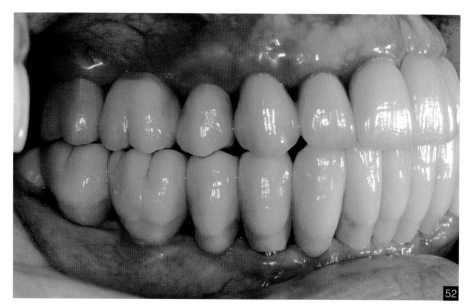

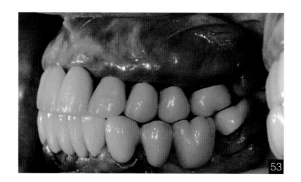

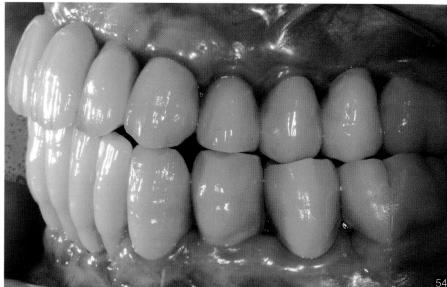

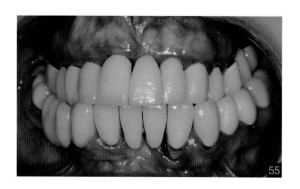

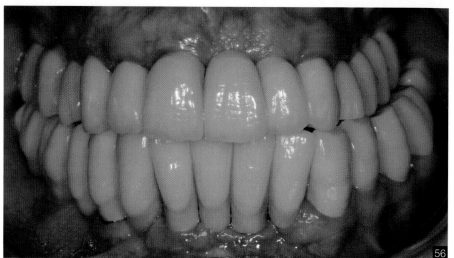

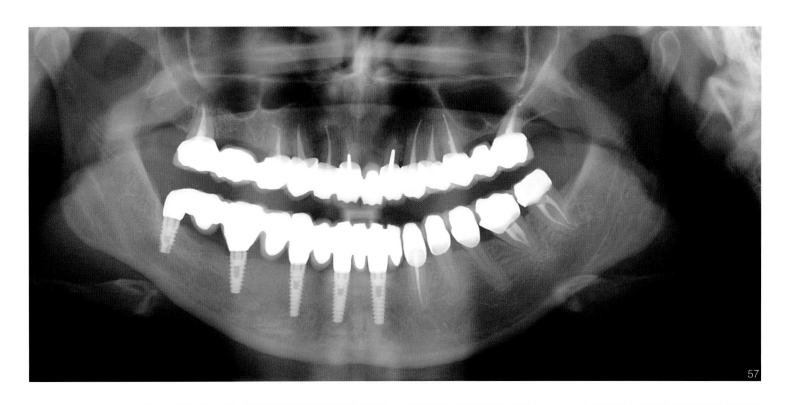

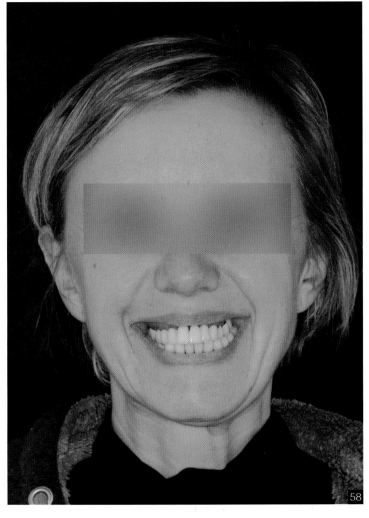
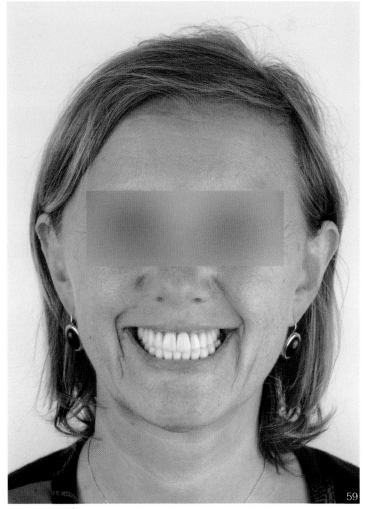

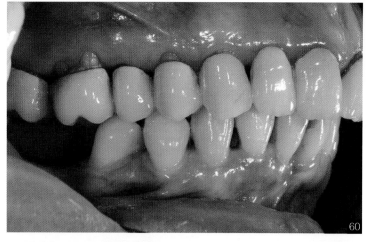
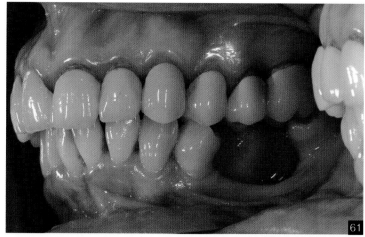

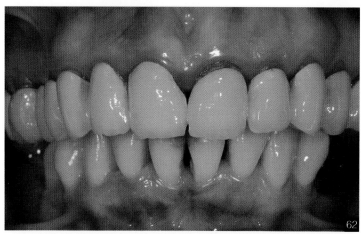
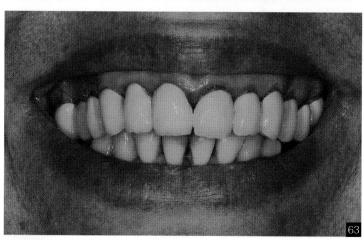

图60～图64　患者需要修复上颌牙弓和下颌后牙区，并希望改善笑容。

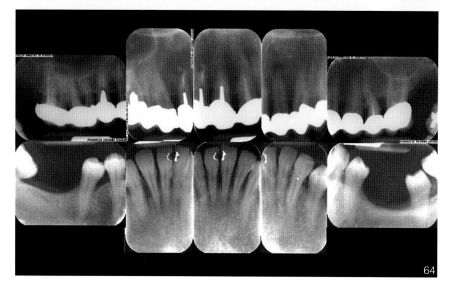

图60～图73所示患者采用了和前一病例相同的治疗策略，但由于磨牙和第一前磨牙根分叉的存在，因此拔除并用种植体替代。种植体颈部的位置是根据前牙的牙冠延长所形成的新的牙槽骨水平来确定的。

上颌咬合平面的根向移位减少了上颌切牙在嘴唇静止状态下的暴露，这可以通过与初始图像进行比较看出。

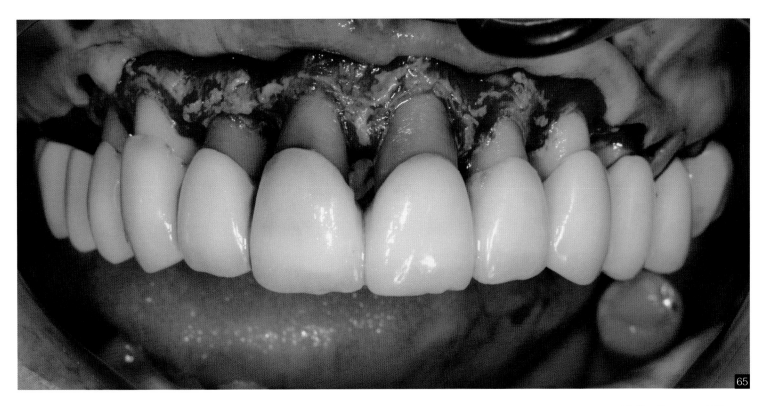

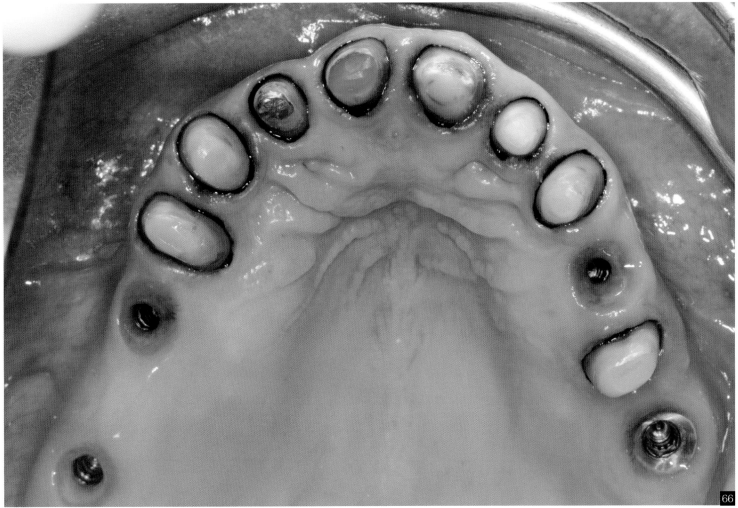

图65，图66 通过结合牙冠延长术、上颌咬合平面根尖向移位及减少垂直距离来解决露龈笑的问题。根分叉的存在需要拔除上颌磨牙和左上前磨牙，并在前牙进行骨切除术后再植入种植体来替代。

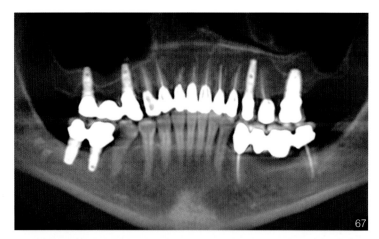

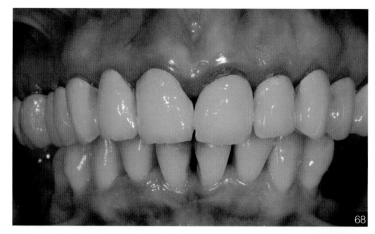

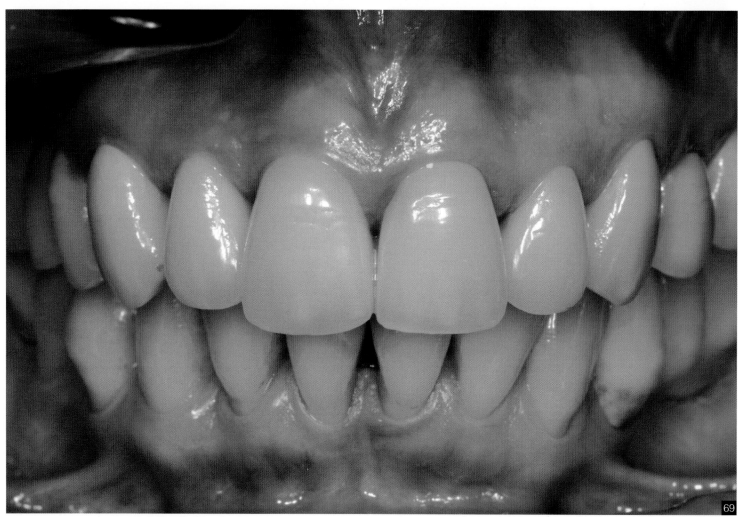

图67～图73　完成修复后的临床和影像学视图，纠正了牙-唇之间的关系。牙科技师Antonello Di Felice。

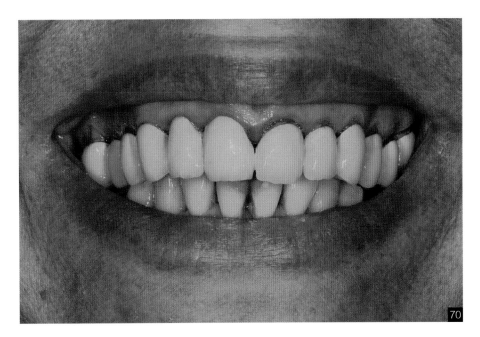

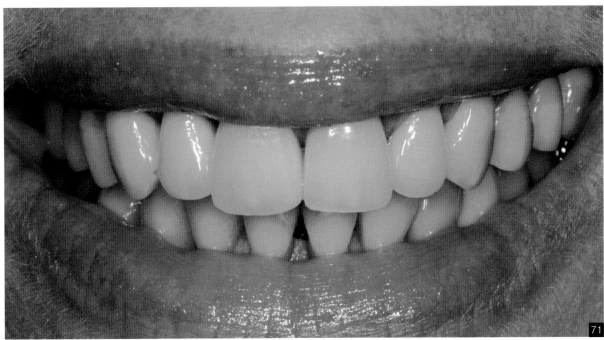

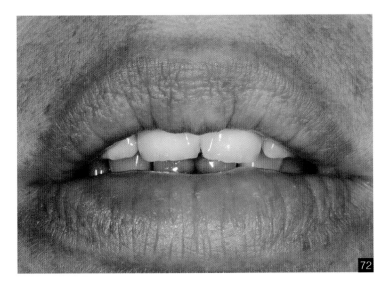

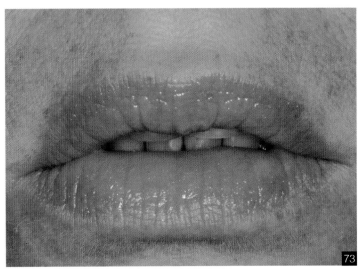

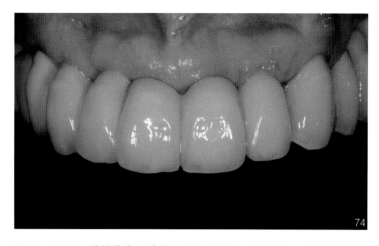 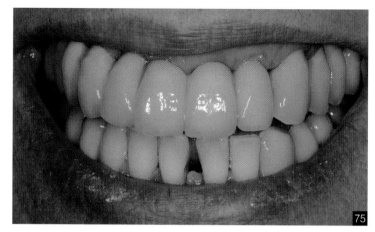

图74，图75　种植体位于美学区域内的例子。很明显，由于需要通过扩大接触区域来关闭"黑三角"，从而造成了美学上的妥协。此外，由于高笑线，可以察觉到这种美学上的不足。

当2型终末期牙列的治疗计划需要种植体支持的修复治疗时，有两种手术方法对治疗计划和治疗顺序有重大影响：

- 种植体的位置在美学区域内
- 种植体的位置在美学区域外

种植体的位置在美学区域内

将种植体的位置放置在终末期牙列患者的美学区域内，用固定修复体进行修复始终是一个非常复杂的选择，因为要达到美学效果，软组织和硬组织手术的类型与数量总是一个折中的方案，更不用说延长的治疗时间和治疗的经济成本。治疗无法使用人工组织意味着牙齿之间的接触区域必须延长，因此，修复空间越垂直向延伸，牙齿比例就越偏离理想水平（图74和图75）。

此方法可确保在以下情况下获得可接受的美学效果：

- 良好的残留骨解剖结构：在不同的颌骨区域之间没有较大的垂直向差异，由于牙周或龋病的严重性而导致的终末期牙列，这种情况很少见
- 垂直方向存在有限的修复空间：由于前一点所述的原因，这种情况很少发生
- 厚龈生物型：主要与种植体周围组织的稳定性有关

然而，在缺乏合适的骨量的情况下进行固定修复时，将种植体放置在美学区域内唯一可能的解决方案是，将病例从2型转化为1型。

对计划和临床管理的影响如下：

- 微创拔除残留牙齿
- 避免即刻种植，而应采用分次技术
- 如果有策略性分布的牙齿可用作临时修复体的基牙，则可求助于牙齿支持的过渡性临时修复体
- 限制前牙区域的种植体数量
- 在美学指导下进行种植，要考虑到前后位补偿的可能性（如果通道在唇侧，可以采用粘接固位），但是几乎没有办法补偿近远端的不良定位
- 避免使用倾斜的种植体，因为用于矫正种植体倾斜的预成角度基台的金属部分可能是可见的
- 如前所述，评估减少牙齿长度、改变咬合平面的位置和减少垂直距离的可能性

图74～图90所示患者既有较高的后微笑线，并且具有非常特殊的审美需求和期望，她不想要人工组织，而是希望从牙龈中自然地长出牙齿。她还拒绝了包括在非美观区域金属可见的想法，并希望尽可能地避免过长的牙齿。

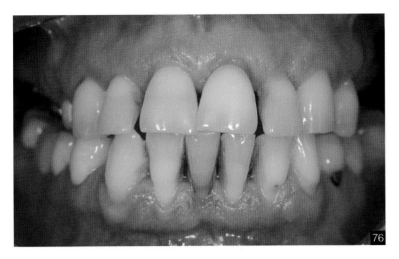

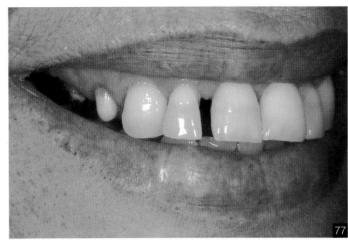

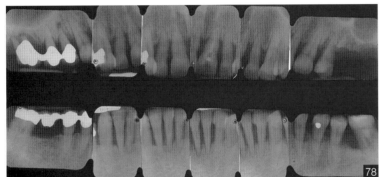

图76~图78 患有慢性广泛性牙周炎患者的初始情况，其后牙区有高笑线和牙龈暴露。治疗计划包括全口修复重建，在上颌、下颌磨牙区和切牙区植入种植体，同时保留下颌尖牙和前磨牙。

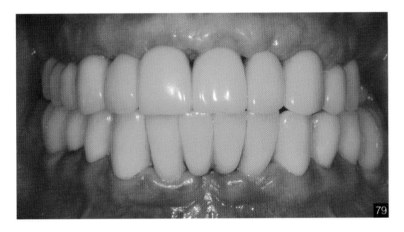

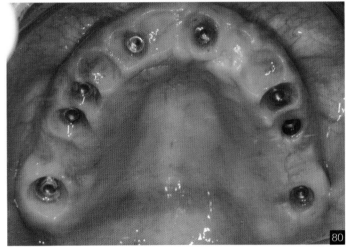

图79~图81 该病例的治疗是通过使用美学引导方法将上颌种植体放置在美学区域内。在种植体支持的临时修复之前先进行牙支持式过渡临时修复。为了增加软组织的厚度和获得良好的修复效果，需要3种结缔组织移植。

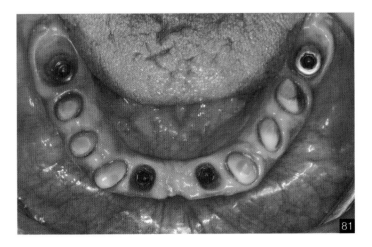

　　这些方面意味着在美学区域内植入种植体需要非常精确的定位，减少垂直距离以减少牙齿的长度，并使用多个结缔组织移植物来增加种植体周围的软组织，通过临时修复来充分塑形。治疗持续了大约2年，取得了可接受的美学效果，9年后的结果非常稳定。

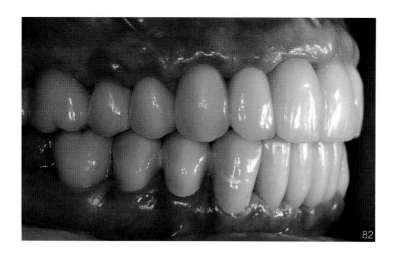

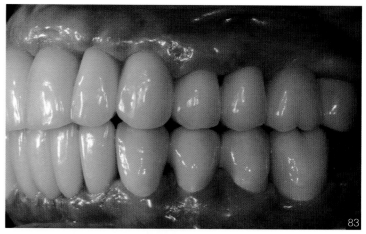

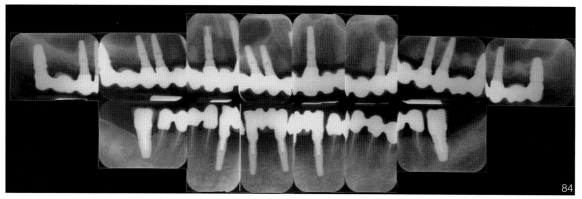

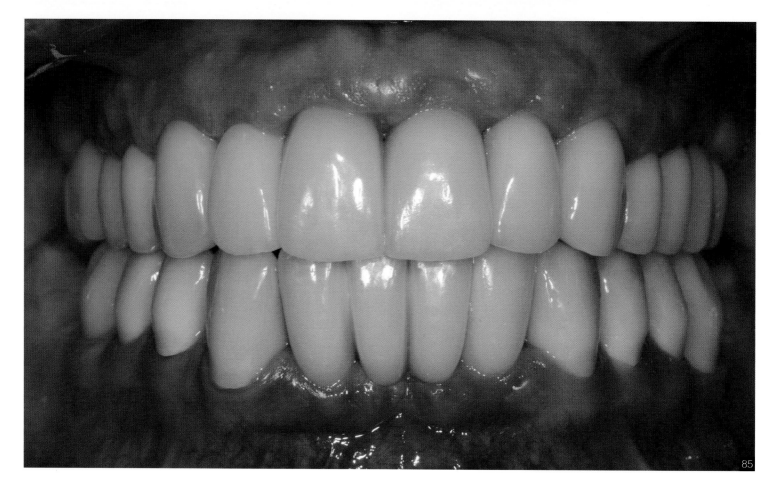

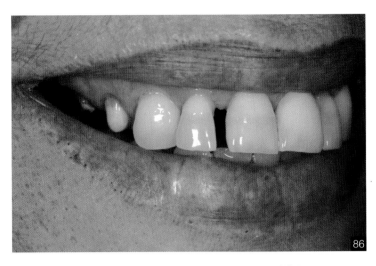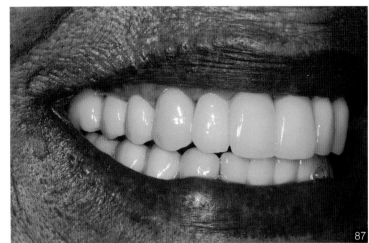

图82～图87　最终修复体的临床和影像学视图。牙科技师Massimo Soattin。

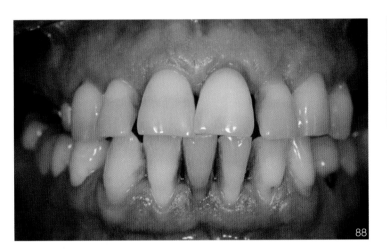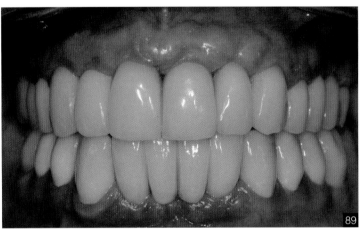

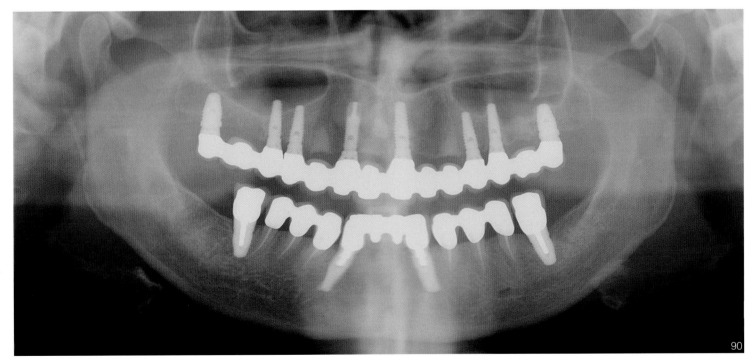

图88～图90　治疗前及治疗9年后的临床和影像学视图。

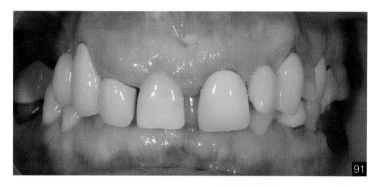 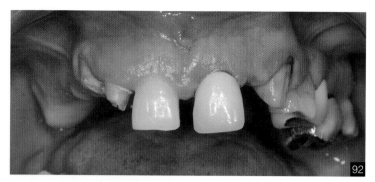

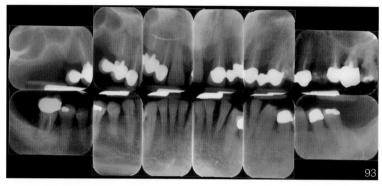

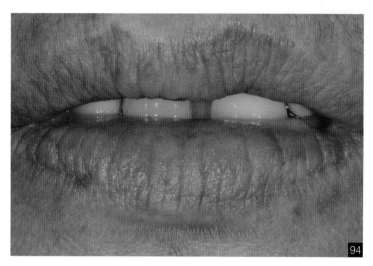 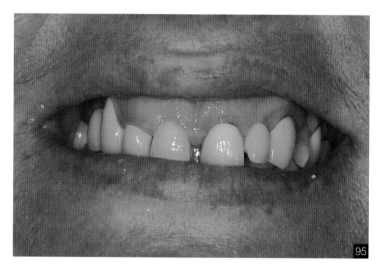

图91~图95　因牙周和修复原因需要修复上下牙弓的Ⅱ类患者。上颌前牙的牙槽骨前突，典型的Ⅱ类2分类关系，在嘴唇休息和用力大笑时暴露表现得很明显。由于修复、正畸和牙周问题的综合影响，决定拔除剩余的3颗切牙和右上尖牙，并以右上尖牙的牙龈边缘为参考，将种植体放置在美学区域外。

种植体的位置在美学区域外

在2型病例中，将种植体放置在美学区域之外的原因是由于通过手术增加了修复空间的范围，使其转变为1型病例，因此具有以下优点：

- 降低美学风险因素
- 使用骨支持式导板简化种植手术
- 使用人工组织的可能性，并具有相应的美学优势

适应证如下：

- 在假定的骨切除术线到根方有足够的骨量，允许植入合适长度的种植体
- 牙槽突有一个有利的倾斜度，允许制作出一个合适的穿龈轮廓外形

这种策略通常用于牙槽突呈扇形外突的情况，例如在Ⅱ类2分类的上颌中切牙一样，以协调美学区域的范围（图91~图108）。

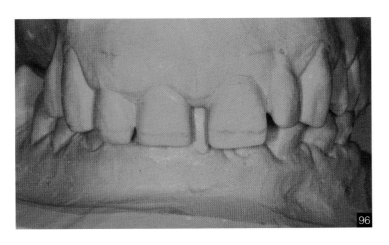
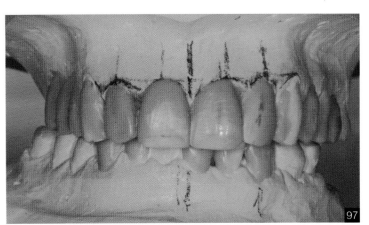
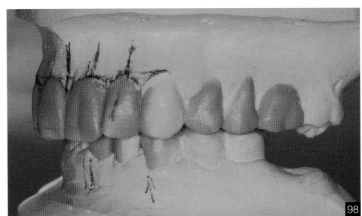

图96~图98　以右上尖牙的牙龈边缘作为参考，在诊断模型上模拟上颌切牙的根尖向定位及其唇倾位置，通过加厚上切牙的腭侧面，延长并唇倾下切牙来重建前伸引导。

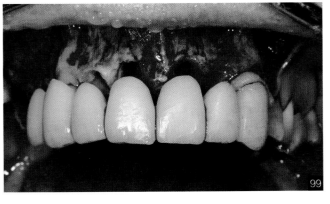
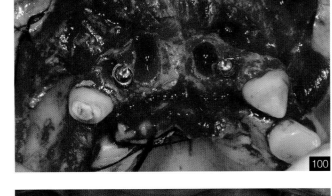
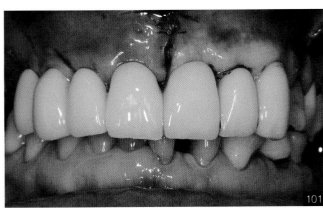
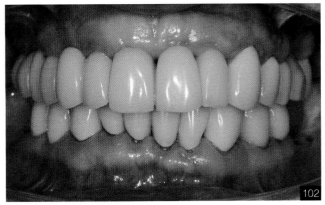

图99~图102　蜡型被转化为一个预先制作的金属增强的临时修复体，用于指导上颌前部的骨切除术，并将种植体放置在美学区域之外的12和22位置。同时在第一象限同期进行上颌窦提升术和种植体的植入（手术由Alberto Becattelli和Leonello Biscaro进行）。在手术结束时，将临时修复体粘接在2颗上颌尖牙上。上颌种植体在5个月后被加载负重，并在两个牙弓中制作了一系列新的临时修复体。

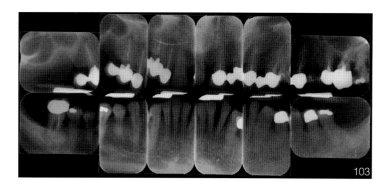

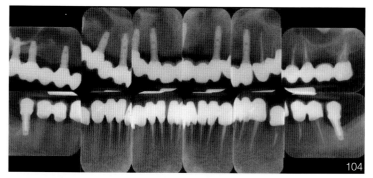

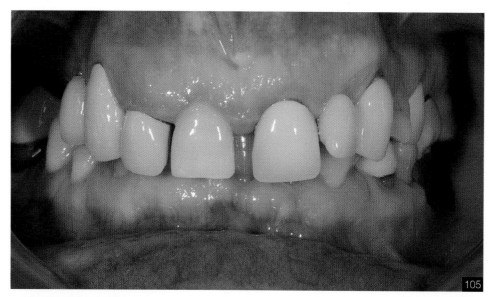

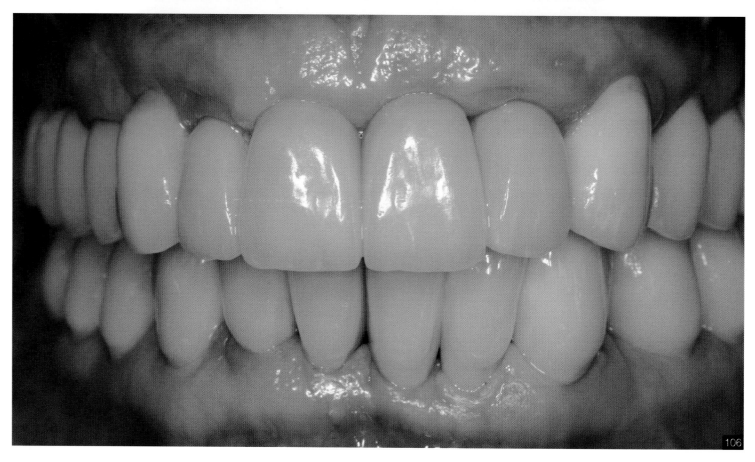

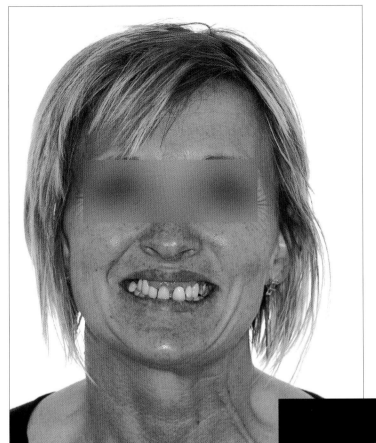

图103～图108　最终修复体的临床和影像学视图，解决了露龈笑的问题。牙科技师Massimo Soattin。

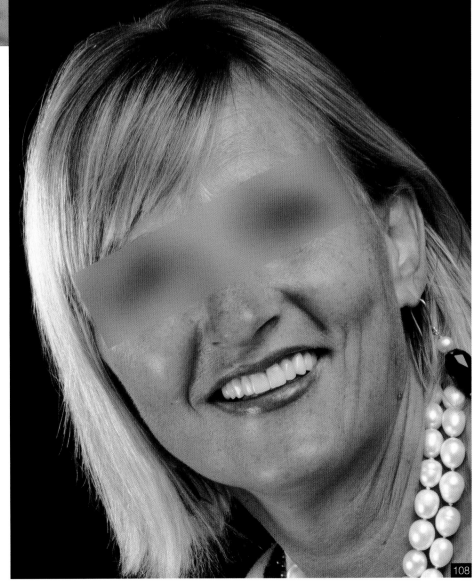

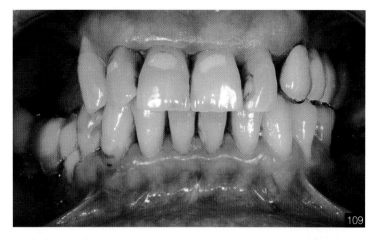
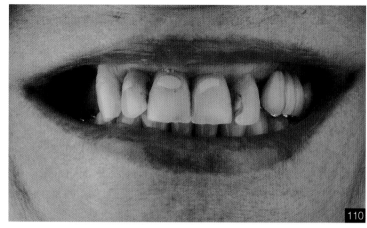

图109～图111　上颌终末期牙列初诊时的临床和影像学视图，其中美学区域的范围略大于修复空间的范围。

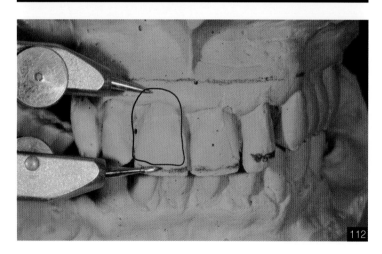
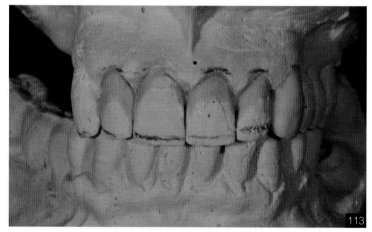

图112，图113　根据临床资料，将上颌切牙的临床牙冠在蜡型中往根尖方向移动大约2mm，并模拟将种植体放在美学区域以外的位置。

　　无论何时在计划整个牙弓的种植修复中，牙龈笑容的大小和美学区域的解剖条件决定了种植体的植入时机与定位分布。当出现轻微的露龈笑（1～3mm）时，可在拔除残留牙齿的同时植入种植体，并进行必要的骨切除术，以将2型病例转化为1型病例。露龈笑的手术矫正在规划期间进行了仔细的预演，通过比较从蜡型和CBCT中获得的信息，以选择正确的种植体数量、位置和倾斜角度。

　　图109～图119所示患者表现为轻微的露龈笑，延伸至整个上颌牙弓，除了右侧的牙龈组织不可见外。尽管残留牙齿的牙周支持组织显著减少，但使用多学科入路和双侧上颌窦提升术，并结合上颌前牙区的余留牙和后部的种植体修复上颌牙弓在技术上是可行的，但左侧区域的解剖结构不利于这种方法。

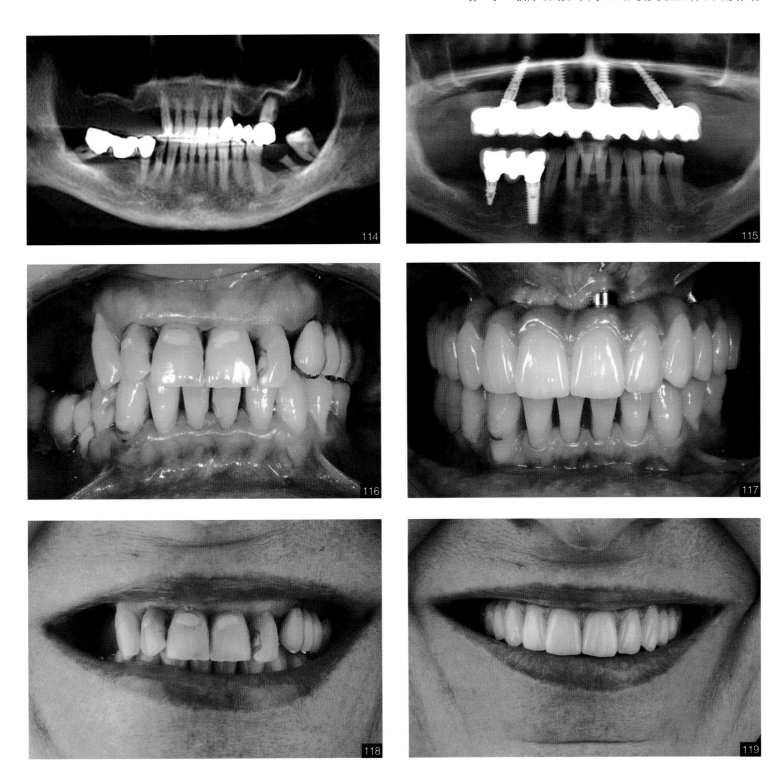

图114～图119　在上颌骨进行骨切除术后，根据"all-on-4"的原则，将种植体植入到美学区域之外。并分别在前牙区和后牙区使用预成的30°和17°角度基台，以使螺丝通道位于修复体内。将种植体定位在美学区域之外，可以简化手术入路，并使预成角度基台的金属部分不易被发现。使用人工牙龈可以获得理想的牙齿形状和比例，保证一个自然的微笑。牙科技师Massimo Soattin。

另一方面，残留骨的解剖非常有利于"all-on-4"的方法，即使在骨切除术后，需要将种植体放置在美学区域外，并有良好的安全区域，以隐藏在最大程度微笑时的预制角度基台的金属部分。简化的治疗及其可预测性的效果使患者倾向于选择这种解决方案，由于使用了人工组织，该解决方案可以很好地恢复"社交"美学。

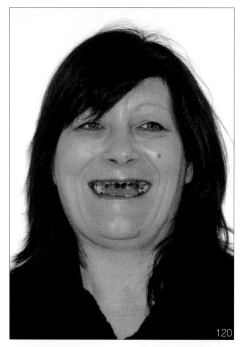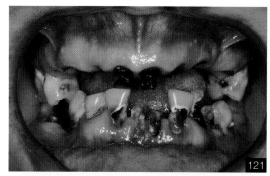

图120~图122 2007年接受治疗的上下牙弓策略性终末期牙列患者，上颌骨后部有较明显的中度露龈笑。在CT中可以清楚地看到后部牙槽骨的突出。

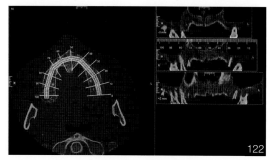

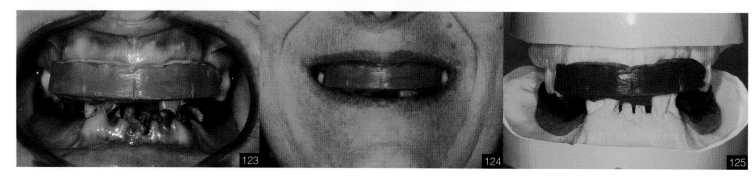

图123~图125 将模型以正中关系安装在𬌗架上，垂直方向根据美学评价经验判断是否合适。

　　一般来说，在计划了骨切除术之后，当修复空间的范围与手术后的美学区域之间没有太大的差异时，最好不要使用倾斜的种植体，以避免预成角度基台的金属部分可见的风险。图120~图138展示的病例，显然比前面的病例更有利于使用"all-on-4"方法对上颌牙弓进行种植修复，但在仔细评估了患者的需求和美学区域的特点之后，实际上这是一个更为复杂的病例。该患者对牙医有强烈的恐惧症，希望将所有的手术都集中在一个疗程中，并拒绝在治疗期间使用活动修复体的解决方案。由于缺少对颌牙而导致牙-牙周复合体的代偿性移位，因此后牙区的露龈笑更加明显，并且上颌窦的存在限制了将种植体放置在美学区域之外所需的骨切除术。

　　拔除残留的牙根和牙齿，同时进行骨切除术和种植体的植入，远端预成角度基台的金属部分可能会落在美学区域内，这意味着"all-on-4"的方法并不是最安全的解决方案。因此选择一个精确的常规植入方式，植入了6颗种植体，并选择了必要的双侧上颌窦提升术，这是因为在进行骨切除术后将2型病例转化为1型病例后，可用的骨量减少了。准确的临床规划有助于在手术阶段对其进行指导。最终患者在上颌牙弓使用了无人工组织的粘接固位的修复体进行修复，并在下颌牙弓使用"多伦多"桥进行修复。

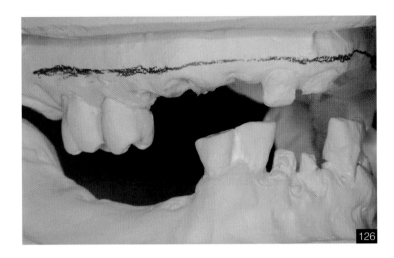
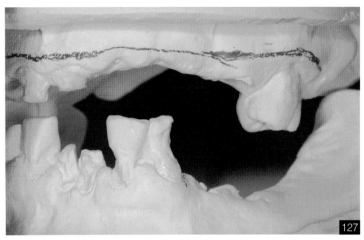

图126～图129 在技术分析过程中标记出了美学区域的界限。蜡型被转变成树脂诊断饰面，以便直接在患者口内进行验证。

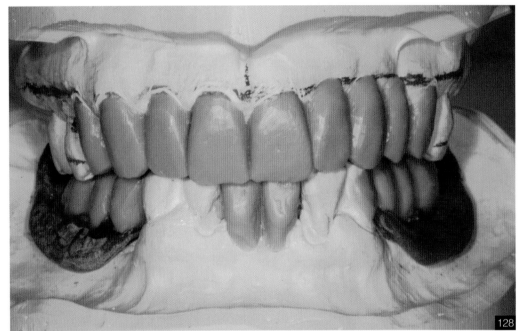

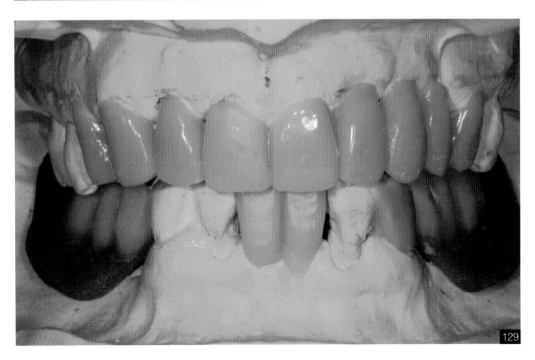

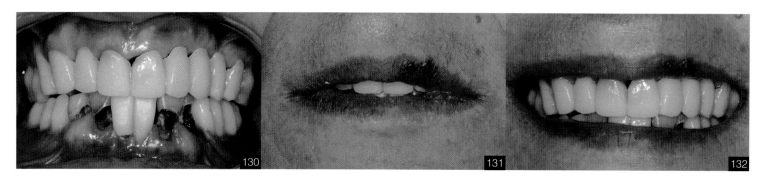

图130~图132 对树脂诊断饰面进行了功能和美学测试。

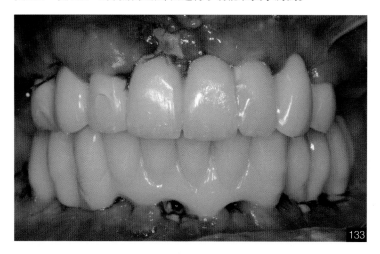

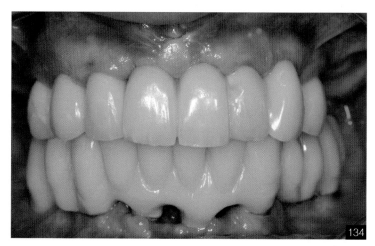

图133，图134 在一次外科手术中，拔除残留的牙齿并在下颌植入5颗种植体，同时在上颌进行骨切除术、双侧上颌窦提升术和植入6颗平行的种植体。除双侧放置于上颌后牙区的种植体外，所有种植体均于术后第二天加载负重（术后即刻和术后2个月的视图）。手术由Alberto Becattelli和Leonello Biscaro完成。

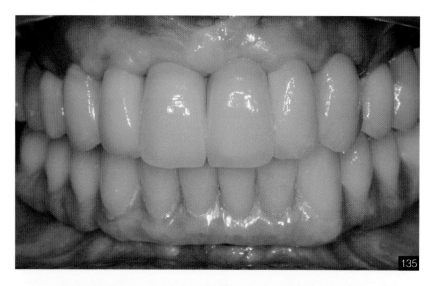

图135 上颌牙弓粘接固位的金属烤瓷修复体和下颌牙弓的"多伦多"桥修复体的最终临床视图。

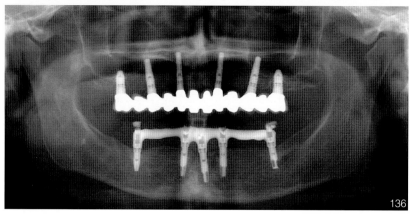

图136 最终的影像学视图。

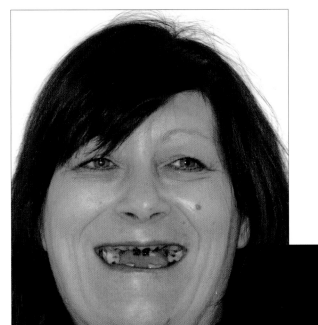

图137，图138　最终的口外视图显示了修复体与面部良好地整合。牙科技师Massimo Soattin。

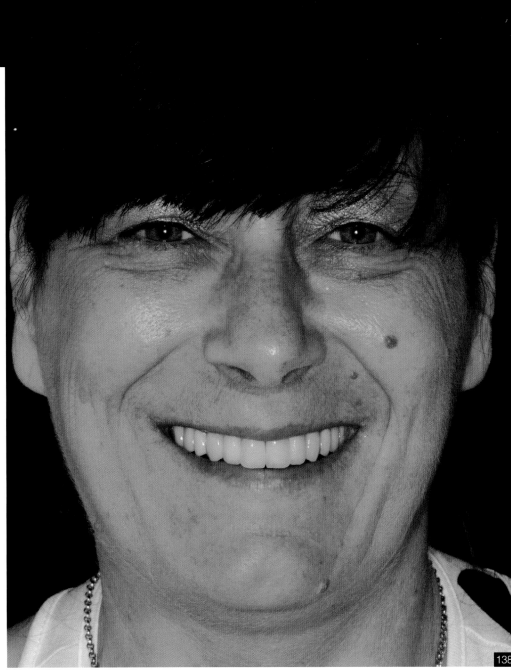

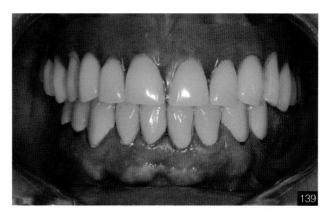

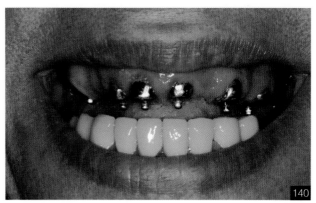

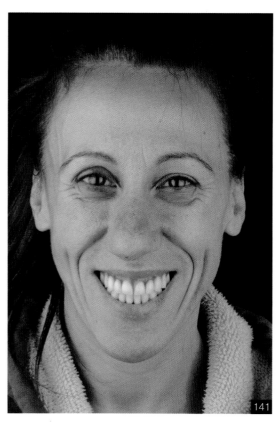

图139~图141 患者佩戴上颌覆盖义齿的初始临床情况，伴有明显的露龈笑，且与上颌骨垂直向骨量过多有关。可摘义齿树脂基托的可见性使美观度更加受影响。

当存在一个更为明显的露龈笑，涉及整个上颌时（4mm或更多），将病例从2型转变为1型并允许在最终修复重建时使用人工组织，这大大改善了最终的美学效果。无论何时决定这样做，都应采用两次手术的方法，以避免植入种植体的同时进行骨切除术。骨切除术在第一次手术中进行，可以使用牙支持式的过渡义齿（见374~376页），或使用拔牙前修复体恢复残留牙列的功能。并在3个月后的第二次手术中植入种植体并即刻负重。在这两个手术阶段之前，技术和临床规划对于指导骨切除术和种植体的植入都是至关重要的。

仍在接受治疗的患者佩戴的上颌覆盖义齿不再具有固位力（图139~图173）。除了上颌双侧外突以外，由于上颌垂直向骨量过多导致了整个牙弓明显的露龈笑。

上颌修复体树脂基托的可见性使美学效果更差。患者希望用固定的修复体来修复牙列，同时还希望通过减少露龈笑来改善牙-面关系。

如第4章所述，制订了一个初步的治疗计划：该计划是基于诊断蜡型，将其转化为树脂诊断饰面，以便与患者讨论可能的治疗方案，并对选择的治疗方案进行适当的规划。

提出的第一种方案是对现有的牙齿进行根管再治疗后作为基牙修复下颌牙弓，以及上颌牙弓采用固定的种植体支持的修复体，并将种植体放置在美学区域内。这个选择被拒绝了，因为患者不愿意投入更多的钱来进行下颌牙齿的根管治疗，也因为这个方案不能在实质上改变牙-面关系。

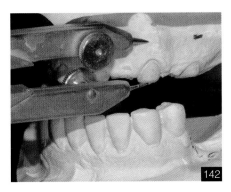
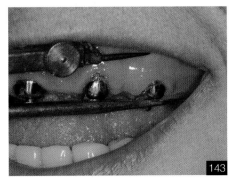
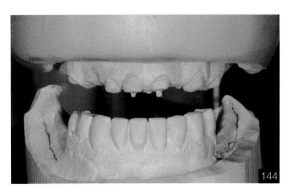

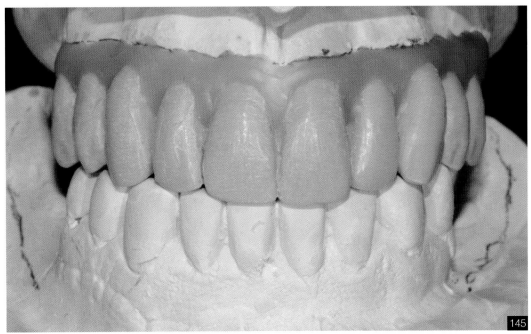

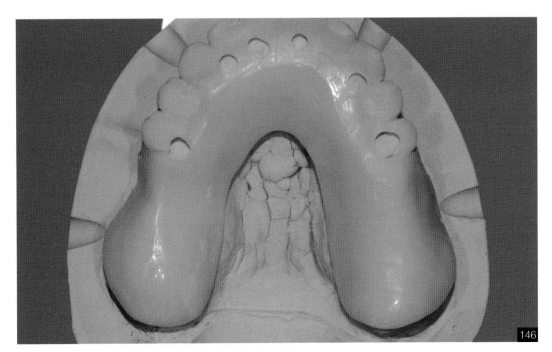

图142～图146　在初步治疗计划中，将模型按正中关系位安装并标记出在用力微笑时上唇的位置，对应于美学区域的根方界限，并制作了硅橡胶导板，以便在诊断蜡型制作过程中作为参考。蜡型被转换成树脂诊断饰面，并在腭侧开孔，即使在覆盖义齿的固位球存在的情况下，也可以就位。它被用来向患者展示新的牙-面关系，并讨论可能的治疗方案。

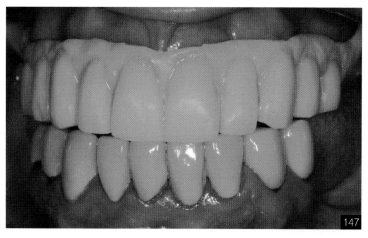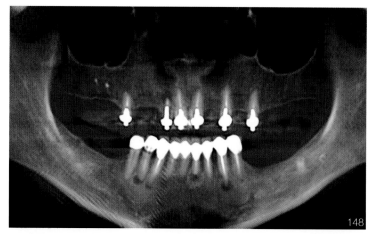

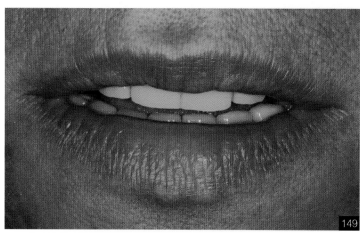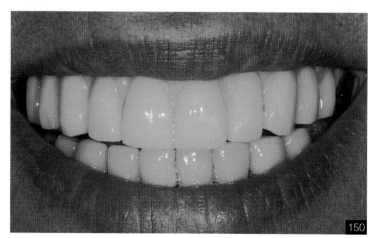

图147~图150 树脂诊断饰面在口内进行了测试。患者很欣赏新的牙-面关系。通过使牙齿变长、上颌咬合平面的根尖向轻微移位以实现露龈笑的减少，这种情况下仍然能够保证休息时良好的牙齿暴露。人工组织的存在使遵守牙齿比例成为可能。将牙胶标记物添加到模型中，以便可以拍摄新的CBCT来评估假设的骨切除线根方的残留骨量。

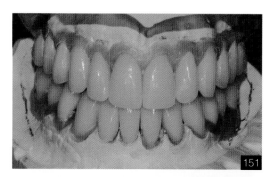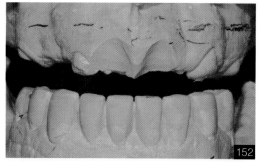

图151~图154 牙科技师制订初步的治疗计划，以便随后进行外科手术和修复治疗。将模型用于上颌拔牙前全口义齿的制作。模型上的牙齿用人工牙齿代替，尽可能少地去除石膏，使活动修复体的就位不受干扰。

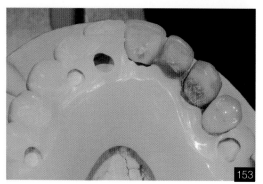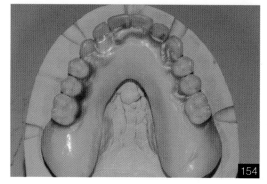

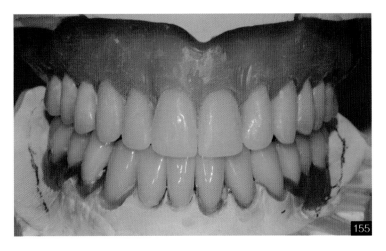

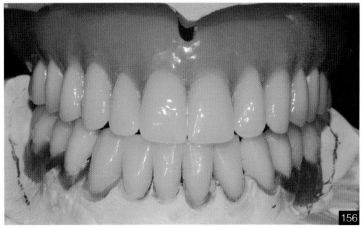

图155～图157 上下颌咬合时的上颌义齿和用于下颌即刻负重的下颌义齿的视图。复制上颌修复体并将其安装在𬌗架中，以用于下颌即刻负重临时修复体的制作。

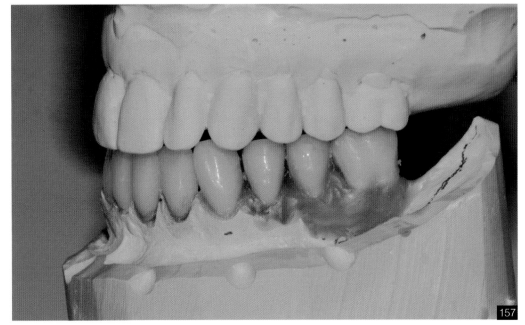

提出的第二种方案是通过固定的种植体支持的修复体修复两个牙弓。上颌种植体放置在美学区域之外，以便可以使用人工组织，同时也可以在更向心的位置植入，允许上颌牙列的前缘往内侧移动，然后使下颌牙列适应此情况。结果是通过在两个手术阶段进行的治疗来矫正露龈笑和上颌外突。

第一个治疗阶段：

• 拔除上颌牙弓的牙根，进行骨切除术，使牙槽嵴顶部移动至微笑线根方，并戴入拔牙前全口义齿

• 拔除下颌牙弓的残留牙齿，即刻植入种植体并用固定的金属增强的树脂临时修复体进行即刻负重

第二个治疗阶段：

3个月后，经过新的影像学、技术和临床规划，在上颌植入种植体，并立即安装固定的修复体。

这是患者可接受的方案，最终的图像显示，虽然使用了临时修复体，但患者的牙-面部关系有了很大的改善。这是计划和积极管理治疗的技术与临床阶段完美协调的结果。

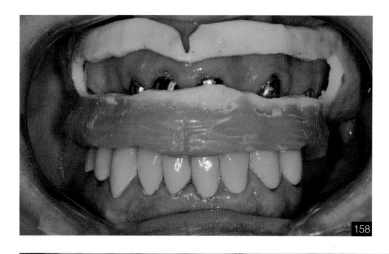

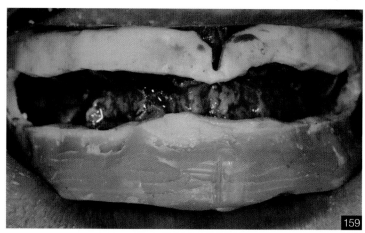

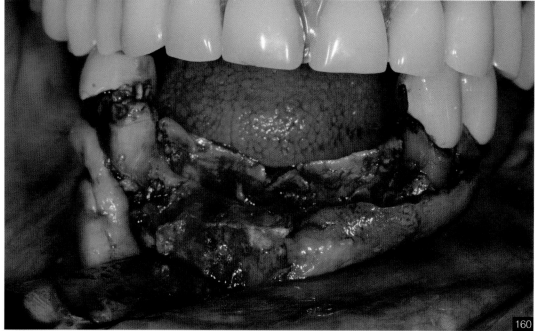

图158~图161　将用于记录颌间关系的同一咬合树脂转化为外科手术导板，以指导上颌骨切除术。在拔除下颌牙弓牙齿的同时，将前部牙槽突平整与后牙一致，并使用第7章所示的一次模型技术放置和加载种植体。

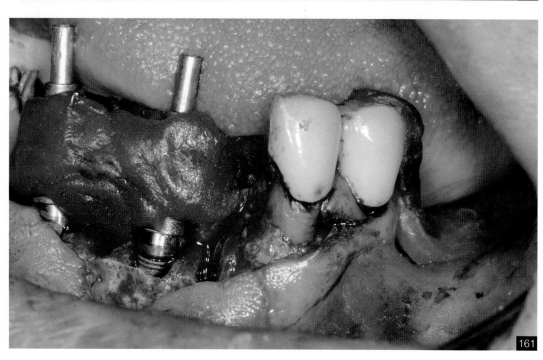

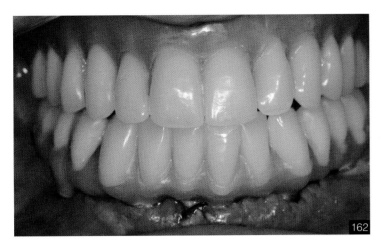

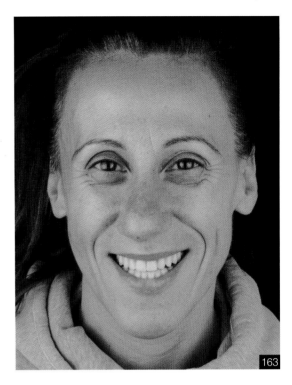

图162，图163 上颌义齿与手术同时应用，术后第二天将下颌修复体固定到种植体上。尽管进行了大量的手术，但由于手术期间采用了镇静药物治疗方案，几乎没有疼痛和术后水肿，而且新的牙-面关系所带来的美学改善是十分明显的。

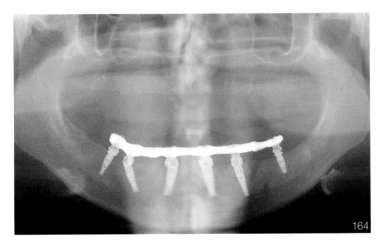

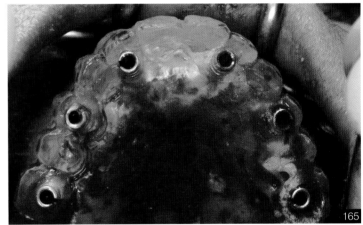

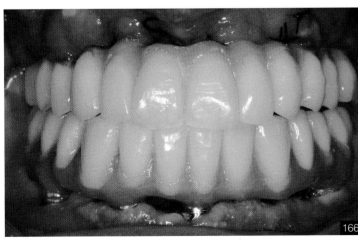

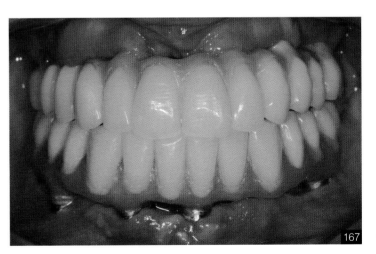

图164~图167 3个月后重新拍摄CBCT并计划上颌种植体的植入。6颗种植体被植入到上颌牙弓的美学区域之外，并即刻负重。

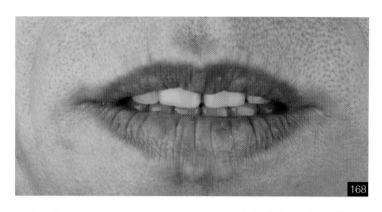

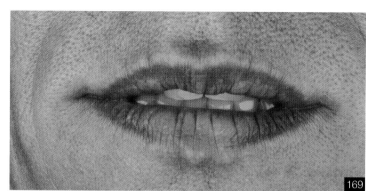

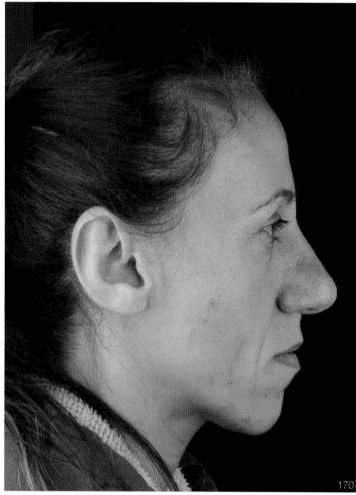

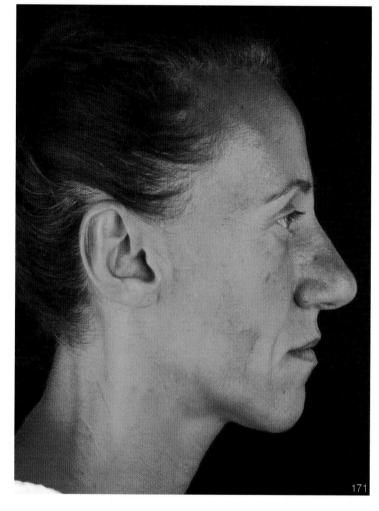

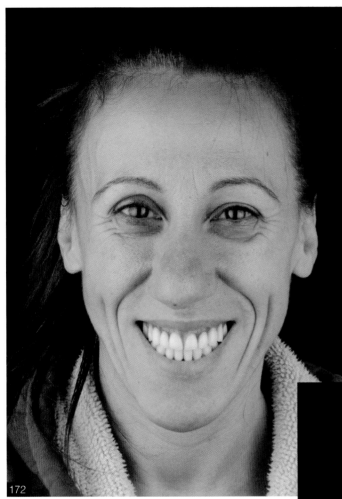

图168~图173　与初始情况相比，新的牙-面部关系视图。牙科技师Massimo Soattin。

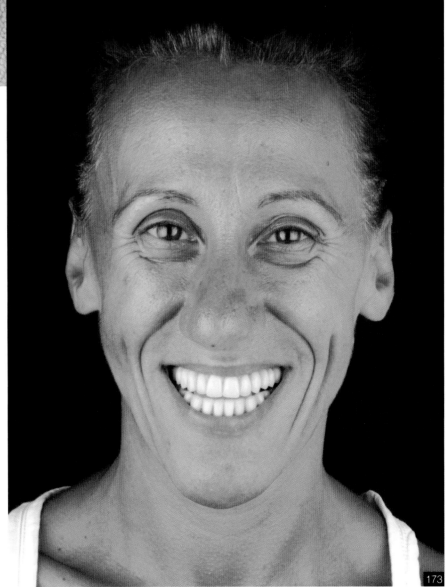

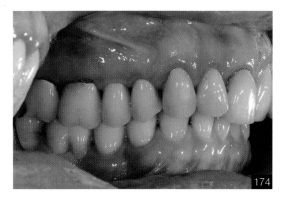 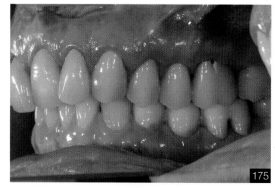

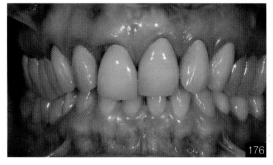 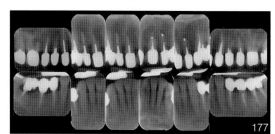

图174~图177 初诊时的临床和影像学检查视图。经过几次修复后，患者因为牙髓、牙周和美学问题需要重新治疗上颌牙弓。她还希望采用重组方法以治疗露龈笑并改善牙-面关系。

如果由于牙龈组织过度暴露而导致的牙-唇关系不能通过组织的根向移位（在提供天然牙修复的情况下）或通过将种植体放置在美学区域之外（如果计划进行种植修复，并且将2型病例转化为1型病例的骨切除术太具有侵入性或现有骨量不足以做到这一点）来矫正时，在规划阶段必须将颌面外科手术纳入考虑的治疗方案中：这对于严重受损的牙列或终末期牙列也是如此。

图174~图202所示患者是Ⅱ类2分类，其后部区域有明显的牙-骨突出，右侧部分更为显著。上颌牙列在20世纪90年代中期进行了修复治疗，但切牙一直存在牙髓问题，右侧中切牙和侧切牙隔几个月就要进行牙髓手术。在2000年，由于牙周和牙髓的原因，采用了顺应性方法对下颌后牙进行了修复。在2006年，由于牙周问题的进展，患者需要对上颌牙弓进行再治疗，因为右上第一磨牙反复出现牙周脓肿和中切牙继续外突，加重了美学问题。由于牙周、牙髓和修复问题的重叠，提出了拔除所有上颌牙齿和完全种植体支持修复的建议。由于患者不愿意拔除上颌牙弓的所有牙齿，同时想要改善牙-面关系，提出的解决方案并不能改善，所以患者拒绝了这个方案。

制订了一项治疗计划，具体如下：

- 由于牙髓的原因，通过拔除前牙来修复上颌牙弓，并使用种植体代替前牙，并对后牙区域进行持续的牙周和牙髓治疗
- 修复下颌后牙区，以协调两个牙弓的咬合平面
- 颌面外科手术，双颌前徙和上颌向上移位，既能保证矢状位偏差的矫正，又能保证露龈笑的改善

在一次手术中：

- 拆除现有的修复体
- 拔除11、12、13、15、21、22和24牙齿
- 在11、13、22和24牙齿位置植入种植体
- 在第一象限行根向复位瓣术和骨切除手术
- 对上颌牙弓和下颌后牙区的临时修复体进行重衬、修整、抛光和粘接

在颌面部手术3个月后，经过大约1年的治疗，该病例恢复了正常的牙-面关系，最终完成了修复。

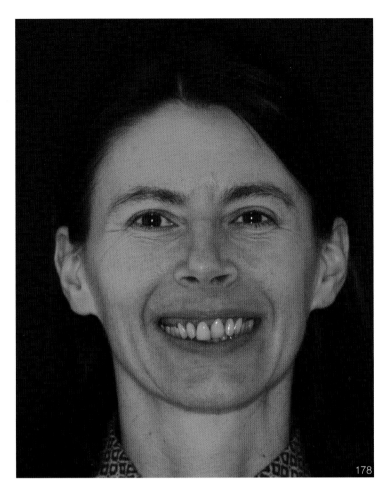

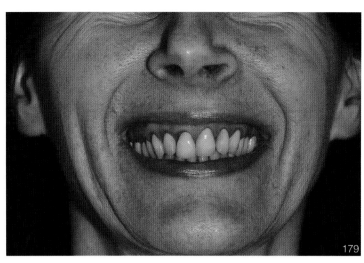

图178，图179　微笑视图显示了现有修复体与面部参照物之间的不协调，露龈笑，特别是上颌后部区域的突出，在第一象限中尤其显著。

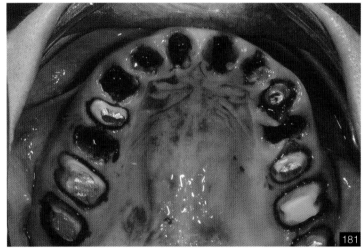

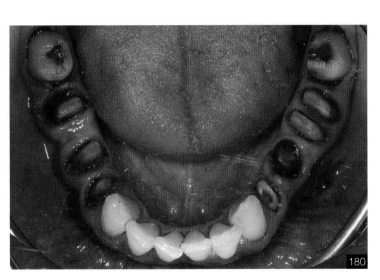

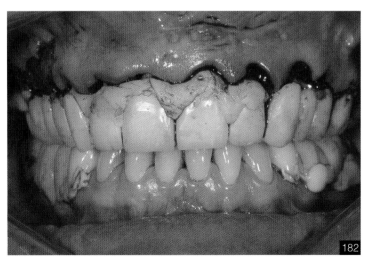

图180~图182　在一次镇静手术中进行以下操作：拆除现有的修复体，拔除11、12、13、15、21、22和24牙齿，在第一象限进行牙周手术，并重新修复上颌牙弓和下颌后牙区。

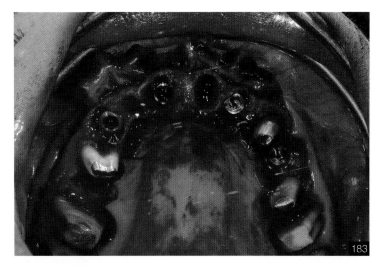

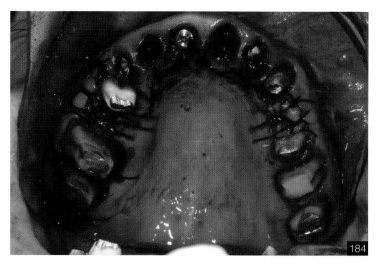

图183～图185　在牙科技术人员对临时修复体进行修整和抛光的过程中，将种植体植入到11、13、22和24牙齿位置并缝合。对上颌和下颌临时修复体进行粘接固位。

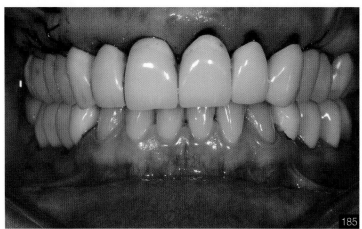

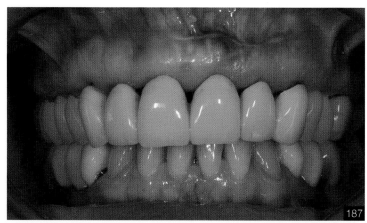

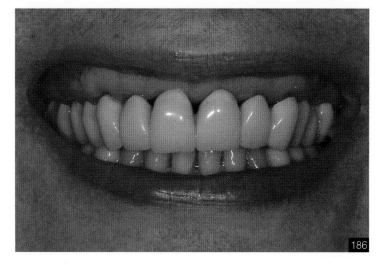

图186～图188　术后1个月复查。上颌和下颌牙弓之间的咬合平面关系已正常化，右侧上颌骨的牙槽骨外突也得到了纠正。同样明显的是，持续的露龈笑和上颌咬合平面的倾斜，这只能通过颌面外科手术来矫正。

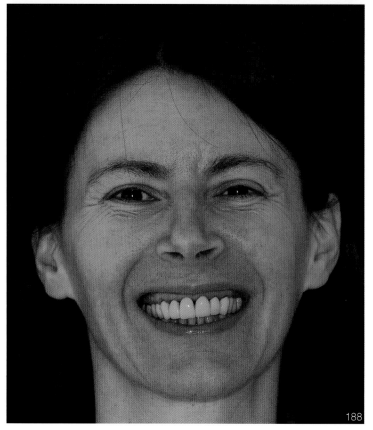

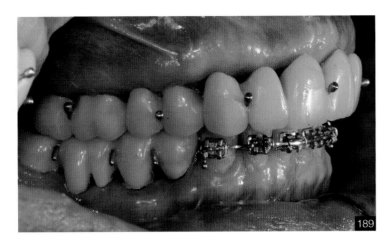

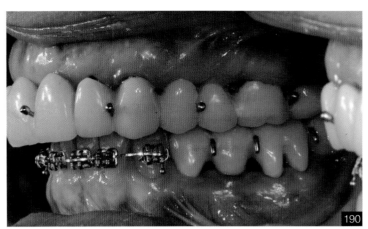

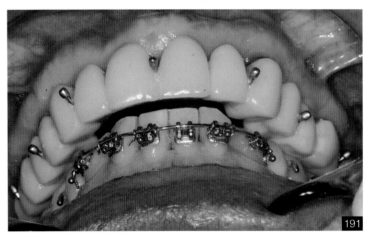

图189~图191 计划进行颌面外科手术，制作了术前临时修复体，并在手术前1天应用，同时在树脂中包埋挂钩，以便截骨术后对颌骨固定时进行结扎。出于同样的原因，在下颌切牙和尖牙上使用了带钢丝的托槽。Rovigo医院的Roberto Cenzi医生进行了颌面外科手术。

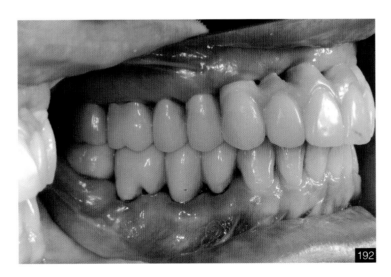

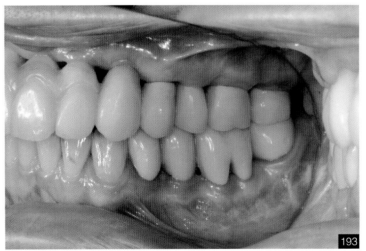

图192~图194 上颌种植体在颌面外科手术4个月后重新打开，并制作了一系列新的上颌和下颌临时修复体，对功能和美学进行重新定义。该病例在3个月后完成。

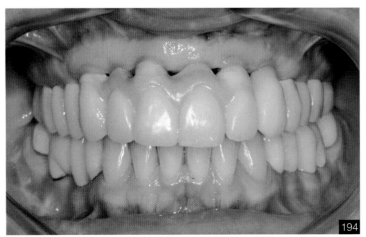

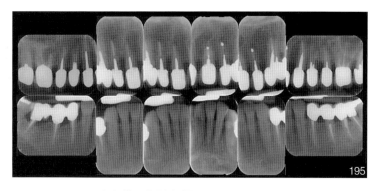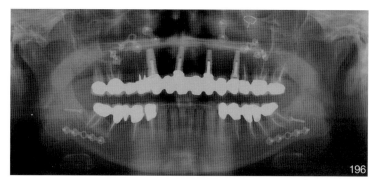

图195，图196　治疗前后的影像学视图。

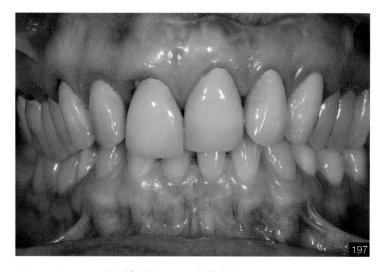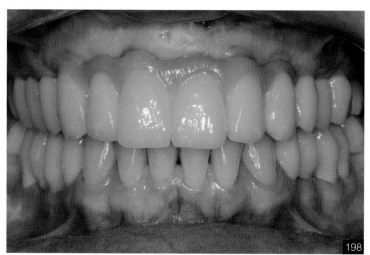

图197，图198　治疗前后的正面口内临床视图。

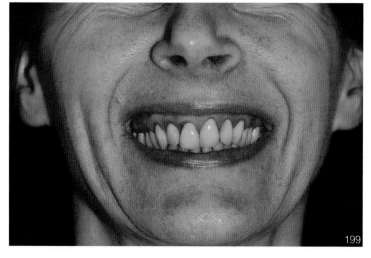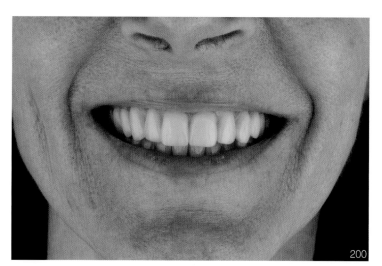

图199，图200　治疗前后的正面牙-唇关系视图。

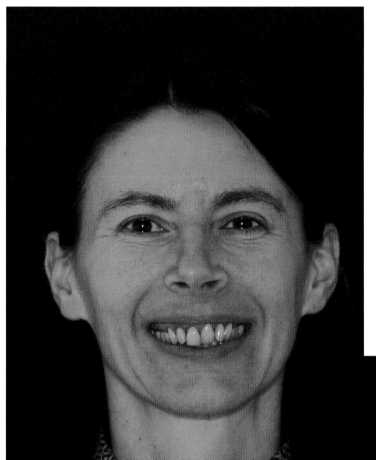

图201，图202　治疗前后的正面牙-面关系视图。牙科技师Massimo Soattin。

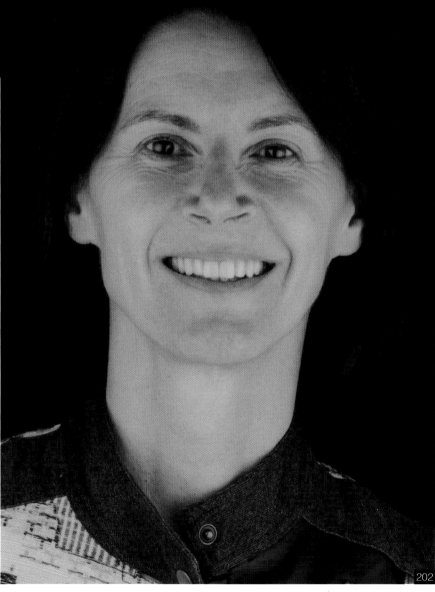

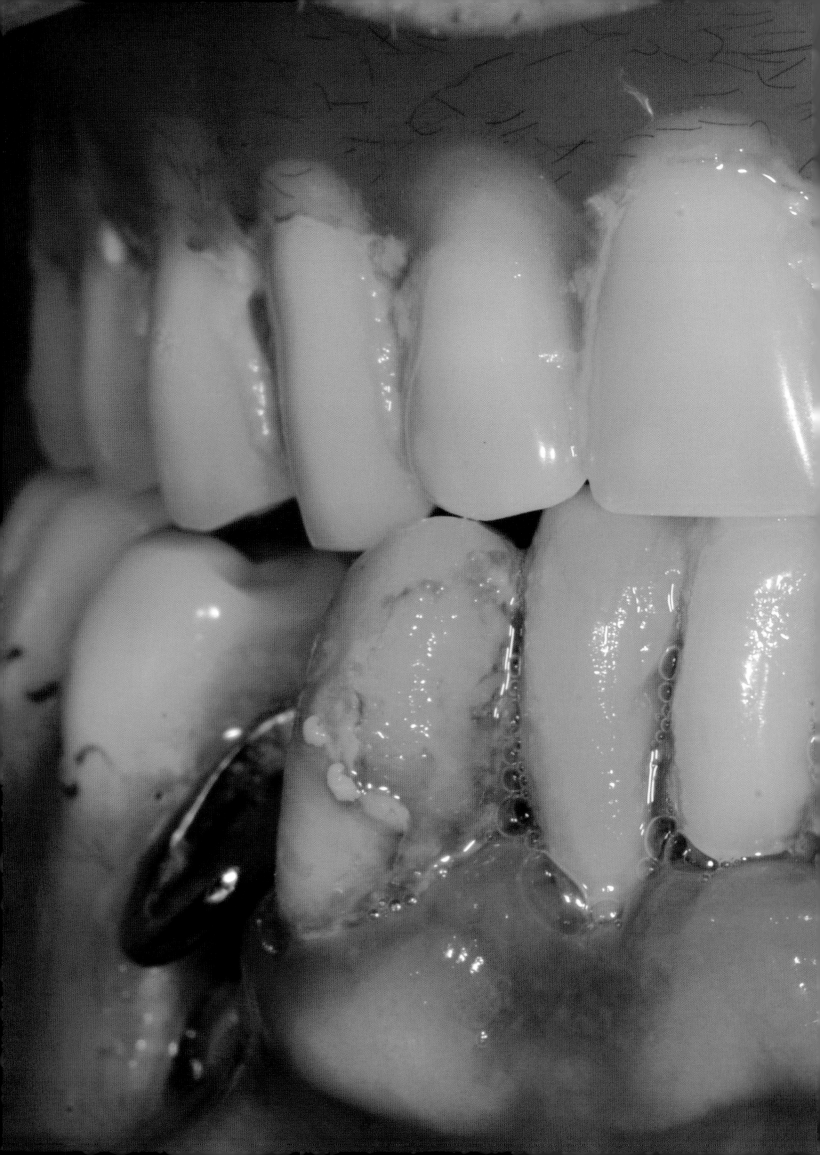

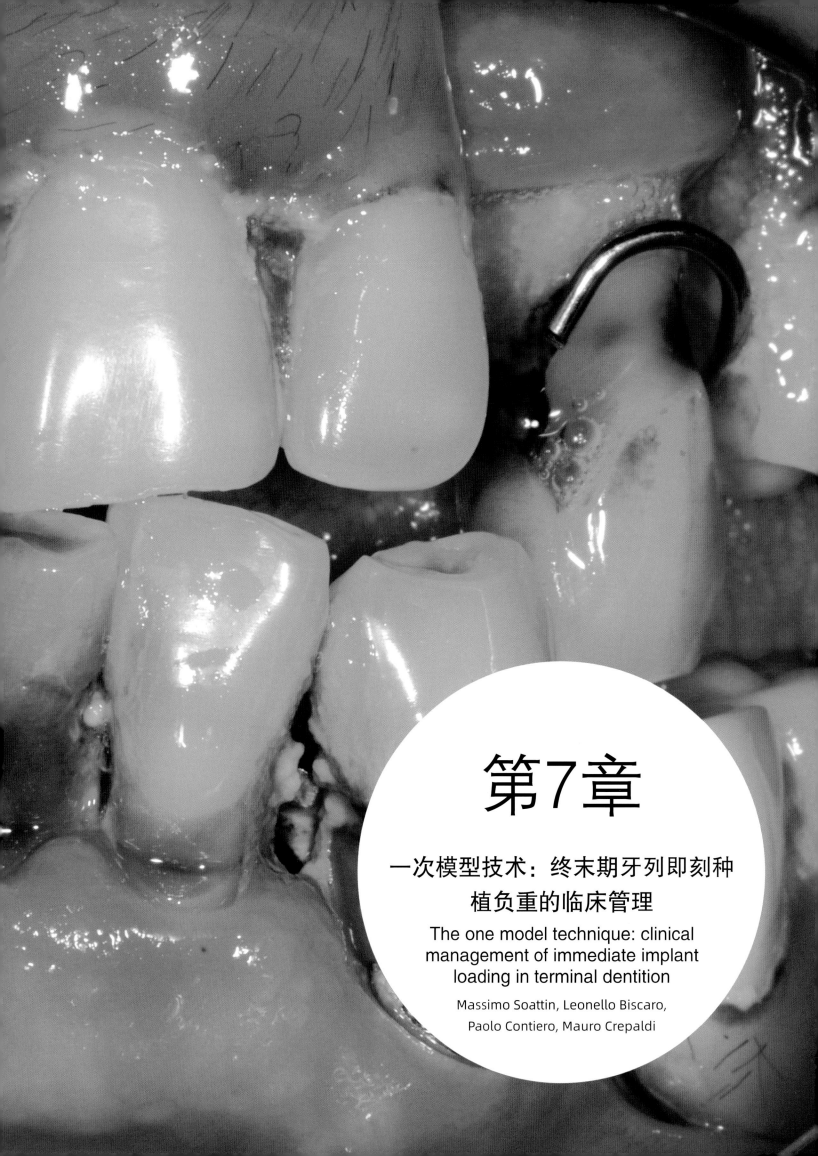

第7章

一次模型技术：终末期牙列即刻种植负重的临床管理

The one model technique: clinical management of immediate implant loading in terminal dentition

Massimo Soattin, Leonello Biscaro,
Paolo Contiero, Mauro Crepaldi

当治疗计划考虑在终末期牙列的其中一个或两个牙弓应用骨整合种植体进行即刻负重时，将诊断蜡型上的信息转移过程是非常复杂的，也是因为缩短了时间。大多数用于管理即刻负重的方法包括：

- 病例的初始蜡型（并非总是）
- 种植体的植入
- 种植体位置的印模
- 手术结束时的颌间关系和垂直距离的记录
- 工作模型的灌注
- 将模型安装在𬌗架上
- 将蜡型数据（或在计划阶段还没有完成的情况下重新上蜡）转移到工作模型上

不考虑修复体的类型，这些方法提出了一个关键问题：修复体必须在工作模型上制作，而不是按照原来的计划或相关的诊断蜡型来制作，因为它是从种植体植入后所制取的印模中获得的。这些问题的结果是：

- 在术中或术后需要使用术前固定的口外标记物记录颌间关系和垂直距离，以便在𬌗架上安装工作模型（或石膏），由于患者的状况，存在很大的误差
- 使用残留牙列（即使是终末期牙列）也很难或不可能将蜡型的所有信息传递到工作模型上

一次模型技术可以克服以上这些问题。

一次模型技术

一次模型技术背后的想法是允许将执行计划和蜡型的模型转换成要在其上构建修复体的工作模型，该模型已经以正确的垂直距离安装在𬌗架上，并且可以使用所有已经获得的功能和美学信息。

一次模型技术具有显著的操作优势：

- 牙医在种植手术期间，避免了制取常规的印模以及记录颌间关系和垂直距离
- 牙科技师可以在工作模型中直接使用术前阶段根据技术分析和临床评估制作的诊断蜡型，同时减少制作修复体所需的时间
- 牙医和牙科技师具有独特的工作流程，适用于需要制作"多伦多"桥修复体的所有临床情况

这可以通过在模型上进行构建来实现，在模型上用称为转移板的树脂装置制成，在手术过程中种植体的位置被记录在转移板上。通过将带有替代体的转移板连接到初始模型上，对转移板进行精确的重新定位，可以将初始模型转换为工作模型，并将其以正确的垂直距离安装在𬌗架上。

转移板需要非常精确，以适应在与转移杆连接期间在口中稳定地固定在所确定的解剖学标识上，并根据各种临床情况选择不同的配置。这些解剖学标识可以是牙齿支持板中的残留牙齿（图1和图2）、黏膜支持板中的上腭或牙槽突（图3）、混合支持板中的残留牙齿和牙槽突或上腭（图4）、牙槽突和黏膜支持板中的具有稳定咬合的对颌牙弓（图5和图6）。

临床和技术程序

始终考虑3个操作阶段：

- 术前修复阶段
- 外科–修复阶段
- 术后修复阶段

这3个阶段的临床和技术程序是不断整合的。

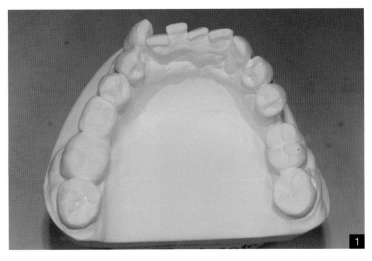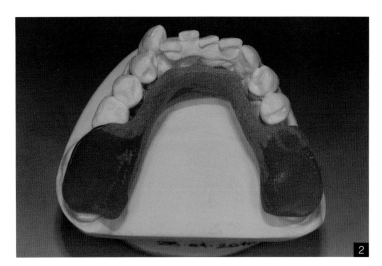

图1，图2 牙齿支持板的例子，其中板的稳定性是由几个剩余牙齿的咬合面来保证的。

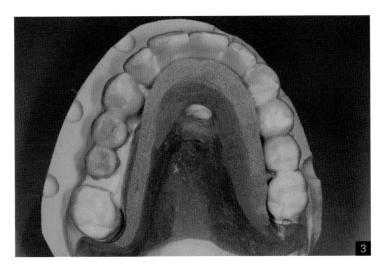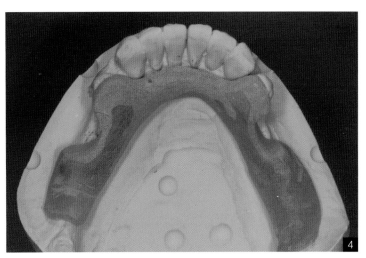

图3 黏膜支持板的例子，其中板的稳定性是由腭黏膜来保证的。

图4 混合支持板的例子，其中板的稳定性是由牙槽突和两颗残留牙齿的咬合面保证的。

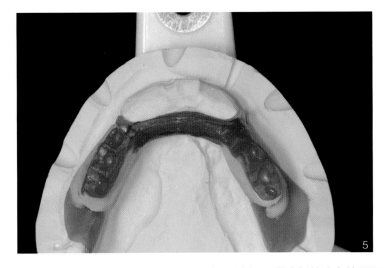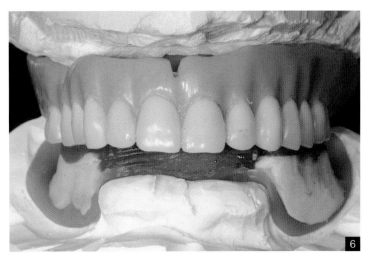

图5，图6 具有咬合稳定性的黏膜支持板的例子，其中板的稳定性是通过下颌牙槽突和与上颌总义齿的咬合来保证的。

该技术将通过一个临床和技术步骤非常复杂的病例来解释，在上下颌两个牙弓使用两个具有相互咬合稳定性的黏膜支持板来操作，并同时即刻负重。

另外，接下去也有部分其他的临床病例，用来说明何时及如何使用其他类型的转移板。

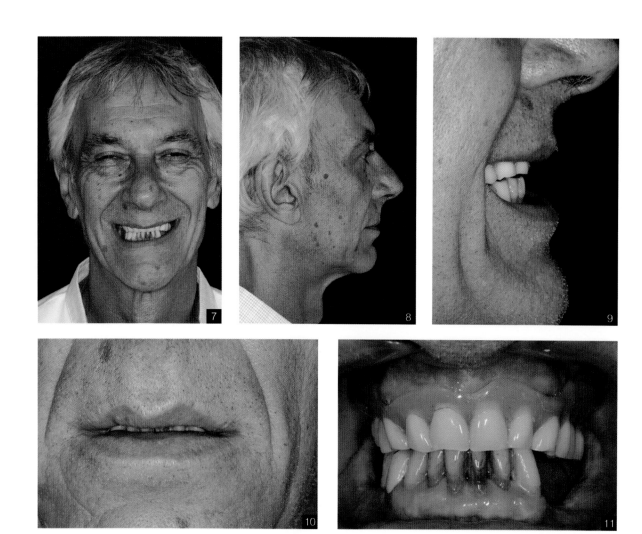

图7～图11　上颌全口义齿和下颌策略性终末期牙列患者的初诊视图，希望重建牙列以改善功能和美观。上颌牙齿在嘴唇休息时不可见，在微笑时也几乎看不到，相比之下，下颌牙列过度可见。面部轮廓显示鼻唇角较大，因为上颌牙齿处于错误的位置并且无法为口周组织提供足够的支持。因此制订了一个带有CBCT和树脂诊断饰面的初步治疗计划，以适当地研究该病例并与患者讨论各种治疗方案。

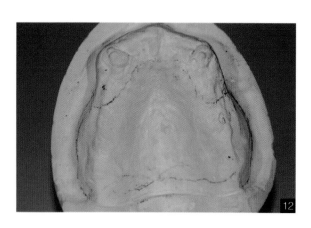

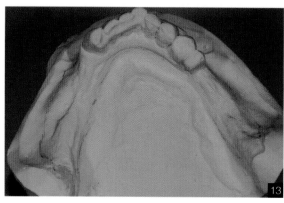

图12，图13　从初始印模中获得原始模型的视图。

术前修复阶段（图7～图34）

目的：制作蜡型及转移板

在获得计划所需的口内和口外摄影文件后（图7～图11），用藻酸盐材料对最初的口内情况进行了精确的印模，并用超硬石膏灌注成石膏模型（图12和图13）。以正中关系及合适的垂直距离安装在𬌗架上，根据发音和美学评估判断垂直距离是否合适（图14～图17）。上颌和下颌的牙齿是以从咬合蜡上获得的信息作为参考进行排牙的（图18～图21）。

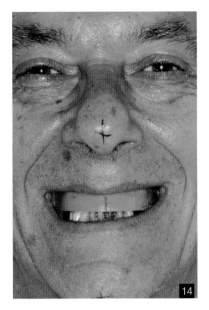

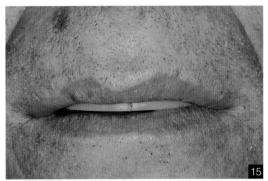

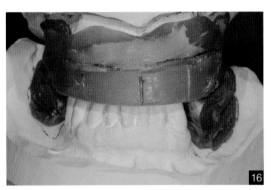

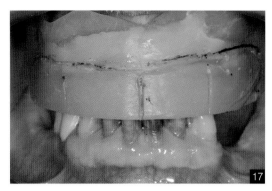

图14～图17 模型以正中关系和合适的垂直距离被安装在𬌗架上，其中垂直距离是经过发音和美学的评估被认为是合适的。所有的面部参考点都在蜡型上做了标记。

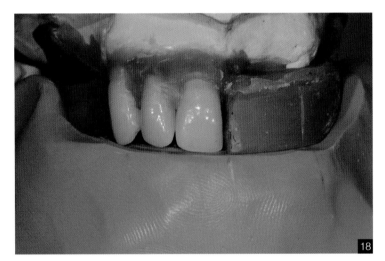

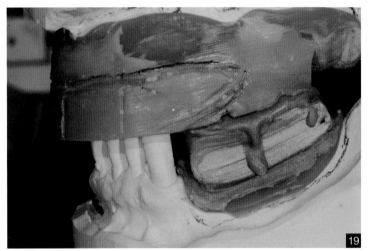

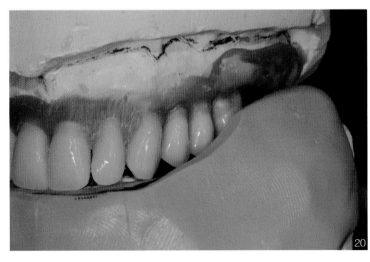

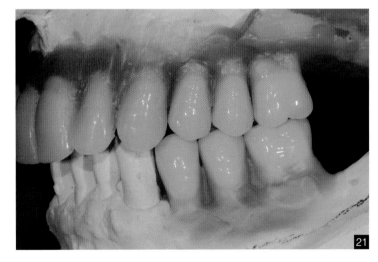

图18～图21 根据咬合蜡和硅橡胶导板所提供的边缘位置信息，先安装上颌的人工牙，然后安装下颌后牙。从矢状位可以看出，上颌切牙的位置与初始位置相比，更偏向唇颊侧以增加对口周组织的支持。

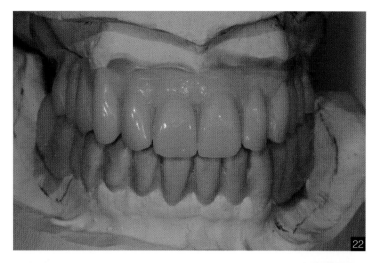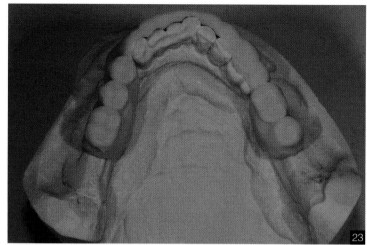

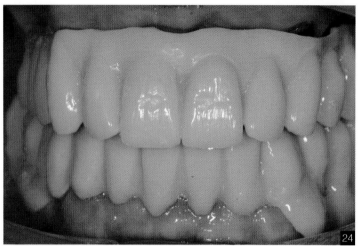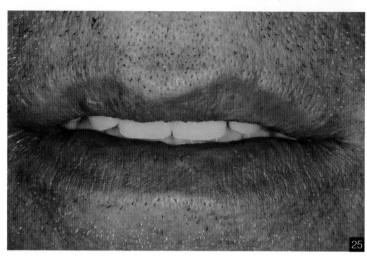

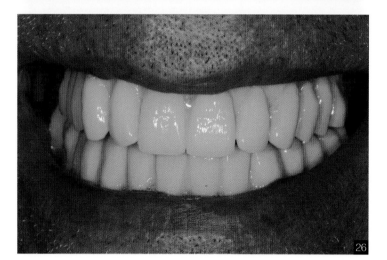

图22~图26 将蜡型转换为树脂诊断饰面，以便在口内直接查看新的功能和美学设置，然后与患者进行讨论。所有牙齿的位置都更偏唇颊侧，静止时牙齿暴露量也正常化，微笑时牙齿的可见度也更明显。

　　只要有可能，可以将蜡型制作成树脂诊断饰面，然后在口内进行测试，以验证新的功能和美学设置，然后可以与患者讨论可能的治疗方案（图22~图29）。蜡型被复制了一个硅橡胶背板，它被重新放置在工作模型上，以指导制作出一个蜡型的复制品。

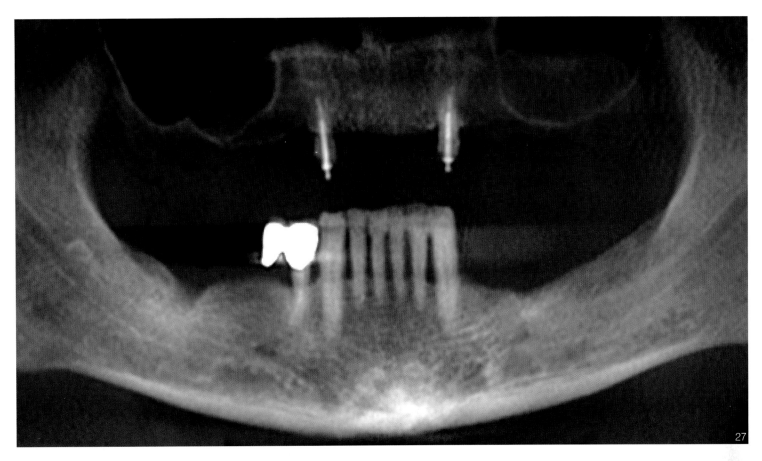

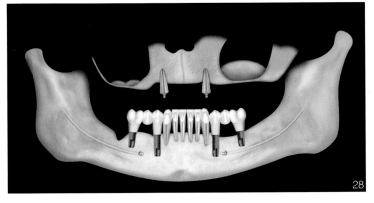

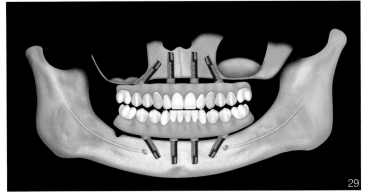

图27~图29 在模型和影像学图像的帮助下，向患者介绍并讨论了各种治疗方案的可能性：

· 采用"all-on-4"技术，将4颗种植体植入到两侧上颌窦前壁之间并即刻负重，避免了植骨和双侧上颌窦提升的可能性

· 考虑到需要使下颌残留前牙唇侧移位以与上颌牙的新位置建立适当的咬合关系，探讨了两种可能性。第一，在牙周和牙髓治疗后，将它们用作修复体的基牙，并在后牙区植入4颗种植体。第二，拔除它们并植入相同数量的4颗种植体，并根据"all-on-4"的原则进行策略性分布，并即刻负重。患者选择第二种解决方案是因为残留牙齿的牙周状况不稳定、操作步骤更简单，并且有机会立即恢复功能和美观

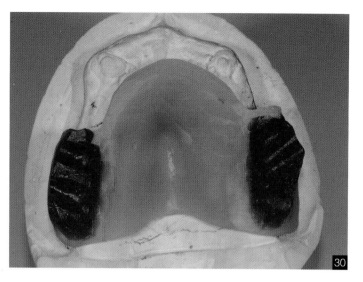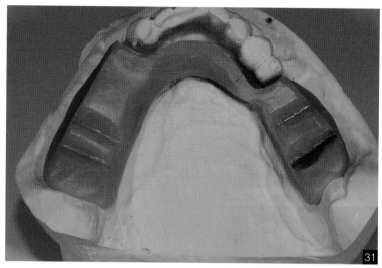

图30，图31　为了管理即刻负重，在初始石膏模型上构建了两个具有相互咬合稳定的黏膜支持板。选择这种类型板的理由是因残留的解剖情况以及后牙的缺失。

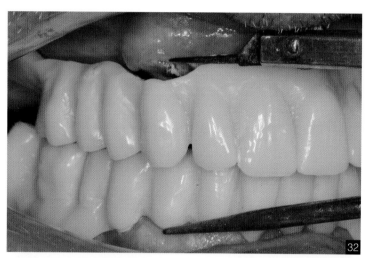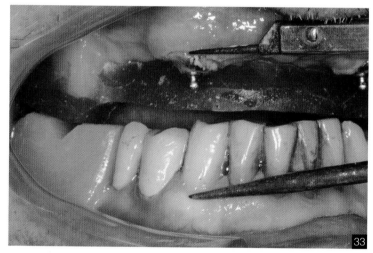

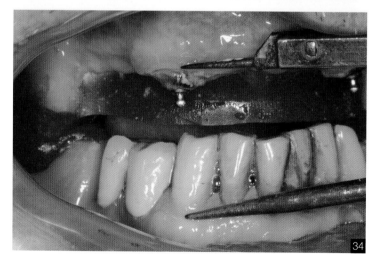

图32~图34　颌间关系以正中关系和垂直距离进行记录，该垂直距离在手术前已经通过树脂诊断饰面进行了测试。

　　转移板是在初始模型上制作的。在这个特殊的病例中，为了管理种植体在上下两个牙弓的即刻负重，使用了相互咬合稳定的黏膜支持板（图30和图31）。因为两个牙弓的后部区域都是无牙的。

　　在手术前检查转移板的合适性，并记录颌间关系，同时在口内用树脂诊断饰面验证了垂直距离及相对应的正中关系（图32~图34）。

图35，图36　拔除下颌牙齿，在下颌前牙区植入种植体。将基台固定在种植体上，并将相关的转移杆固定在基台上。通过使用一根细金属丝并逐渐添加自固化树脂的方法将转移杆连接在一起。然后，将连接的转移杆连接到下颌转移板上，并通过与上颌转移板的咬合将其保持在适当的位置。

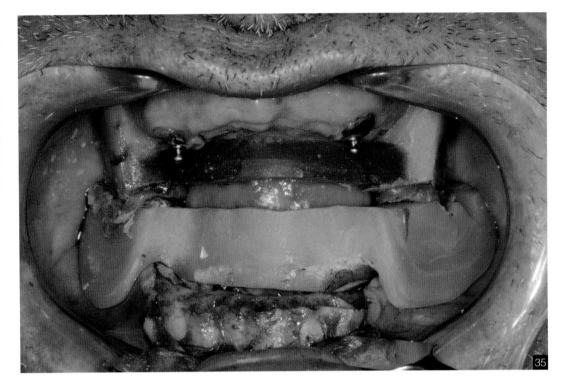

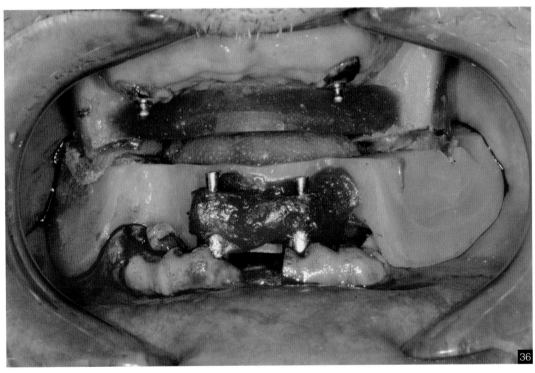

外科-修复阶段（图35~图39）

目的：植入种植体并记录其在转移板上的位置

手术阶段的管理取决于一个或多个转移板的特性，而这些特性又会受到初始临床情况的影响。在每个病例中，手术的顺序始终服从即刻负重的修复体管理以及转移板的使用。

在这个特殊的病例中，选择使用两个相互咬合稳定的黏膜支持的转移板来管理两个牙弓的即刻负重，外科-修复阶段的顺序如下：

拔除下颌牙齿，下颌前部植入2颗种植体，根据残留骨的解剖结构来选择位置。将基台拧到种植体上并将转移杆连到基台之后，将转移杆用自固化树脂连接在一起并与下颌的转移板相连接，并在和先前通过与上颌板咬合测试的垂直距离上保持正中关系（图35和图36）。

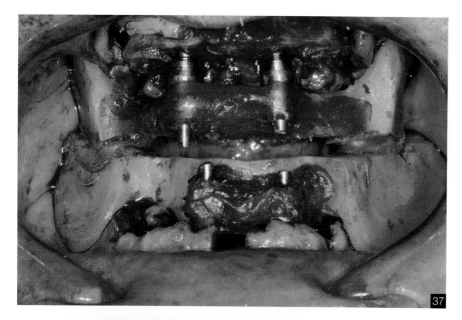

图37　在上颌牙弓重复同样的操作程序。

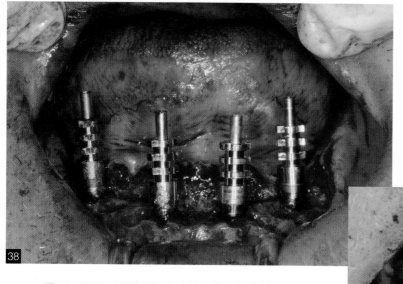

图38，图39　移除了两个连接了转移杆的板后，继续手术并在后牙区植入倾斜的种植体。拧紧预成的角度基台后，将4个转移杆拧到基台上，并用自固化树脂连接在一起，如前所述。每个牙弓重复两次相同的程序，这样每个牙弓含4个转移杆的两个夹板制作完成。

然后在上颌牙弓的前部植入两颗种植体，并在拧紧基台后，连接转移杆并连在一起后固定到上颌板上，通过与下颌板的咬合稳定固定在正确的空间位置上（图37）。如果转移杆之间存在干扰，妨碍了已确定垂直距离时正确的正中关系的实现，则可以适当地降低转移杆的高度。此时，可以通过让患者张口和闭口来确认两个转移板的相互咬合是否完美匹配。

移除转移板后，将倾斜的种植体根据手术计划植入到后牙区（图38和图39）。

在将预成的角度基台拧到种植体上和4个转移杆拧到基台上后，将这些转移杆用自固化树脂连接在一起。每个牙弓制作两个夹板，显然，相同的程序也可以用于不同的手术方法中。

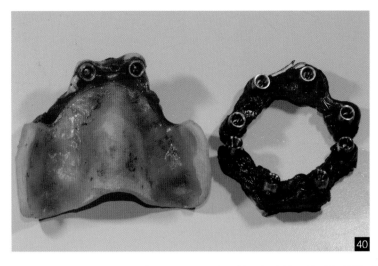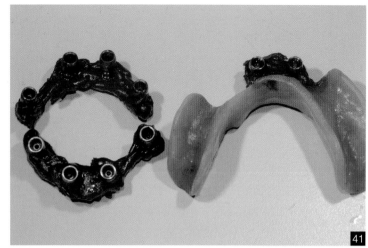

图40，图41 手术阶段后实验室从牙科诊所收到的连接了转移杆的转移板和夹板的视图。

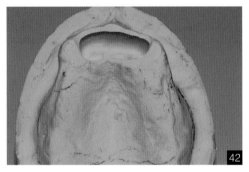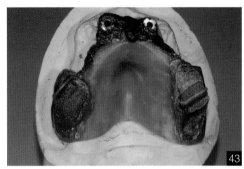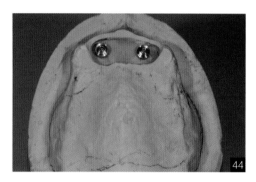

图42~图44 在前牙区创建了用于插入替代体空间的上颌模型视图，将已连接替代体的上颌转移板放在模型上，以及灌注好的带有前牙区替代体的上颌模型。

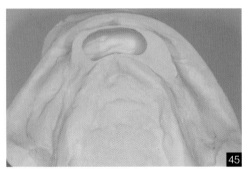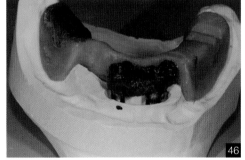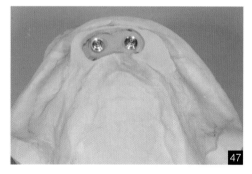

图45~图47 在前牙区创建了用于插入替代体空间的下颌模型视图，将已连接替代体的下颌转移板放在模型上，以及灌注好的带有前牙区替代体的下颌模型。

术后修复阶段（图40~图69）

目的：将初始研究模型转化为工作模型，制作修复体，并将其戴入口内

连接了转移杆的转移板和夹板被送至实验室，没有任何印模及颌间记录（图40和图41）。然后，它们被清洗和消毒，并去除用于连接转移杆的树脂中的任何缺陷。

在将替代体连接到转移板上前牙的转移杆上后，牙科技师在石膏中创建了空间，以便可以将它们放置在研究模型的前部区域，并将板精确地定位在模型上，同时检查替代体和石膏之间是否有干扰。将IV型石膏放置在替代体和石膏之间的空隙中，以将替代体嵌入到初始模型中（图42~图47）。

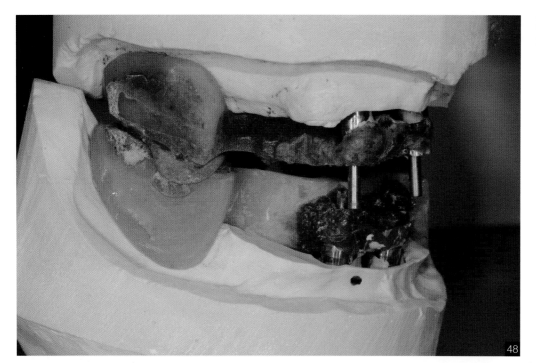

图48 通过上下颌板的互锁作用，正中关系在𬌗架上得到了证实。

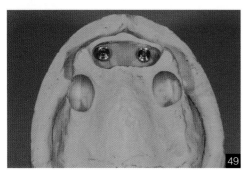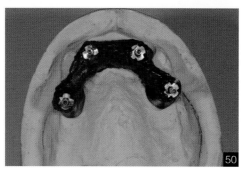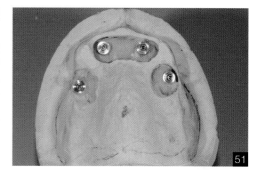

图49~图51 在后牙区创建了用于插入替代体空间的上颌模型视图，将后牙区替代体螺丝固定到转移杆上，再将夹板插入到石膏中创建的空间中，将转移杆螺丝固定在前牙区的替代体上，以及插入了后牙区替代体后的上颌模型。

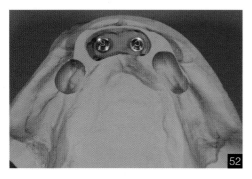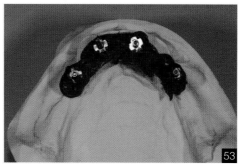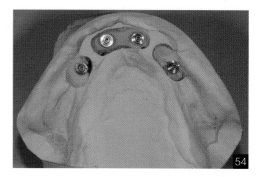

图52~图54 在后牙区创建了用于插入替代体空间的下颌模型视图，将后牙区替代体螺丝固定到转移杆上，再将夹板插入到石膏中创建的空间中，将转移杆螺丝固位到前牙区的替代体上，以及插入了后牙区替代体的下颌模型。

用螺丝固定的前牙替代体上的转移板验证了正中关系（图48）。在石膏硬化反应完成后，移开转移板，在模型后部创建用于后部替代体的空间，将替代体螺丝固定到两个夹板之一的后部转移杆位置上，然后通过将前面的转移杆，螺丝固定到先前插入的替代体上，使后部替代体就位，并检查其与石膏之间是否存在任何干扰。后部的替代体用Ⅳ型石膏固定在模型中。在石膏硬化后，松开模型上的夹板，并通过插入第二个夹板来检查替代体位置的准确性，将其用作检查工具（图49~图54）。

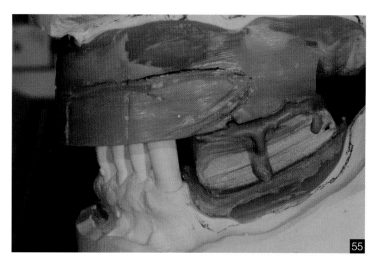

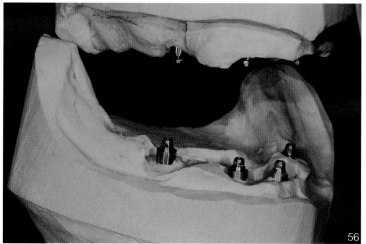
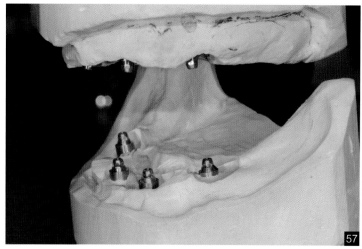

图55～图57　初始模型被转换成工作模型，并按照计划阶段所确定的垂直距离以正中关系位安装在𬌗架上。

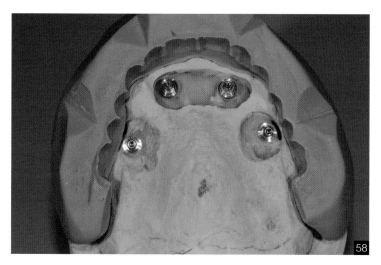
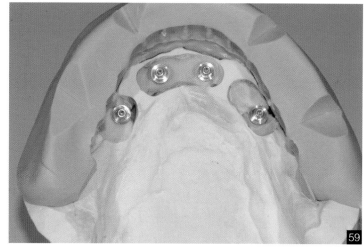

图58，图59　硅橡胶背板是在手术前根据蜡型制作的，根据之前在石膏模型上创建的标记，它们被重新定位在工作模型上。

　　初始模型被转换为工作模型，并以正确的垂直距离以正中关系位安装在𬌗架上，而无须在手术阶段进行任何印模或咬合记录（图55～图57）。

　　硅橡胶背板是在手术前阶段根据蜡型制作的，它们被重新放置在𬌗架中的工作模型上，并用来指导修复体的制作（图58和图59）。

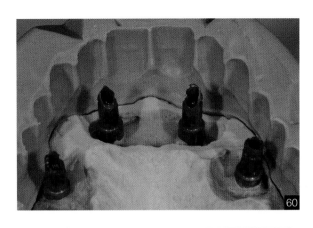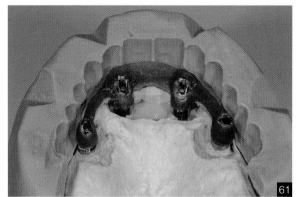

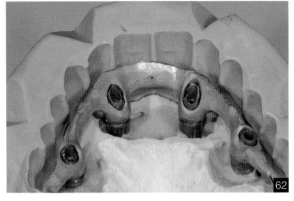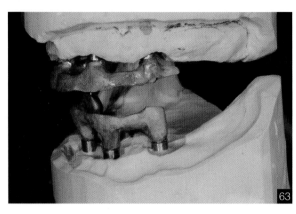

图60~图63　使用钛基台来构建金属框架：将它们与替代体拧在一起后，根据硅橡胶背板定义的体积进行个性化的制作。在隔离钛基台后，用合适的蜡构造底部结构，并始终使用诊断蜡型的硅橡胶背板作为定义其适当尺寸的指标。通过失蜡铸造技术将蜡结构转化为金属框架。通过去除多余的材料和铸道完成金属框架的制作，并检查其在钛基台上的准确就位。为了将铸件固定在钛基台上，使用了易拆除的义齿粘接剂，该粘接剂可以加固结构的钝化，从而消除金属的冷却收缩。

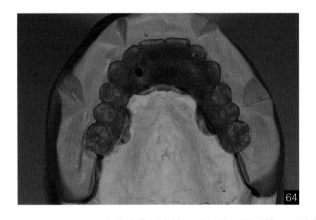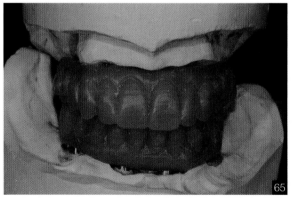

图64，图65　在硅橡胶背板中按正确的位置排列蜡牙，并将其嵌入到金属框架中：获得了在术前阶段制作的蜡型的复制品。

修复体制作的第一阶段是支架的制作，在这个病例中支架是由金属制成的（图60~图63）。

金属框架被粘固到定制的钛基台上，以获得完美的钝化效果。

蜡被嵌入到金属框架的硅橡胶背板内。蜡固化后，取出硅橡胶背板，并完成临时修复体的蜡模。这是计划蜡型的精确复制品（图64和图65）。

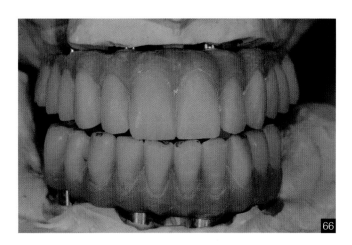

图66　最终抛光前的临时修复体视图。

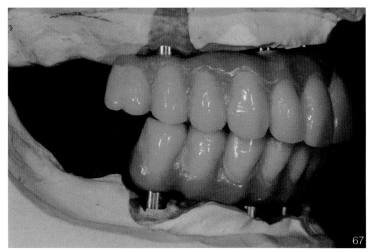

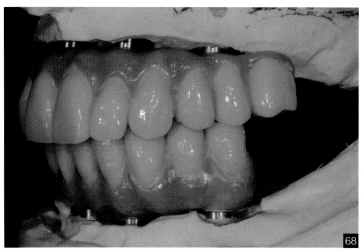

图67～图69　完成并抛光后的修复体。

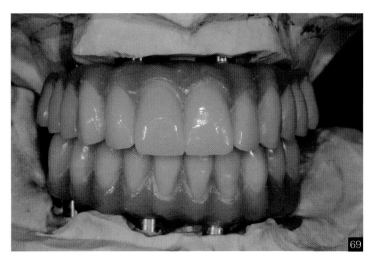

当计划使用商品化人工牙时，在铺蜡之前将它们插入到硅橡胶背板中，检查牙齿与金属结构之间是否有干扰。使用这种技术行即刻负重时，与所有其他牙龈开放时取模或刚缝合后取模技术一样，任何软组织的参考都是缺失的。因此必须通过留出足够的空间来模拟修复体从软组织中穿出的形态，以便牙龈在不过度压迫的情况下进行愈合，并允许患者轻松、正确地清洁修复体。

在这个病例中，规划之前已经确认了使用人工组织的必要性。为了做到这一点，部分白色树脂被移除并用粉色树脂代替（图66）。

在𬌗架上确认了咬合后，精确地完成修复体并抛光（图67～图69）。

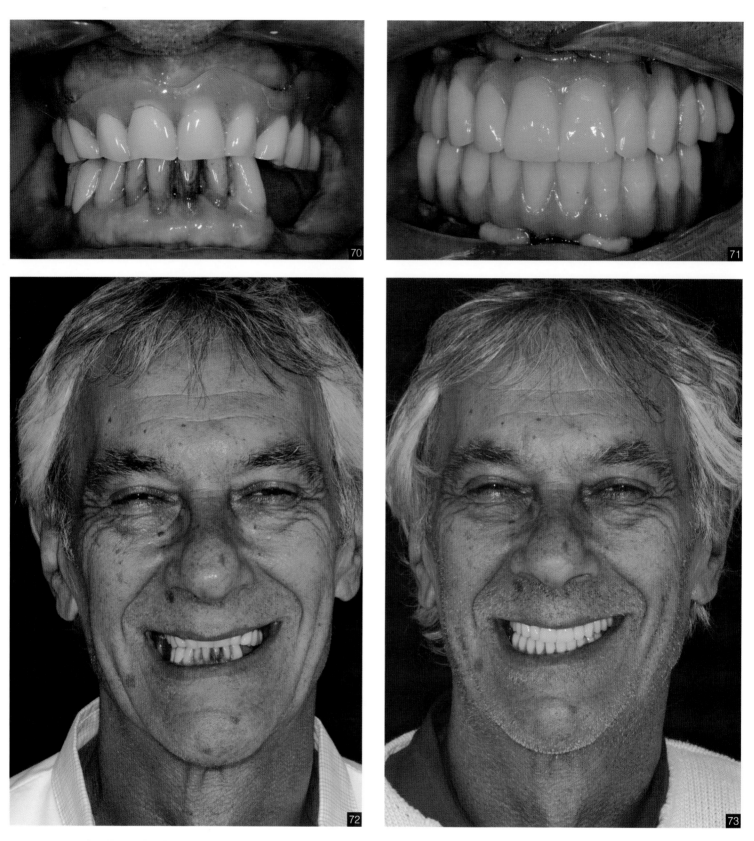

图70～图73　术后第二天安装螺丝固位临时修复体后的视图。

　　一般来说，这种技术构建的修复体只需要很少的调整，就能满足患者需要的所有机械、美学和功能需求，同时又不妨碍种植体的骨整合（图70～图73）。

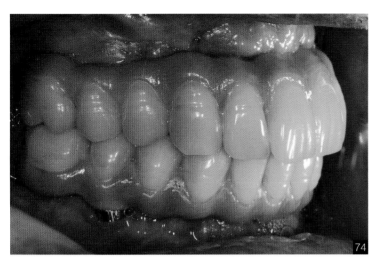

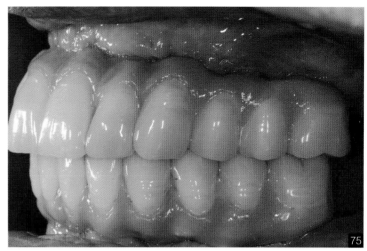

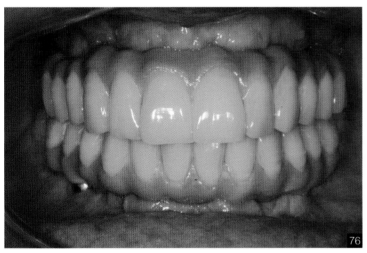

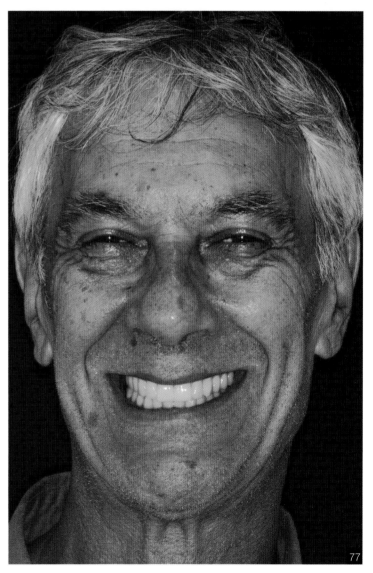

图74~图77　术后5个月，最终修复体的口内和口外视图。牙科技师Massimo Soattin。

当临时修复体是按原计划制作并检查无问题时，牙医可以使用这个临时修复体指导制作最终的修复体（图74~图79）。

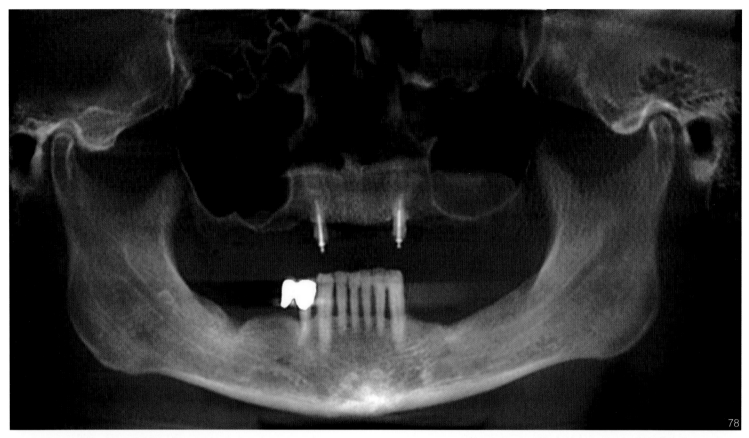

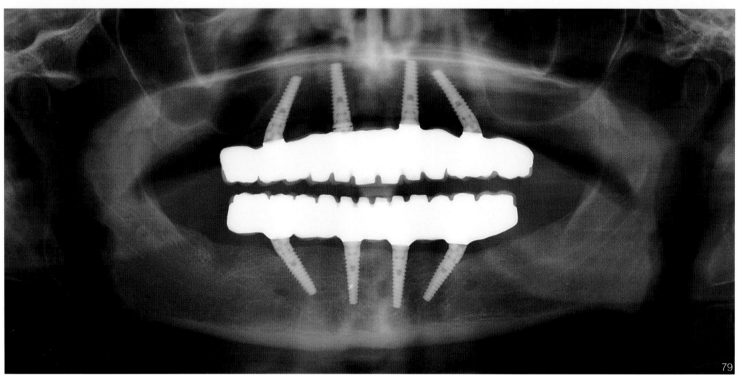

图78，图79 最初和最终的影像学图像比较。

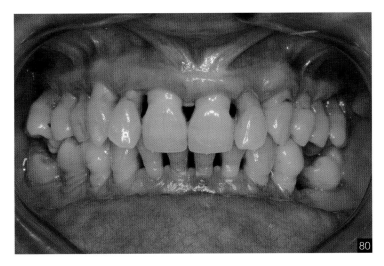

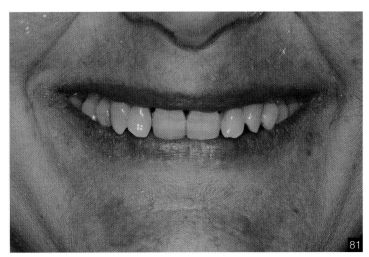

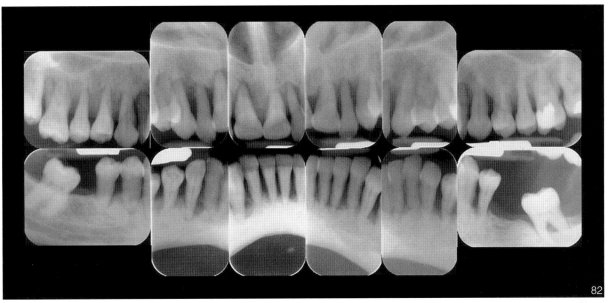

图80～图82　2008年接受治疗的策略性终末期牙列患者，在两个牙弓安装了种植体支持的修复体。在这个病例中，种植体在拔牙2个月后植入并即刻负重：在此期间，上下颌使用了牙支持式的过渡临时修复体。

应用上颌黏膜支持转移板和下颌混合支持转移板在两个牙弓的即刻负重

在终末期牙列患者中，当两个牙弓的后牙部分都无牙时，可以使用通过相互咬合稳定的转移板同时对两个牙弓进行即刻负重，该方法虽然非常准确，但却难以使用，需要外科和修复经验。如果对该方法不够熟悉或没有适当的解剖条件，则两个牙弓的即刻负重还可以使用不同配置的转移板来进行不同的管理。

图80～图120展示了一位在2008年采用固定种植体支持修复的策略性终末期牙列患者。种植体是在拔牙后2个月植入的，并在此期间使用牙齿支持式的修复体进行过渡临时修复。在上颌使用了一个黏膜支持板和在下颌使用了一个牙齿-黏膜混合支持板分别对两个牙弓的即刻负重程序进行独立的管理。

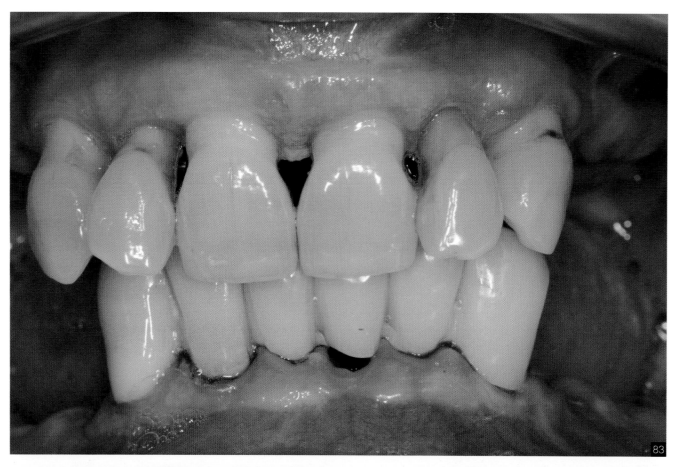

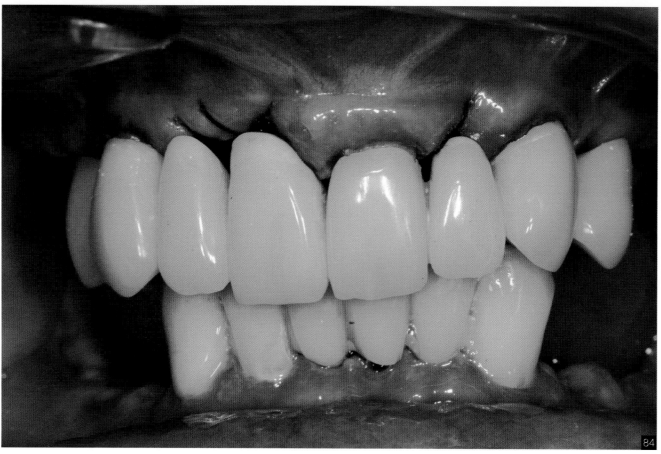

图83，图84　先拔除下颌牙弓的后牙，然后用两颗尖牙和一颗切牙作为基牙进行临时过渡修复，第二天在上颌牙弓也进行了同样的手术。

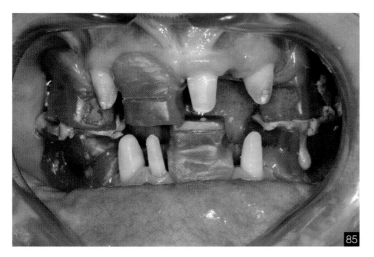
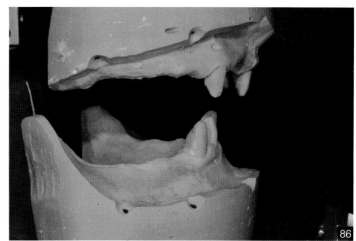

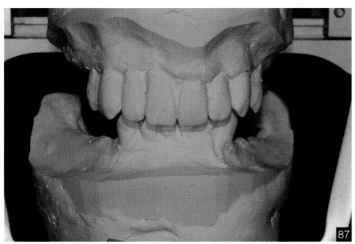
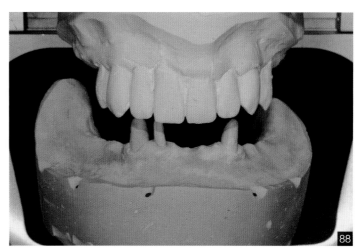

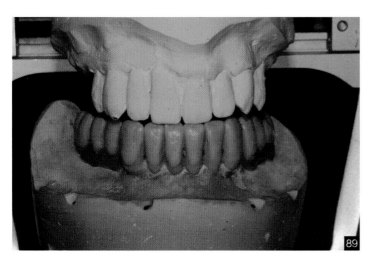
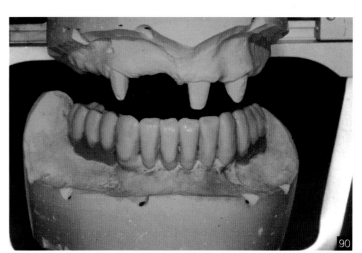

图85～图91 拔牙后2个月开始计划即刻负重。术前取临时修复体和基牙的印模，在垂直方向上记录上下颌基牙、上颌临时修复体与下颌基牙的正中关系以指导制作第一套临时修复体。这有助于将4个模型通过相互咬合安装在𬌗架上，以便利用蜡型中临时修复体所提供的信息。用一个硅橡胶背板复制蜡型结构，然后将其重新放置在工作模型上以制作修复体。

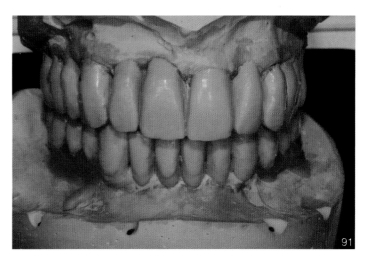

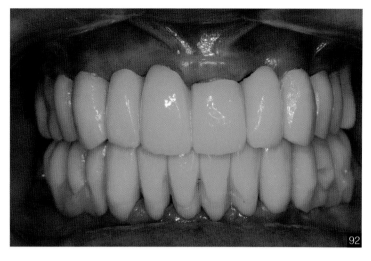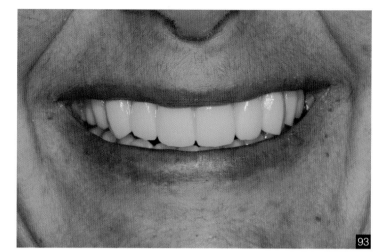

图92，图93　蜡型被转换成树脂诊断饰面，并与患者进行了测试和讨论。

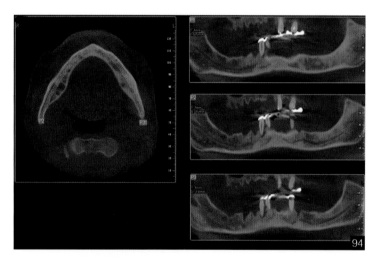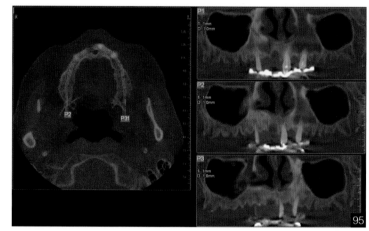

图94，图95　拍摄两个牙弓的CT。

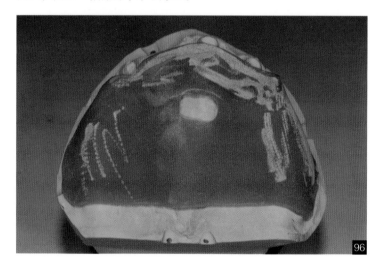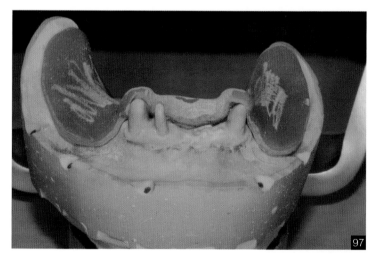

图96，图97　在石膏模型上构建了两个不同的转移板，分别是上颌的黏膜支持转移板和下颌的牙齿–黏膜混合支持的转移板，以分别管理上下两个牙弓的即刻负重。

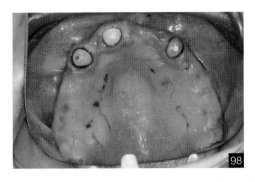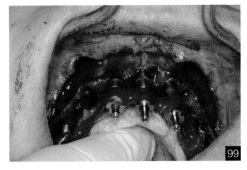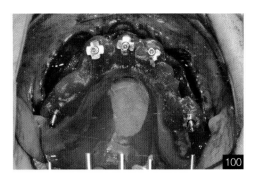

图98~图100　在上颌和下颌牙弓同时进行手术，并且根据其不同的结构对转移板进行不同的处理。拔除3颗残留的上颌牙并使用骨引导手术植入5颗种植体（3颗在前部，2颗倾斜地在后部）。为了避免任何妨碍在腭穹隆上精确就位的干扰，上颌转移板被缩小了。将板保持在腭黏膜上适当的位置并通过逐步添加树脂将转移杆彼此连接在一起。

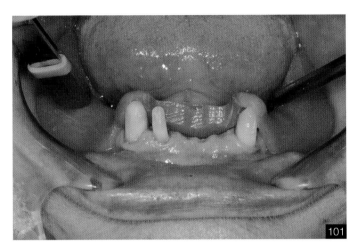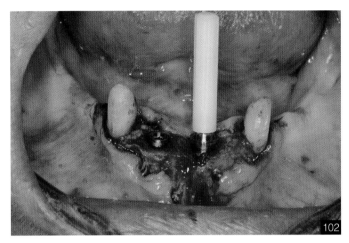

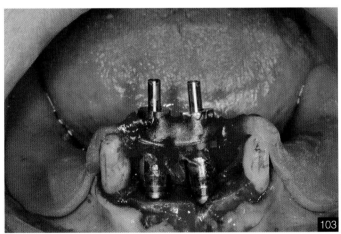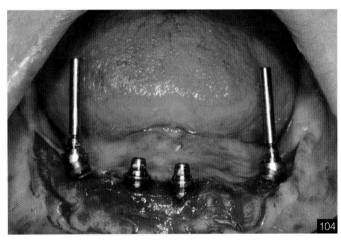

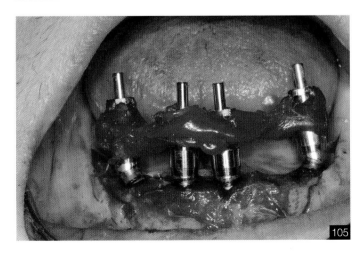

图101~图105　在确认下颌转移板精确地放置在无牙的后牙区和用作辅助固位的尖牙上后，在2颗尖牙之间植入2颗种植体。然后，如前所述，用螺丝拧紧基台和配套的转移杆并彼此连接，然后使用自固化树脂将其与板连接，并固定在尖牙和无牙区域中。将连接了转移杆的板移除后，拔除用于稳定该板的牙齿，将种植体植入到后部区域，并制作两个连接4颗种植体转移杆的夹板。

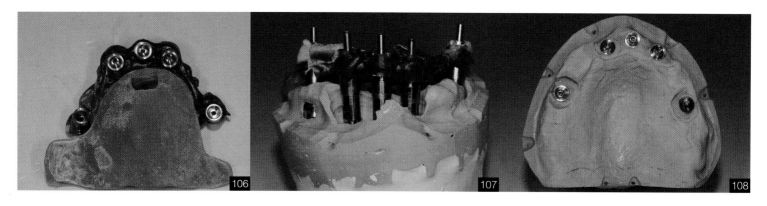

图106～图108　对于所有的转移板，研究模型向工作模型的转换都遵循与手术阶段相同的顺序。在上颌，将替代体拧入固定在夹板的转移杆上，从模型上去除3颗残留的牙齿，并创建替代体所需的空间：在确保没有干扰后，将连接了替代体的夹板重新定位在模型上，然后将Ⅳ型石膏灌入石膏和替代体之间的空隙中。最初的上颌模型被转换为工作模型，在该模型中可以看到用于重新定位的硅橡胶背板（蜡型复制品）的基础参考标记。

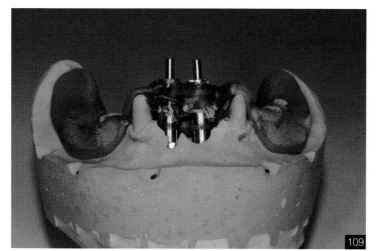
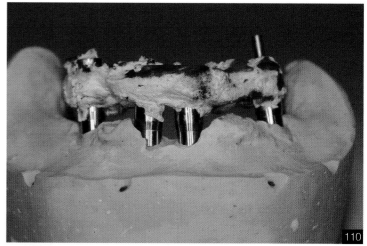

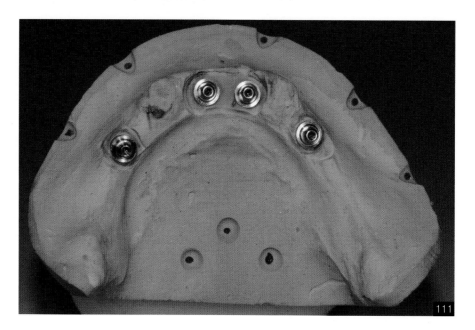

图109～图111　如前所述，在下颌模型的前部创建了空间，将替代体拧到转移杆上之后，将板–转移杆–替代体复合体放置在模型中，并通过检查板与所使用的牙科标记来确定是否完美就位。然后拔除模型中用于稳定板的牙齿，在模型的后部创建空间，将替代体用螺丝固定到模型中定位的第一个夹板的后部转移杆部位，并用螺丝将转移杆固定到前部的替代体上，并检查石膏和后牙区的替代体之间是否有干扰。Ⅳ型石膏被灌注到模型的后部空隙中，并使用第二个夹板检查替代体位置的准确性。因此，初始模型被转换为插入了4个替代体的工作模型。

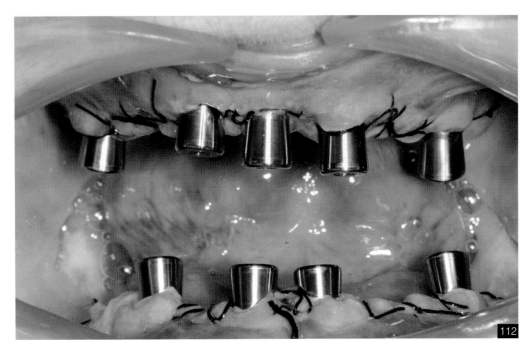

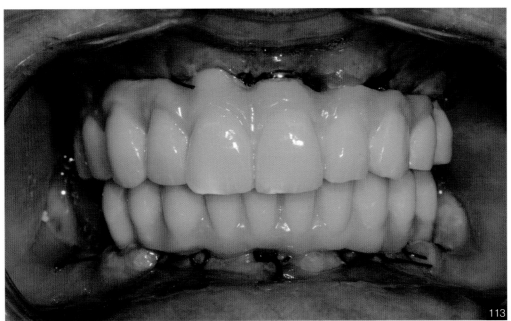

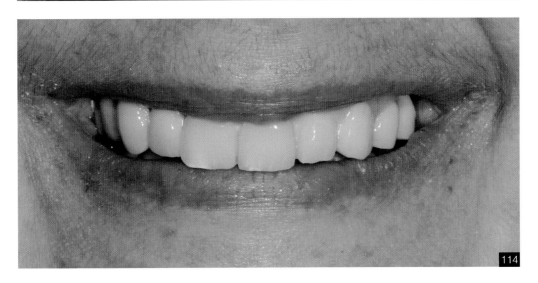

图112～图114　金属增强的临时修复体，是术前阶段制作蜡型的复制品，是按照先前描述的方法制作的。它们在术后第二天用螺丝固定在口内。

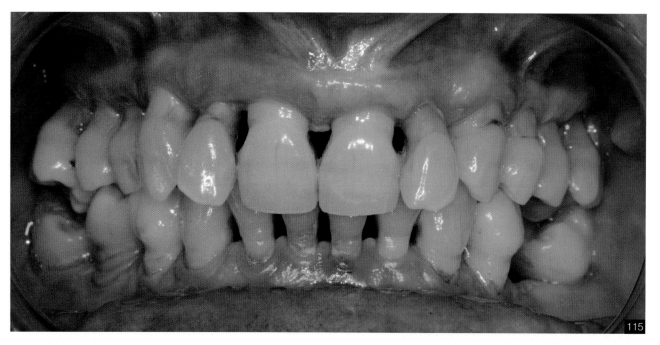

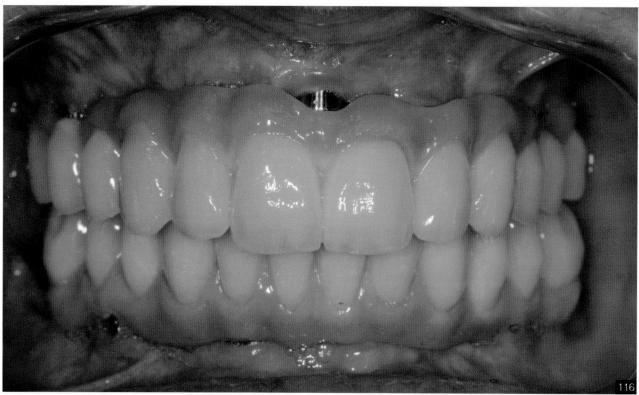

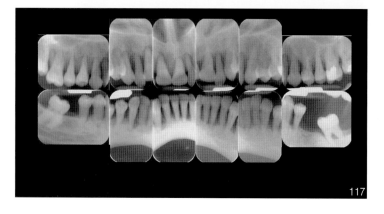

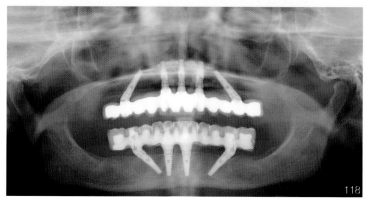

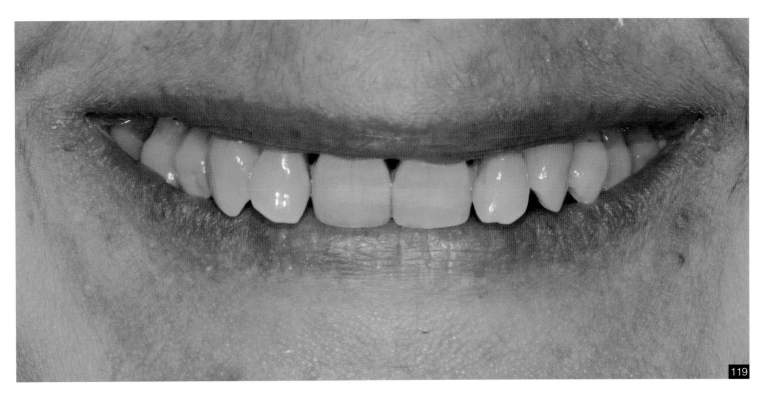

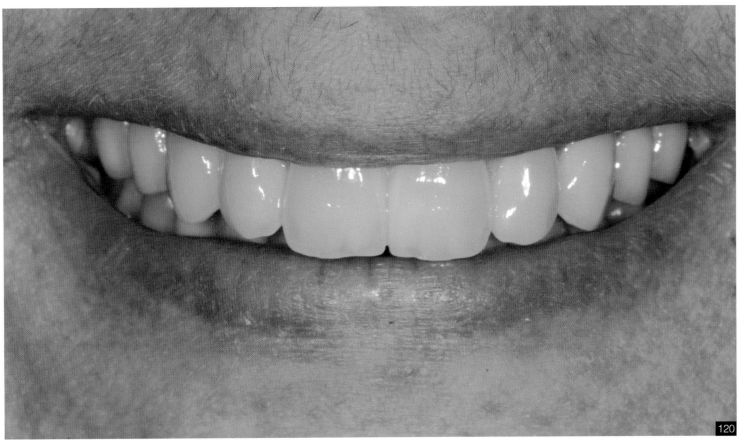

图115~图120　在4个月后，该病例在上颌使用金属烤瓷固定修复体和在下颌使用金属树脂固定修复体最终完成修复。牙科技师Massimo Soattin。

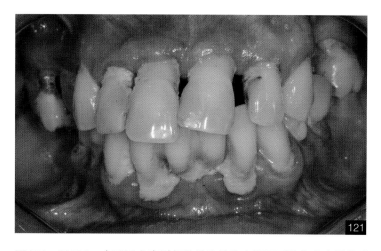 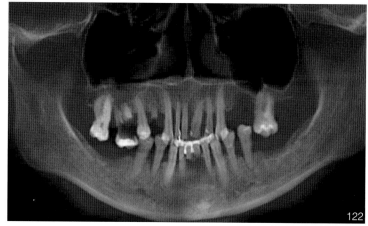

图121，图122　由牙周疾病引起的策略性终末期牙列的临床和影像学视图。治疗计划是下颌"多伦多"桥和上颌全口义齿修复，并在一个手术步骤中进行管理，方法是：

· 拔除残留牙齿
· 上颌应用拔牙前全口义齿
· 下颌植入种植体
· 下颌使用一次模型技术制作螺丝固位的修复体并行即刻负重

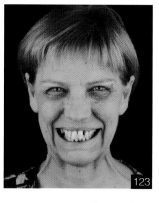 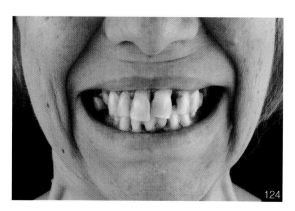 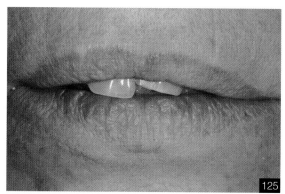

图123~图125　由严重的牙周病所引起的残留牙齿的病理性移位，完全改变了牙-唇和牙-面之间的关系。

在单个牙弓应用牙齿-黏膜混合支持转移板行种植即刻负重

完全由黏膜支持的板仅用于上颌弓，这是因为腭穹隆能够提供足够的稳定性，主要是在残留牙齿过度松动的情况下。如前所述，它有助于通过常规方式进行翻瓣，在整个需要种植体植入的区域进行翻瓣，而不是按先后顺序进行外科手术，但是在口内或者模型上很难获得板位置的完美就位。因此，修复体的精确度可能不如使用其他类型的板。

当有足够稳定的牙齿时，可使用牙支持式或混合支持的转移板在单颌牙弓的终末期牙列中进行即刻负重，因为这种结构非常可预测地保证了在口腔中转移板的位置与在𬌗架上的位置获得完美对应，并在修复体中复制蜡型（图121~图152）。

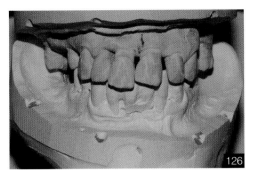 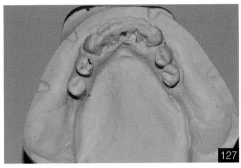 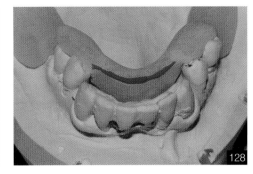

图126~图128　在手术前阶段，将石膏模型以可接受的初始垂直距离安装在𬌗架上。为了消除正中关系和习惯性咬合之间的干扰，在口内进行了轻度选择性的调磨。使用左右2颗前磨牙作为牙齿标记来制作混合支持板。

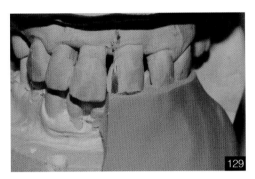 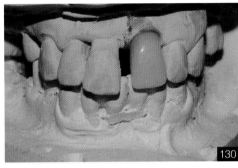 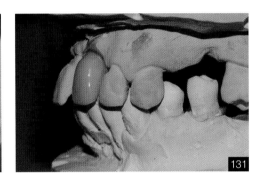

图129~图131　使用商品化的人工牙制作蜡型，左上中切牙向内侧和根尖方向移动，并矫正其倾斜度。

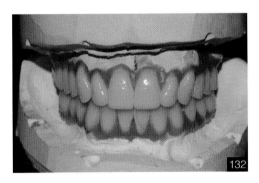 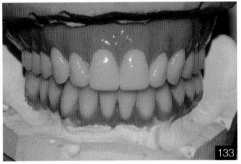 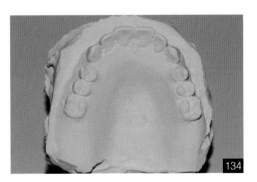

图132~图134　在此基础上，构建了上颌拔牙前修复体，并复制一个石膏模型，以便将其作为对颌，用于构建下颌即刻种植后即刻负重的修复体。

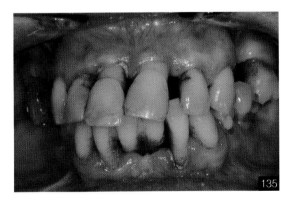 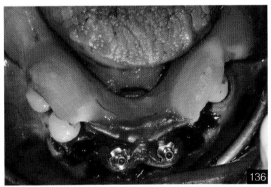

图135，图136　在手术前2天，因牙髓疼痛拔除了左下第一前磨牙。先拔除上颌牙，并戴入上颌总义齿。然后拔除下颌前牙，并在前牙区植入2颗种植体。将基台和相关的转移杆拧紧后相互连接，并与固定在参考牙齿上的板进行连接。

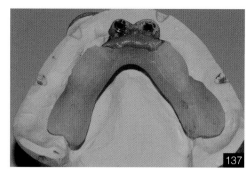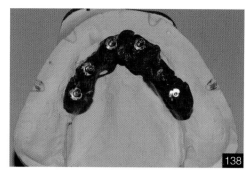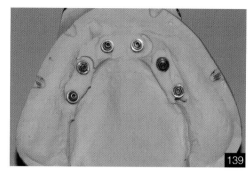

图137~图139 如前所述，将下颌模型转换为工作模型。

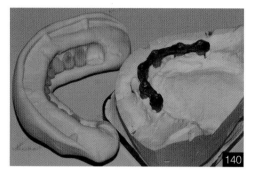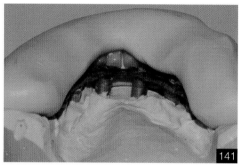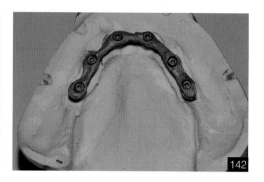

图140~图142 将商品化人工牙插入到硅橡胶背板中，在检查确认没有干扰后，制作金属支架。

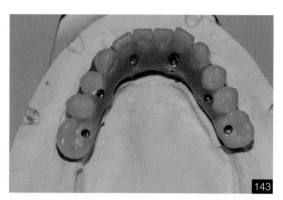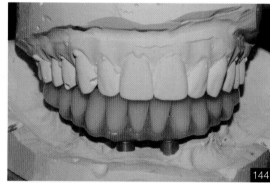

图143，图144 下颌修复体使用上颌义齿的复制品作为对颌。

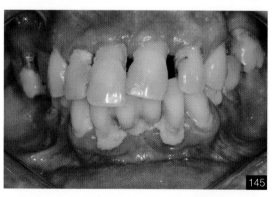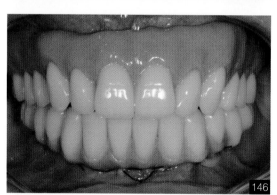

图145~图148 上颌总义齿在手术结束时交付，下颌"多伦多"桥在术后第二天用螺丝固定在种植体上，与初始情况的临床和影像学比较。

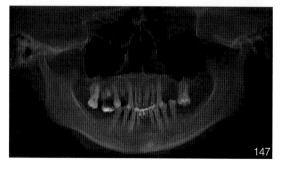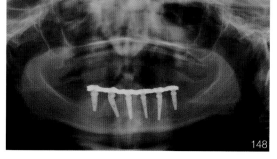

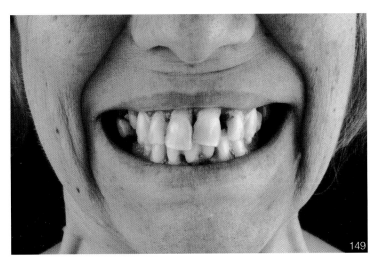
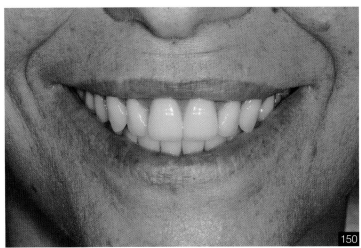
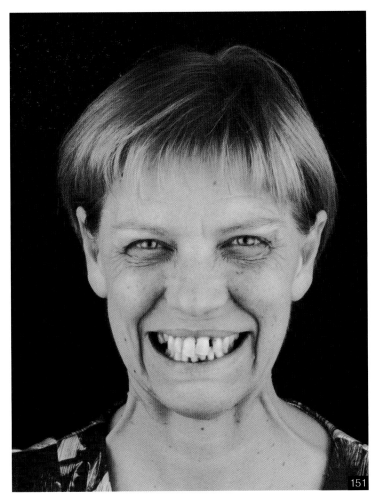
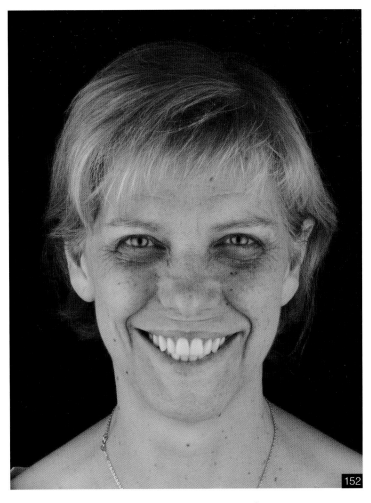

图149~图152　术后第二天与术前的牙-面关系比较视图，在整个治疗过程中几乎是无症状的。牙科技师Massimo Soattin和Roberto Costa。

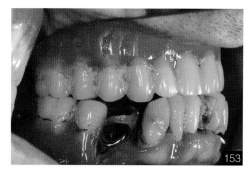 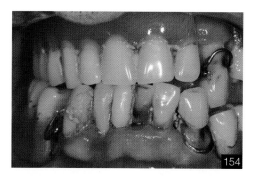 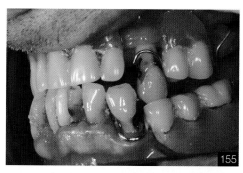

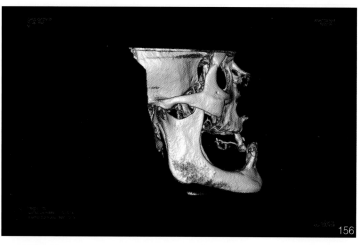 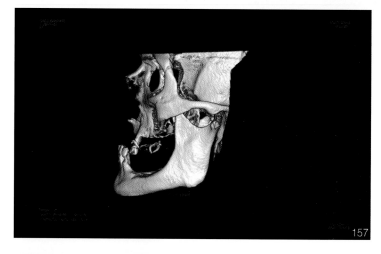

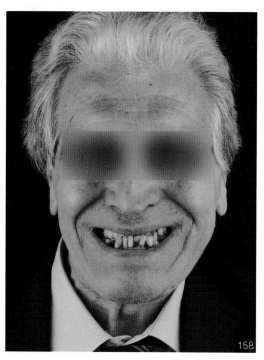 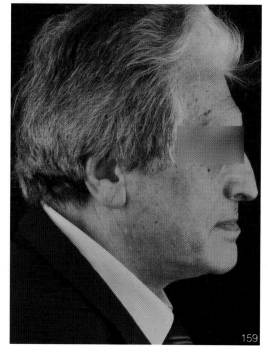

图153～图159　接受了上颌全口义齿、下颌"多伦多"桥修复的患者初诊时的临床和影像学视图。所有的功能和美学参数需要改变：增加垂直距离以改善骨性Ⅲ类的矢状关系，下颌修复空间的扩展，使下颌咬合平面可以向根尖向移动，从而降低上颌的咬合平面，以及上颌牙列在矢状位给口周组织提供更大的支持。

咬合稳定的黏膜支持转移板在下颌种植即刻负重的应用

　　一个咬合稳定的黏膜支持式的转移板常应用在后牙缺失的单颌牙弓的种植即刻负重中：典型的适应证是用"多伦多"桥修复下颌终末期牙列和使用全口义齿修复上颌牙列。这种方法的优点是，在手术前和手术过程中，可以在

𬌗架上再次检查已建立的垂直距离上的颌间关系是否正确（例如当治疗计划提供了一个下颌的"多伦多"桥，用一个新的全口义齿替换现有的上颌旧义齿时，图153～图181所示患者）。

　　如果在修复体的制作过程中，正确地执行了技术程序，那么在修复体交付时所需的咬合调整是很少的。

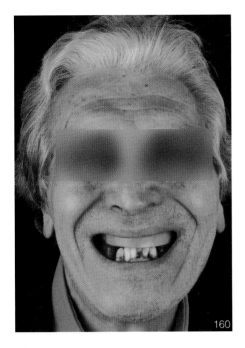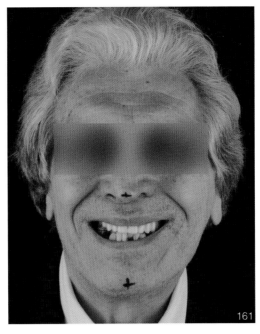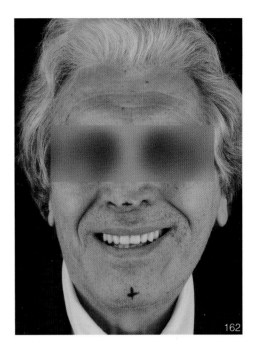

图160~图162　为了便于程序规划和测量新的垂直距离，拔除了23牙齿，并在现有的修复体上添加了相应的牙齿，并调磨了一些影响手术的下颌切牙的切缘。按照全口义齿修复的常规程序，利用蜡堤确定了新增加的垂直距离对应的正中关系，并记录了安装牙齿时所需参考的面部参数。前牙试牙：第一次试戴时，发现切平面位置与双侧瞳孔连线不一致。在同一次预约中，11、12、13和14牙齿在椅旁进行重新冠向排列，从而改善它们与水平参考线的关系。

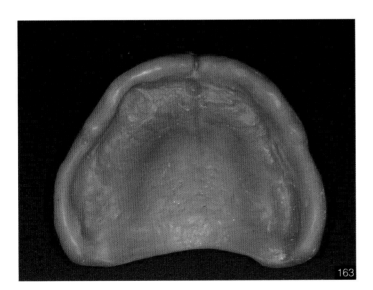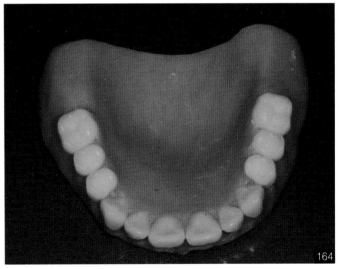

图163~图165　制作上颌义齿，将黏膜支持的下颌板在与上颌义齿咬合接触所建立的垂直距离上稳定固位。

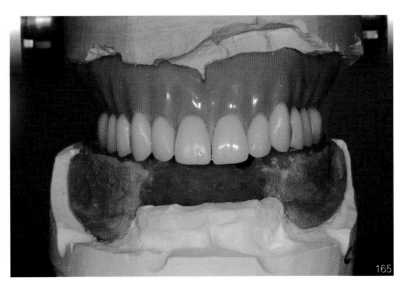

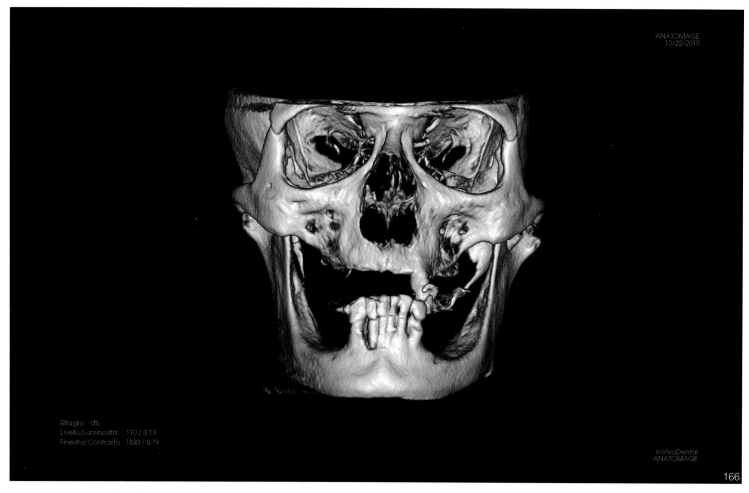

图166 影像学视图显示在两侧颏孔之间有足够的骨量,但在后部区域没有足够的骨量来植入种植体。

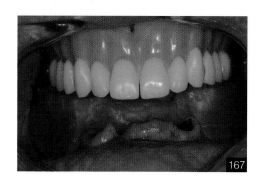 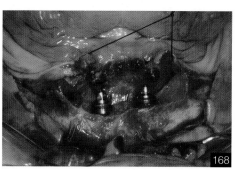 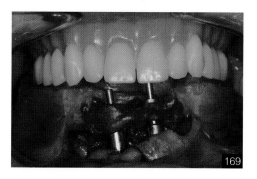

图167~图169 拔除下颌牙齿后,验证上颌全口义齿与下颌转移板之间的咬合关系以及所确定的垂直距离的准确性。下颌前牙区行骨切除术使牙槽嵴位置与后牙区牙槽嵴位置一致,前牙区植入2颗种植体,并将直基台拧在种植体上。用螺丝将转移杆固定在前牙基台上,然后连接到转移板上,通过与上颌义齿的咬合将转移板保持在正确的空间位置。然后移除转移板,按照上述临床和技术步骤在后牙区植入种植体并完成手术操作。

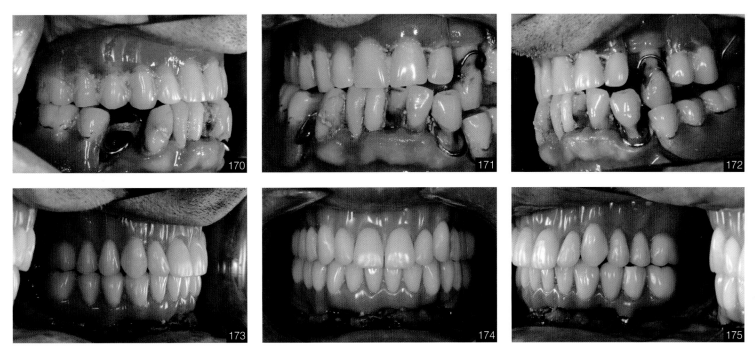

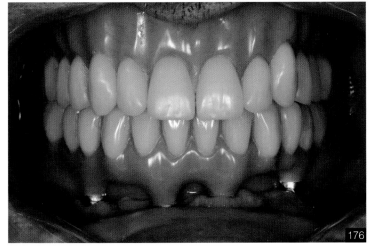

图170~图175　使用上述步骤制作下颌修复体，并在手术当晚与上颌修复体一起交付，几乎不需要进行咬合调整。与最初的临床情况比较的视图。

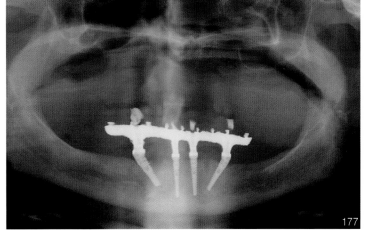

图176，图177　手术后1个月的临床和影像学视图。

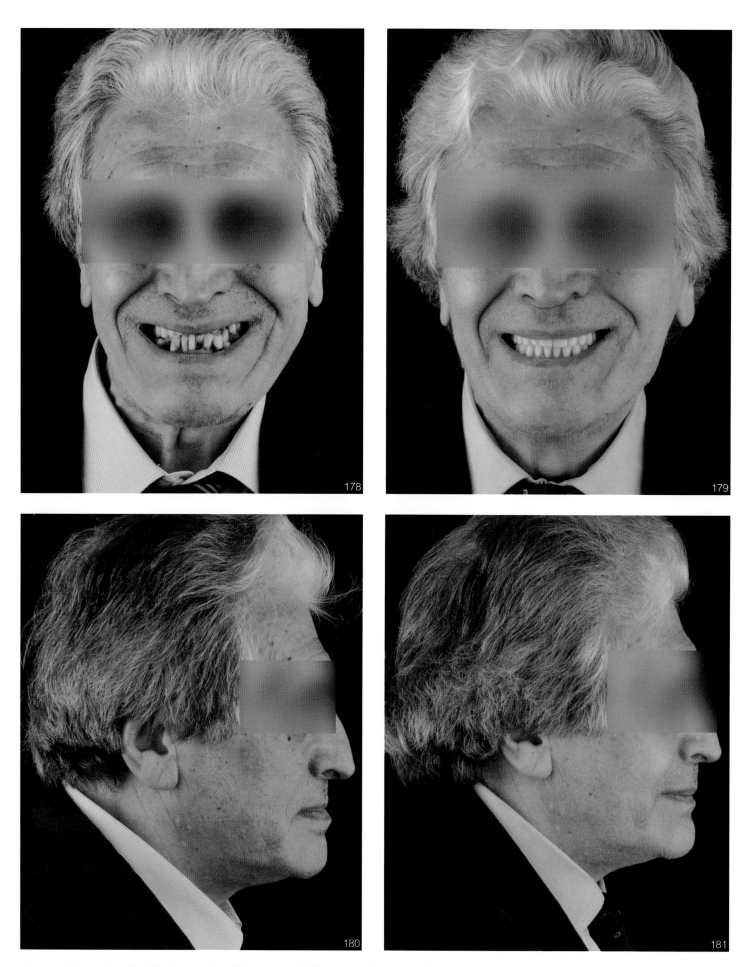

图178~图181 最初和最终的牙-面关系比较。牙齿暴露得到改善，并且是该年龄阶段和最初骨性Ⅲ类的情况下患者所能接受的。与下唇相比，可以看到不同的上唇位置，因为垂直距离的增加和上颌切牙的唇倾位置，保证了更大的口周组织的支持。牙科技师Massimo Soattin和Roberto Costa。

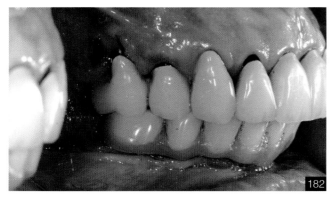
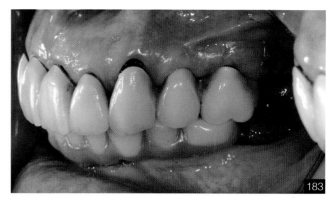
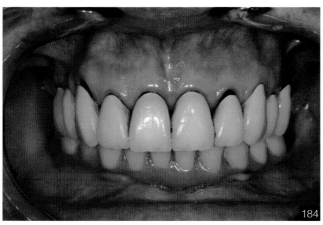
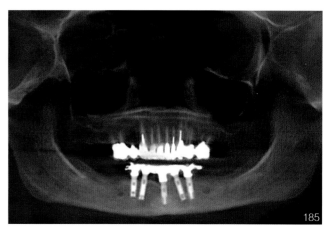

图182～图185　由于牙周、修复和牙髓的问题，需要用种植体支持的修复体进行重建治疗的策略性上颌终末期牙列的初始临床和影像学视图。

上颌牙号的即刻负重，在手术阶段同时进行临时修复

经常存在这样的情况，即患者要求必须在手术阶段后立即戴上修复体，因为他不想在按照先前解释的方案构建修复体所需的时间内保持无牙状态。为了做到这一点，使用传统技术对即刻负重进行管理，需要使用预先制作好的临时修复体，在口腔内直接连接基台，将其转化为种植体支持的固定修复体。

这一程序存在很多关键的问题：

- 难以维持预先制作的临时修复体的功能和美学参数，尤其是垂直距离
- 需要多次从种植体或基台上拧上和拧下来调整口内的临时修复体
- 临时修复体结构完整性的维护问题

使用一次模型技术，将预制的修复体转换为固定的种植体支持的修复体，其程序是在先前已构造的临时修复体的同一模型上进行，同时可保留所有功能和美学信息，并且能够舒适地管理个性化基台阶段，而不会在种植体植入当时冒着污染手术区域或损害种植体的初期稳定性的风险。

图182～图217展示了上颌策略性终末期牙列的患者，该患者希望在手术后佩戴固定的修复体离开医院。

尽管存在非常不利的残留解剖结构并且需要通过外科手术将病例从2型转变为1型，以通过使用人工组织来改善美学效果，通过将一次模型技术和数字化技术所提供的优势结合在一起，在手术后2个小时就能提供一个在美学和功能上很好整合的聚甲基丙烯酸甲酯（PMMA）制作的固定的临时修复体。

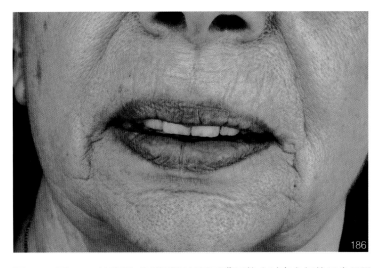 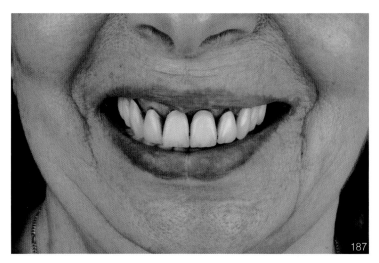

图186，图187　这张牙-唇关系图显示了嘴唇静止时有良好的牙齿暴露，正确的咬合平面走向，以及需要使用人工组织来避免牙齿不成比例的情况。这意味着需要将种植体植入在美学区域之外，将病例从2型转变为1型。

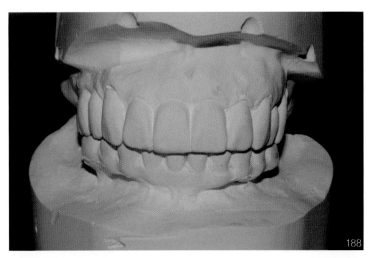 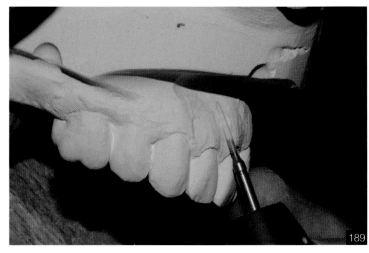

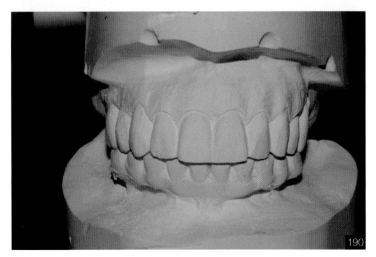

图188～图190　考虑到现有修复体在面部参数方面的基本正确性，并未制作诊断蜡型，在用于一次模型技术的混合支持转移板构建完成后，直接在石膏上进行了轻微的修改。

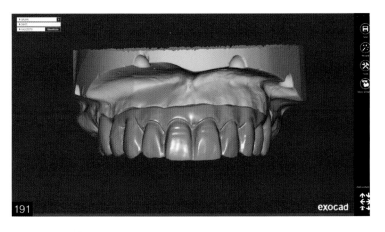

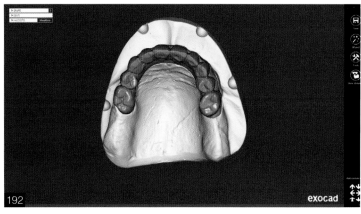

图191～图193　扫描修改后的模型，然后通过在牙龈边缘的根方作切割线从模型上去除牙齿，留下两个参考点，从而可以重新定位修复体，然后对切除牙齿后的模型进行新的扫描。

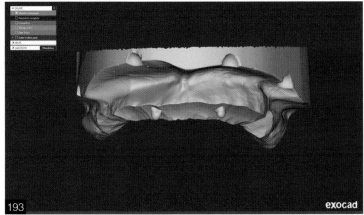

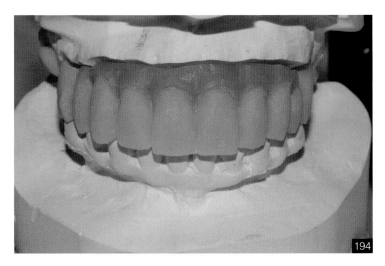

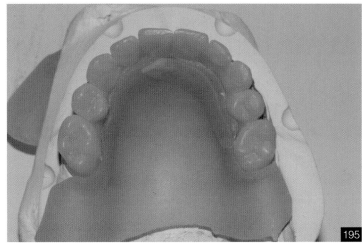

图194，图195　修改后的模型经扫描后被转换成一个由PMMA制成的修复体并添加了人工组织。为了便于在模型上精确地放置修复体，制作了第二个非常贴合修复体腭侧面的板。

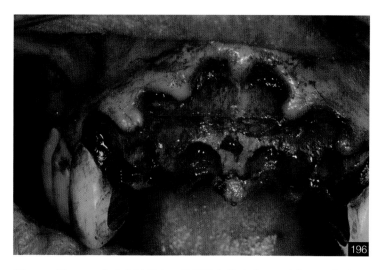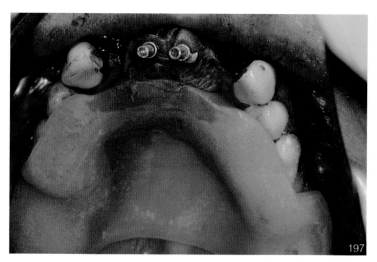

图196，图197　在手术过程中，将原修复体在尖牙近中切开，拔除4颗切牙，并进行骨切除术，以便将种植体颈部放置到美学区域的根尖方向，从而将病例从2型转变为1型。将两个17°的预成角度基台拧紧后，将相关的转移杆拧紧到基台上。如前所述，将转移杆连接到板上，并利用牙齿作用参考点确认其保持在理想的位置上。

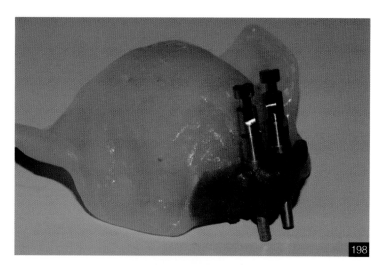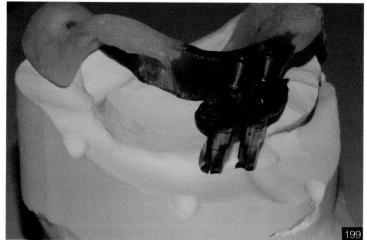

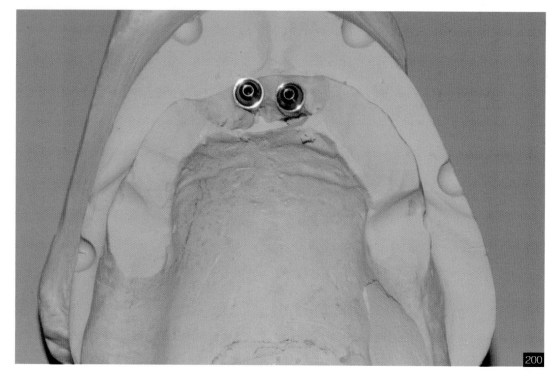

图198～图200　如前所述，在后牙区域进行外科手术的同时，牙科技师将前牙区的替代体插入到石膏模型中。

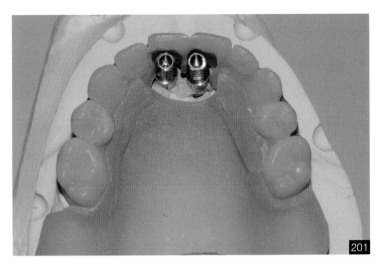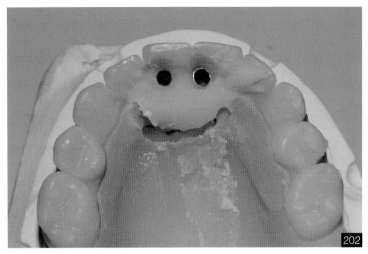

图201，图202　在选择了两个合适的临时基台之后，在第二个板的帮助下将修复体固定到所选择的临时基台上。

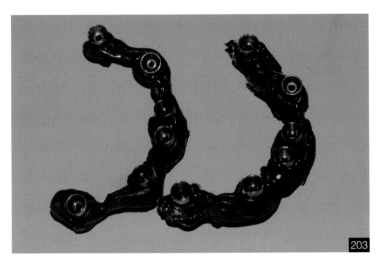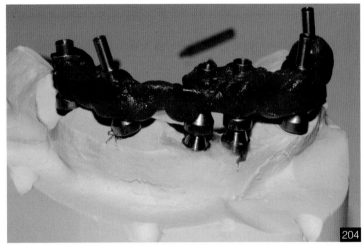

图203，图204　与此同时，在后牙区植入种植体，手术结束时，包括所有转移杆在内的两个夹板被传递给牙科技师，用于嵌入后牙区的替代体并检查其定位的准确性。以前牙区的替代体作为参考，在模型中确定了后牙区替代体将被插入的位置。

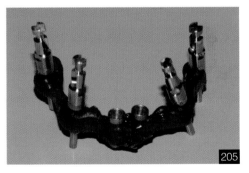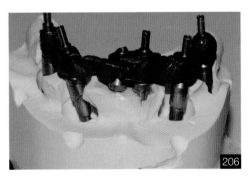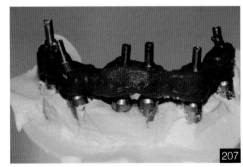

图205～图207　将替代体用螺丝固定在两个夹板中其中一个后部的转移杆上，在石膏模型中创建空间，这样夹板就可以插入到石膏模型中并固定在前牙区的替代体上，灌注石膏，从而将后牙区的转移杆嵌入到石膏中。第二个夹板用于检查替代体定位的准确性。

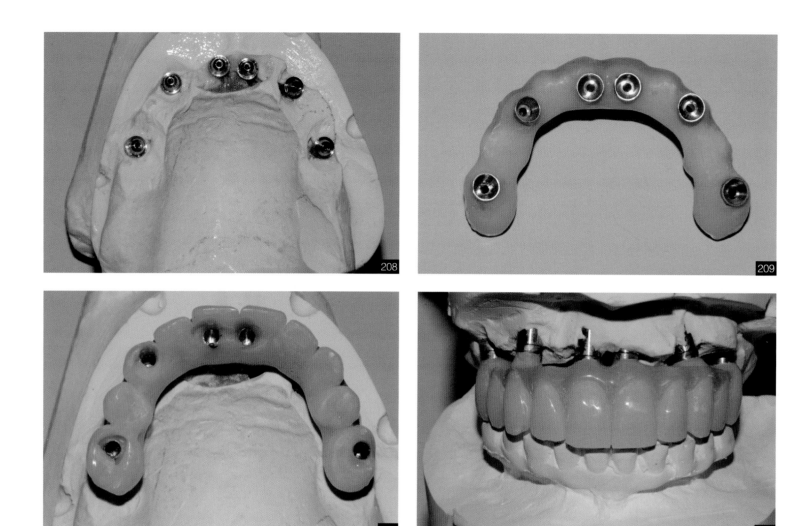

图208 ~ 图211 在定制了后牙区的临时基台后，将它们嵌入修复体中。为了避免左上尖牙位置的通道孔可见，相应的孔被封闭。在最终修复体上更换相应的基台，以便使螺丝通道孔落在修复体内侧。

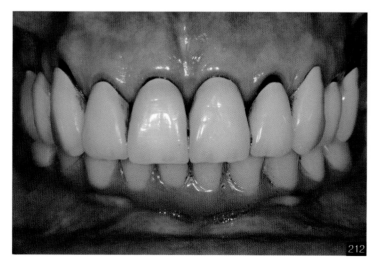 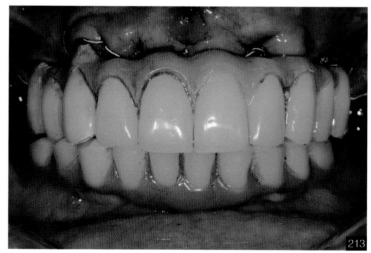

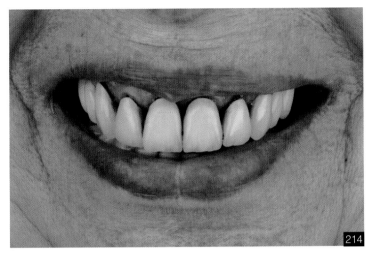
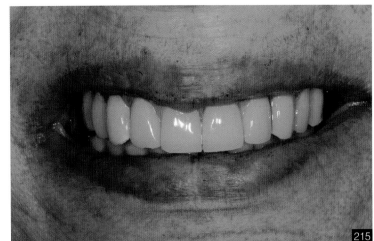
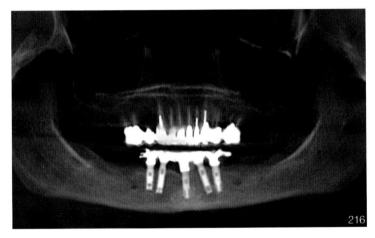
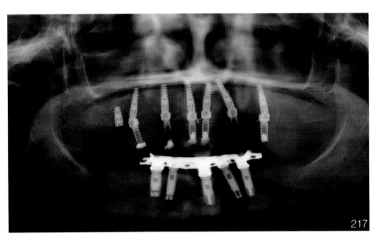

图212～图217 在手术结束后2小时，将完成并抛光的临时修复体用螺丝固定在7颗种植体其中的5颗上，具有出色的功能和美学整合性。牙科技师Massimo Soattin。

使用上述方法构造的修复体能够满足即刻负重程序必不可少的所有要求：

- 结构坚固：可确保种植体的稳定性，并消除可能损害骨整合过程的修复体破裂的风险
- 被动性：得益于使用了金属框架和钛基台之间的连接技术，并验证替代体位置的准确性和减少铸件收缩的程序
- 功能–美学整合：除了让患者立即满意，还可以将修复体作为制作最终修复体的参考，或者在存在经济能力问题的情况下，当牙龈组织愈合和稳定后，也可以作为一个长期使用的修复体

综上所述，一次模型技术的操作优势可概括如下：

- 有机会利用计划阶段收集和处理的所有关于残留牙列的信息，这要归功于研究模型和工作模型之间的对应关系
- 有机会进行最适合获得种植体初始稳定性的种植手术类型
- 简化手术期间和手术后修复体的制作程序（无须在手术期间进行取模，也无须在手术结束时记录颌位关系）
- 在即刻负重程序所要求的时间限制内，有机会构建功能和美学上均合适的修复体

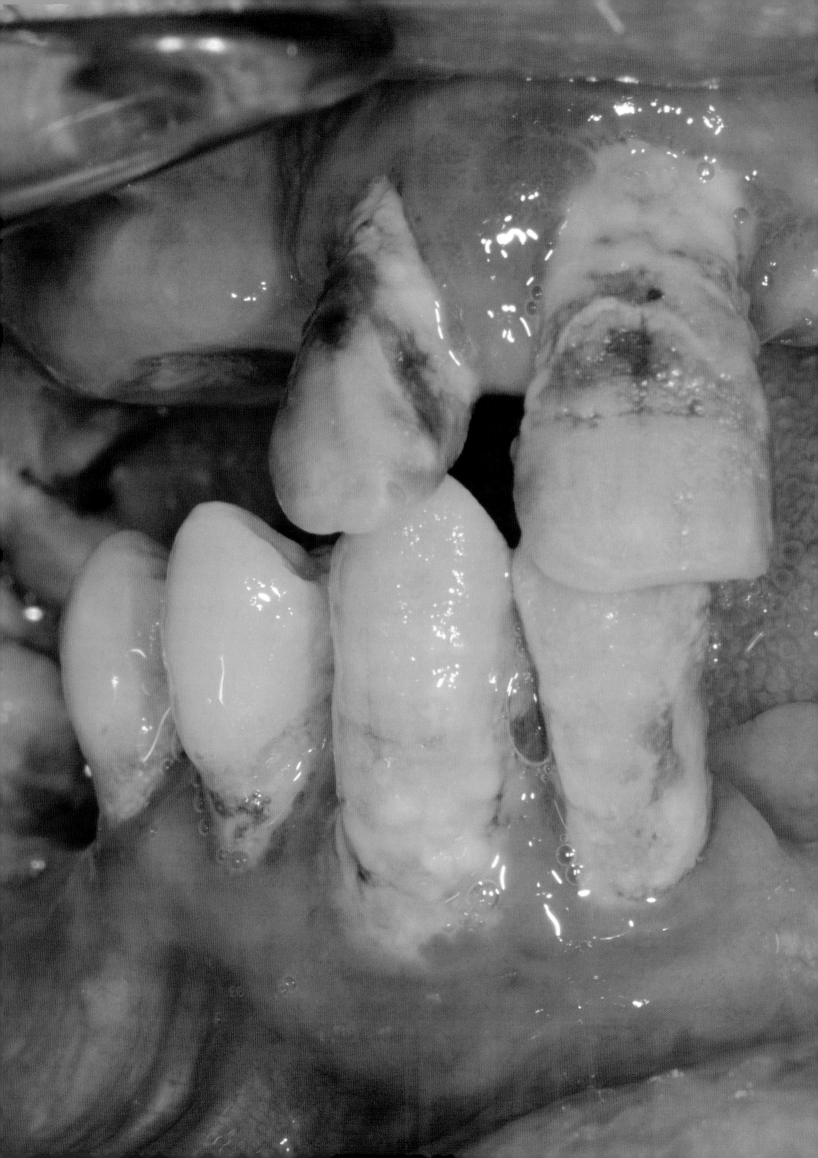

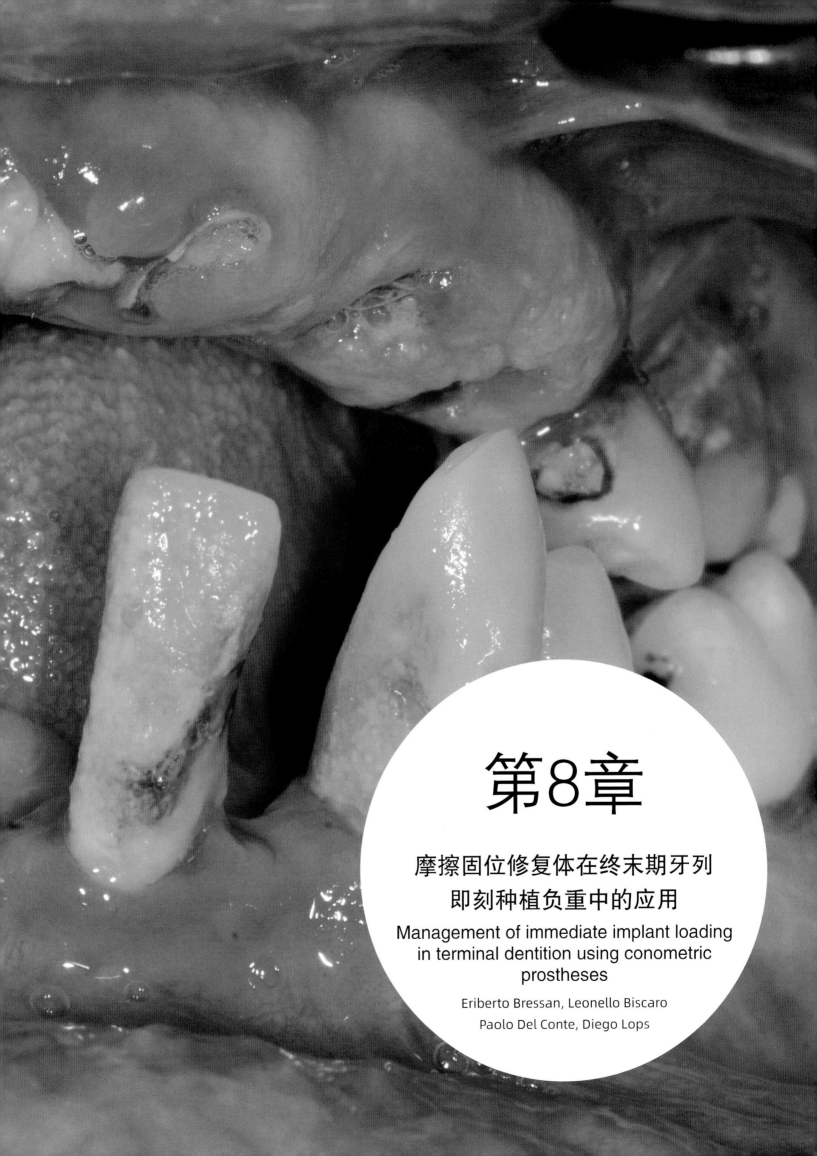

第8章

摩擦固位修复体在终末期牙列即刻种植负重中的应用
Management of immediate implant loading in terminal dentition using conometric prostheses

Eriberto Bressan, Leonello Biscaro

Paolo Del Conte, Diego Lops

随着时间的流逝，Modum Brånemark的种植学已成为一种有据可查的可预测的治疗方法，种植体支持的修复体和种植体均具有较高的存留率（Pjetursson等，2014）。

同样有充分文献记录的是生物学并发症（黏膜炎和种植体周围炎）和机械并发症（螺丝松动或断裂、牙齿折裂、螺丝通道孔修复丧失、涂层材料断裂等）的发生率不容忽视。从分析该问题的文献数量的不断增加可以看出这个问题的重要性。在PubMed中使用关键词"种植牙和种植体周围炎"进行搜索，发现1995至2000年期间只有77篇文章，但在2010年至2016年期间却有786篇文章。他们揭示了机械并发症比生物学并发症更为常见（Pjetursson等，2004；Pjetursson等，2012；Pjetursson等，2014；Jung等，2008；Romeo & Storelli，2012），在螺丝固位和粘接固位方案的修复中并发症的发生率一样的频繁。Sailer等（2012）发现在种植体支持的全口修复5年后，54.1%的粘接固位和62.9%的螺丝固位发生了机械并发症。此外，尽管所报告的数据并不一致，生物学并发症也同样令人震惊，一些作者提到10年内种植体周围炎的患病率为1.8%～10%（Buser等，2012；Cecchinato等，2013）。另一方面，其他作者（Atieh等，2013）报告的百分率更高：在一项系统评价中分析了种植体周围疾病的发生率，包括9项研究、1497名研究对象和6283颗种植体，它报告了63.4%的受试者和30.7%的种植体发生了黏膜炎。另一方面，种植体周围炎出现在18.8%的受试者和9.6%的种植体中。在高危患者中，吸烟者是种植体周围疾病的高发人群，占36.3%。这篇综述的作者总结说，适当的维护治疗对于长期成功至关重要，特别是在高风险患者中。

生物学和机械并发症这个问题在未来可能变得更加频繁，因为近年来植入的种植体的数量非常多。

2013年，全世界植入的种植体超过1500万颗（Machtei等，2014），其中140万颗在意大利。根据这些数据，本能地理解为什么并发症的处理在专业常规训练中如此重要，尤其是在完全种植体支持的修复治疗中。

从这个角度来看，移除修复体结构的方便性和舒适性可有助于并发症的预防与管理。

难以移除性无疑是粘接固位的完全种植体支持的修复体的主要问题之一，在这种修复中，很难在可拆卸性和固位结构之间找到适当的平衡，但自相矛盾的是，螺丝固位的解决方案也是如此，因为它需要耗费时间：这也是螺丝固位的修复体没有被常规拆卸的主要原因。

本章的目的，固定式摩擦固位的解决方案在全口种植体支持修复体中的主要优点正是其容易拆卸性。事实上，修复体对患者来说是固定的，但也可以很容易地被牙医通过横向振动基台周围的方式，然后使用器械轻松地取出。

这方面可以通过两种方式加以利用。首先，由于支持治疗中更精确的卫生维护可以防止生物学并发症；其次，在处理任何生物学或机械并发症时，由于使用这种类型的修复体比较简单，不那么昂贵，因此非常方便。

摩擦固位的原理

摩擦固位修复体是传统固定修复体的一种替代方案，无论是螺丝固位还是粘接固位。在讲述这项技术的具体细节之前，必须先了解摩擦固位的概念，这一点很重要。种植学中的莫氏锥度连接通常被等同于摩擦固位，尽管这些在力学原理和连接界面定位（种植体–基台或基台–修复体）上都是不同的。

莫氏锥度连接的定义为两个锥形的金属件，一个为阳极，另一个为阴极，它们相互连接，其锥形主干的总角度小于5°（图1）。

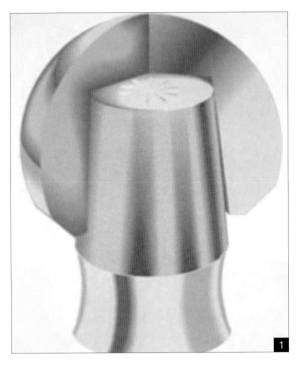

图1　莫氏锥度原理示意图（Hernigou等，2013）。

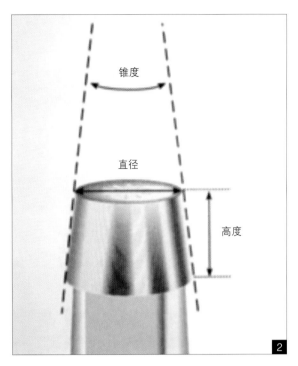

图2　影响固位的因素（Hernigou等，2013）。

另一方面，锥度连接定义为两个锥形的金属件，一个是阳极，另一个是阴极，它们相互连接，其锥形主干的总角度大于5°。

这种连接方式的特性（例如插入力和拔出力以及部件中的应力分布）取决于几个变量。

主要是（图2）：

- 锥形的角度
- 接触面的范围
- 各种组件的内径和外径
- 插入的深度
- 材料的性能
- 摩擦系数

莫氏锥度连接的特点是锥度非常低，可确保出色的固位力，无须连接螺丝即可用于种植体-基台界面。基台的固位性和稳定性仅通过相对表面之间的摩擦力来保证（Mangano等，2014）。

另一方面，由于在种植体-基台界面处使用锥度连接时，连接角度较大，因此需要使用固定螺丝来保证基台的固位性和稳定性。种植体-基台的连接一直是许多研究和出版物的主题，特别是关于系统的稳定性和种植体与基台之间的间隙对细菌定植的影响方面。2004年的一项研究综述（Schmitt等，2014）分析了体内和体外种植体-基台连接的各种方法，发现没有一种连接是100%封闭的。而锥度连接具有以下优势：

- 更好的细菌封闭性，除了在负载下有较少的微间隙之外，基台与种植体之间的微动也较少
- 更好地抵抗在加载力和弯曲运动时的扭矩损失
- 在基台和种植体之间的连接螺丝上的应力积累效果更好，因为力不仅加载在连接螺丝上，而且在锥体的壁上也得到了释放
- 更好的几何形状，因为它似乎减少了种植体周围应力和扭曲力的分布

在本章节中，我们分析了在全种植体支持修复中修复体与基台之间的摩擦固位连接。

基台与修复体或基牙与修复体之间的摩擦固位连接已被广泛应用于固定可拆卸的修复中，并在德国、瑞典、日本等国得到了广泛应用。

这种治疗是固定修复体和活动修复体之间的混合体，其中主冠固定在天然牙基牙上或固定在种植体的基台上，而次级阴帽牢固地锚定在可拆卸的修复体上。为了在固定的种植体支持的修复体中使用摩擦固位连接的概念，需要一个摩擦固位基台（图3）和一个次级阴帽（图4），它们不需要任何固定螺丝即可形成彼此连接（图5）。所示系统中的摩擦固位基台被螺丝固定在种植体上，而次级阴帽则固定在修复体上。这些是高度精密的预制元件，可以彼此匹配。通过咀嚼负荷获得的垂直力激活两个组件。

少量文献研究分析了这种摩擦固位连接的特征（Bressan & Lops，2013；Bressan等，2014；Degidi等，2016）。

一项实验和计算研究（Bressan等，2014）评估了这种修复类型的固位性能和机械力，以明确其临床可靠性。

这项研究发现插入力和固位力之间的关系是线性的。插入力的增加会增加固位力。如果插入力大于300N，则单个基台阴帽系统的固位性能可与粘接固位相媲美。

这些值是通过咀嚼的生理性咬合力来实现的。

这种类型的修复可用于以下类型的患者：

• 全口无牙颌

• 终末期牙列

• 部分或单个无牙颌

如果患者已经佩戴了一个合适的活动义齿，则可以在种植体植入后将其转换为固定的修复体。一旦选择了合适的基台，就可以通过与对颌牙弓的接触，将次级阴帽定位并嵌入到修复体的正确位置中，从而获得完美的被动就位结构。在最后完成阶段，将直径为1.2mm的交织不锈钢丝嵌入修复体中，作为加固元件（图6～图25）。

如果患者一直佩戴不合适的修复体，则可以制作新的修复体，然后将其转变为固定修复体。

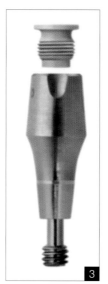

图3 摩擦固位基台。

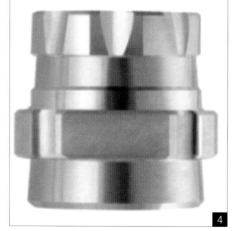

图4 次级阴帽。

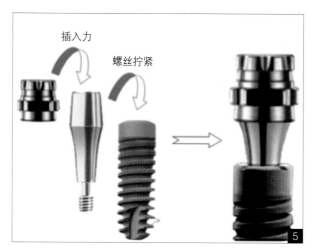

图5 锥度耦合。

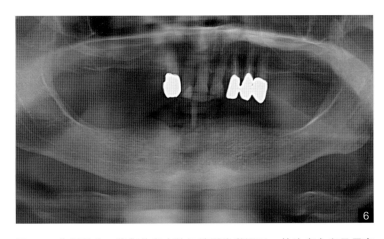

图6　一位佩戴全口修复体患者的初始影像学视图，其治疗方案是用摩擦固位方式将下颌修复体转变为固定修复体。

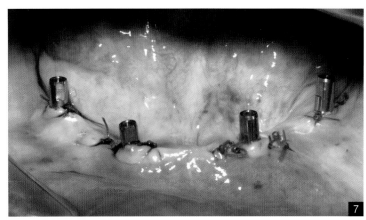

图7　用螺丝固位的携带器植入4颗种植体后的正面视图。

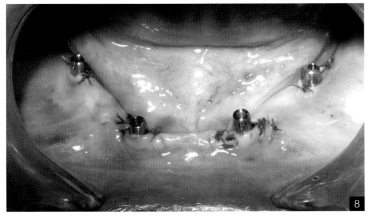

图8　种植体上螺丝固位的4个摩擦固位基台的咬合面视图。

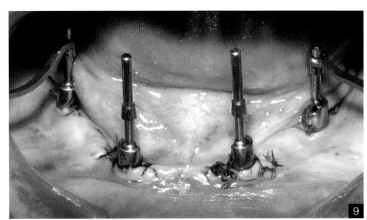

图9　检查所选基台之间的平行度。

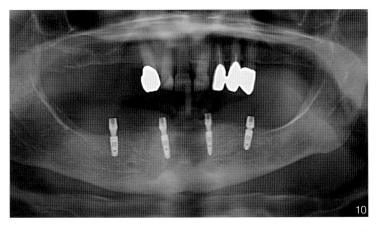

图10　手术后的影像学视图显示了4颗带有摩擦固位基台的种植体，其中2颗植入颏孔间区域以及另外2颗植入颏孔后区域。

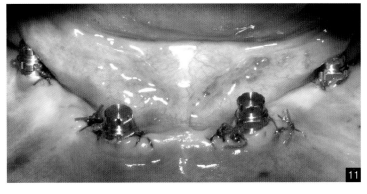

图11，图12　基台上安装了次级阴帽后的咬合面和正面视图。

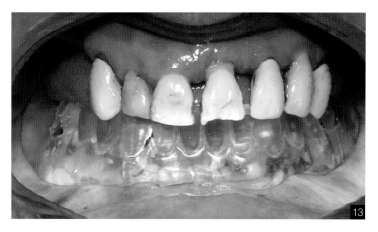
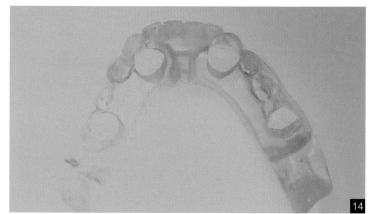

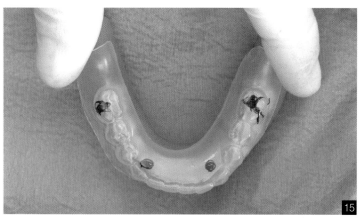
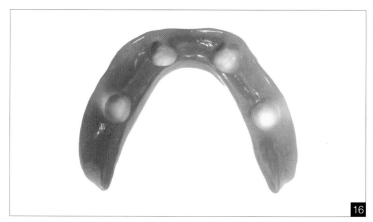

图13～图16　使用了患者修复体的复制品，在与次级阴帽相对应的情况下适当地卸载，以验证其稳定性和不受基台的干扰。这一做法可以在不过度削弱修复体的情况下，更精确地识别次级阴帽将要安放的位置。

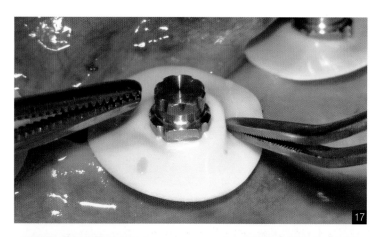
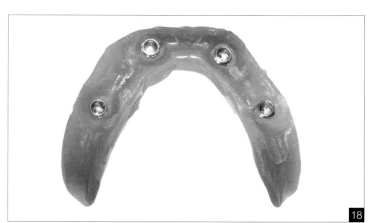

图17～图19　为了防止树脂进入种植体周围的倒凹区域，用橡皮片隔离了次级阴帽。将树脂添加到阴帽和修复体上。将修复体戴入口腔中进行固化，并通过与对颌牙弓的正确咬合将修复体保持在适当位置。树脂聚合后，将次级阴帽嵌入修复体中。

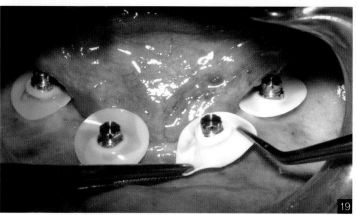

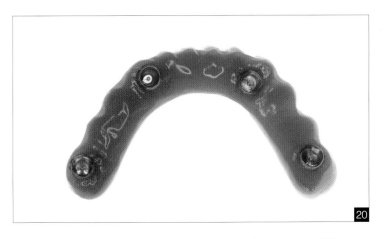
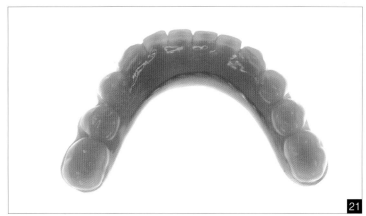

图20，图21　卸下修复体后去除了边缘基托，并插入了交织的加强型1.2mm直径不锈钢丝。

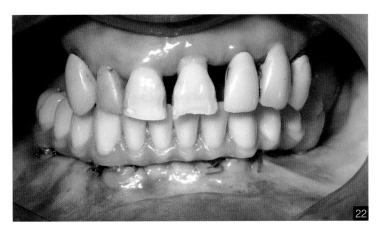
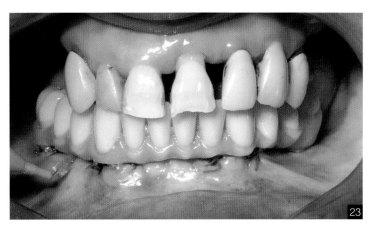

图22，图23　种植体植入1小时后戴入修复体，并给予适当的卫生维护指导。

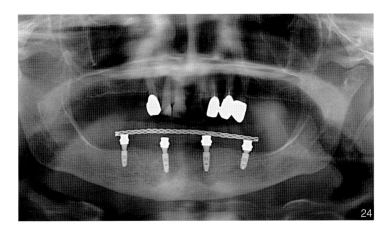
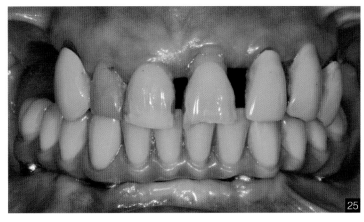

图24，图25　5年后的临床和影像学检查。患者每6个月进行一次卫生检查，并且每次都摘下修复体。种植和修复医生Eriberto Bressan，牙科技师Paolo Del Conte。

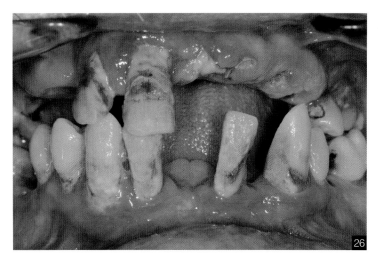 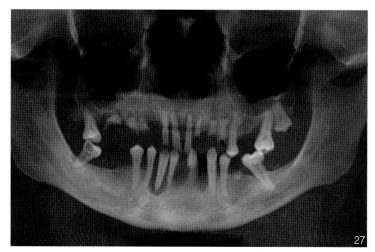

图26，图27　一位终末期牙列患者的临床和影像学视图，其治疗计划是使用全口义齿修复上颌牙弓和使用摩擦固位修复体修复下颌牙弓。由于经济原因，没有计划使用临时修复体。

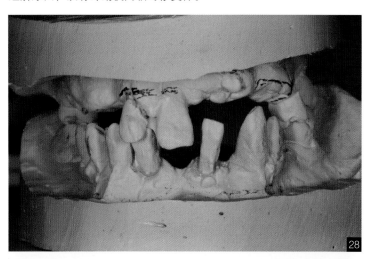 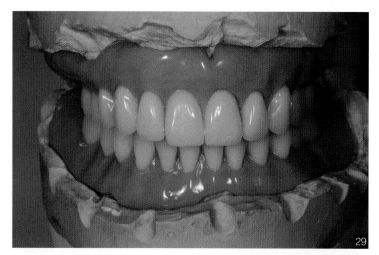

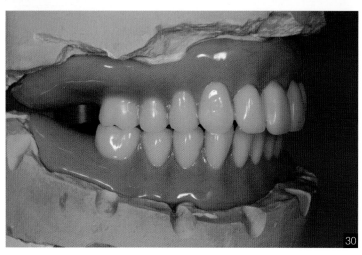 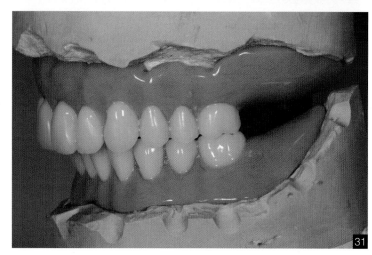

图28～图31　拔牙前修复体的制作。

　　如果对终末期牙列患者进行治疗，则需要制作一个拔牙前修复体。在拔除牙齿和植入种植体后，如前所述，将修复体转化为固定修复体（图26～图46）。

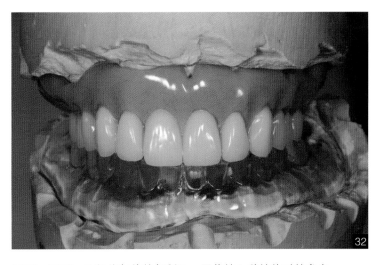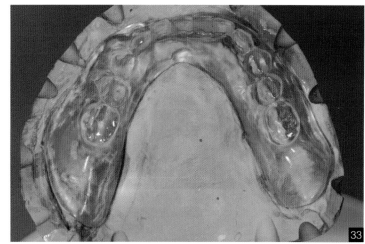

图32，图33 下颌修复体的复制品，用作植入种植体时的参考。

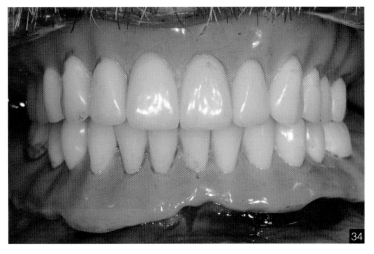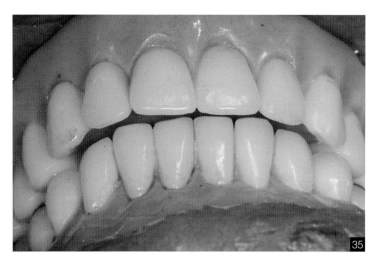

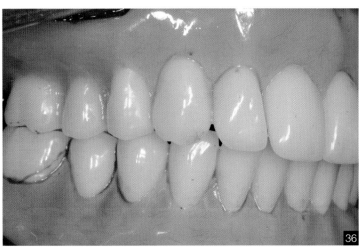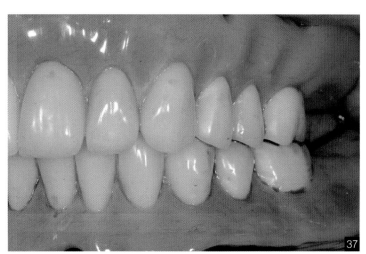

图34~图37 在一次有意识的镇静下进行手术，拔除牙齿，然后在牙科技师指定的区域进行骨切除术，以获得足够的修复空间，并在口内对拔牙前修复体进行了测试。

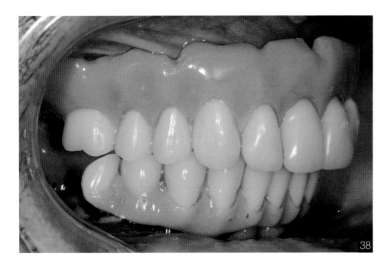

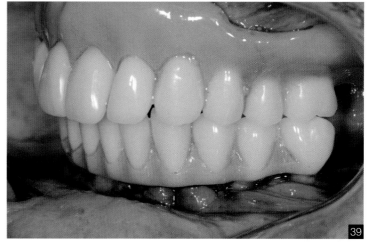

图38~图40　植入种植体后，如前所述，将下颌修复体转化为固定义齿，并在术后90分钟与上颌修复体一起交付给患者。

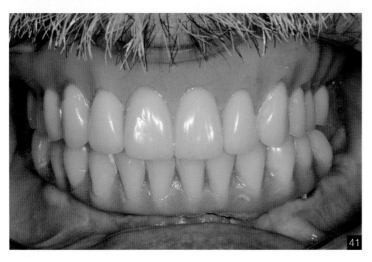

图41，图42　手术4个月后的临床和影像学视图。

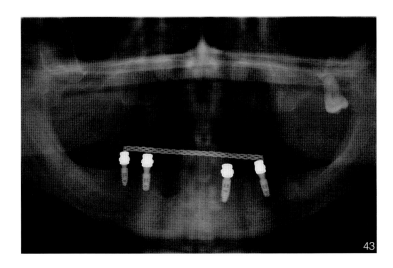

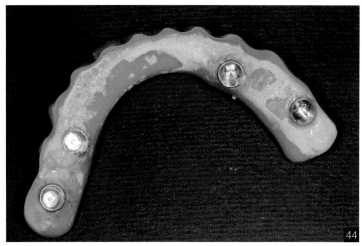

图43~图46　考虑到患者的动手能力较差，因此计划每2个月进行一次卫生维护，并始终将修复体摘下清洁。术后12个月的临床及影像学检查视图。种植和修复医生Leonello Biscaro，牙科技师Roberto Costa。

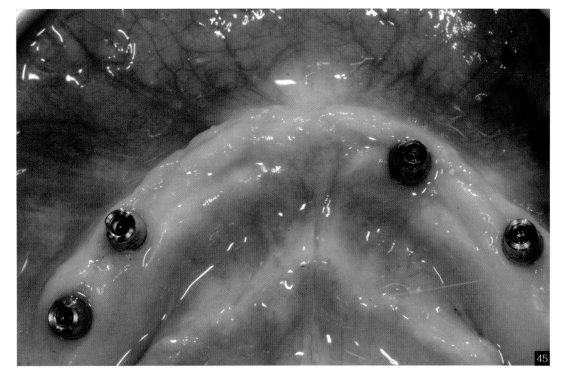

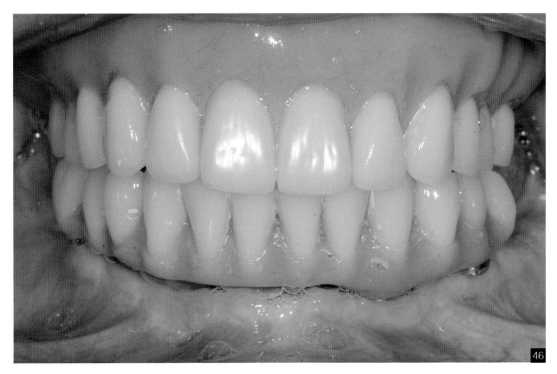

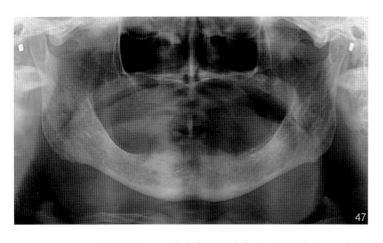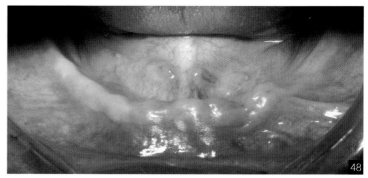

图47，图48　一位佩戴全口义齿患者的初始临床和影像学视图。其治疗计划是使用摩擦固位方案将下颌修复体转化为固定修复体。种植体的植入是通过计算机引导手术完成的。

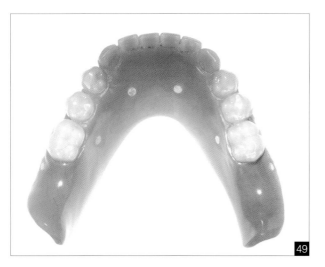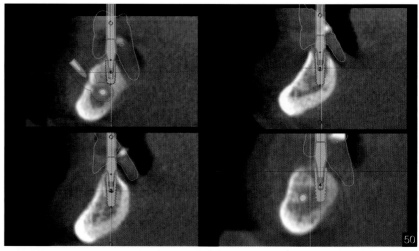

图49，图50　将放射不透明的牙胶标记物插入现有的修复体中，然后对修复体和下颌骨进行双重扫描，随后进行种植手术计划。

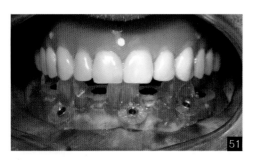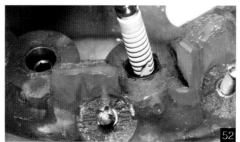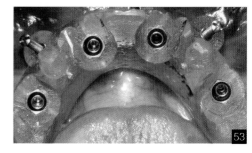

图51~图53　在检查了手术导板的稳定性后，将其固定，然后植入4颗种植体。

　　全固定的摩擦固位型修复体既可用于上颌牙弓，也可用于下颌牙弓。

　　通常情况下，在下颌骨，根据残留骨的解剖条件可以应用4颗不同分布的种植体。

　　当使用计算机引导规划时，由于有机会直接在口内连接修复体的次级阴帽，因此有可能在手术前制作一个含金属框架的最终修复体，并在手术当天交付使用（图47~图66）。

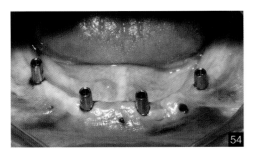
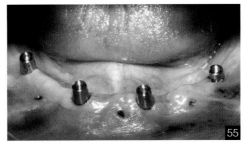
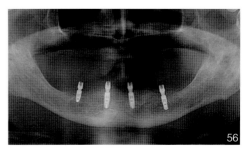

图54～图56 螺丝固定在种植体上的4个携带器和螺丝固定在种植体上的4个基台的口内照及影像学检查。

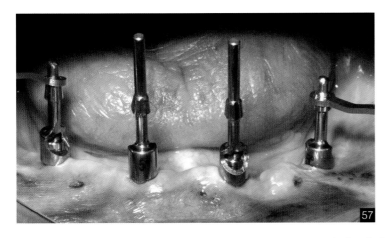
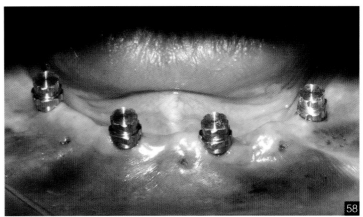

图57，图58 验证了4个基台之间的平行度后，在上面应用了摩擦固位的次级阴帽。

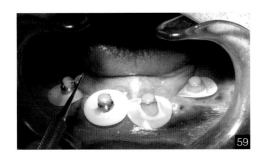
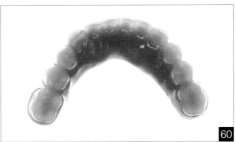
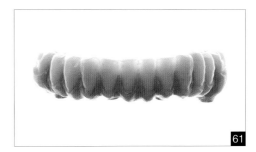

图59～图61 卸下修复体，与次级阴帽的位置相对应。将树脂应用于适当隔离后的阴帽上，并通过与对颌牙弓的咬合将修复体定位并保持在正确的位置。树脂聚合后，将次级阴帽嵌入修复体中，然后完成并抛光。安装了4个次级阴帽后的修复体视图。

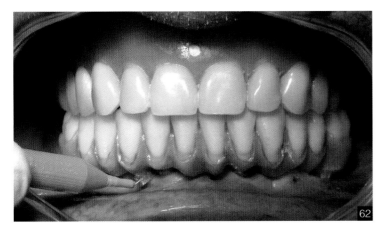
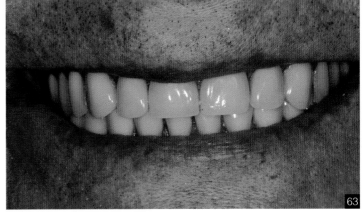

图62，图63 修复体的临床视图。在手术完成1小时后交付给患者，并给予适当的卫生维护说明。种植和修复医生Eriberto Bressan，牙科技师Paolo Del Conte。

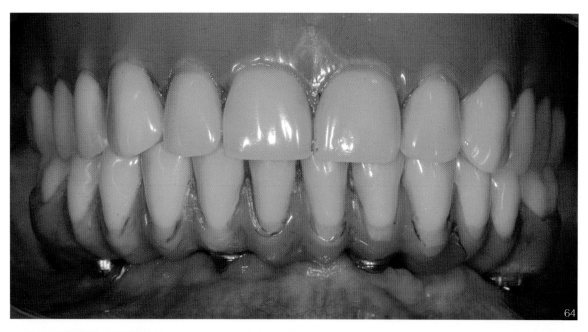

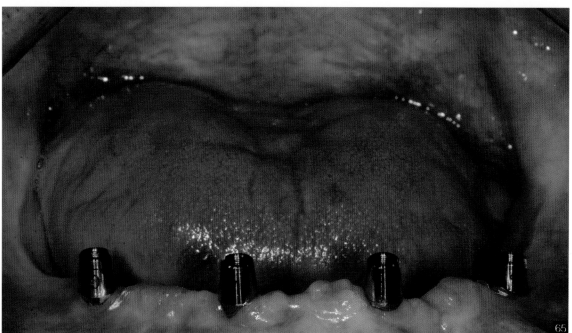

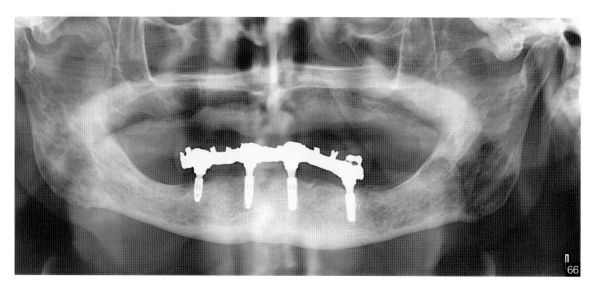

图64~图66 该患者每6个月接受一次卫生检查，并每次总是摘下修复体。5年后的临床和影像学视图。

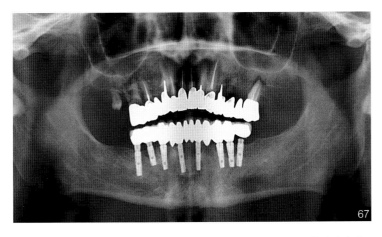
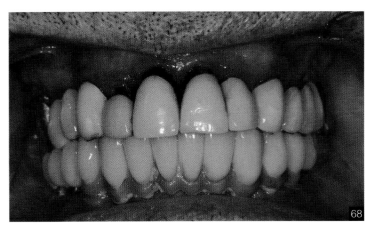

图67，图68 一位终末期牙列患者的临床和影像学视图。其治疗方案是在上颌使用摩擦固位的修复体。

图69 彼此平行的摩擦固位基台和对应的次级阴帽的咬合面视图。

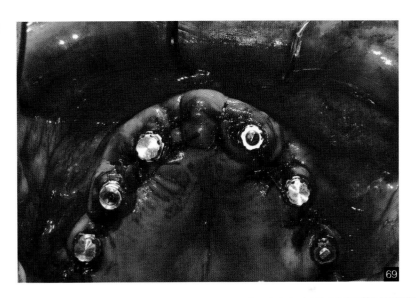

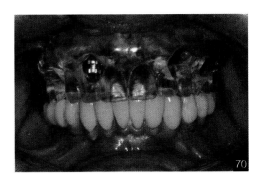
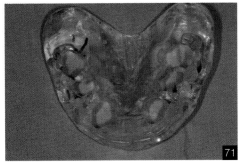
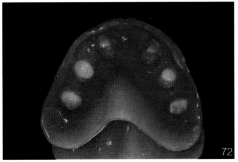

图70～图72 卸下患者修复体的复制品，与次级阴帽相对应，以便在没有任何干扰的情况下实现被动就位。该信息意味着修复体只能在与次级阴帽精确地对应的情况下才能卸载。

通常在上颌牙弓中使用策略性地分布在前后区域的4～6颗种植体。

这种类型的修复体可以被认为是一种长期的临时修复方案。然后，可以用一个具有金属框架的最终修复体替代（图67～图85）。

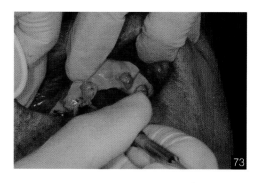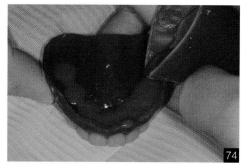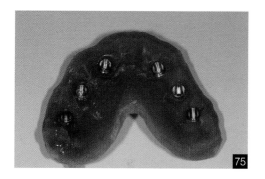

图73~图75　将树脂同时应用在次级阴帽和修复体上，将修复体戴入口中，并通过与对颌牙齿的咬合，将其保持在正确的位置。树脂聚合后，次级阴帽被嵌入到修复体中，然后用1.2mm不锈钢丝加固修复体，完成并抛光。

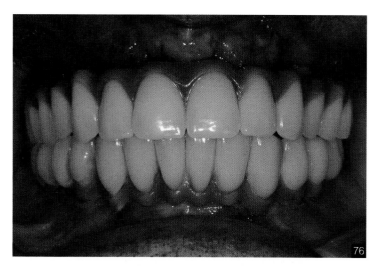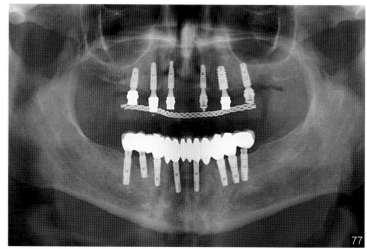

图76，图77　手术90天后修复体的临床和影像学视图。

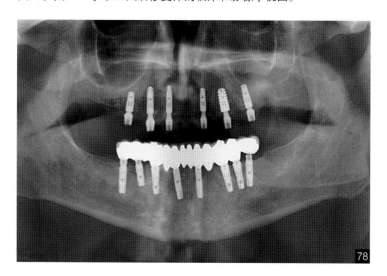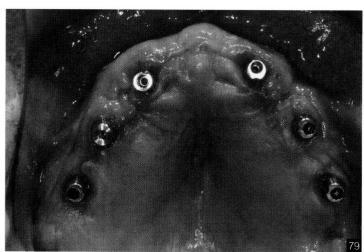

图78，图79　即刻负重12个月后基台的临床和影像学视图。

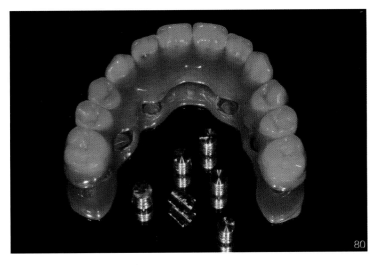

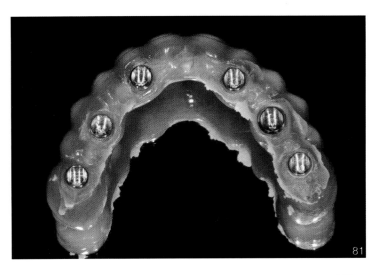

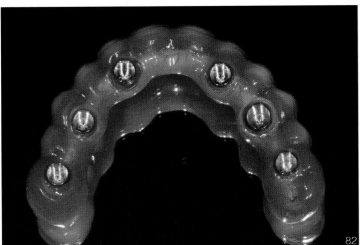

图80~图82　12个月后，决定进行最终的摩擦固位修复。在这种情况下，使用金属框架来增强修复体，而不是交织的金属丝。使用与临时修复时相同的口内固化程序，将次级阴帽嵌入金属结构中。

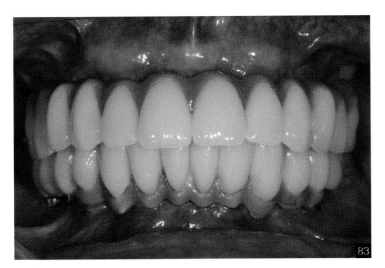

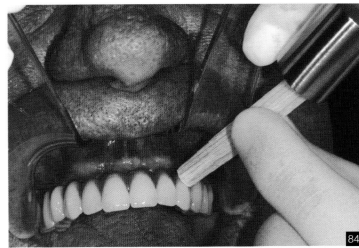

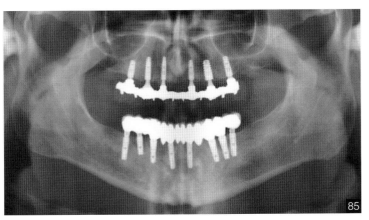

图83~图85　3年后的临床和影像学视图。患者接受每6个月一次的卫生维护并且每次总是卸下修复体。通过与基台相对应的横向振动，医生很容易将其移除。种植和修复医生Eriberto Bressan，牙科技师Paolo Del Conte。

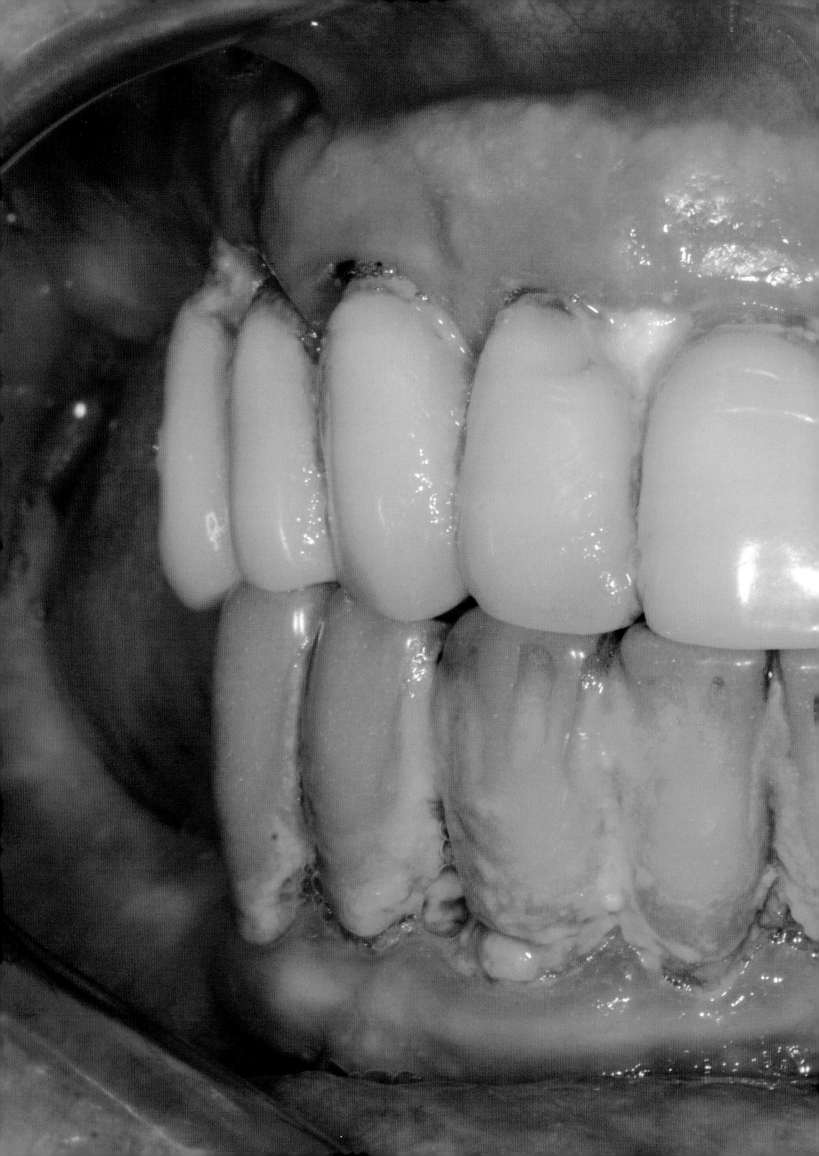

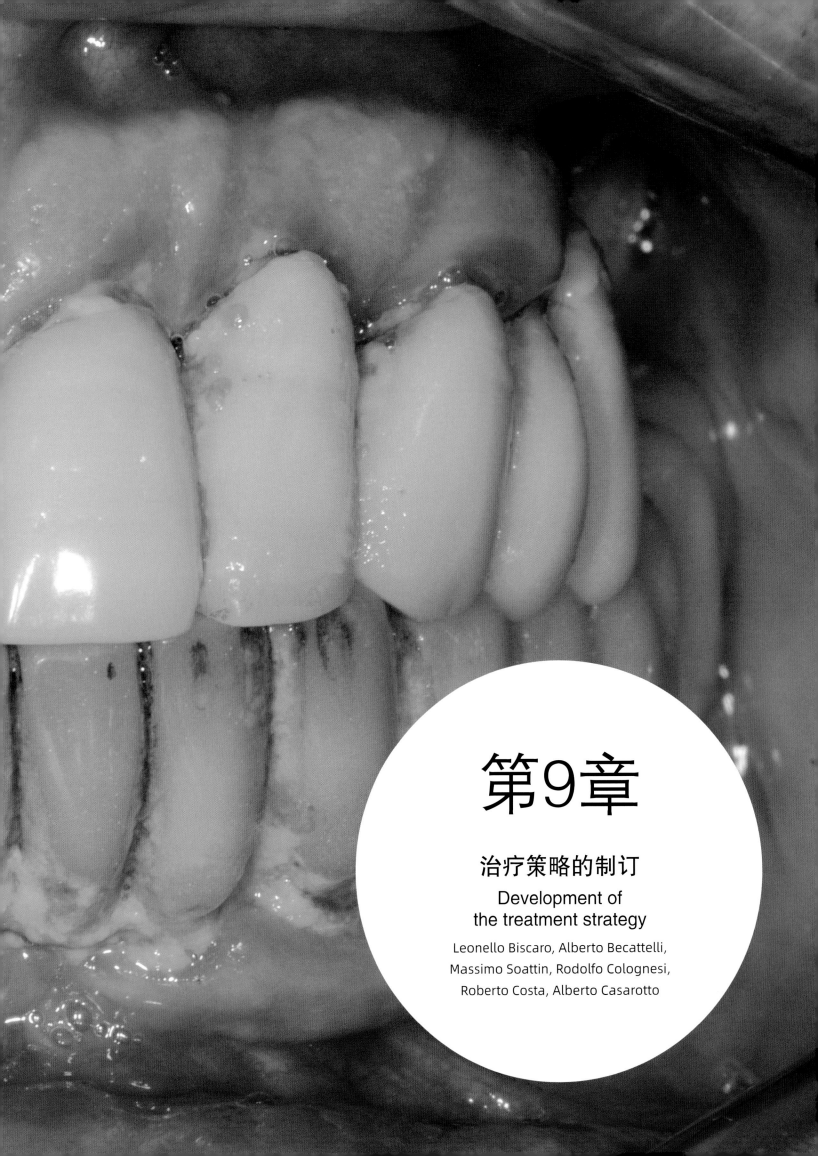

第9章

治疗策略的制订
Development of
the treatment strategy

Leonello Biscaro, Alberto Becattelli,
Massimo Soattin, Rodolfo Colognesi,
Roberto Costa, Alberto Casarotto

从字面上理解，战略是军事艺术的一个分支，它以最有效、最有用的方式来调整和协调战争的各种演习，以取得胜利。

复杂病例的治疗总是涉及多个学科，必须根据生物学和人体工程学的评估及患者的特定需求（图1~图12）进行协调，以达到预期的最终结果。因此，始终需要采用一种治疗策略。

终末期牙列的治疗也不例外，即使涉及的学科数量可能较少。

前面的章节介绍了如何：

- 在诊断阶段需要具有多学科能力，以便评估何时能够有效终止具有严重问题的牙列

- 在开始积极治疗之前必须有一个计划阶段，以预览最终结果和实现该目标所必需的路线图，确定切实可行的治疗目标，并能够与患者进行讨论
- 通过应用外科手术和修复相结合的技术，并利用残留牙列提供的临床和影像学信息，可以完成临床修复计划的转化

但是，如果认为治疗策略的制订是仅建立在对临床、影像学与技术数据的纯粹和简单的阐述基础上，那将是错误的。这种方法忽视了在现代医学中，患者在决定治疗方案时所起的积极重要作用，而为了达到最终结果，患者的参与应该贯穿整个治疗的过程。

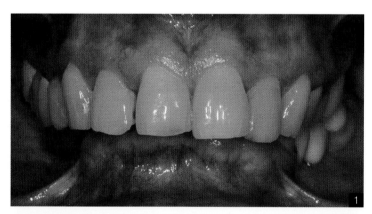

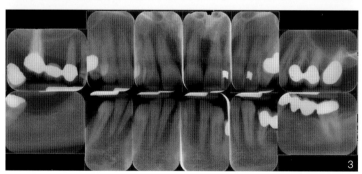

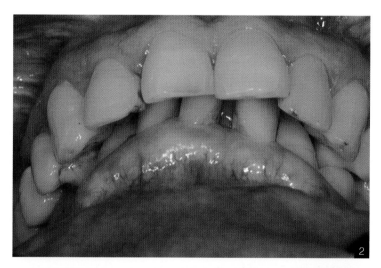

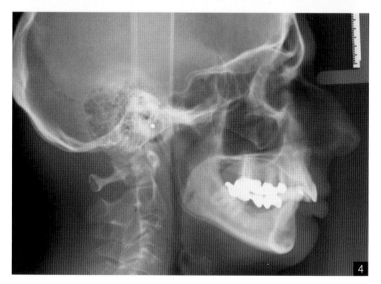

图1~图4 一例复杂修复病例及其修复重建治疗策略。这位54岁的患者表现为骨性Ⅱ类、右下后牙区牙齿缺失、右下切牙缺失以及十分明显的深覆𬌗，以至于下切牙接触到上切牙腭侧黏膜。患者希望通过修复牙列来改善咀嚼功能，并消除下切牙与上颌腭侧黏膜接触所引起的疼痛。

图5，图6 最终的结果在计划阶段制作的
蜡型上进行预览。治疗的关键是下颌骨的
前移，以解决骨性Ⅱ类问题。在此之前，
下颌进行了正畸治疗，增加尖牙之间的间
隙，使其与上颌牙弓一致，为缺失的切牙
创造空间。此外，该蜡型还可以被用来向
患者说明治疗计划，并制订具体的操作策
略，将蜡型中可视化的修复体项目转化为
一系列的临床预约工作。

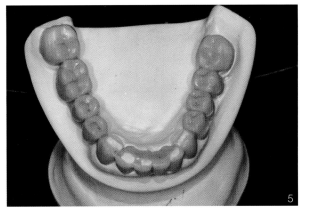 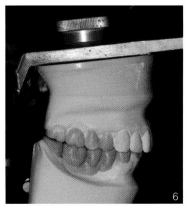

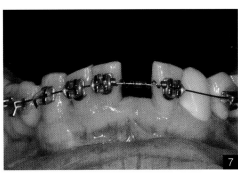 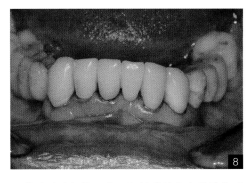

图7，图8 先在右下颌植入种植体，然后3个月后加载临时修复体。右下颌的种植体支持的临时
修复体以及左下颌的牙齿支持的临时修复体，作为下颌牙齿正畸治疗的支抗。在下颌正畸治疗
期间，对上颌后牙区进行了牙髓、牙周和种植治疗。正畸治疗结束后进行从左下尖牙至右下尖
牙的临时性修复。

图9，图10 在下颌骨前移手术的
前1天制作了临时修复体并在术前应
用。外科手术由Rovigo综合医院的
Roberto Cenzi博士操作。

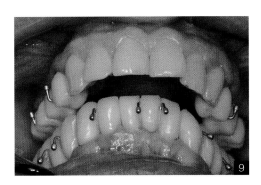 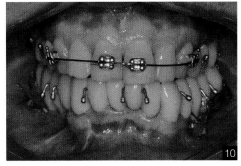

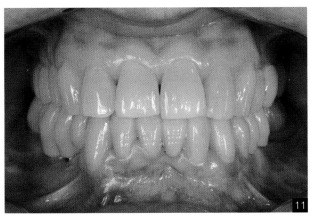 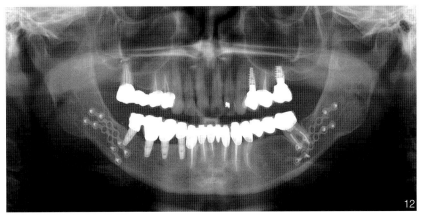

图11，图12 该病例是在颌面外科手术6个月后完成最终修复的。整个治疗过程历时24个月，其特点是制订了一个具体的治疗策略，不仅可以保
证各个治疗阶段的逻辑性，而且符合人体工程学。

治疗期间要实现的目标

从历史上看，完全种植体支持的修复治疗在治疗过程中总是严重影响患者的生活质量，原因是：

- 治疗时间持续较长
- 需要多次手术
- 需要在手术后或多或少的一段时间不能戴修复体
- 需要应用活动修复的解决方案，如临时修复或忍受长时间几乎不可用的临时修复体

图13和图14中所示患者希望使用种植体支持的固定修复体来修复牙列，这种治疗策略可以计划如下：

- 拔除上颌牙齿，并使用拔牙前制作的活动修复体
- 拔除下颌牙齿，并使用拔牙前制作的活动修复体，这些程序可分一次或多次执行
- 等待2~3个月后进行影像学的重新评估
- 上颌植入种植体
- 下颌植入种植体。这些程序可分一次或多次执行
- 种植体骨整合的等待期，在此期间，患者必须避免在最初几周内佩戴修复体，以免将不受控制的负荷转移到种植体上。否则，必须根据牙槽突的情况进行适当的磨除修整活动修复体，这将损害其稳定性和有效性
- 种植体植入2~3个月后，重新打开下颌种植体并使用愈合基台，调整活动义齿（如果可能的话），制取印模并制作种植体支持的临时修复体
- 记录颌间关系
- 固定的种植体支持的下颌临时修复体的交付
- 在4~5个月后，重新打开上颌种植体并使用愈合基台，调整活动义齿（如果可能的话），制作种植体支持的临时修复体
- 记录颌间关系
- 固定的种植体支持的上颌临时修复体的交付
- 最终修复体的制作

这类治疗计划现在已不再被接受：

- 对于患者来说，他被告知即刻种植和即刻负重程序的可靠性，并且不愿意接受常规程序对其情感、社交和经济能力的影响
- 对牙医来说，他们必须面对患者的社会经济状况和当前的社交背景，并需要进行有效的治疗管理

因此，终末期牙列患者的治疗策略，不仅必须旨在实现其临床目标（例如功能、牙周和种植体周围的健康状况以及在任何情况下都代表成功的美学因素），而且还必须旨在满足患者对治疗"舒适"管理的合理要求。

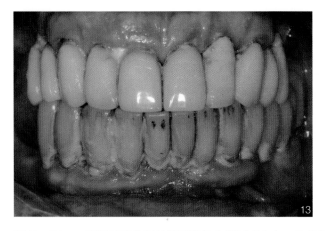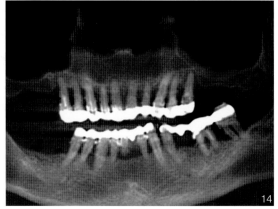

图13，图14　需要重建修复的预后性终末期牙列患者，患者明确希望有一个固定的修复体。

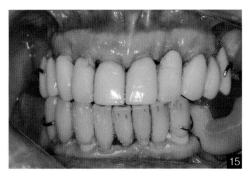 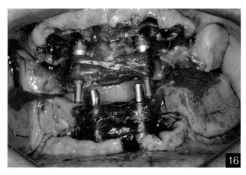 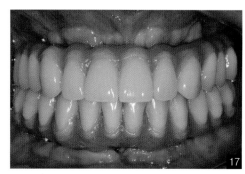

图15~图17 由于疼痛，在初次检查时拔除了左下颌修复体。在一次手术中拔除所有残留的牙齿，植入种植体，并立即用螺丝固位的修复体进行临时修复（术后4周的图像）。

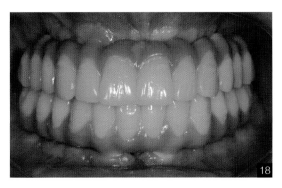 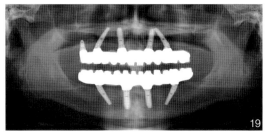

图18，图19 该病例在手术阶段约4个月后用氧化锆瓷修复体完成。牙科技师Massimo Soattin。

换言之，现在种植患者的目标不仅仅是简单地通过种植体植入修复治疗来提高他们的生活质量，而是包括在种植治疗期间也要尊重他们的生活质量。

这与实现其他目标有关，部分与临床外领域有关，因为它们与治疗的管理有关，包括：

- 缩短治疗的总持续时间
- 减少总的预约次数
- 减少手术次数
- 简化手术程序
- 疼痛管理
- 保证在整个治疗过程中始终有一个适当和有效的临时修复体（无论何时都是固定的）

实现这些目标也需要牙医对治疗进行更有成效的和更符合人体工程学的管理。

图13和图14所示患者决定接受治疗的原因之一是他有机会选择所提供的治疗方案（图15~图19）：

- 一次手术，拔除残留的牙齿，在上下颌植入种植体，

并立即用固定的临时修复体进行即刻负重

- 手术4个月后完成最终修复，所有的治疗大约需6个月，在此期间，患者的生活质量不仅没有降低，而且立即得到了改善

在治疗终末期牙列时，以患者为中心的治疗策略所使用的修复体和手术方式如下，可根据病例的临床特征和患者的特定需求而使用：

- 即刻种植和即刻负重
- 牙支持式的过渡临时修复
- 拔牙前的预成活动义齿

无论临床情况如何，使用有意识的镇静之类的综合麻醉技术已成为治疗终末期牙列不可缺少的医疗措施，因为它可以使手术阶段统一、减少到一个或最多两个疗程，并始终与修复程序相结合，以保证在手术期间和手术后患者最大的舒适度。在本章描述的所有病例均使用了有意识的镇静技术。

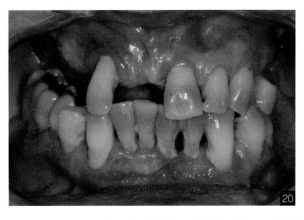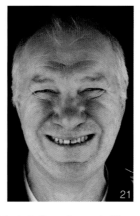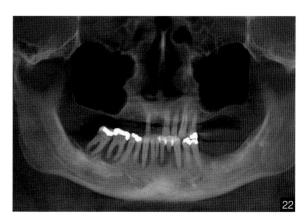

图20～图22　1型策略性终末期牙列患者要求用固定修复体重建其牙列。CT扫描显示了上颌后牙区骨量不足，在下颌牙弓存在重度的牙周病变，但有足够的骨量，足以在拔除残留牙齿、修整切除病变骨质后同时植入种植体。该治疗计划只需一次手术，包括拔除残留的牙齿，在上下牙弓分别植入4颗种植体，其中在后牙区倾斜植入以及对种植体进行即刻负重。

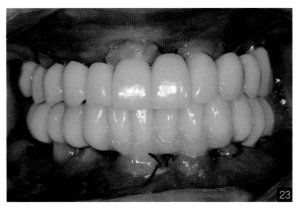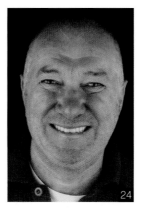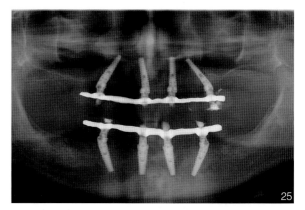

图23～图25　术后第二天应用临时修复体，在手术中拔除了残留的牙齿，立即植入种植体并加载一个螺丝固位的临时修复体。术后2个月的影像学视图。

即刻种植和即刻负重

这是一种处理预后性和策略性终末期牙列的治疗策略，对患者和牙医都有最佳的成本–效益关系。

它允许：

· 缩短治疗时间

· 减少预约次数

· 减少手术次数

· 降低成本，提高患者对治疗的接受程度

如第7章所述，在种植体上可以用金属框架增强的树脂修复体进行即刻负重，并可根据临床情况和患者的需求作为临时或最终的解决方案。

该策略适用于所有的1型病例和伴有轻微露龈笑（＜3mm）的可以很容易转化为1型病例（图20～图28）的2型病例，当残留骨允许在第一前磨牙之间植入至少4颗种植体时。

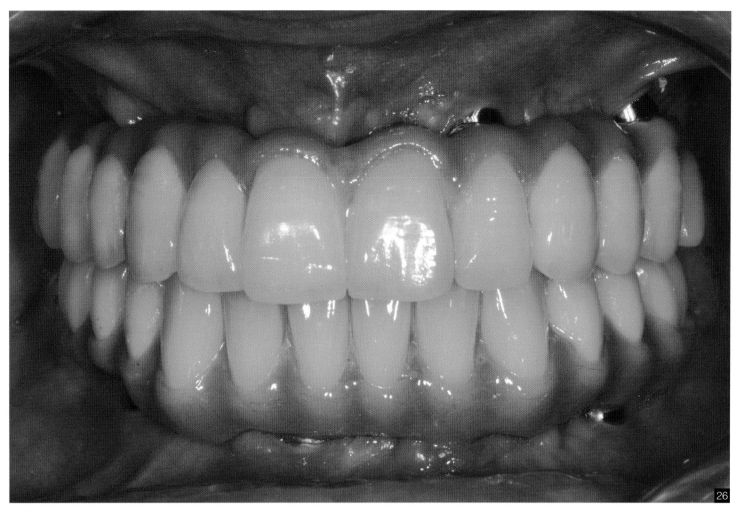

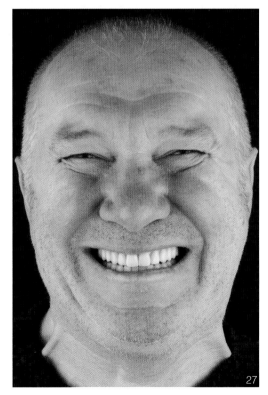

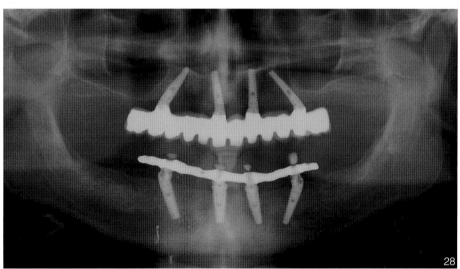

图26～图28　术后4个月，上颌最终的金属烤瓷修复体与下颌最终的金属树脂修复体交付时的临床和影像学视图。牙科技师Massimo Soattin。

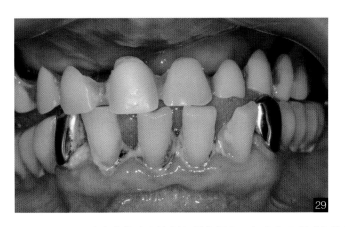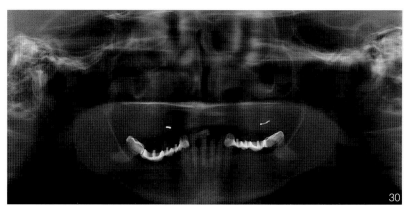

图29，图30　该患者的治疗计划包括上颌全口义齿和下颌"多伦多"桥修复。

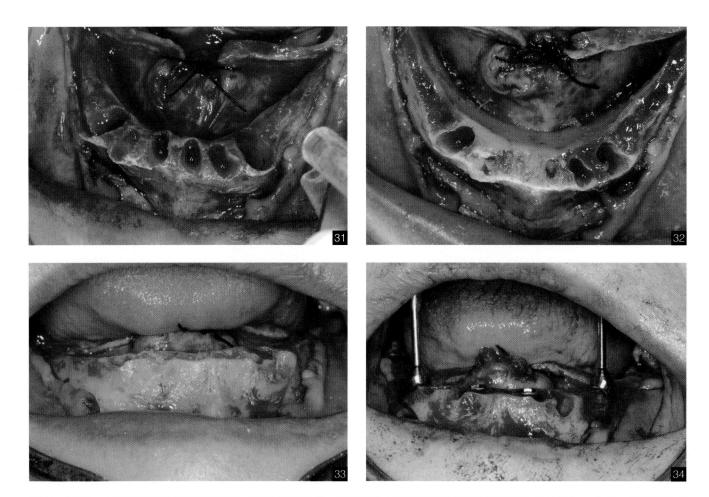

图31~图34　在拔除残留的牙齿和骨切除术修整牙槽嵴后，原牙槽骨中存在有利于种植体即刻植入的骨缺损。此外，骨引导手术入路允许选择最合适的部位，在那些没有骨解剖缺损的部位，或在有利于即刻植入而无须任何骨引导再生的部位，行种植体的即刻植入。

为了了解该策略的临床可行性，需要结合终末期牙列的情况，重新考虑即刻种植和初期稳定性的概念。在终末期牙列的修复过程中（即使将种植体放置在先前牙齿占据的位置上），即刻种植的概念与单颗牙齿替换的即刻种植概念是不一样的。

事实上，在终末期牙列的修复重建中，在拔除牙齿和牙槽嵴修整后，原有的牙槽嵴几乎不存在了。因此，即使最初在牙齿周围有一个深的骨下病变，该部位也可能适合即刻种植，而不需要任何骨引导再生治疗（图29~图37）。

图35～图37 术后1个月，临时修复体以及最终修复后的影像学检查视图。牙科技师Mauro Crepaldi和Roberto Costa。

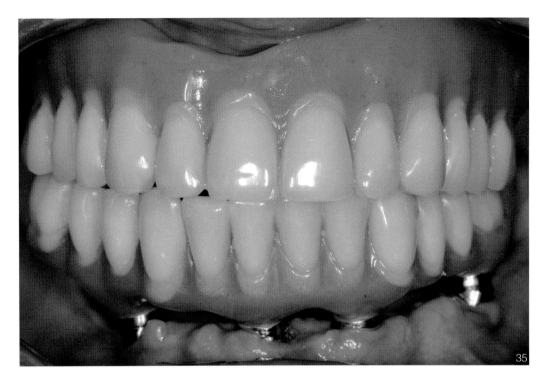

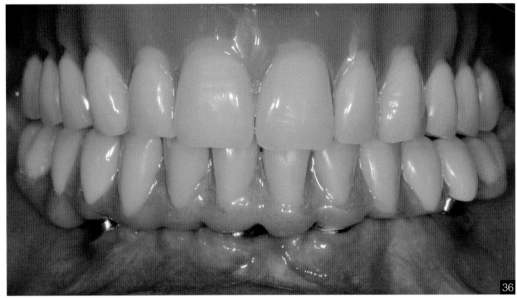

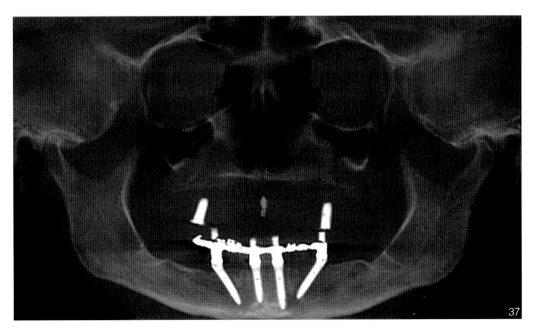

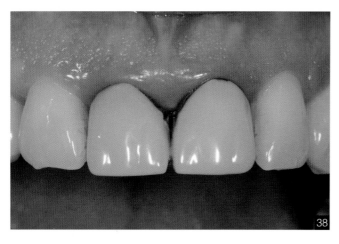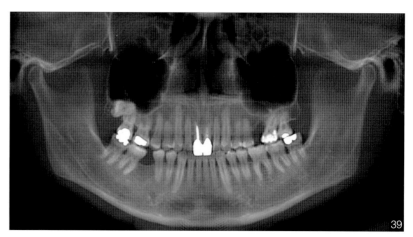

图38，图39　该病例的治疗计划是，由于牙髓病变的原因，拔除右上中切牙，保留左上中切牙，并替换左上中切牙的牙冠。

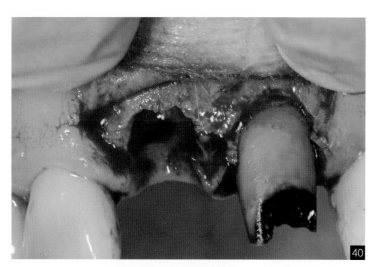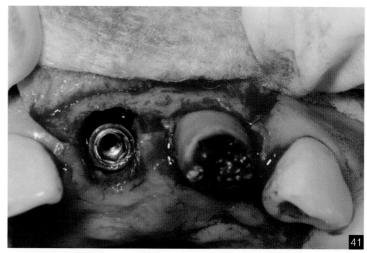

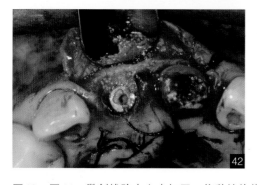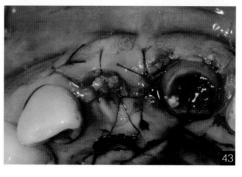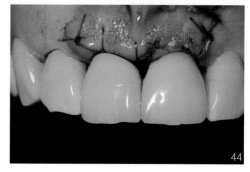

图40~图44　微创拔除右上中切牙，将种植体偏腭侧植入，保留唇侧骨皮质，用生物材料填充间隙，并通过结缔组织移植关闭该部位。临时修复体在左上中切牙上用粘接剂固定，右上中切牙为悬臂。

　　单颗牙齿的即刻种植在适应证和手术方法上是完全不同的，因为它们必须考虑到相邻牙齿所施加的局限性、拔牙后牙槽窝的解剖结构以及需要保留或重建其体积的必要性（图38~图50）。

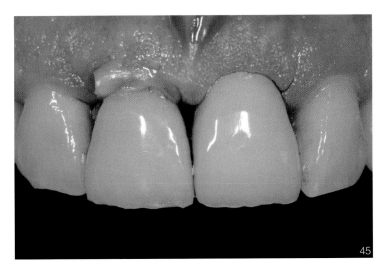

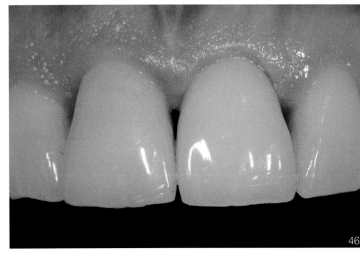

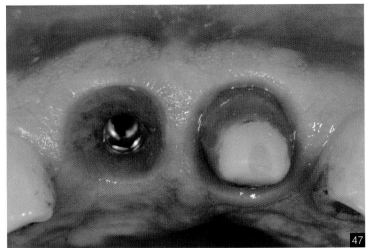

图45~图47　3个月后，通过最小切口重新打开种植体，同时将临时修复体螺丝固定在种植体上。在左上中切牙上粘固了一个重衬后的新的临时冠。种植体上临时修复体的龈下部分使种植体位点处于良好的状态。

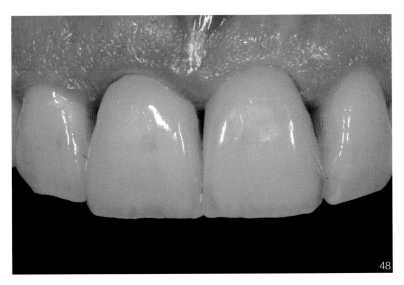

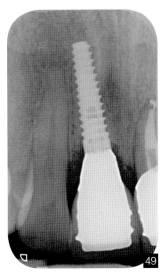

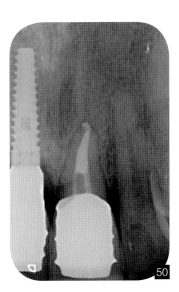

图48~图50　最终的结果显示牙冠具有良好的解剖学整合。牙科技师Cristiano Broseghini。

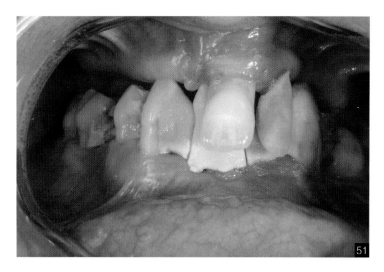
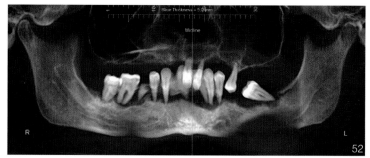
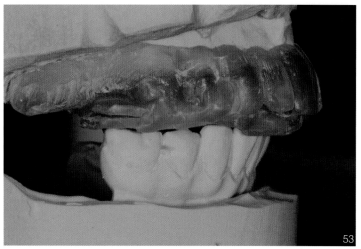
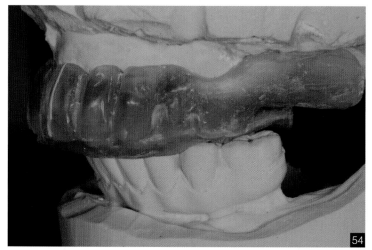

图51～图54　预后性终末期牙列患者，先前在第23～27页所展示，其初始的治疗方案是下颌种植修复和上颌全口义齿修复，因为其上颌骨的解剖情况严重受损。在使用临时修复体后（见第23页），患者还要求评估在上颌牙弓行种植治疗的可行性。复制了上颌义齿，并在CBCT中插入阻射的标记物。

　　需要指出的另一个概念是种植体的初期稳定性，在整个牙弓修复过程中需要即刻负重时，公认的是，种植体的初期稳定性是种植体存留率的决定性因素，而不是种植体必须具有的最小植入扭矩值，尽管最近的研究将其固定在30Ncm到45Ncm之间。

　　临床实践中的一个决定性因素，但难以量化的是修复体在全牙弓种植修复中对即刻负重的种植体所产生的夹板作用。临床经验表明，种植体的植入扭矩小于30Ncm时，即使即刻负重一个较大的负荷也可以达到良好的骨整合。良好的被动就位，均匀分布的咬合负荷，所有的种植体形成一个刚性的连接，从而可以整合在一起。当存在几个具有较佳初期稳定性的种植体和一颗或两颗种植体的初期稳定性低于理论上要求的30Ncm时，也可以达到这种效果。在不存在微动的刚性修复体中，这种效果可以被利用。在不允许微动的刚性修复体结构内，种植体的夹板效应甚至可以促进种植体的骨整合，即使在初期稳定性不够的时候。

　　但这一定不能低估达到必要的初期稳定性的重要性，这始终是外科手术的基本目标，特别是在上颌牙弓中。最重要的是，它有助于强调修复体的结构特征在全牙弓种植修复即刻种植、即刻负重的骨整合过程中所起的绝对特异性和决定性作用（图51～图74）。

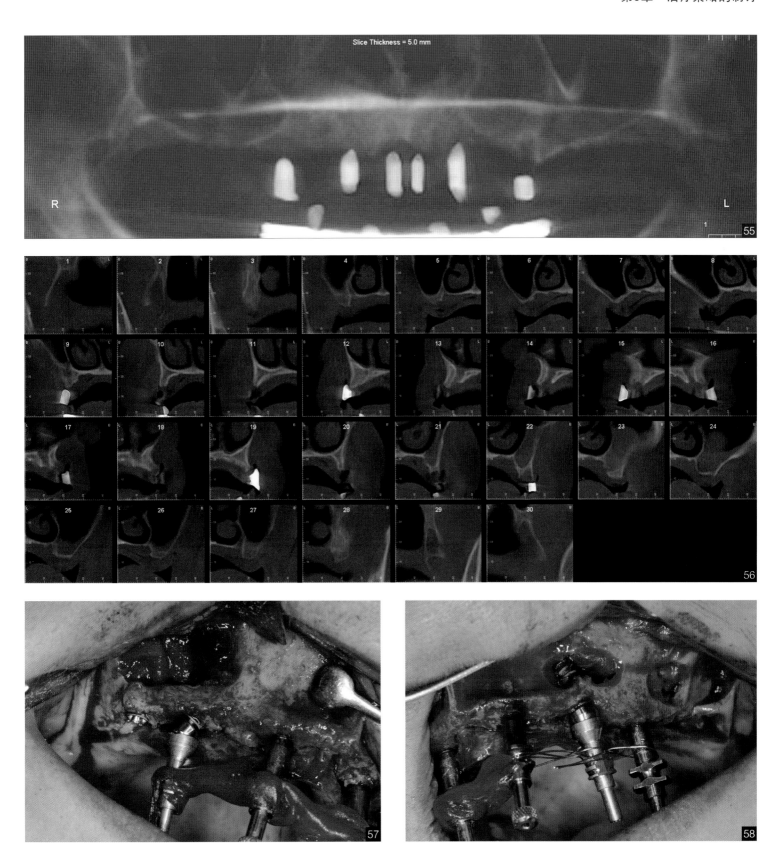

图55~图58　在中切牙位置植入2颗种植体，在右上尖牙处上颌窦前壁倾斜植入1颗种植体，在右侧第二前磨牙位置上颌窦提升3mm后植入了1颗种植体，在左上尖牙位置植入1颗避开鼻窦并接触至鼻底皮质骨的种植体，在左上第二前磨牙处上颌窦间隔处植入1颗种植体，以及另一个位于26的完全不稳定的种植体。植入扭矩超过40Ncm的唯一一种植体是位于中切牙位置和左上前磨牙位置的种植体。手术由Alberto Becattelli和Leonello Biscaro进行。

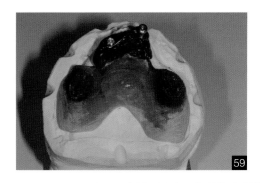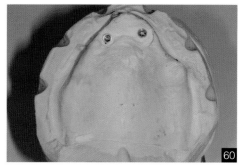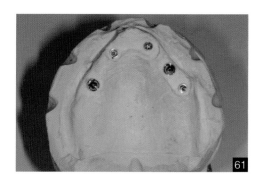

图59～图61　采用一次模型技术，将制作诊断蜡型的石膏模型转换成工作模型。

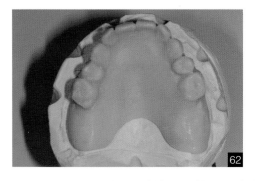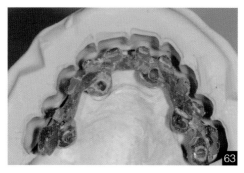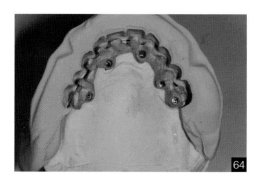

图62～图64　上颌全口义齿的解剖结构用硅橡胶背板进行了复制，用于金属框架的个性化制作。

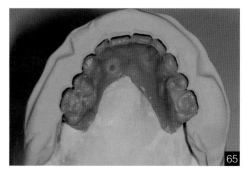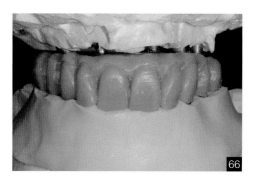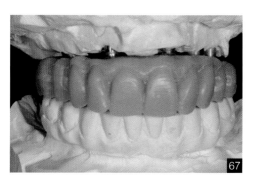

图65～图67　修复体上蜡。

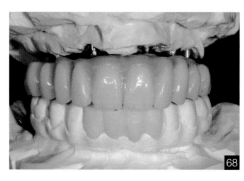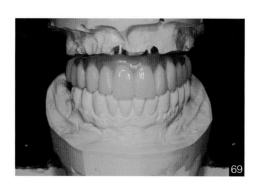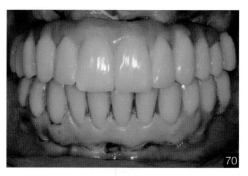

图68～图70　上颌临时修复体制作完成，并于术后第二天早晨用螺丝固定于种植体上。除了左侧和右侧的最后一颗种植体外，所有的种植体都被负重了。在接下来的5个月里，修复体没有被移除。所有即刻负重的种植体都成功地骨整合，除了左侧最后一颗没有即刻负重的种植体，因没有骨整合而被取出。

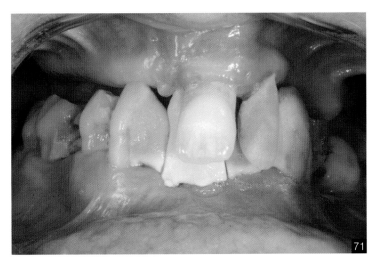

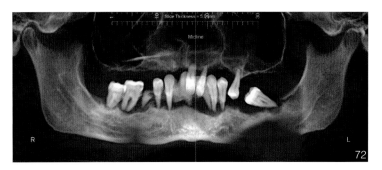

图71 ~ 图74　与初始情况相比，最终金属烤瓷修复体的临床和影像学视图。牙科技师Massimo Soattin。

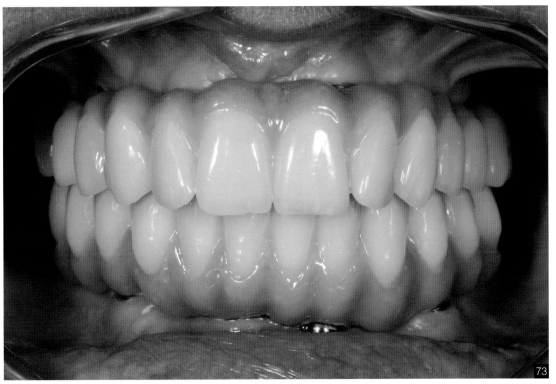

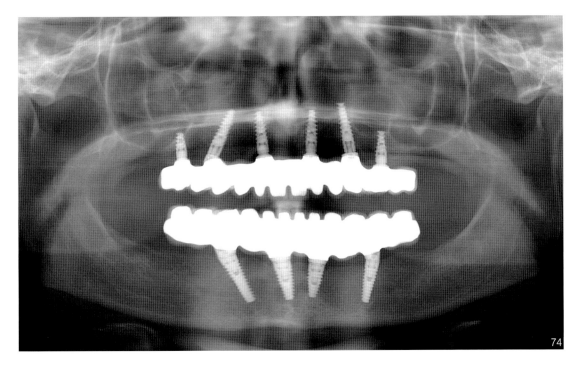

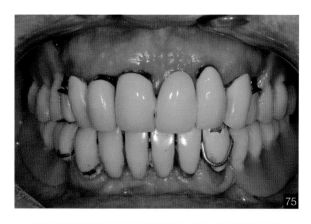 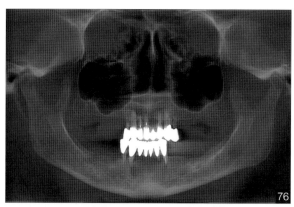

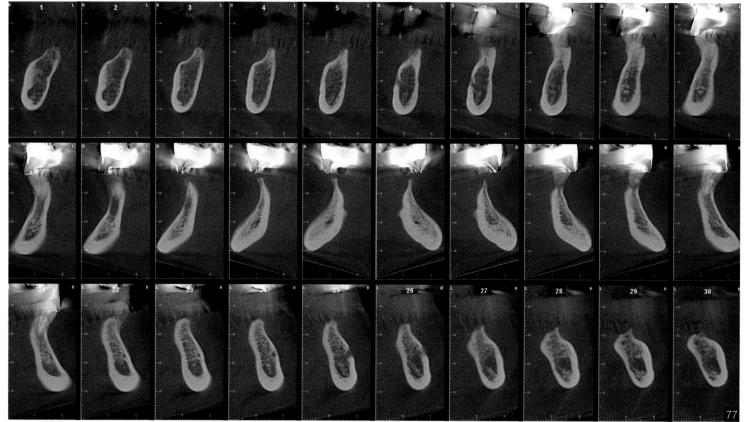

图75～图77　上颌和下颌牙弓均为终末期牙列的患者。从CBCT的图像显示，右下尖牙的根尖部有一个较大的病变，左侧颏孔远端骨高度较低。

由于下颌骨和上颌骨的解剖结构存在的差异，种植体即刻种植和即刻负重的适应证在上下牙弓存在很大的差异。

下颌牙弓

种植体的即刻种植和即刻负重代表了下颌终末期牙列修复的一种选择策略，并且由于下颌骨的特殊解剖情况，几乎所有的病例都可以应用该策略。种植体的数量和位置的选择应根据临床情况、骨体积、可用骨的质量和患者的需求进行个性化选择。文献中一致认为4颗种植体可以长期支持固定的修复。

如果后牙区的解剖条件不利，则远端种植体的倾斜角度允许修复体更多地向后延伸，从而缩短了悬臂的长度（图75～图95）。

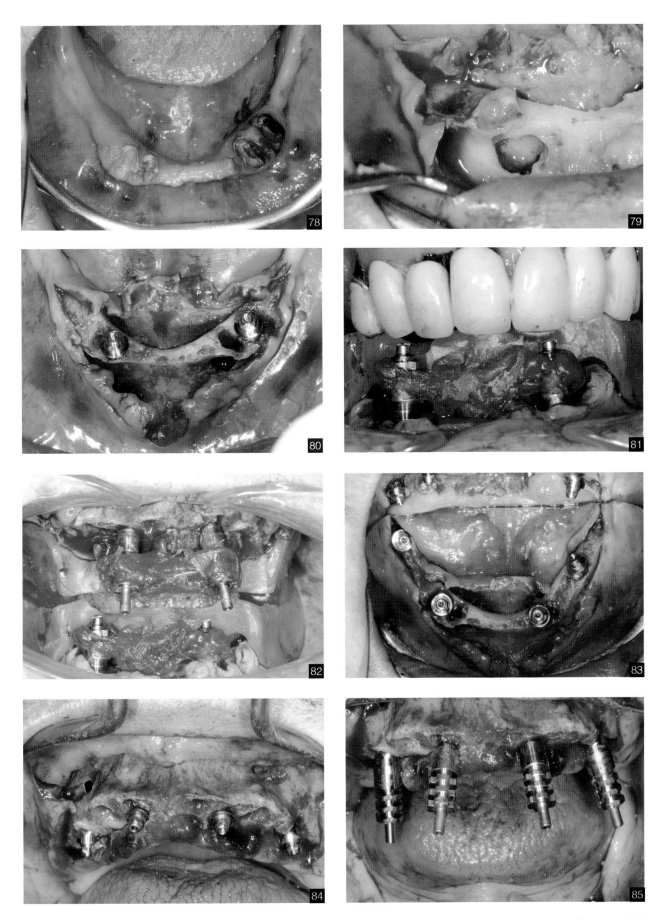

图78～图85　在拔除牙齿、骨切除术和对牙槽嵴进行修整后，在下颌植入4颗种植体。右侧最后一颗按常规放置在颏孔的远端，第二颗位于尖牙根尖病变的远中与颏孔之间。反之，左侧最后一颗种植体向远中倾斜，以弥补颏孔远中可用的骨高度不足，从而缩短修复体悬臂的长度。上颌牙弓在同一手术过程中采用"all-on-4"技术，充分利用上颌窦前壁良好的解剖结构，避免了双侧的上颌窦提升。

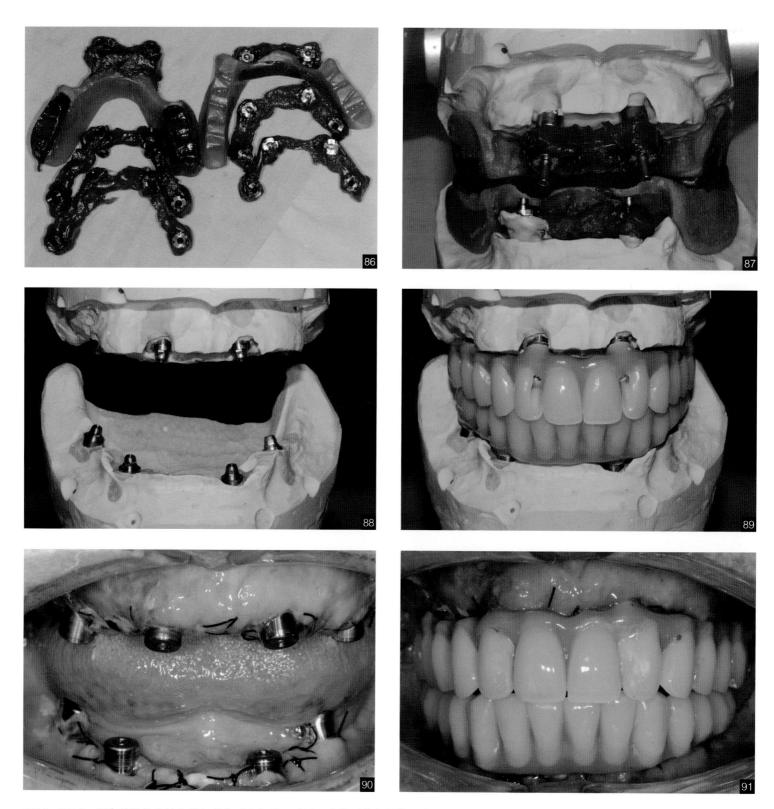

图86～图91 所有种植体均被立即加载临时修复体，采用一次模型技术制作，并在手术后第二天交付。

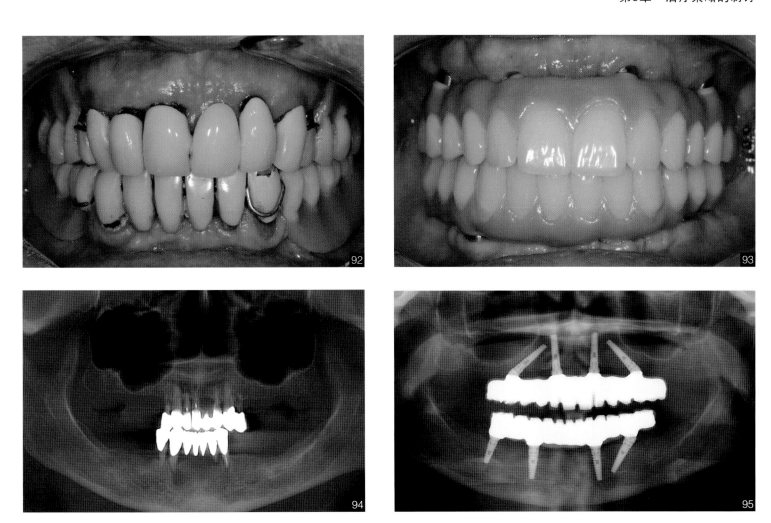

图92~图95　与初始情况相比，在术后4个月完成的最终氧化锆瓷修复体的临床和影像学视图。牙科技师Massimo Soattin和Cristiano Broseghini。

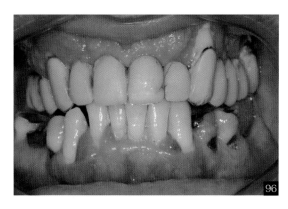
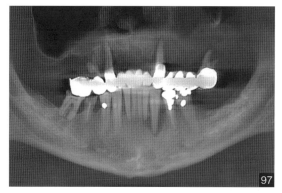

图96，图97　一位51岁患者的初诊视图。上颌牙弓及下颌切牙在3个空间方向均具有活动性，左下尖牙具有较大的根周病变。

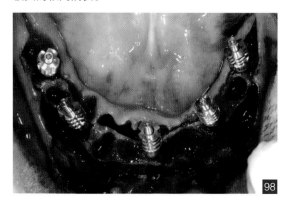
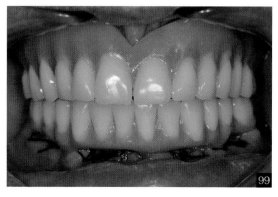

图98，图99　该病例分两个手术阶段处理。在第一次手术中，上颌牙弓使用了拔牙前预成的活动义齿，而在下颌采用常规的骨引导手术入路植入5颗种植体。通过在近端植入1颗种植体并在远端植入1颗种植体，可以绕过左下颌区的病变。手术后第二天戴入1个螺丝固位的临时修复体进行即刻负重。

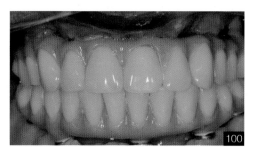
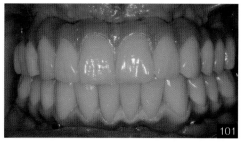
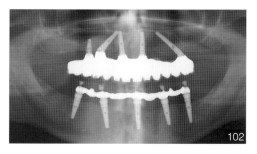

图100～图102　拔牙3个月后，在上颌牙弓内植入5颗种植体，除右侧最远端那颗种植体外均进行即刻负重，5个月后完成了最终的修复。牙科技师Massimo Soattin。

然而，从纯临床的角度来看，在解剖条件允许的情况下，应避免使种植体的存留率与修复体的存留率相一致。

当只使用4颗种植体时，随着时间的推移，种植体（特别是远端）的丢失可能意味着必须植入一颗新的种植体，修复体必须被替换，而在存在大量种植体的情况下，替换修复体并不总是必不可少的。所以让患者参与决定种植体的数量是绝对有必要的。

一般来说，也应始终向患者介绍植入涉及后牙区4颗以上种植体的可能性，因为与较高的成本相比，它具有更多的优势（图96～图102）。当后牙区的解剖条件比较苛刻时，也可以向患者介绍可以避免骨再生手术的"all-on-4"技术。

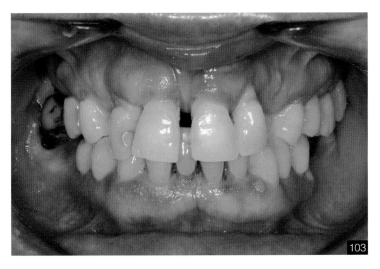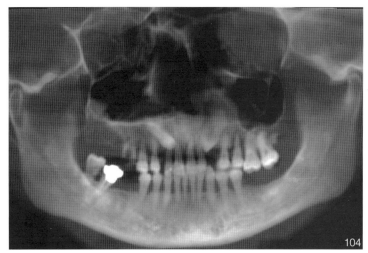

图103，图104 一位60岁的吸烟患者，其治疗方案为种植体修复上颌牙弓和维持下颌牙弓现有的牙列。上颌牙弓的解剖情况由于存在2颗阻生的尖牙以及第二象限残留骨量较少而变得比较复杂。

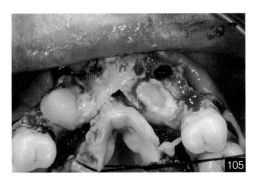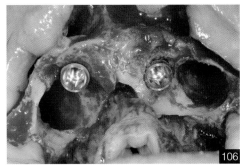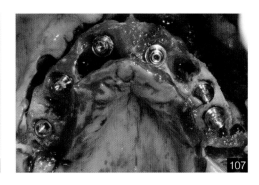

图105～图107 首先拔除2颗阻生的尖牙，然后将2颗锥形种植体放置在拔牙位置的前面，种植体植入位点级差预备，并且让种植体接触到鼻底的骨皮质层。然后，使用截骨技术预备后牙区种植位点并植入4颗种植体，以及使用左侧上颌窦前壁来稳定最后1颗种植体。6颗种植体的植入扭矩大于40Ncm。

上颌牙弓

与下颌牙弓相比，上颌牙弓即刻种植和即刻负重的适应证更受限制，因为现有的解剖结构差异常常与骨体积减小和残留骨质量差有关。如何使上颌牙弓的种植体获得初期稳定性成为真正的关键因素。

用于获得初期稳定性的3种手术方法如下，包括在不利的解剖条件下：

- 使用锥形种植体，其形状也有助于在3类和4类骨时获得初期稳定性，即使在一般情况下，锥形的形状在1类骨的存在时可能是一个障碍（例如，在下颌骨颏

孔之间的区域）
- 手术位点级差预备及截骨术的应用
- 种植体接触到鼻底或上颌窦底的骨皮质区域

在1型病例中存在有利的解剖条件下，常规将种植体植入前牙区和后牙区，5颗或6颗种植体通常根据残留骨的数量和质量进行适当的分布（导板引导下植入种植体）。图103～图113所示1型病例中，由于存在两颗阻生尖牙，上颌骨的种植手术变得复杂。采用锥形种植体和截骨技术进行预备，在拔除残留的牙齿和2颗阻生的尖牙后，立即植入了6颗种植体并进行即刻负重。

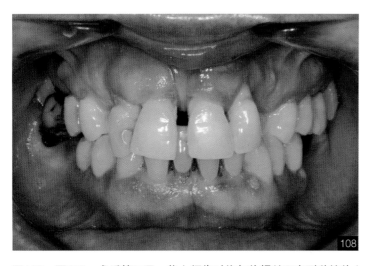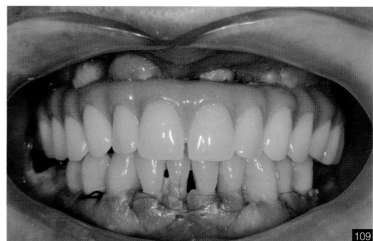

图108，图109　术后第二天，将上颌临时修复体螺丝固定到种植体上。

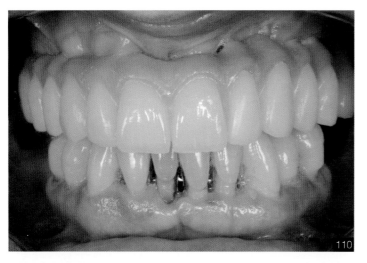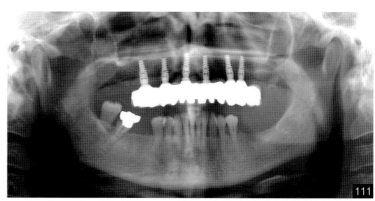

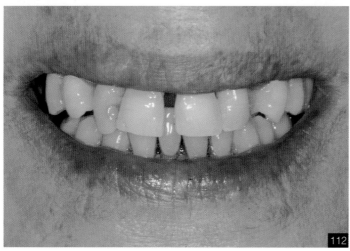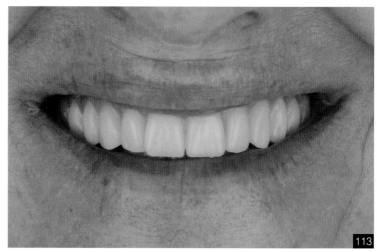

图110～图113　4个月后，最终用氧化锆瓷修复体替代了临时修复体。牙科技师Massimo Soattin。

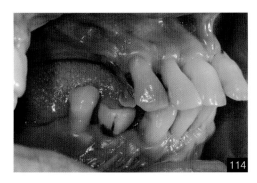
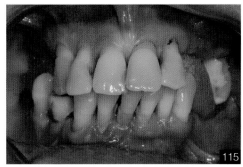
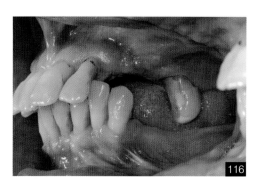
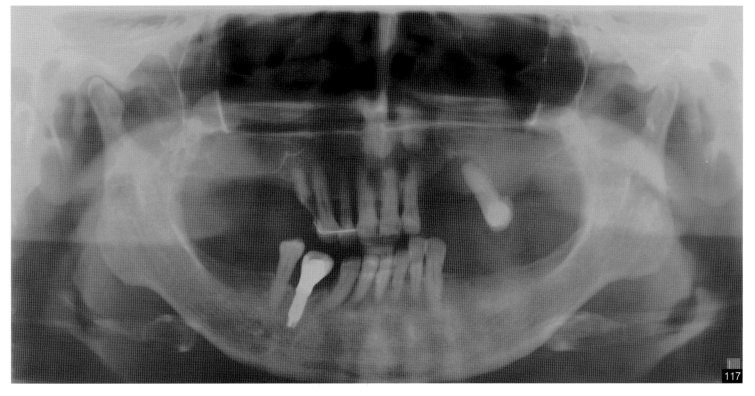

图114~图117 该患者于2008年接受了全口种植修复治疗。上颌前牙的唇倾（通常与牙周炎的终末期有关）是很明显的，而且上颌牙弓的后部几乎完全没有骨。

然而，上颌终末期牙列最常见的解剖情况是后牙区可用的骨量减少，由于牙周疾病的原因，通常伴随着前牙区也存在明显的解剖缺陷。就微笑的宽度和高度而言，除了具有一个有利的美学区域外，还存在一个有利的上颌窦解剖结构，这允许使用"all-on-4"技术，这种技术在上颌牙弓中找到了它的主要适应证，因为它可预测性地保证了通过利用可用的骨和避免上颌窦的骨再生程序来立即恢复美学与功能。

图114~图133所示患者被建议采用基于双侧上颌窦提升和自体骨移植的治疗方案，作为恢复上颌牙弓的唯一可预测的治疗方案。这个治疗计划需要几次手术治疗，既费时又费钱。最重要的是，必须使用上颌全口义齿作为临时修复体。

由于一个低的笑线延伸到第二前磨牙，通过在第一前磨牙之间立即植入4颗种植体，根据"all-on-4"技术得以修复。在同一手术过程中，6颗种植体也被立即植入下颌牙弓中。

所有的种植体在术后第二天用螺丝固位的临时修复体负重，立即改善了功能和美观。

随后，在左侧行上颌窦提升术，以创造必要的修复空间，以便在最终修复中插入悬臂梁。

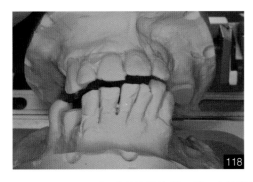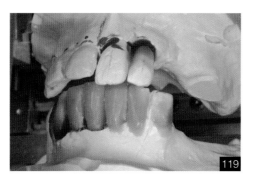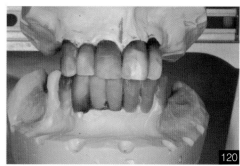

图118~图120　与手术前的计划一样，在诊断蜡型上增加垂直距离，将上颌和下颌的切牙内收。

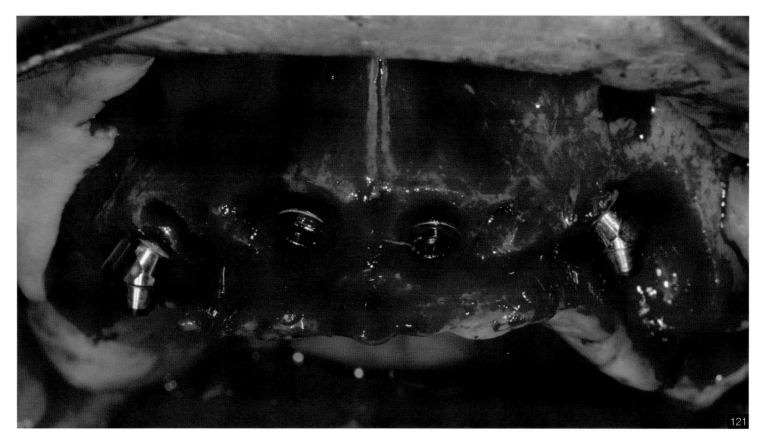

图121　利用上颌窦前壁良好的骨解剖结构，在两颗上颌第一前磨牙之间植入了4颗种植体。左侧倾斜的种植体被放置在病变区域内，一旦被精确地清理干净后，就变成了一个不需要任何骨再生治疗的四壁骨缺损。在同一手术过程中，拔除下颌牙弓残留的牙齿及右下尖牙处的种植体，并植入了6颗种植体。种植医生Alberto Becattelli和Leonello Biscaro。

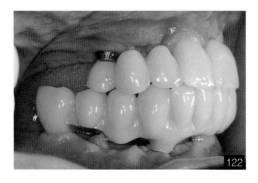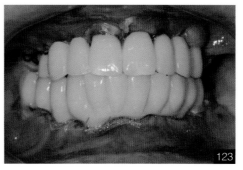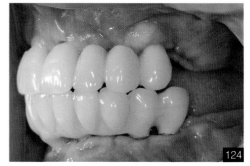

图122~图124　上颌和下颌的种植体在手术后第二天装上了两个螺丝固位的临时修复体。由于左侧上颌窦底部的位置偏向冠方，可以看到在第二象限义齿的远中悬臂处空间不足。

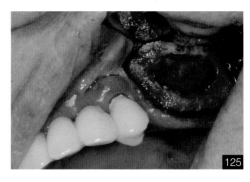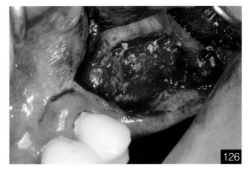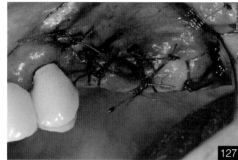

图125～图127　2个月后，左侧行上颌窦提升手术，为最终修复体的左侧远中悬臂结构创造了修复空间。

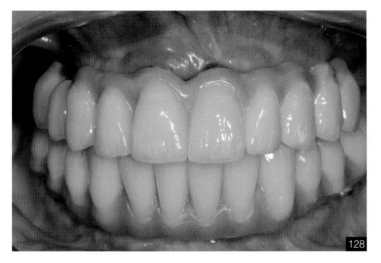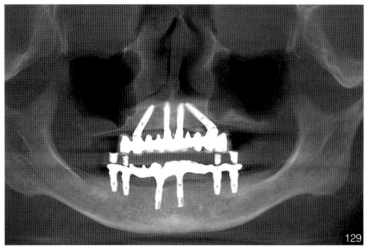

图128，图129　该病例在第一阶段手术6个月后，通过上颌牙弓金属烤瓷修复体和下颌牙弓"多伦多"桥金属树脂修复体完成了最终的修复。

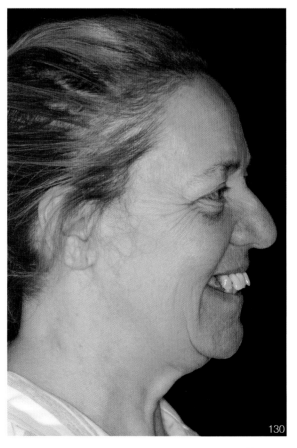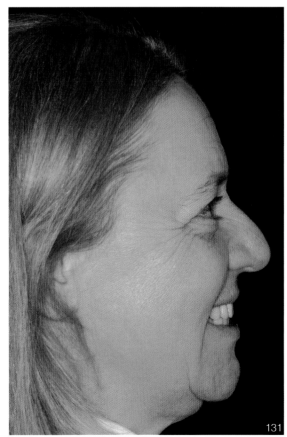

图130，图131　最初和最终的侧面、正面的微笑视图。牙科技师Massimo Soattin。

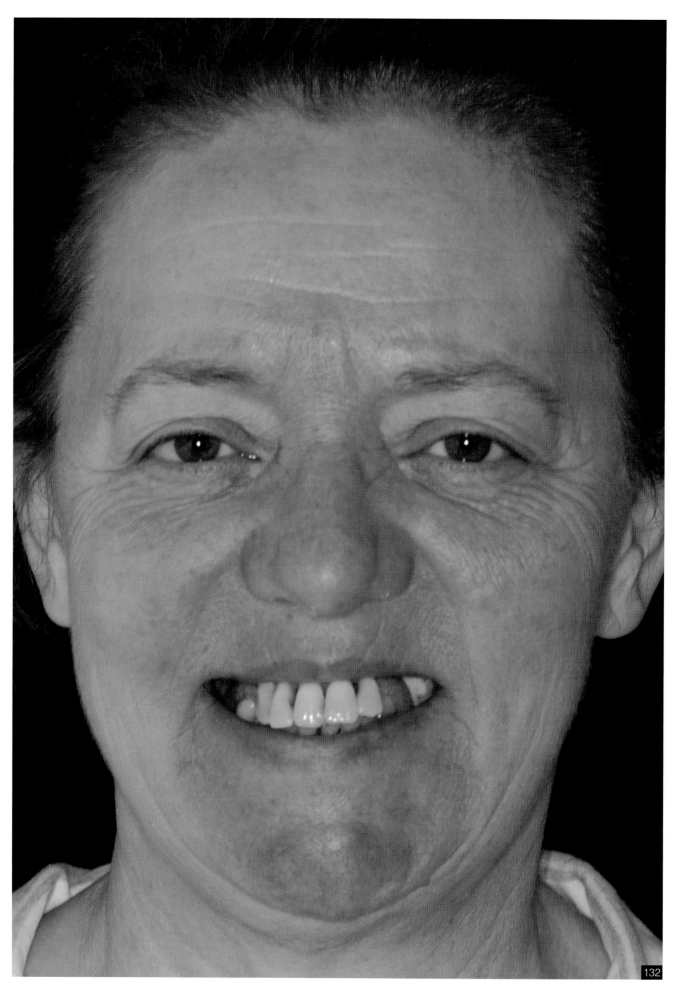

132

图132，图133　最初和最终的面部视图。

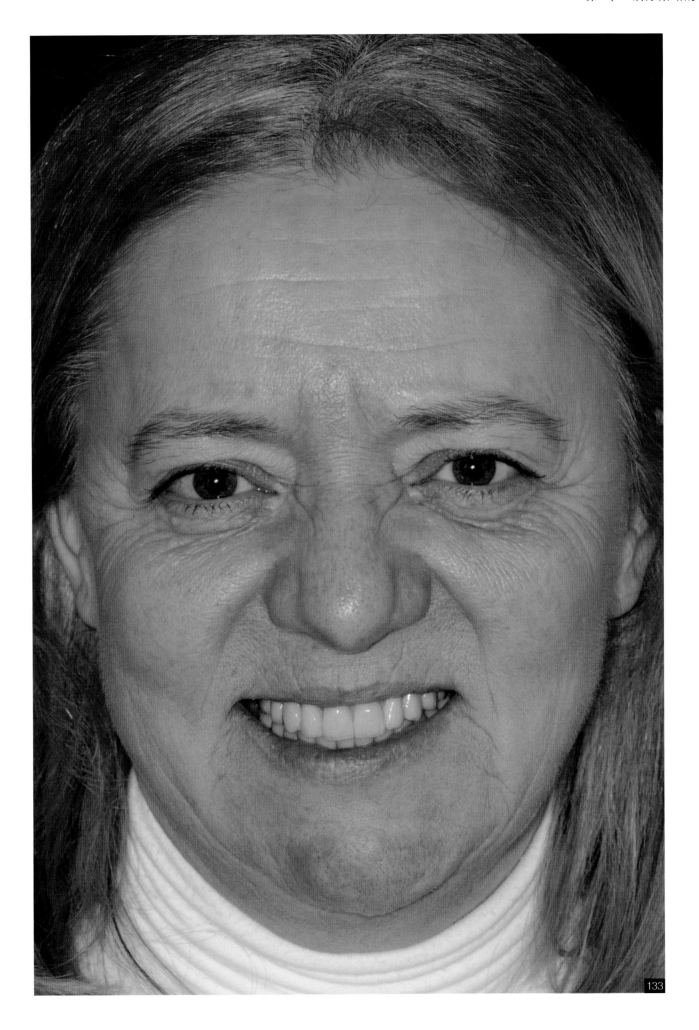

133

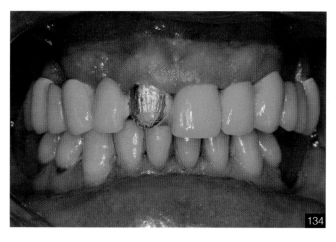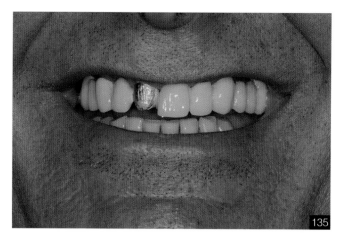

图134，图135　由于牙周原因导致的上颌策略性终末期牙列患者，在2011年使用了种植体支持的固定修复治疗，没有使用任何活动的临时修复体。

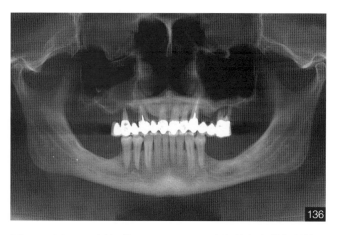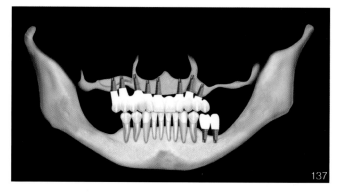

图136，图137　最初的CBCT显示了一个极其复杂的解剖情况，上颌窦一直延伸到尖牙的位置，前壁的垂直倾斜度不利于"all-on-4"技术，以及仅几毫米的后牙区残留骨。手术方案是利用上颌窦之间所有的骨，在左侧第一前磨牙到右上尖牙间植入6颗种植体，并将它们稳定到鼻底皮质骨上。这些种植体将被即刻负重。在右侧行上颌窦提升的同时，在剩下的少量骨上再植入2颗种植体但不即刻负重。

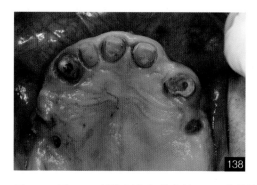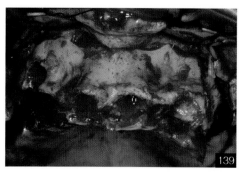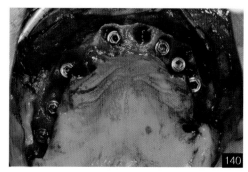

图138～图140　拆除原修复体和植入8颗种植体后的咬合面视图。所有种植体都被即刻负重，除了右侧最后2颗。种植医生Alberto Becattelli和Leonello Biscaro。

即使是在上颌骨严重萎缩的情况下，由于上颌窦前壁的解剖结构，上颌窦后段和前段都有萎缩，没有"all-on-4"技术的适应证时，用截骨技术对这些部位进行修整，并使用鼻底和上颌窦底的皮质骨给种植体提供辅助固位，可以使种植体获得足够的初期稳定性，以实现即刻负重。而无须使用骨再生程序和使用活动的临时修复体，即可立即恢复功能和美学（134～图150）。

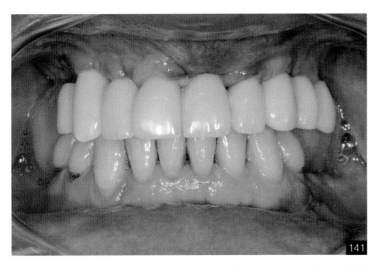
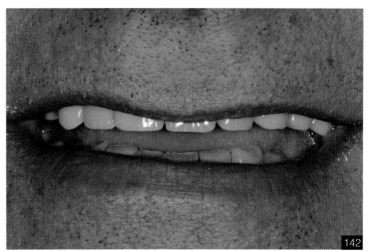

图141，图142 固定的临时修复体在术后第二天戴入，因为上颌原修复体的活动性使得在计划阶段无法进行适当的规划管理，因此在美学上不大合适。

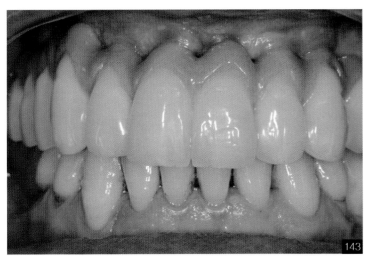
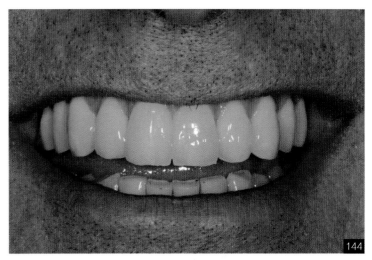

图143，图144 4个月后，用一个功能更好、更美观的修复体替代了临时修复体，其中还包括了右侧两个当时没有即刻负重的种植体。

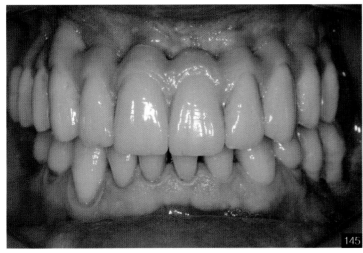
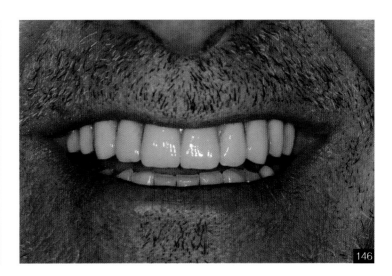

图145，图146 最终的修复体及最终微笑时的视图。

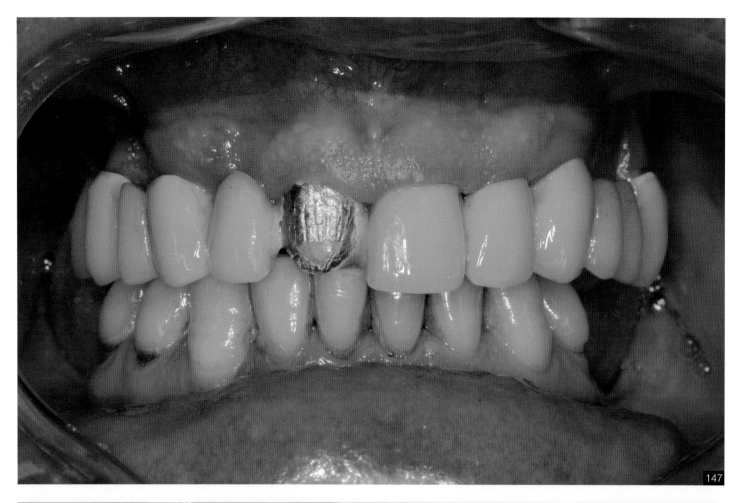

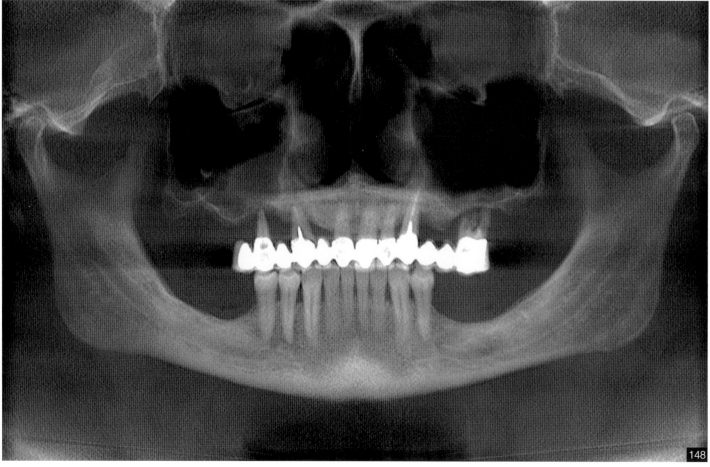

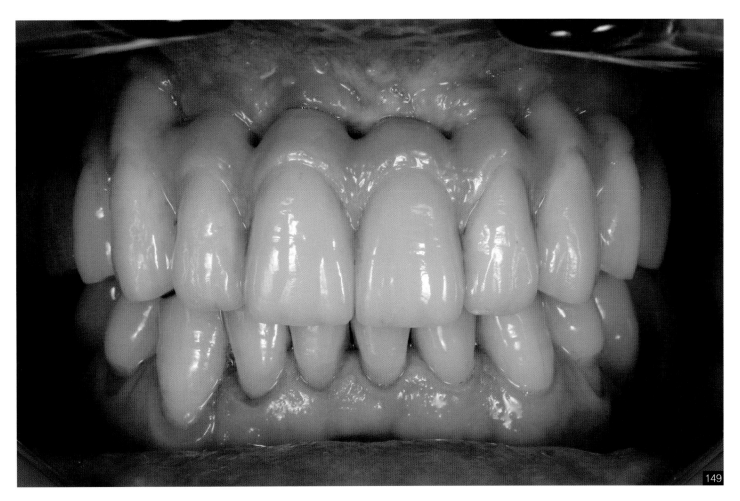

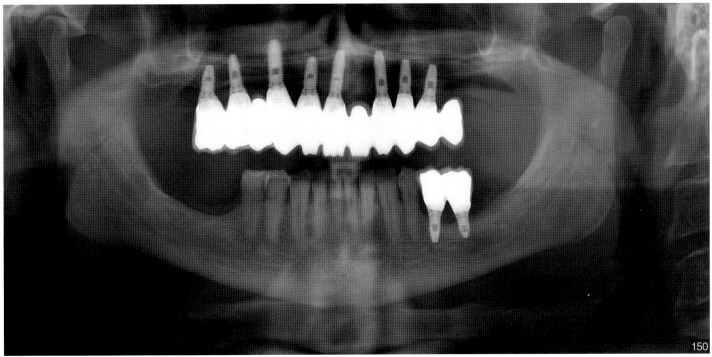

图147～图150　治疗前和治疗4年后的临床及影像学检查。牙科技师Roberto Bonfiglioli。

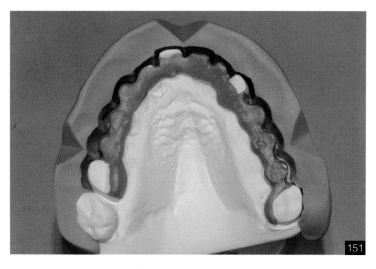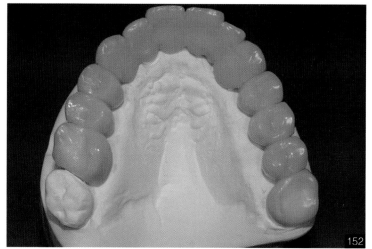

图151，图152　用于最终牙列的牙支持式的过渡临时修复必须基于准确的诊断蜡型，并应始终提供一个金属框架和树脂边缘，以便在必要时易于重衬。

牙支持式的过渡临时修复

在终末期牙列的修复中使用牙支持式的过渡临时修复是满足牙医和患者目标的最安全方法，因为它可以：

- 避免立即植入种植体
- 等待任何炎症病变的愈合
- 允许进行任何的骨再生治疗
- 等待种植体的骨整合，而不存在即刻负重的风险因素，也不需要佩戴临时活动义齿

然而，尽管有这些优点，但也有一些缺点，如治疗时间的增加、治疗次数的增加、手术次数的增加以及费用的明显增加。牙支持式的过渡临时修复几乎仅用于上颌策略性终末期牙列存在以下情况时：

- 至少有3颗策略性分布的牙齿能够支持临时修复体
- 解剖学原因使即刻种植十分复杂
- 需要使用骨再生技术来植入种植体

- 骨的质量不适合即刻负重
- 即刻种植的美学禁忌证（2类病例）

过渡临时修复体是在诊断蜡型的基础上制作的预成的修复体（图151和图152）。它总是有一个金属框架（或用PMMA）、树脂边缘，并且在拔除残留牙齿的同时进行重衬、完成和粘接。为了便于在治疗的各个阶段对修复体（例如需要在愈合阶段对临时修复体进行重衬）易于进行管理，基牙的肩台采用了羽状边缘。

图153～图210所示患者代表了由于修复、咬合、美学和外科问题引起的非常复杂的一类病例的一种合理的治疗策略。在为上下两个牙弓提供种植体支持的修复治疗的计划中，在上颌牙弓中使用过渡性临时修复体的原因是由于解剖学病变的严重性和深度而造成的，这将使即刻种植变得十分困难和风险很大。4个月后，拔除了用作临时基牙的4颗牙齿，并根据"all-on-4"的原理植入了4颗种植体，同时进行即刻负重。

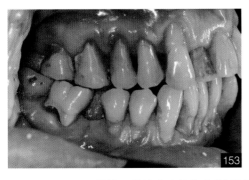
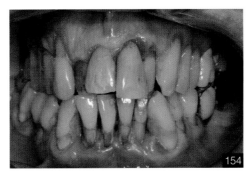
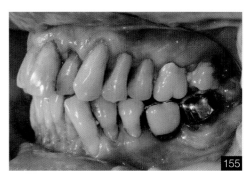

图153~图155 骨性Ⅱ类的策略性终末期牙列患者的口内临床视图，由于两个牙弓的收缩而引起的双颌拥挤，以及超过1cm的深覆盖及开骀，患者想要一个固定的修复体。

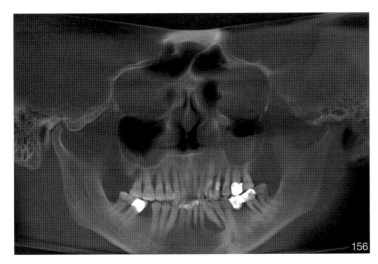

图156 最初的CBCT显示在上颌牙弓策略性地植入种植体的重要位置存在非常严重的病变，但存在能够支持过渡临时修复体的策略性分布良好的牙齿。反之在下颌牙弓，尽管也存在严重的病变，但下颌牙弓可以通过骨引导技术采用即刻种植和即刻负重的方法进行治疗。

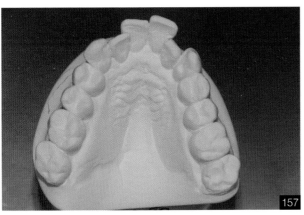
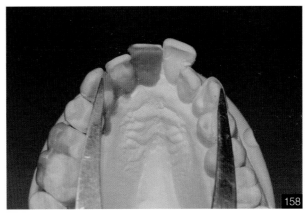

图157，图158 在这种情况下，初步的治疗计划是基于诊断蜡型的基础上的。首先进行上颌牙弓的扩大。

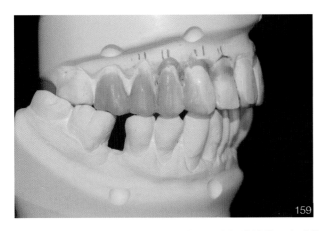
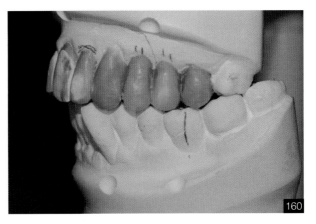

图159，图160 上颌的拥挤是通过将牙齿轻微地往远中移位来解决的。

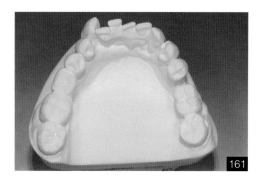

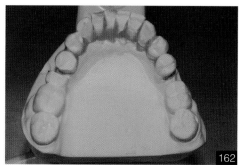

图161，图162 但相比之下，下颌的拥挤是通过唇倾尖牙和下切牙来解决的，因此有助于减少覆盖。

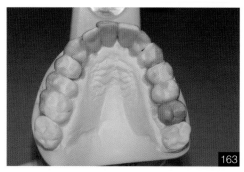

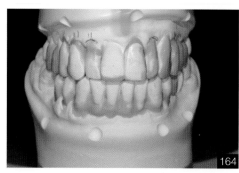

图163，图164 上颌切牙的腭侧面增厚使前牙开𬌗得到解决。诊断蜡型被用来：

· 预览最终结果
· 以易理解的方式向患者展示治疗方案
· 构建上颌过渡性临时修复体
· 管理下颌的即刻负重

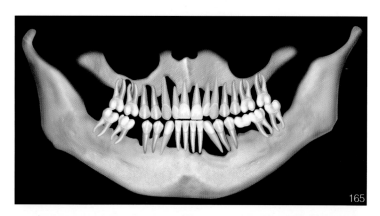

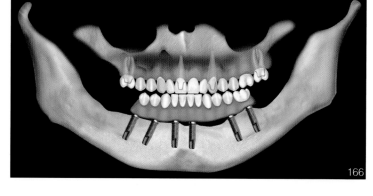

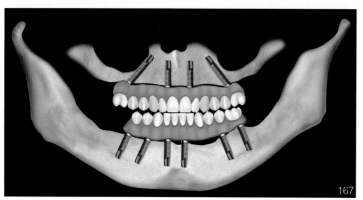

图165~图167 拟订治疗计划的图解说明，分两个阶段将手术和修复程序结合起来进行管理。第一阶段包括拔除下颌牙弓中的牙齿，并立即植入6颗种植体，拔除上颌牙弓中的牙齿，除了右上第一磨牙和中切牙以及左上尖牙和第二磨牙，以用于支持过渡性的临时修复体。

3个月后，上颌牙弓的第二次手术包括拔除4颗用于支持过渡临时修复体的牙齿，并立即植入4颗种植体，即刻负重。该病例将在4个月后用两个金属烤瓷修复体完成最终的修复。

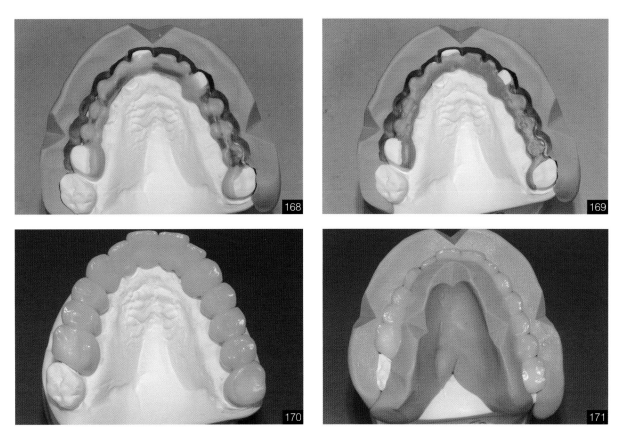

图168~图171 上颌蜡型使用硅橡胶背板进行复制。使用4颗牙齿作为基牙制作金属框架加固的过渡性临时修复体。拔除其他上颌牙齿后，在第一次手术中对其进行重衬、完成并粘固。

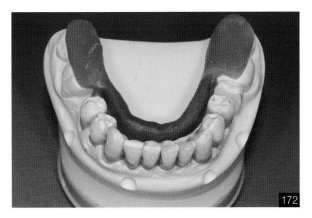

图172 在下颌模型中构建了一个牙齿支持的转移板，用于管理下颌种植体的即刻负重。

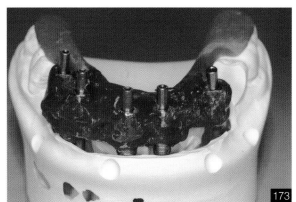

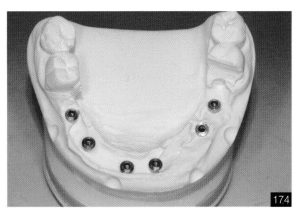

图173，图174 采用一次模型技术，种植体植入后，将制作蜡型用的下颌模型转化为工作模型。

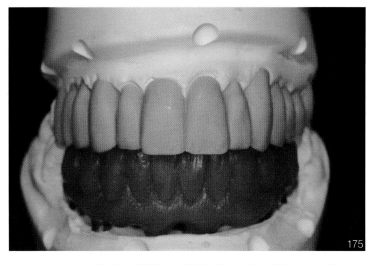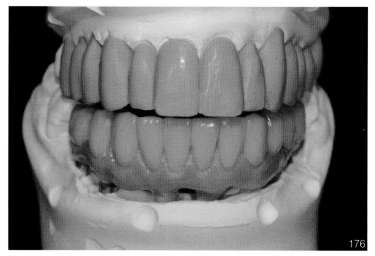

图175，图176 使用之前制作的硅橡胶背板，在上颌模型中复制了过渡临时修复体的解剖结构，并使用该模型作为对颌。将下颌模型重新安装在𬌗架上，并使用硅橡胶背板指导进行制作螺丝固位的临时修复体，以重现手术前的蜡型。

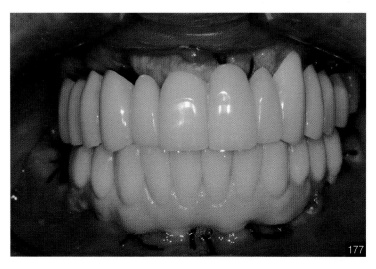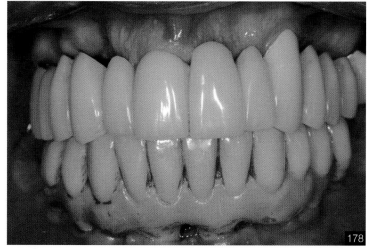

图177，图178 手术后1周和1个月，上颌过渡临时修复体和下颌种植体即刻负重的临时修复体的视图。

图179，图180 手术阶段前及术后初期的牙-面关系视图。

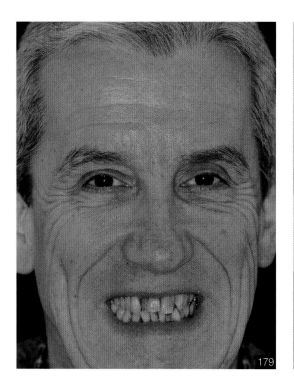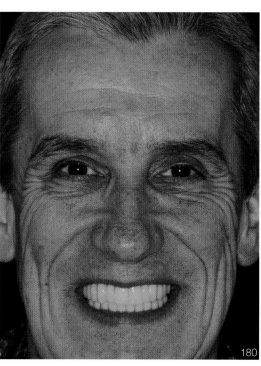

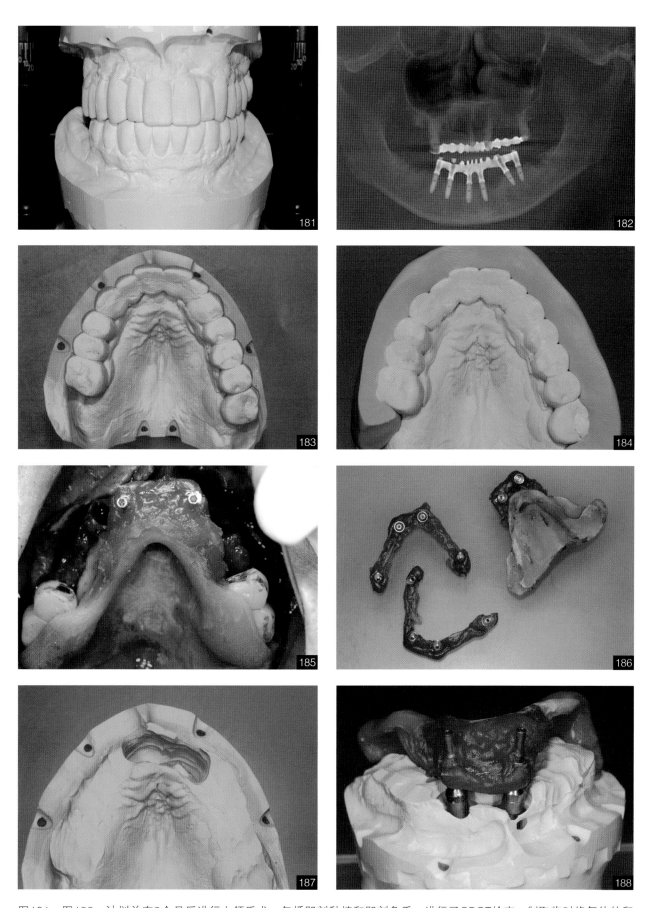

图181~图188　计划并在3个月后进行上颌手术，包括即刻种植和即刻负重。进行了CBCT检查，制取临时修复体的印模。采用硅橡胶背板复制上颌临时修复体的模型，并使用两侧的最后2颗牙齿作为参照来制作牙齿支持式的转移板。在手术阶段，将转移板稳定在临时修复体的后部，适当切开临时修复体作为参考。将转移板在模型中重新定位，以便插入前面的替代体。

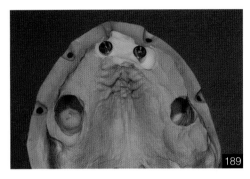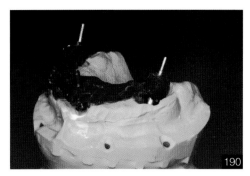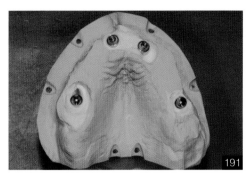

图189～图191　使用树脂夹板插入后部的替代体，将研究模型转化为工作模型。

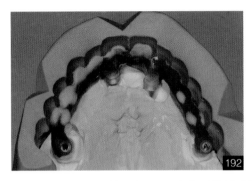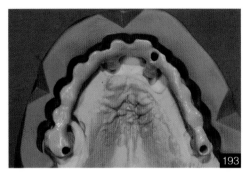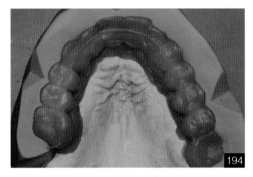

图192～图194　如前所述，金属框架是使用硅橡胶背板指导下进行个性化制作的，并对上部临时修复体进行上蜡。

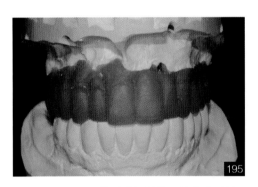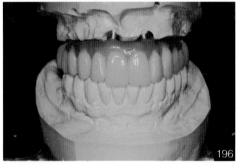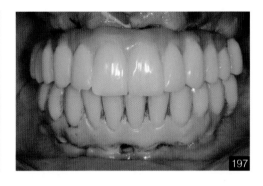

图195～图197　然后进行制作，并在术后第二天将其戴入到4颗种植体上。

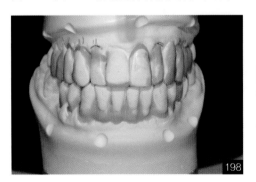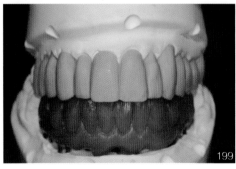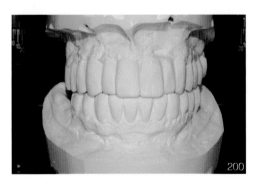

图198～图200　对比这些图像，显示了最初的蜡型是如何被用来制作成上颌牙支持式的过渡临时修复体、种植体支持的下颌临时修复体以及种植体支持的上颌临时修复体。

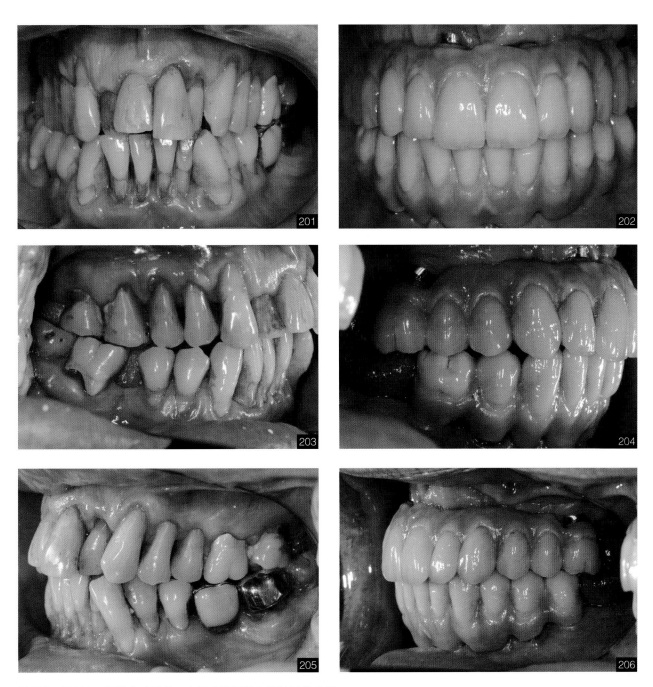

图201~图206 修复完成后的口内临床视图及与初诊时的比较。

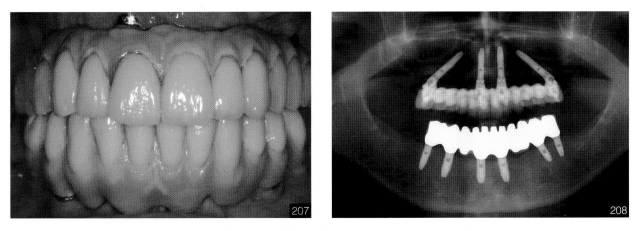

图207~图210 5年后复查时的临床及影像学检查。牙科技师Massimo Soattin和Roberto Bonfiglioli。

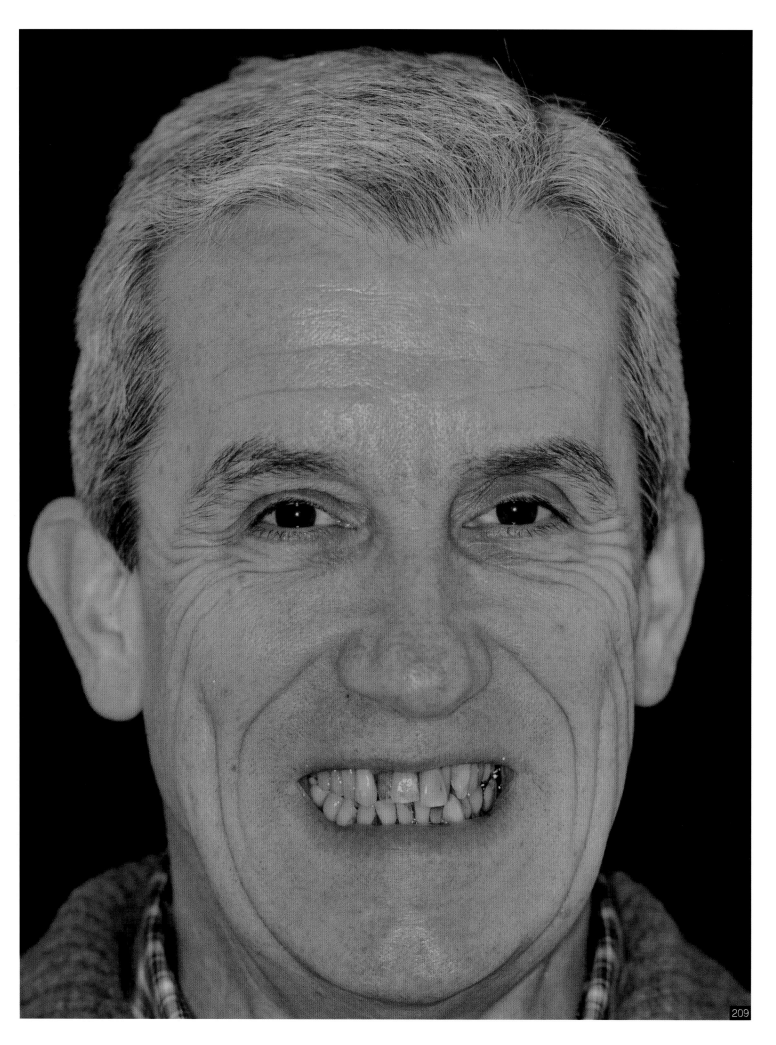

209

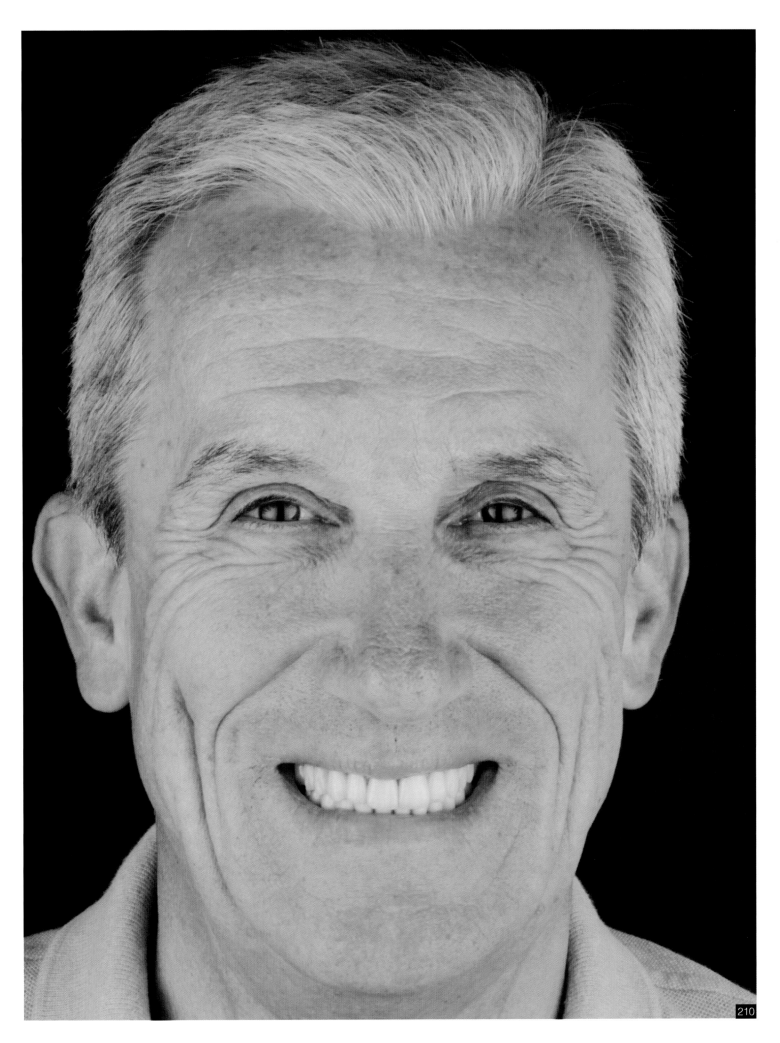

210

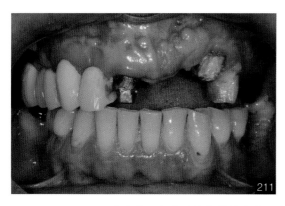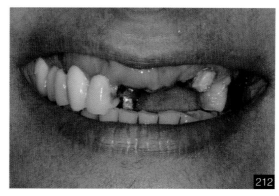

图211，图212　再次失去上颌临时修复体的患者初诊时的临床情况。由于厌烦了长时间的治疗，严重地影响了她的生活质量，她想尽快修复上颌牙弓，不仅要恢复咀嚼功能，还要恢复美学。关键因素表现为严重的露龈笑（2型病例）。

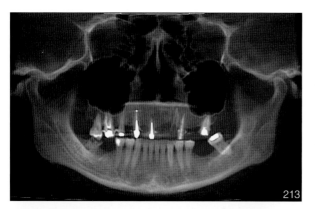

图213　考虑到大多数残留的牙齿由于修复和牙髓的原因预后不佳，建议的治疗计划是用矫形修复体对上颌牙弓进行种植体支持的修复，以改善最终的美学效果。治疗计划的管理分为两个阶段：第一阶段应用过渡临时修复体，在右侧由最后一颗磨牙和尖牙、在左侧由第一前磨牙和第二磨牙来支持，同时进行骨切除术。第二阶段采用常规的种植体植入术及其在骨整合后进行负重。

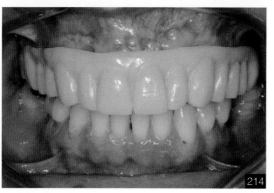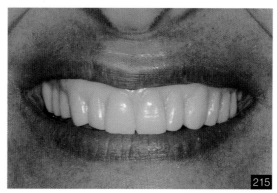

图214，图215　制作了一个树脂诊断饰面来评估牙-唇和牙-面之间的关系，以及假定的骨切除术线和上唇之间的关系。很明显，除了往根尖方向移动左侧的咬合平面外，还必须使用人工组织。

　　如果有严重露龈笑（>3mm）的2型患者，其治疗计划考虑将种植体植入在美观区域之外，如果有足够的牙齿能够支持，则总是建议使用牙齿支持式的过渡性临时修复（图211~图226）。可以准确地规划种植体，并避免由于过渡区的可见性而引起的美学失败的风险。在第一次手术中进行了骨切除术和应用了牙齿支持式的临时修复体。这样，牙医可以仔细地重新评估愈合后的牙-面关系（特别是大笑时上唇和牙龈边缘的新位置之间的关系），也可以通过采取新的CBCT重新评估骨切除术后的骨体积。避免在骨切除术的同时植入种植体的另一个原因是，在骨切除术后种植体的稳定性往往会受到损害。因此，谨慎的做法是利用牙齿支持式的过渡性临时修复体，以管理骨整合阶段，而不需要立即对种植体进行即刻负重。

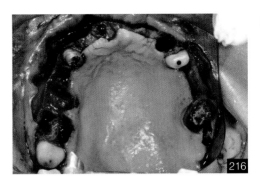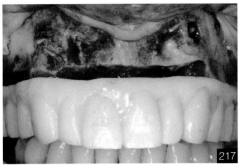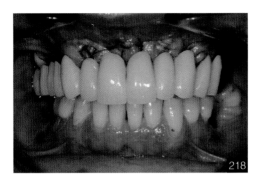

图216～图218 预备好4颗基牙，拔除其余牙齿，并以模型为参照进行上颌的牙槽骨切除术。然后将临时修复体进行重衬和粘固。大约2个月后植入种植体并同时行双侧上颌窦提升术。

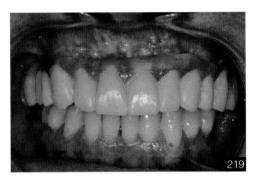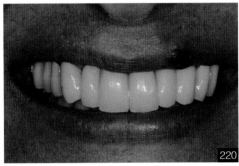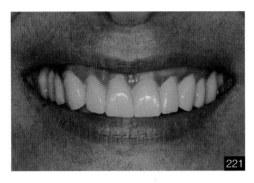

图219～图221 在种植体支持的临时修复体制作之前，制作了一个新的蜡型，该蜡型也清楚地表明了使用人工组织比患者佩戴的过渡性临时修复体具有更好的牙齿比例。

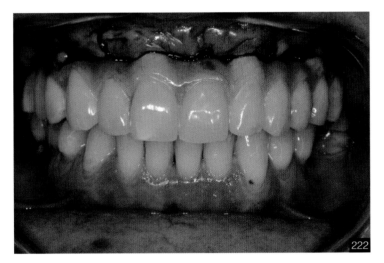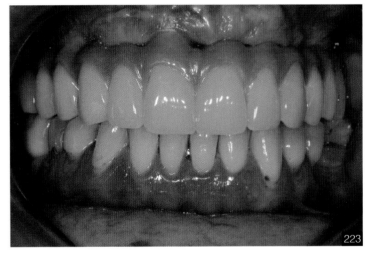

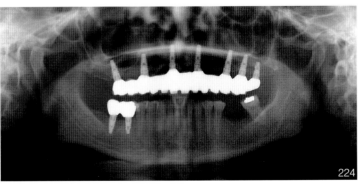

图222～图226 根据临时修复体的美学和功能参数，最终用氧化锆瓷修复体完成了该病例。通过将种植体植入到笑线的根方位置，恢复正确的牙-唇关系，从而可以使用带有人工组织的矫形修复体。过渡性临时修复的使用降低了治疗的风险，避免了即刻种植和即刻负重。牙科技师Massimo Soattin。

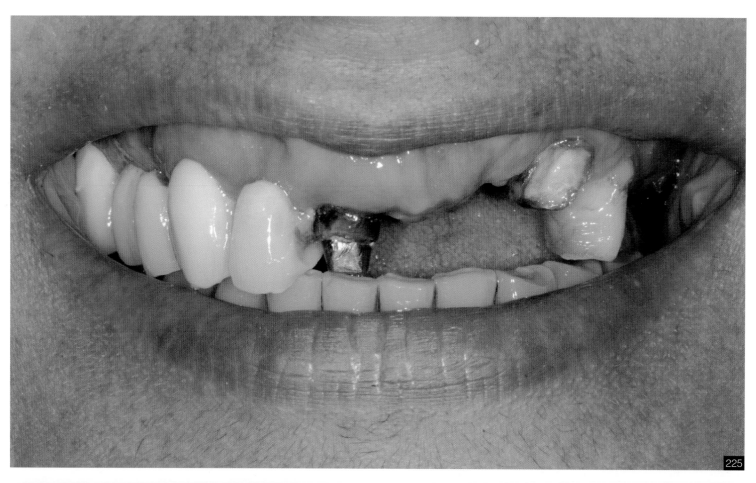

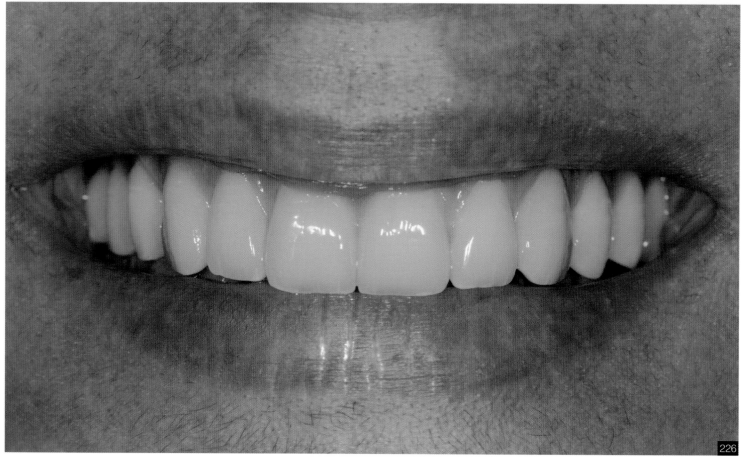

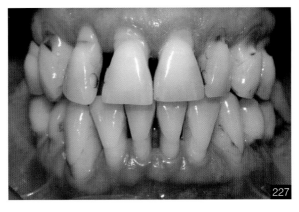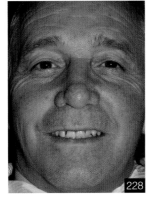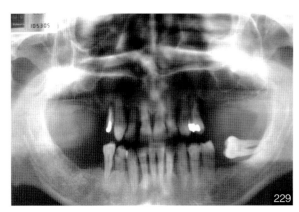

图227～图229　一位52岁的晚期慢性牙周炎患者,其治疗计划为上颌牙弓的全口义齿修复和暂时保留下颌的牙齿,以便随后评估种植体支持修复的治疗方案。

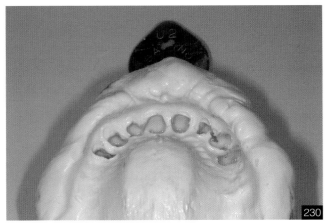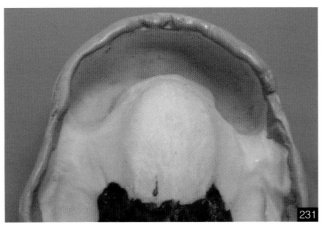

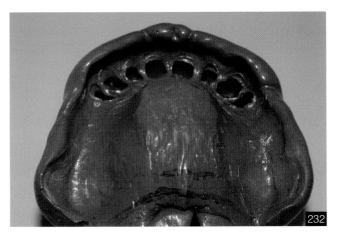

图230～图232　用藻酸盐材料来制取印模。托盘的边缘要合适,可用来确定修复体的远端延伸位置和后堤区位置,从而获得精确的印模。

拔牙前的预成活动义齿

无论终末期牙列的治疗提供的是活动修复体还是种植体支持的解决方案,如果构造良好,拔牙前预成的活动义齿可以发挥重要的作用,以保证牙科医生易于管理治疗以及患者在治疗期间的舒适。但是,如果不合适,它可能会给患者带来巨大的临床和心理问题,并且在将其用作临时修复体的情况下,它可以损害牙医和患者之间的关系,因为它带来了不可避免的不适。制作拔牙前预成活动义齿的方法(图227～图244)遵循正常的总义齿方法,因此必须考虑是否需要在美学和功能上正确地设置病例,通过保存或利用残留牙列所能够提供的所有修复体的信息,无论它已经受到了多么严重的损害。

拔牙前的预成活动义齿可用于:

- 合适的重衬以后作为最终的修复体
- 被最终的新义齿所替代
- 被种植体支持的固定修复体所替代

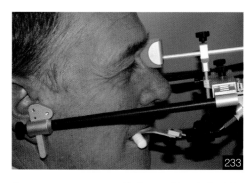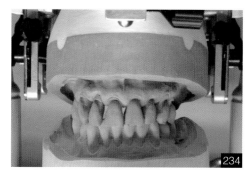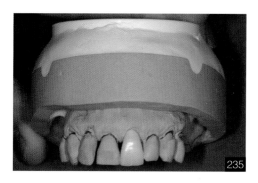

图233～图235　面弓转移，记录正中关系和目前牙列的颜色。制取精确的最终印模获得工作模型，并使用面弓将其安装在𬌗架上。根据大小、形状和颜色选择了正确的商品化人工牙，将模型上的左上中切牙去除并用第一颗人工牙代替。人工牙在模型上的位置可以进行相应的调整，或者在进行美学和功能评估之后进行必要的修改。

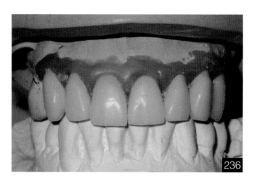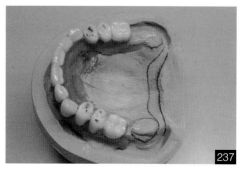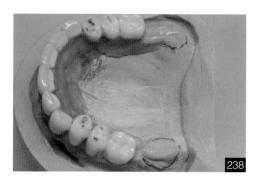

图236～图238　逐渐用一颗人工牙替换另一颗牙齿，根据对应的下颌牙弓情况来完成人工牙的排牙，并在静态和动态两方面来检查咬合情况。在最终完成之前，根据临床医生所传达的软腭可压缩的信息，将后堤区挖空。

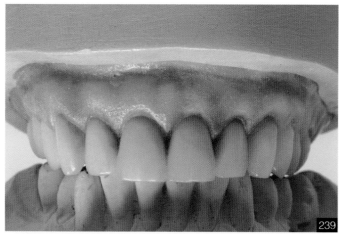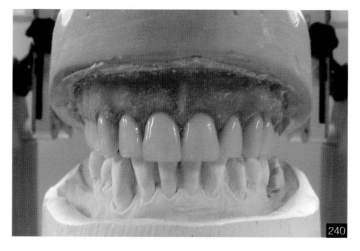

图239～图241　完成修复体的上蜡处理，同时需要注意到前庭沟处牙齿–黏膜之间的过渡并创造正确的清洁条件，就像活动修复体的情况一样。在树脂完全聚合后，将修复体放置在𬌗架中重新安装，然后进行抛光。

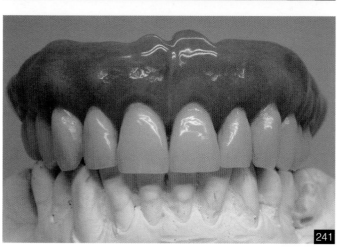

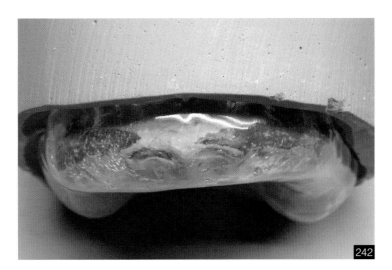

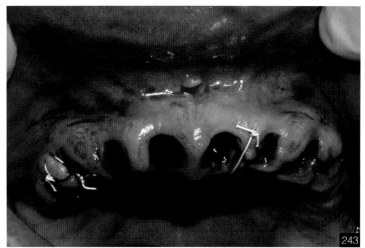

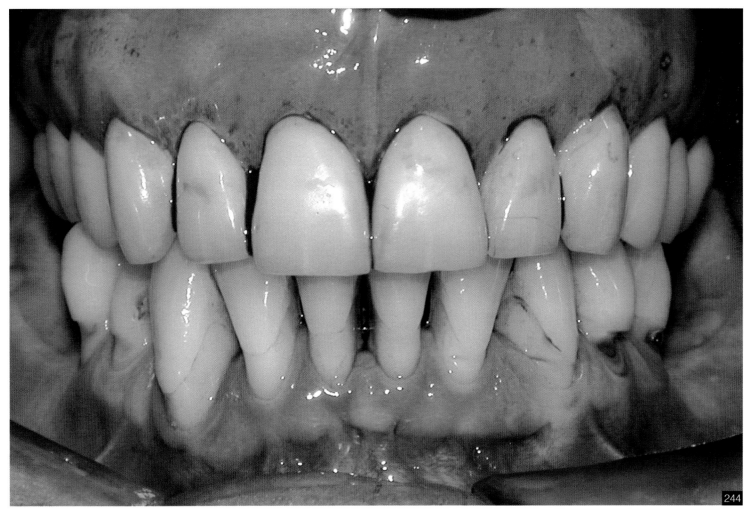

图242~图244　在缝合前，制作并使用修复体底部的透明复制品，以验证拔牙区域是否存在阻碍修复体正确定位的明显的倒凹区域。检查修复体与软组织的适应性、修复体边缘的延伸和厚度。在这个阶段没有使用任何的组织调整剂，但是根据再吸收的程度，一般在15~20天后开始使用。修复医生Alberto Casarotto，牙科技师Rodolfo Colognesi。

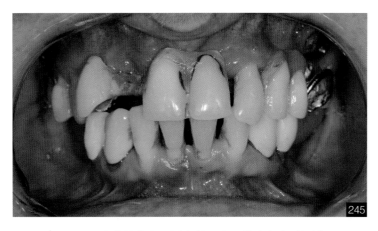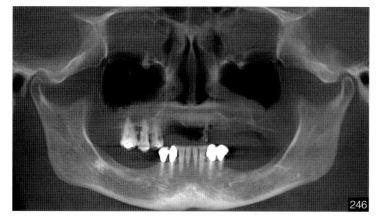

图245，图246　患者的临床及影像学照片，其治疗计划包括上颌全口义齿及下颌"多伦多"桥。出于经济原因未使用临时修复体，由于没有特殊的功能和美学问题而变得可行。

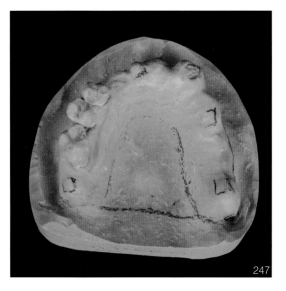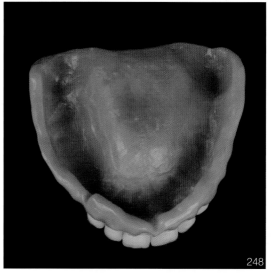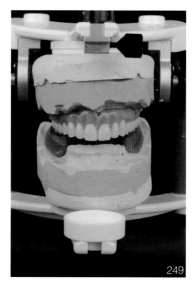

图247～图249　上颌拔牙前预成活动义齿使用上述方法构建。在下颌模型中，以上颌修复体为对颌，在校正垂直距离后，通过与上颌的咬合在正中关系位制作了一个稳定的黏膜支持板，并在前部留出了用于连接转移杆的空间。

　　终末期牙列最常用的治疗方法之一是上颌全口义齿和下颌"多伦多"桥修复，无论是出于经济原因，还是出于上颌牙弓存在解剖或修复上的种植禁忌证原因。如果没有相关的美学和功能问题时（不经常发生），则无须使用临时修复体即可进行治疗管理。在这种情况下，可以将拔牙前的预成活动义齿作为最终的修复体。

　　在这些情况中，最合理、最符合人体工程学的治疗策略是拔除上颌牙齿、使用拔牙前预成活动义齿以及拔除下颌残留的牙齿，将种植体植入到下颌牙弓并进行即刻负重。

　　在计划阶段，特别是初始数据的收集、对残留牙列中存在的所有信息的分析、对需要的变化的识别和颌间关系的记录，对治疗的成功均至关重要。如果下颌牙弓是无牙的，则可以通过使用黏膜支持的转移板来管理种植体的即刻负重，该转移板通过与上颌全口义齿在正中关系位的稳定咬合来固位。在所有的其他病例中，种植体即刻负重是通过一个牙齿支持的转移板来实现的。拔牙前预成修复体的应用必须与剩余牙齿的拔除同时进行，因为术后水肿会使其戴入困难以及引起疼痛，这同时又可以被用来检查下颌黏膜支持转移板的稳定性以及颌间记录的正确性。下颌修复体在手术后不久或第二天被拧到种植体上（图245～图253）。当拔牙前预成活动义齿作为最终的解决方案时，大约在4个月后就像下颌修复体一样进行重衬，以便使其适应组织的吸收。

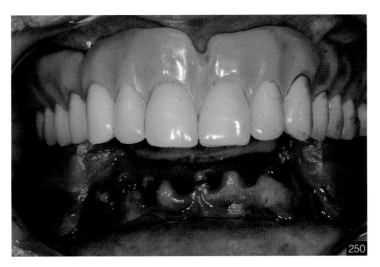
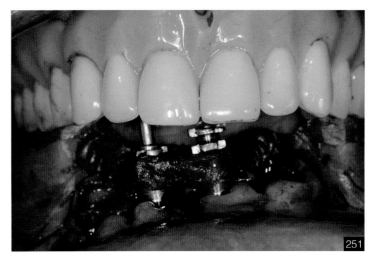

图250，图251 在拔除上颌残留牙齿后检查上颌义齿的就位情况。拔除下颌残留牙齿，检查上颌义齿与下颌转移板之间的咬合关系，并在此时植入前部的种植体，相关的转移杆被连接到转移板上，并通过与上颌义齿的咬合以使其保持在正确的位置。按照第7章中的指示进行手术。然后制作下颌修复体并在术后第二天应用。

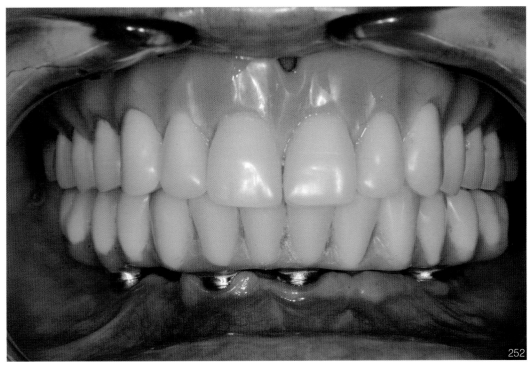

图252，图253 术后4个月的临床及影像学视图。下颌修复体和组织之间形成的空间被患者认为是适当的，因此没有进行修改。另一方面，对上颌修复体进行了重衬。牙科技师Roberto Costa和Mauro Crepaldi。

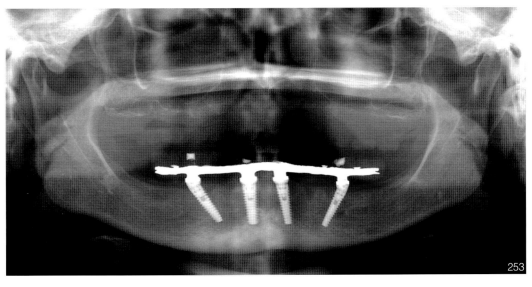

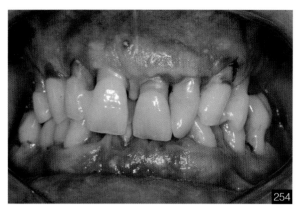 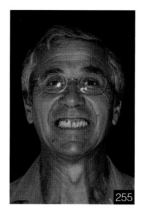 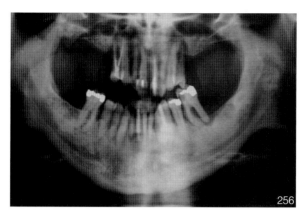

图254~图256　在2007年接受治疗的Ⅱ类2分类的预后性终末期牙列患者，过深的覆殆使下切牙触及上颌腭侧黏膜，突出的上切牙几乎触及下颌龈缘。该治疗计划包括上颌全口义齿和下颌"多伦多"桥修复，但因为严重的功能和美学问题，使用临时修复体是必不可少的。

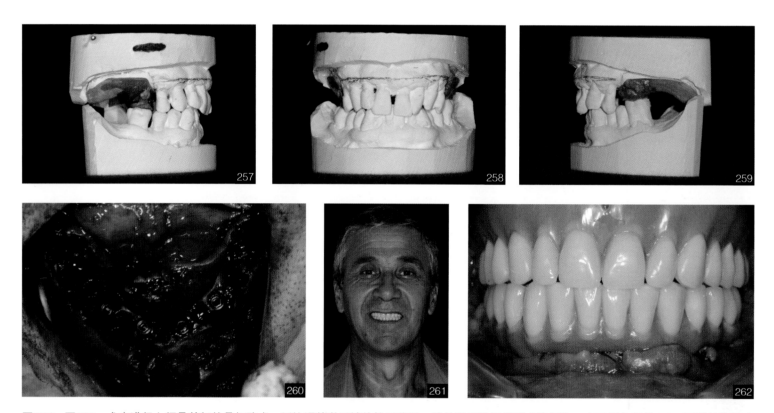

图257~图262　术中进行上颌骨前部的骨切除术，以协调美学区域的扩展范围，并使用了拔牙前预成修复体。在下颌立即植入了6颗种植体并在手术后第二天进行即刻负重。

当残留牙列存在明显的咬合或美学改变，与最初的情况相比它们有实质性的变化时，总是最好使用一个临时的拔牙前预成活动义齿来对新的功能和美学参数进行临床测试，如果必要的话，这些可在适当的修改后转移到最终的修复体上（图254~图267）。

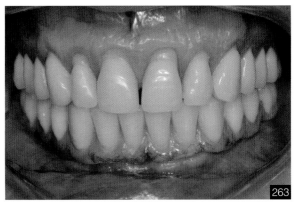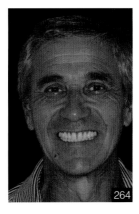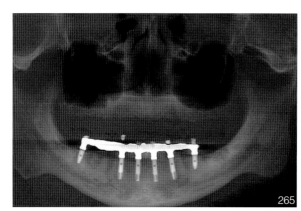

图263~图265 最终修复体应用5个月后的临床和影像学视图。

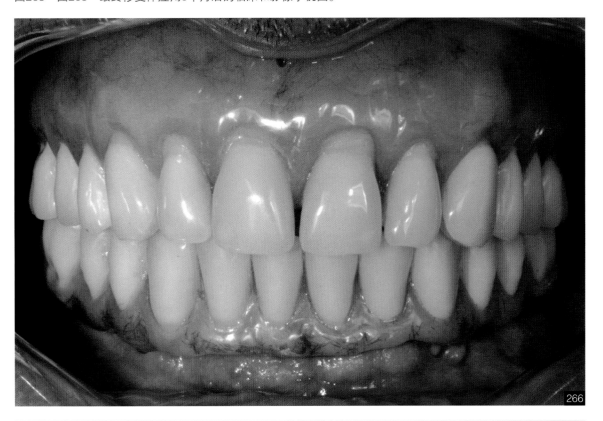

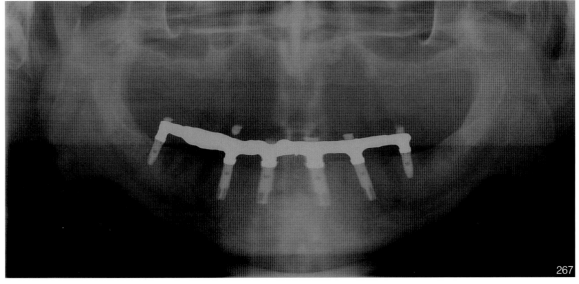

图266,图267 8年后的临床和影像学视图。牙科技师Massimo Soattin和Roberto Costa。

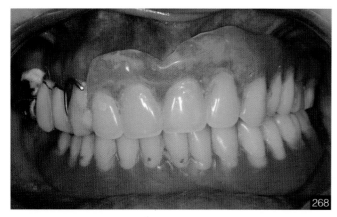 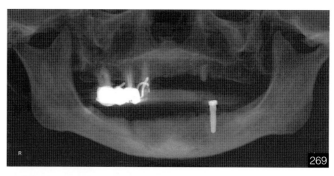

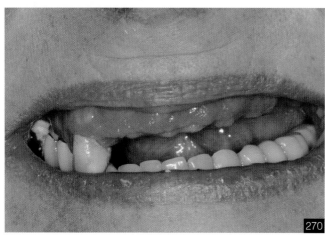 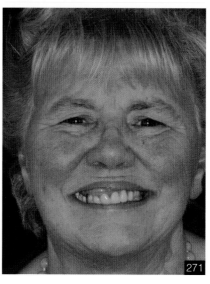

图268～图271 该2型患者佩戴了一个在功能和美学上均不合适的上下活动义齿。咬合平面和中线与面部参考线相比，不对称性尤为明显，这是由于在使用了不协调的上颌修复体后，上颌骨垂直向过度发育和牙槽突的不对称吸收所致的。

她于2012年接受了全口种植体支持的修复治疗。治疗策略分为两个手术阶段：

- 第一阶段，拔除上颌残留牙齿，进行骨切除术，将美学区域移动至根尖极限区外，将2型病例转化为1型病例，应用全口义齿，拔除现有的种植体，在下颌牙弓植入5颗种植体，术后第二天立即戴入螺丝固位的临时修复体进行即刻负重
- 第二阶段，在上颌牙弓植入7颗种植体，并在术后第二天用螺丝固位临时修复体进行即刻负重

当治疗计划设想对上颌牙弓进行种植体支持的固定修复时，在预后性终末期牙列缺少能够支持过渡性临时修复体的牙齿的时候，预示着拔牙前预成修复体的必要性，包括：

- 重要的解剖学病变禁止立即植入种植体
- 严重露龈笑的2类病例

在拔除牙齿或进行上颌骨切除术的同时使用预成的活动义齿，并在修复病变或骨切除术所需的时间内佩戴该活动修复体以纠正露龈笑。一旦种植体植入完成，建议在骨整合期间避免戴入活动修复体，因为它可能有将不受控制的负荷转移到种植体上的风险，并且最好的是对它们进行即刻负重。

如果在美学和功能上是合适的，在2类病例中使用拔牙前预成活动义齿的最大优点在于，由于没有牙齿的存在，使用放射学模板或树脂诊断饰面成为可能，以便精确地规划种植体的植入手术，以及向患者解释和讨论治疗目标的可能性。

图268～图320展示了一例严重露龈笑的2类患者，采用拔牙前预成活动义齿，并将其转化为1型病例，使用种植体支持的上下颌固定修复体进行修复，具有良好的功能和美学效果。

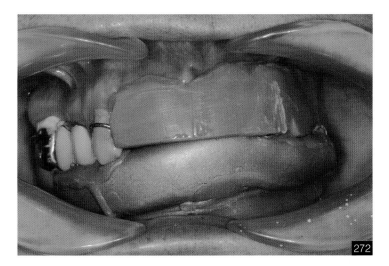

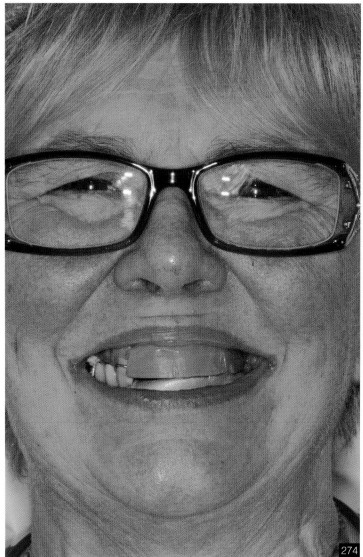

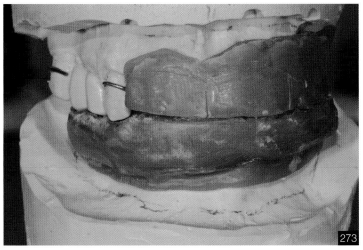

图272，图273　用基板和咬合蜡记录了正中关系和垂直距离。并在蜡上记录了面部参数。

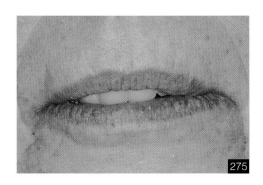

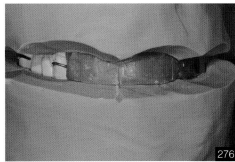

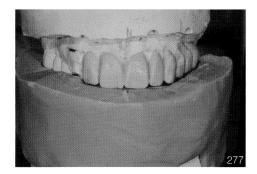

图274~图277　将模型安装在𬌗架上，并根据现有的修复体在嘴唇休息时牙齿暴露的情况，来确定微笑时上唇和切牙平面的位置，通过使用两个硅橡胶背板转移其信息。在此基础上进行了上颌人工牙的初步排牙。

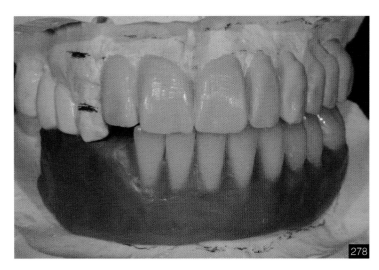 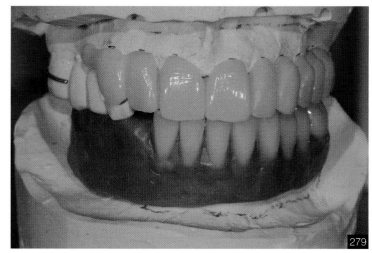

图278，图279　随后排下颌人工牙，然后将上颌蜡型转化为树脂诊断饰面，以初步检查所设置参数。

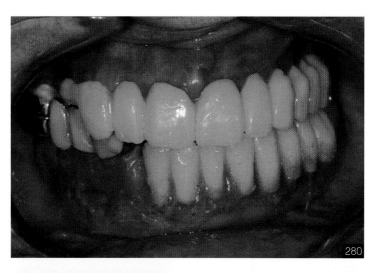

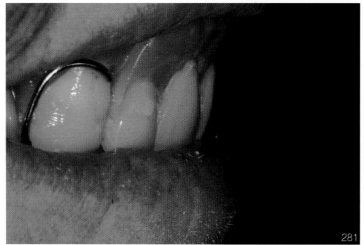 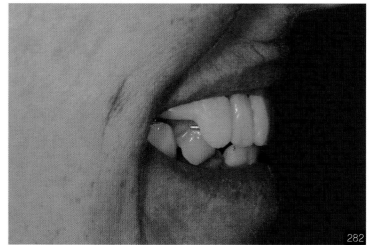

图280～图282　上颌切牙的腭倾被纠正。

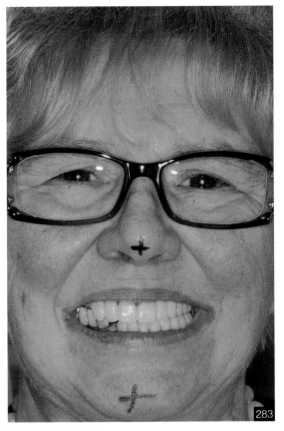

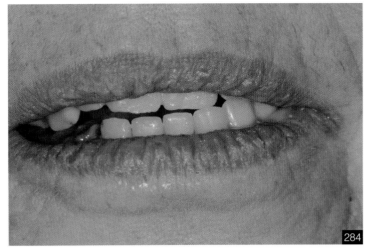

图283，图284　上颌和下颌咬合平面的方向与面部参数的关系不正确。为了降低上颌咬合平面并使其与面部水平参考线相协调，必须将左下颌咬合平面向根尖向移动，并随后进行纠正。

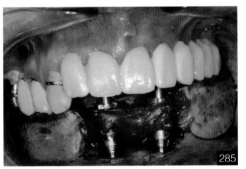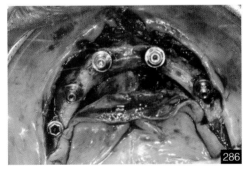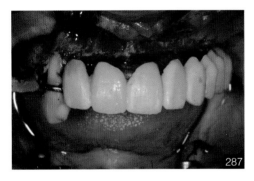

图285～图287　该树脂诊断饰面被用于在即刻负重过程中稳定下颌转移板，并指导进行上颌的骨切除术。

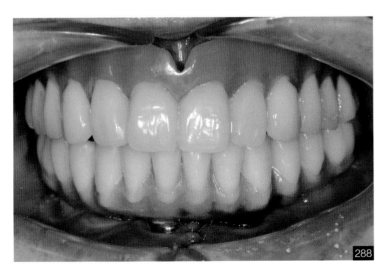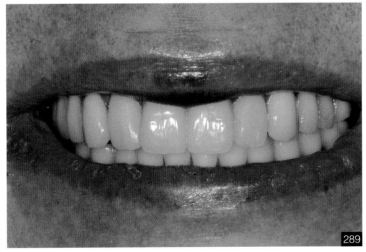

图288，图289　手术当天使用拔牙前预成的上颌活动义齿，并在术后第二天将下颌临时修复体固定在种植体上。

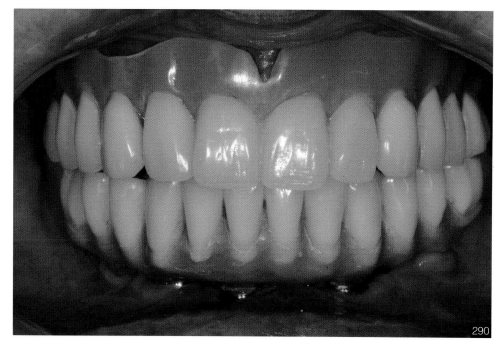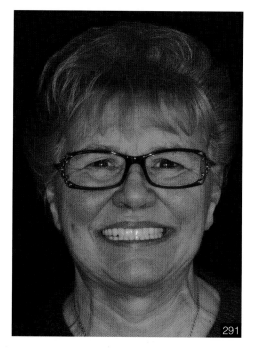

图290，图291　术后1个月的口内和面部视图，其中可以注意到牙-面关系的矫正。

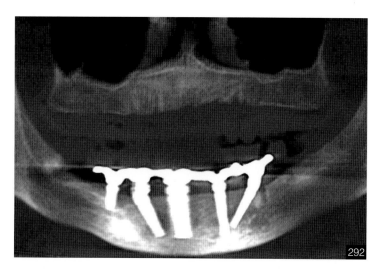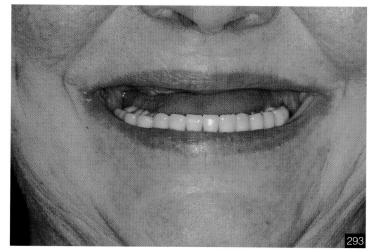

图292，图293　第一次手术3个月后对患者进行了临床和影像学的重新评估，以检查上颌骨切除术后残留的骨体积和美学区域延伸的范围与修复空间之间的关系。在此基础上设计种植手术和上颌的即刻负重。

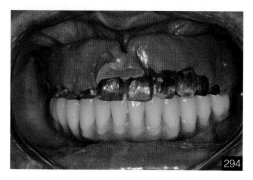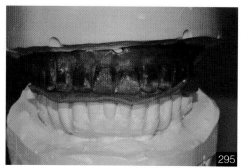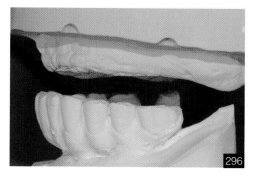

图294～图296　复制上颌修复体，并以临时修复体的垂直距离将复制体安装在𬌗架的无牙模型上，以便三维评估可用的修复空间。

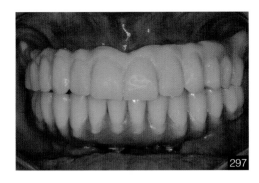

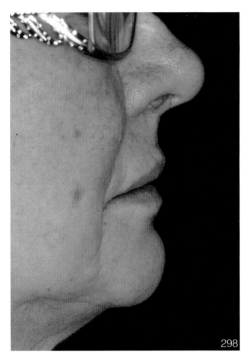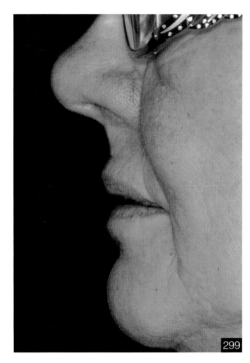

图297~图299 构建了不使用基托边缘的树脂诊断饰面,以评估去除基托对口周组织的影响。患者对此做出了肯定的判断。

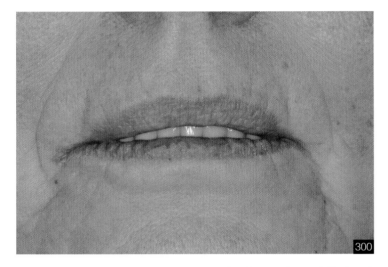

图300,图301 另一方面,上颌牙齿在嘴唇休息时的可见度较差。该问题通过降低上颌咬合平面得到了纠正,所需要的空间通过增加垂直距离和降低下颌牙齿的咬合平面得到了解决。

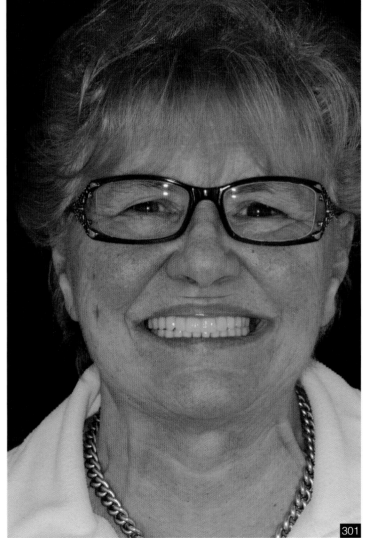

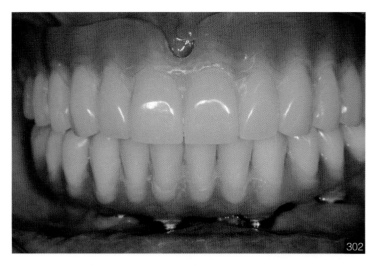

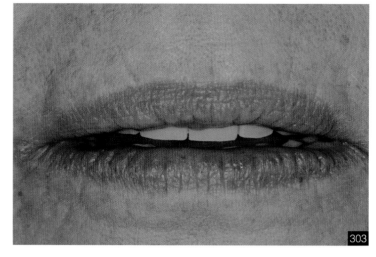

图302~图304　新的树脂诊断饰面被转换成一个新的上颌全口义齿，患者戴了大约1个月的时间来验证新的美学效果。即使切牙平面的方向需要稍做修整，笑容也得到了很大的改善。

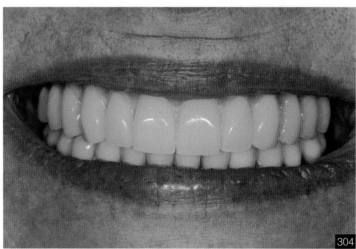

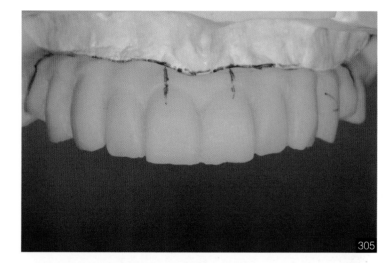

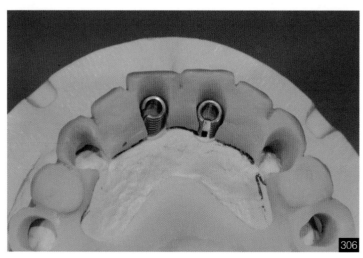

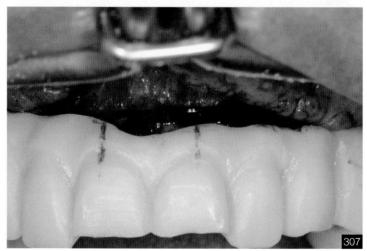

图305~图307　在先前制作的蜡型基础上，手术前牙科技师制作了一个手术导板，当修复空间的延伸范围小于美学区域的范围时，为在第一象限执行所需的骨切除术，以及始终以美学为导向的种植体植入术提供了指导。

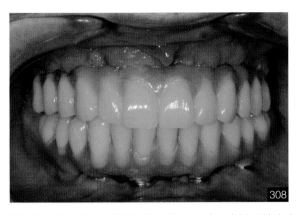
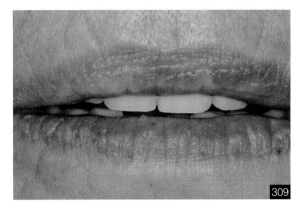
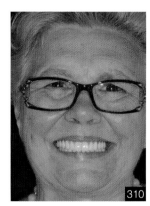

图308~图310 所有这些信息都是通过一次模型技术在临时修复体中复制的，该临时修复体是在术后第二天被加载到种植体上，显示了新的正常的牙-面关系。

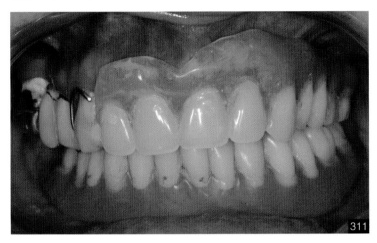
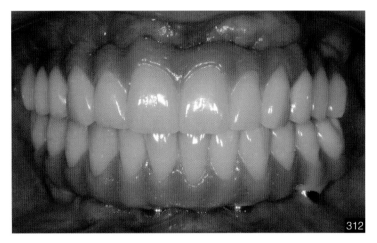

图311，图312 将临时修复体的美学和功能数据转移到最终的修复体上。初始和最终情况的比较视图。

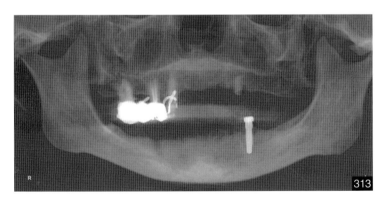
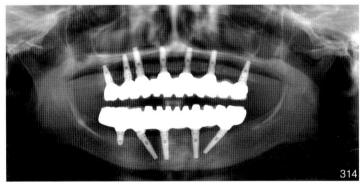

图313，图314 最初和最终的影像学视图。

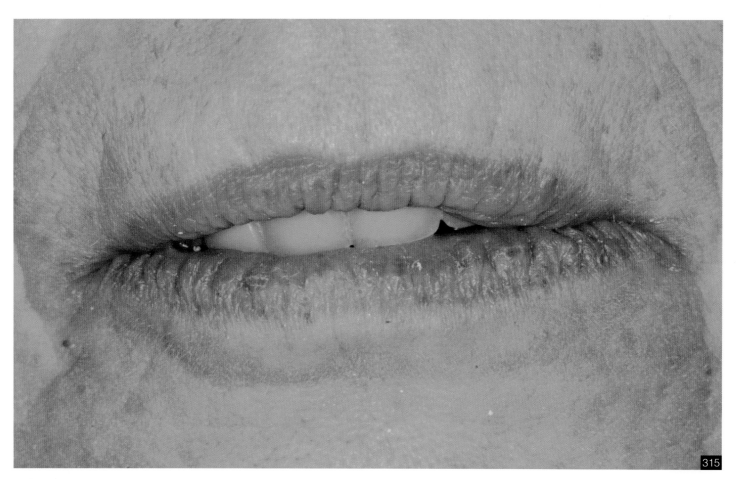

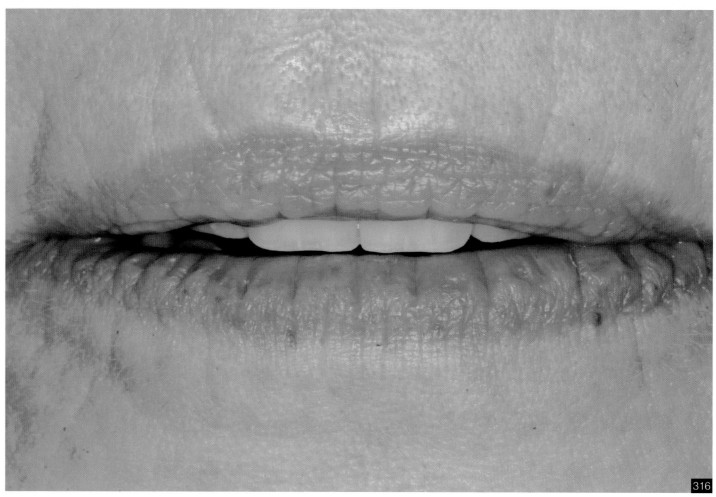

图315，图316　最初及最终的休息时牙齿暴露的情况。

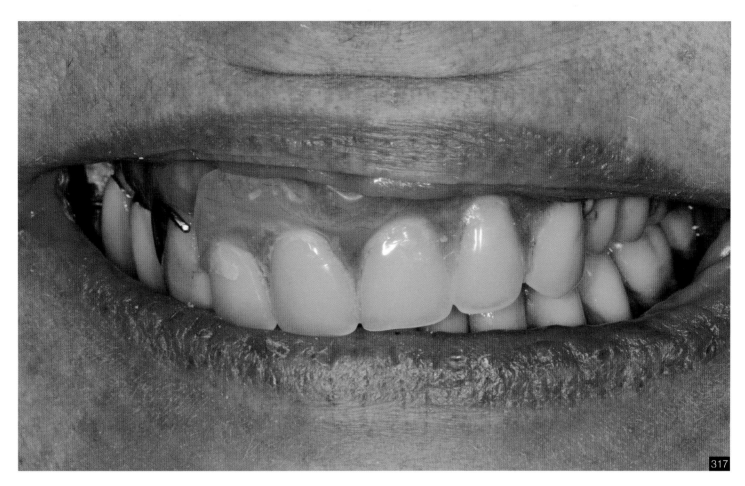

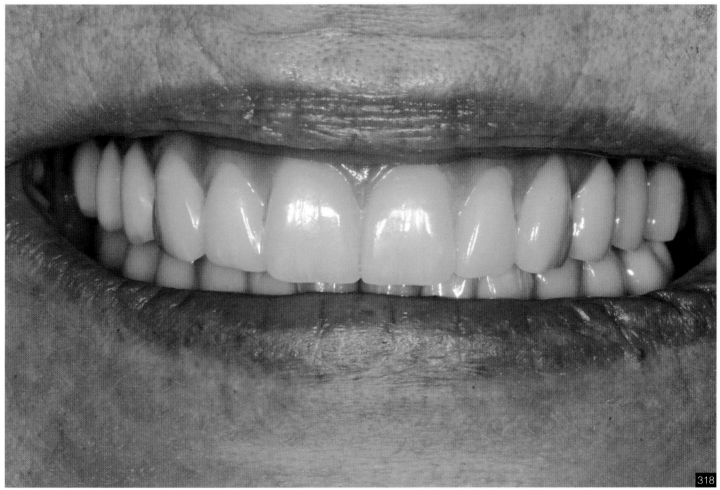

图317，图318 最初和最终的微笑视图。

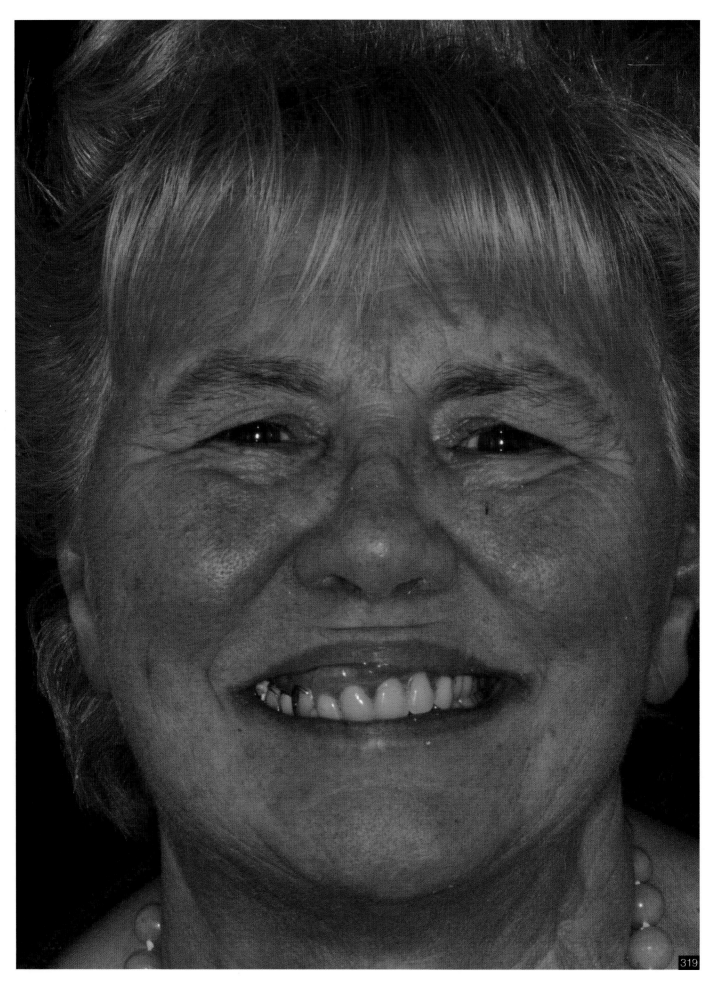

图319 治疗开始前的面部外观。

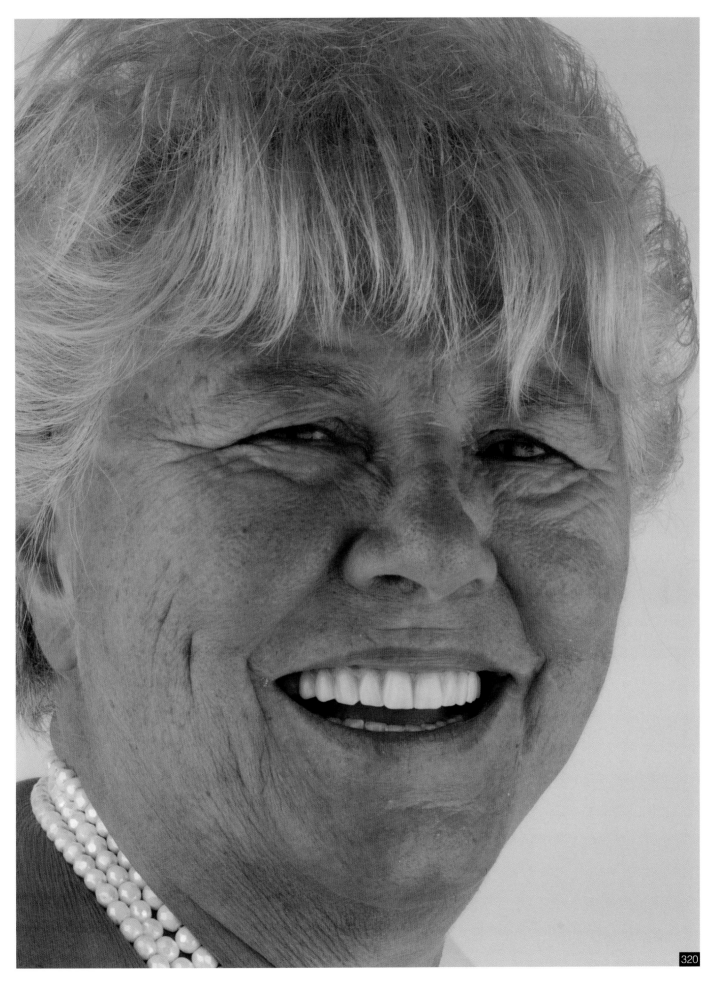

320

图320　在治疗结束时。牙科技师Massimo Soattin。

合著者 Co-authors

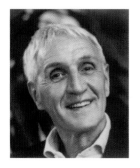

Alberto Becattelli

After graduating in medicine and surgery, he attended the two-year course on osteointegration in total edentulism held by Prof. I. Brånemark and the courses with Brånemark on the same implant system of Prof. Van Steemberghe in 1985-1986. In 1997 he took the course on osteotomy techniques in implant surgery taught by Prof. Summers. Then in 1998 he attended the implant surgery course of Dr. G. Bruschi and Dr. Scipioni. In the year 2000 he attended a surgical anatomy course at the University of Montpelljer taught by Prof. G. Godlewski.In 2007 he had a clinical residency at the clinic of Dr. Malò. He is co-author of the chapter "The complex rehabilitation of totally edentulous patients" with Dr. L Biscaro and Dr. P Poggio in the book "Immediate Loading" by T.Testori, F. Galli, and M.Del Fabbro. He has been published in interna- tional journals and also speaks at national congresses. He is exclusively dedicated to implant surgery at his dental practice in Villa Bartolomea (VR), and has worked with Dr. L. Biscaro in the surgical management of complex rehabilitations.

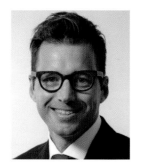

Eriberto Bressan

Associate Professor and holder of the Professorship of Periodontology and Implantology on the Degree Course in Dentistry and Dental Prostheses at the University of Padua. He specialized in Orthognathodontics in 2001 at the University of Padua, and has a Phd in Biochemistry, Molecular Biology, and Biotechnology. He is Scientific Manager and Teacher on the level II Specialist Master's degree course in Osteointegrated Implantology, and Director of the advanced training course in research methods at the University of Padua. He is an Active Member of SIO – Active Member of PEERS – and Active Member of the ITI. He is a member of the Governing Council of the Italian Academy of Osteointegration (IAO), and a speaker at national and international congresses as well as author of numerous publications in Italian and international journals.

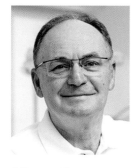

Alberto Casarotto

Graduated in Dentistry at Siena in 1984. Pupil of Carlo De Chiesa and Giancarlo Di Febo for the fixed prosthesis, of Giano Ricci for periodontology, and Glauco Marino, Armando Vergnano, Gino Passamonti, and Sandro Palla for the mobile prosthesis. Adjunct Professor at the University of Siena from 1999 to 200, and has been an adjunct Professor at the University of Padua since 2010. Lecturer on post-graduate University Master's degree courses at the Universities of Siena and Padua. Frequent speaker at conferences and congresses. Member of the Italian Academy of Prosthetic Dentistry. He is self-employed in Torri di Quartesolo(V1), dedicating himself exclusively to the prosthesis with special love and attention to the treatment of total edentulism.

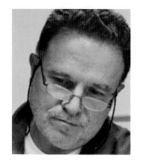

Rodolfo Colognesi

He qualified as a dental laboratory technician at the Milan Institute of Auxiliary Healthcare Professions. He was the owner of a dental laboratory by l977. He specializes in construction of the full prosthesis alongside the most prestigious names in removable prosthesis and occlusion. He has lectured on numerous courses and has spoken at conferences in Italy and abroad since 1998. He has held practical courses on specific materials since 2001. From 2003 to 2010 he was Adjunct Professor on the Degree Course in Dentistry and Dental Prostheses at the University of Siena. He has been a Lecturer on the "Total prosthesis theory and practice follow-up refresher course" for the post-graduate Master's degree at the University of Siena since 1995. He advises leading dental laboratory companies. He is national coordinator of the Antlo-Enea Mobile Prosthesis project. He is also an Antlo trainer; and is author of numerous articles and publications in Italy and abroad. He is co-author of the book "The Protocol" published by Teamwork Media Srl in 2011, and co-author of the atlas "Clinical-technical aspects of the combined prosthesis" once again published by Teamwork Media Srl in 2015.

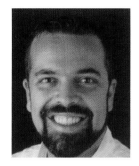

Paolo Contiero

He graduated in Dentistry and Dental Prostheses magna cum laude at the University of Ferrara in 2008.In 2009 attended the annual theoretical-practical course in conservative dentistry held by Dr. Monariand in 2010 he went on the theoretical-practical course in endodontics taught by Dr. Marcoli. He is self-employed at the Biscaro Poggio Dental Clinic and is mainly dedicated to conservative dentistry and endodontics.

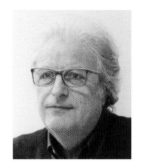

Roberto Costa

Born in Montagnana (Padua) in 1953, he qualified as a dental laboratory technician in 1970. He began working life with his father Gianni, a dental technician until 1973. He opened his own laboratory in 1980 specializing in mobile prostheses. He has attended theoretical-practical courses taught by RodolfoTimiani, Alberto Olivieri, Rodolfo Colognesi, and Gino Passamonti, He has been President of the Dental Technicians of the Province of Rovigo and Provinciat President of Antlo (The Italian National Association of Prosthetic Dentistry Laboratory Owners). He works in Arquà Polesine (Rovigo) and has worked with Dr. Leonello Biscaro since 1990.

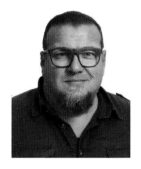

Mauro Crepaldi

He qualified with a Diploma in Dental Technology from the Michelangelo Technical Institute in Adria (Rovi- go) in 1988.In 1990 he became the owner of a laboratory in Adria and started his exclusive co-operation with Dr. Biscaro. He began attending specialized courses in fixed prostheses and this will be his exclusive field of interest for many years to come. In 2010 he began his masters in mobile prostheses with Rodolfo Colognesi, In 2008 he became a member of the provincial management of the National Confederation of the Self-Employed and Small and Medium Enterprises, becoming president of the dental technicians section in 2012, a responsibility which he will hold until 2017.

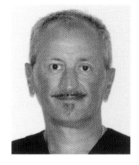

Paolo Del Conte

He qualified as a dental laboratory technician in 1984. In 1987 he completed a course on screw-vent im- plants and together with his brother founded the Biotec laboratory, developing his knowledge of implant prostheses and how to work with titanium. Since 1995 he has concentrated on laser welding and is a speaker at congresses and on courses on the use of the Cresco method and the immediate loading technique. As Technical Manager of the laboratory, he has actively participated in the development of the fixed conometric implant prostheses method since 2008. He became a member of PEERS Dentsply Italia in 2015.He works closely with the University of Padua on various research protocols, attends courses with national and international speakers, and lastly he is assistant supervisor at courses on Astra,Strauman,Zimmer, and Ankylos implants.

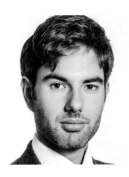

Paolo Ferlin

He graduated in Dentistry and Dental Prostheses at the University of Ferrara with marks of 110/110 summa cum laude in 2010.In 2011 he attended the annual course "From endodontics to the crownrestoration" and the theoretical–practical course "Orthograde retreatment in modern endodontics" both taught by Dr. Enrico Cassai. He took the courses "Different surgical–prosthetic approaches in the implant rehabilitation of actual and/or potential total edentulism" held by Dr.Alberto Becattelli and Dr. Leonello Biscaro. In 2012–2013 he followed the theoretical–practical course in fixed prostheses taken by Dr.Gian– franco Di Febo and Dr.Attilio Bedendo. In 2014 he was a student on the theoretical–practical Master's course "Esthetic rehabilitation in fixed prostheses" taught by Dr. Mauro Fradeani. In 2016 he attended the annual Orthodontics–Technical "Straight Wire" course held by Dr. Davide Mirabella. He is a self–employed freelance profession in Badia Polesine (Rovigo) where he works very closely with Dr.Alberto Becattelli of Legnago (Verona).

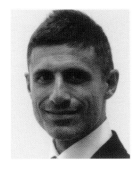

Diego Lops

He was awarded his doctorate in Dentistry and Dental Prostheses in 2001 (marks of 110/110). Since then he has been Assistant and Tutor at the San Paolo Campus of the University of Milan in Italy. He has been a Scientific Reviewer for Quintessence Publishing Co. Inc. (Chicago, IL) since 2003.Then in 2004 he completed the Post-graduate course in Advanced oral surgery and maxillary reconstructive techniques at the University of Paris – Paris vii. He was also awarded a Master's degree in Technical innovation in oral implantology and prosthetic rehabilitation at the University of Milan, Italy, in 2004. Since 2006 he has been an Assistant and Tutor on the Post-graduate Implant Dentistry and Prosthetic Rehabilitation Course, Clinical Dentistry, at the San Paolo Campus of the University of Milan. He obtained his Phd in Implant Dentistry and Prosthetic Rehabilitation at the University of Milan in 2008. Since 2009 he has been an Assistant and Tutor on the Post–graduate Implant Dentistry and Prosthetic Rehabilitation Course, Clinical Dentistry, Department of Neuroscience at the University of Padua in north–east Italy. In 2011 he won the IIS International Prize for the Best Clinical Research, he is a Fellow Member of the ITI (International Team for Implantology), is an active member of SIO (Italian Society of Osteointegration), an Active member of SICOI (Italian Society of Oral Surgery and Implantology), and is a PEERS Active Member (Platform for Exchange, Education, Research and Science). He has completed the qualification to become an Associate Professor (Sector MED28) and has published 30 publications in international peer–reviewed journals.

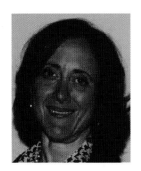

Costanza Micarelli

She graduated in dentistry and dental prostheses with top marks summa cum laude at the "La Sapienza" University of Rome in 1987.After going self–employed, she immediately oriented herself to prosthetic dentistry and craniomandibular disorders at the practice of Dr. Gaetano Calesini with whom she worked full–time from 1988 to 2003, attending course on prostheses and implant prostheses as well as being involved in teaching. She has specialized clinically and culturally by going on the following courses: 2002: Annual course taken by Prof. Franco Mongini on Diagnosis and Treatment of Craniomandibular Disorders and Orofacial Pain. 2004: Annual specialization course in the "Instrumental evaluation of the stomatognathic apparatus. Theory and practice" at the University of Milan directed by Prof.V Ferrario. 2005: Residential course "Up– date on Orofacial Pain", University of Medicine and Dentistry of New Jersey, Newark (N.J.),Course Director Prof. Gary Heir. 2007: Internship in Gnathology and TM] disease with Prof. Harold Gelb – New York University, Florence. 2009–2011:Two–year course in Periodontology under Dr. Gianfranco Carnevale, Rome.2012–2013:Basic and advanced curriculum in functional analysis and treatment of the masticatory system, Interdisciplinary Academy of Westerburg, Prof. Dieter Reusch.2014–2015: Basic course at the School of Interdisciplinary Dentistry of the University of Vienna, Director Prof. Rudolf Slavicek. She has been an active member of the European Academy of Craniomandibular Disorders since 2009, an active member of the Italian Academy of Prosthetic Dentistry since 2007, coordinator of the Publishing Committee since 2009,and became a member of the Governing Council in 2015. In 2016 she was elected to the Governing Coun– cil of the Coordinating Committee representing the Scientific Dental Societies. In 2016 she was appointed manager of implant prosthesis teaching on the Master's Degree in Prostheses course at the University of Bologna, Director Prof. Roberto Scotti. She has been self–employed with her own practice in Rome since2003 where she is exclusively dedicated to prosthetic dentistry and the treatment of craniomandibular dysfunctions.

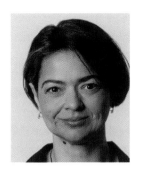

Paola Poggio

Born in Milan in l966, she graduated magna cum laude in Dentistry and Dental Prostheses at the University of Milan in 1990. She has always concentrated on clinical work especially interdisciplinary management of complex rehabilitation treatments following among others the two-yearly clinical course on fixed prostheses held by Dr. G. Di Febo and the dental courses of Dr. R. Cocconi. In 2006 she graduated in the special subject of Orthognathodontics magna cum laude at the University of Ferrara, with right to publication. From 1990 to the year 2000 she was a freelance professional at the Poggio Dental Practice in Milan. Since the year 2000 she has been the manager of the pediatric and adult dental department at the Biscaro-Poggio Dental Clinic. She is an extraordinary member of the Italian Dental Society, the Italian Association of Dental Specialists, and an active member of the Italian Academy of Prosthetic Dentistry. She is the author and coauthor of publications in both dental and prosthetic fields.

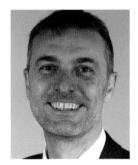

Massimo Soattin

Massimo Soattin was born in Monza in 1967 and graduated as a dental laboratory technician at the Istituto E. Fermi di Este (PD) in 1986. He was employed at the Franco Rossini Dental Laboratory in 1987 where he became a partner in 2001. Since 2010 he has been the sole proprietor of the 4M SRL laboratory mainly concentrating on metal-ceramic and zirconia-ceramic fixed prostheses on both teeth and implants. He has been on various courses including the fixed prosthesis course held by Dental Technician Roberto Bonfiglioli (Bologna) from 1998 to 1999, the esthetics course at Willy Geller's laboratory in Zurich in the year 2000and again in 2007, and the ceramics course taken by Michel Magne in 2008. He won the" Roberto Polcan" prize promoted by AIOP-A.N.T.LO. in the year 2000. He has lectured on various courses and spoken at conferences at the most important Italian shows and events since the year 2000. He has written several publications about prostheses on implants. Lastly, he is a member of Antlo and AIOP, and has been an "active" member of AIOP (Italian Academy of Prosthetic Dentistry) since 2002 where he is now a member of the Governing Council having had responsibility for managing the dental techniques section in 2013-2014.

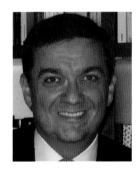

Paolo Vigolo

He graduated magna cum laude in Dentistry at Padua in 1986 and then in 1987 he won the "G.F. Cattozzo" scholarship which allowed him to spend six months in the Restorative Dentistry Department at Tufts University in Boston, USA. From 1988 to 1991 he returned to the United States where he obtained the Certificate of Advanced Graduate Studies in Prosthodontics and the Master of Science in Dentistry (Prosthodontics) at the Goldman School of Dental Medicine at Boston University. He was a Clinical In- structor in Prosthetics at the same University during the 1990-1991 academic year. Since returning to Italy in 1991 he has been self-employed with his own practice in Vicenza where he mainly concentrates on dental prostheses and implantology. Since 2012 he has organized the course "The fixed prosthesis and the advent of new technologies: Innovative and test/certification methods" (5th year of the Degree Course in Dentistry and Dental Prostheses and the University of Padua). Since 2016 he has been Associate Professor of Prosthodontics at the LUdeS Foundation HEI (Malta). He was classified second in the Annual Research Award of the The American Academy of Maxillofacial Prosthetics in 1992.Then in 200l he won the Judson C. Hickey Award in the Clinical Science and Research Category organized by the Editorial Council of The Journal of Prosthetic Dentistry. He has authored numerous publications in the prosthetic and implant field. He has been an active member of the Italian Academy of Prosthetic Dentistry (AIOP) and is President Elect for the two-year period of 2017-2018. In addition, he is a founding member of the BUIA (Boston University italian Alumni of the Goldman School of Dental Medicine) and the Italian Academy of Dental Materials (AIMAD). Lastly, he has been President of the Italian Chapter of the AADE (American Academy of Dental Education) since 2013.

参考文献 References

第2章

[1] Abduo J. Safety of increasing vertical dimension of occlusion: a systematic review. Quintessence Int. 2012; 43:369-380.

[2] Atwood DA. Bone loss of edentulous alveolar ridges. JPeriodontol. 1979 Apr;50(4 Spec No):11-21.

[3] Bidra AS. Technique for systematic bone reduction for fixed implant-supported prosthesis in the edentulous maxilla. J Prosthet Dent. 2015 Jun;113(6):520-523.

[4] Bidra AS. Three-dimensional esthetic analysis in treatment planning for implant-supported fixed prosthesis in the edentulous maxilla: review of the esthetics literature. J EsthetRestorDent. 2011 Aug;23(4):219-236.

[5] Buser D, Martin W, Belser UC. Optimizing esthetics for implant restorations in the anterior maxilla: anatomic and surgical considerations. Int J Oral Maxillofac Implants. 2004;19 Suppl:43-61.

[6] Cawood JI, Howell RA. A Classification of the edentulous jaws. Int J Oral Maxillofac Sur 1988; 17:232-236.

[7] Chiche LG, Pinault A. Esthetics of Anterior Fixed Prosthodontics. Chicago: Quintessence, 1994:13-32.

[8] D'Amico A. Functional occlusion of the natural teeth of man. J Prosthet Dent. 1961;11:899-906.

[9] Dawson PE. A classification system for occlusions that relates maximal intercuspation to the position and condition of the temporo-mandibular joints. J Prosthet Dent 1996; 75: 60-66.

[10] Dylina T.J. Contour determination for ovate pontics. J Prosthet Dent 1999; 82:136-142. Cat. 6.

[11] Esposito M, Hirsch JM, Lekholm U, Thomsen P. Biological factors contributing to failures of osseointegrated oral implants. (I). Success criteria and epidemiology. Eur J Oral Sci. 1998 Feb;106(1):527-551.

[12] Esposito M, Hirsch JM, Lekholm U, Thomsen P. Biological factors contributing to failures of osseointegrated oral implants. (II). Etiopathogenesis. Eur J Oral Sci. 1998 Jun;106(3):721-64. Review.

[13] Fradeani M. La Riabilitazione estetica in protesi fissa – Analisi estetica. Quintessenza Edizioni 2004.

[14] Hirshbeng S.M. The relationship of oral hygiene to embrasure and pontic design. A preliminary study. J Prosthet Dent 1972;27:26-38. Cat. 3.

[15] Howard W.W., Ueno H., Pruitt C.O., Standards of pontic design. J Prosthet Dent 1982;47:493-495. Cat.6.

[16] Le B, Nielsen B. Esthetic implant site development. Oral Maxillofac Surg Clin North Am. 2015 May;27(2):283-311.

[17] Maló P, Rangert B, Nobre M. "All-on-Four" immediate-function concept with Brånemark System implants for completely edentulous mandibles: a retrospective clinical study. Clin Implant Dent Relat Res. 2003;5 Suppl 1:2-9.

[18] Mc Neill C. Science and Paractice of Occlusion. Quintessence books 1997.

[19] Misch CE. Contemporary implant dentistry. 3rd ed. St. Louis: Mosby; 2008. p. 296-297.

[20] Mombelli A, van Oosten MA, Schurch E Jr, Land NP. The microbiota associated with successful or failing osseointegrated titanium implants. Oral Microbiol Immunol. 1987 Dec;2(4):145-151.

[21] Palla S. Mioartropatie del sistema masticatorio e dolori oro facciali. RC Libri 2001.

[22] Phillips K, Wong KM. Vertical space requirement for the fixed detachable, implant-supported prosthesis. Compend Contin Educ Dent 2002;23:750-756.

[23] Quirynen M, De Soete M, Van Steenberghe D. Infectious risks for oral implants: a review of the literature. Clin Oral Implants Res. 2002 Feb;13(1):1-19.

[24] Rufenacht CR. Fundamentals of Esthetics. Chicago: Quintessence, 1990.

[25] Rugh JD, Johnson RW. Vertical dimension discrepancies and masticatory pain/disfunction. In: Solberg, WKC (ed). Abnormal jaw mechanics. Chicago Quintessence, 1984.

[26] Spear F, Kinzer G. Approaches to vertical dimension. In: Interdisciplinary treatment planning. Cohen M. Quintessence Publishing 2008.

[27] Spear F. Fundamentals occlusal therapy considerations. In: McNeill C. Science and Practice of occlusion Quintessence Pub 1997.

[28] Spear FM, Kokich VG, Mathews DP. Interdisciplinary management of anterior dental esthetics. J Am Dent Assoc. 2006 Feb;137(2):160-169.

[29] Spear FM, Kokich VG. A multidisciplinary approach to esthetic dentistry. Dent Clin North Am. 2007 Apr;51(2):487-505.

[30] Stuart C.E, Stallard, H. Principles involved in restoring occlusion to natural teeth. J Prosthet Dent. 1960;10:304-313.

[31] Thoraton L Anterior guidance: group function/canine guidance. A literature review. J Prosthet Dent 1990; 64: 479-482.

[32] Tjan AH, Miller GD. Some esthetic factors in a smile. J Prosthet Dent 1984, 51: 24-28.

第3章

[1] Aquilino SA, Caplan DJ. Relationship between crown placement and the survival of endodontically treated teeth. Journal of Prosthetic Dentistry 2002;87, 256–263.

[2] Axellson P., Nystrom B. Lindhe J. The long–term effect of a plaque control program on tooth mortality, caries and periodontal disease in adults. Results after 30 years of maintenance. J Clin Periodontol 2004;31: 749–757.

[3] Beauchamp, Tom L., and Childress, James F. 2001. Principles of Biomedical Ethics. New York: Oxford University Press.

[4] Belser UC, Grütter L, Vailati F, Bornstein MM, Weber HP, Buser D. HYPERLINK "http://www.ncbi.nlm.nih.gov/pubmed/19228100" Outcome evaluation of early placed maxillary anterior single–tooth implants using objective esthetic criteria: a cross–sectional, retrospective study in 45 patients with a 2– to 4–year follow–up using pink and white esthetic scores. J Periodontol. 2009 Jan;80(1):140–151.

[5] Brägger U, Aeschlimann S, Bürgin W, Hämmerle CHF, Lang NP. Biological and technical complications and failures with fixed partial

[6] Carnevale G, Cairo F, Tonetti MS. Long term effects of supportive therapy in periodontal patients treated with fibre retention osseous resective surgery II: tooth extractions during active and supportive therapy. J ClinPeriodont2007; Apr;34(4):342–348.

[7] De Backer H, Van Maele G, De Moor N, Van den Berghe L, De Boever J. A 20–year retrospective survival study of fixed partial dentures. Int J Prosthodont 2006;19:143–153.

[8] dentures (FPD) on implants and teeth after four to five years of function Clin Oral Impl. Res. 12, 2001; 26–34.

[9] Dietschi D. A biomechanical considerazion for the restoration of endodontically treated teeth: a sistematic review of the literature. Quintessenza Int. 2007;38:733.

[10] Friedman S. Prognosis of initial endodontic therapy. Endodontic Topics 2002;2:59–88.

[11] Fürhauser R, Florescu D, Benesch T, Haas R, Mailath G, Watzek G. HYPERLINK "http://www.ncbi.nlm.nih.gov/pubmed/16307569" Evaluation of soft tissue around single–tooth implant crowns: the pink esthetic score. Clin Oral Implants Res. 2005 Dec;16(6):639–644.

[12] Gesi A, Bergenholtz G. Pulpectomy–studies on out come. Endodontic Topics 2002;5:57–70.

[13] Glossary of Terms in The Cochrane Collaboration Version 4.2.5 Updated May 2005.

[14] Gorni FG, Gagliani MM The outcome of endodontic retreatment: a 2–yr follow–up. Journal of Endodontics 2004;30,1–4.

[15] Heitz–Mayfield LJ HYPERLINK "http://www.ncbi.nlm.nih.gov/pubmed/18724857" Peri–implant diseases: diagnosis and risk indicators. J Clin Periodontol. 2008 Sep;35(8 Suppl):292–304.

[16] Heitz–Mayfield LJ HYPERLINK "http://www.ncbi.nlm.nih.gov/pubmed/18498585" Diagnosis and management of peri–implant diseases. Aust Dent J. 2008 Jun;53 Suppl 1:S43–48.

[17] Horsted–Bindslev P, Lovschall H. Treatment out come of vital pulp treatment. Endodontic Topics 2002; 2:24–34.

[18] HYPERLINK "http://www.ncbi.nlm.nih.gov/pubmed/?term=Atieh%20MA%5BAuthor%5D&cauthor=true&cauthor_uid=23237585" Atieh MA, HYPERLINK "http://www.ncbi.nlm.nih.gov/pubmed/?term=Alsabeeha%20NH%5BAuthor%5D&cauthor=true&cauthor_uid=23237585" Alsabeeha NH, HYPERLINK "http://www.ncbi.nlm.nih.gov/pubmed/?term=Duncan%20WJ%5BAuthor%5D&cauthor=true&cauthor_uid=23237585" Duncan WJ, HYPERLINK "http://www.ncbi.nlm.nih.gov/pubmed/?term=Faggion%20CM%20Jr%5BAuthor%5D&cauthor=true&cauthor_uid=23237585" Faggion CM Jr. The frequency of peri–implant diseases: a systematic review and meta-analysis. J Periodontol. 2013 Nov;84(11):1586–1598.

[19] HYPERLINK "https://www.ncbi.nlm.nih.gov/pubmed/?term=Farzaneh%20M%5BAuthor%5D&cauthor=true&cauthor_uid=15329565" Farzaneh M, HYPERLINK "https://www.ncbi.nlm.nih.gov/pubmed/?term=Abitbol%20S%5BAuthor%5D&cauthor=true&cauthor_uid=15329565" Abitbol S, HYPERLINK "https://www.ncbi.nlm.nih.gov/pubmed/?term=Friedman%20S%5BAuthor%5D&cauthor=true&cauthor_uid=15329565" Friedman S. Treatment outcome in endodontics: the Toronto study. Phases I and II: Orthograde retreatment. HYPERLINK "https://www.ncbi.nlm.nih.gov/pubmed/15329565" \o "Journal of endodontics." J Endod. 2004 Sep;30(9):627–633.

[20] Klinge B, Meyle J; Working Group 2 HYPERLINK "http://www.ncbi.nlm.nih.gov/pubmed/23062134" Peri–implant tissue destruction. The Third EAO Consensus Conference 2012. Clin Oral Implants Res. 2012 Oct;23 Suppl 6:108–110.

[21] Klinge B. HYPERLINK "http://www.ncbi.nlm.nih.gov/pubmed/22834391" Peri–implant marginal bone loss: an academic controversy or a clinical challenge? Eur J Oral Implantol. 2012;5 Suppl:S13–9. Review.

[22] Kojima K, Inamoto K, Nagamatsu K et al. Success rate of endodontic treatment of teeth with vital and non vital pulps. A meta–analysis. Oral Surgery, Oral Medicine, Oral Pathology, Oral Radiology and Endodontics 2004;97, 95–99.

[23] Manfredini D, Poggio CE, Lobbezzo F. Is bruxism risk factor for dental implants? A systematic review of the literature. Clin Implant Dent Relat Res 2014; 16: 460–469.

[24] Merli M, Terapia Implantare, Vol.1, 2011 Ed. Quintessenza pg.5–9.

[25] Ng YL, Mann V, Rahbaran S, Lewsey J, Gulabivala K. Outcome of primary root canal treatment: systematic review of the literature – part 1. Effects of study characteristics on probability of success. Int. Endod J 2007;40:921–939.

[26] Nyman, S., Lindhe, J.,Rosling, B. Periodontal surgery in plaque – infected dentitions. Journal of Clinical Perio– dontology 1977;4:240–

249.

[27] Pjetursson BE, Bragger U, Lang NP, Zwahlen M. Comparison of survival and complication rates of tooth-supported fixed dental prostheses (FDPs) and implant-supported FDPs and single crowns (SCs). Clin Oral Implants Res 2007;18:97-113.

[28] Ray HA, Trope M. Periapical status of endodontically treated teeth in relation to the technical quality of the root filling and the coronal restoration. International Endodontic Journal 1995;28, 12-18.

[29] Salvino Leone: per una bioetica sapienziale nell' alleanza terapeutica fra medico e paziente. Messaggero di Sant' Antonio. 2015.

[30] Sjogren U, Hagglund B, Sundqvist G, Wing K. Factors affecting the long - term results of endodontic treatment. Journal of Endodontics 1990;16:498-504.

[31] Spear F. Occlusal considerations for complex restorative therapy In Neill fundamental occlusal therapy considerations Pg 425.

[32] Stoll R, Betke K, Stachniss V. The influence of different factors on the survival of root canal fillings: a 10-year retrospective study. Journal of Endodontics 2005;31, 783-790.

[33] Tomonaga A. Et Al : Influence of sleep bruxism on dislodgement of dental restorations. Nihon Hotetsu Shika Gakkai Zasshi 2005: 49 (2): 221-230.

[34] Torabinejad M, Anderson P, Bader J, Brown LJ, Chen LH, Goodacre CJ, et al. Outcomes of root canal treatment and restoration, implant-supported single crowns, fixed partial dentures, and extraction without replacement: a systematic review. J ProsthetDent 2007;98:285-311.

[35] Van Assche N., Van Essche M.,Pauwels M., Teughels W., Quirynem M.. Do periodonto pathogens disappear after full-mouth tooth extraction? J Clin Periodontol 2009 36: 1043-1047.

[36] Weinberg LA, Kruger B. A comparison of implant/prosthesis loading with four clinical variables. Int. J Prosthod. 1995; 8: 421-433.

[37] Zitzmann N.U., Berglundh T. Definition and prevalence of peri-implant diseases. J ClinPeriodontol 2008 35: 286-291.

[38] Zitzmann NU, Krastl G, Hecker H, Walter C, Waltimo T, Weiger R. Strategic considerations in treatment planning: deciding when to treat, extract, or replace a questionable tooth. J Prosthet Dent. 2010 Aug;104(2):80-91.

[39] Zitzmann NU, Krastl G, Hecker H, Walter C, Weiger R. Endodontics or implants? A review of decisive criteria and guidelines for single tooth restorations and full arch reconstructions. IntEndod J 2009;42:757-774.

第6章

[1] Gigerenzer Gerd. Gut Feelings: The Intelligence of the Unconsciuous. 2007.
[2] Tjan AH, Miller GD. Some esthetic factors in a smile. J Prosthet Dent 1984, 51: 24-28.

第8章

[1] Atieh MA, Alsabeeha NHM, Faggion CM, Duncan WJ. The frequency of peri-implant diseases: a systematic review and meta-analysis. J Periodontol. 2013 Nov;84(11):1586-1598.

[2] Bressan E, Lops D, Tomasi C, Ricci S, Stocchero M, Carniel EL. Experimental and computational investigation of Morse taper conometric system reliability for the definition of fixed connections between dental implants and prostheses. Proc Inst Mech Eng H. 2014 Jul;228(7):674-681.

[3] Bressan E, Lops D. Conometric retention for complete fixed prosthesis supported by four implants: 2-years prospective study. Clin Oral Implants Res. 2013 Feb 20.

[4] Buser D, Janner SFM, Wittneben J-G, Bragger U, Ramseier CA, Salvi GE. 10-year survival and success rates of 511 titanium implants with a sandblasted and acid-etched surface: a retrospective study in 303 partially edentulous patients. Clinical Implant Dentistry and Related Research. 2012 Dec;14(6):839-851.

[5] Cecchinato D, Parpaiola A, Lindhe J. Mucosal inflammation and incidence of crestal bone loss among implant patients: a 10-year study. Clin Oral Implants Res. 2013 Jun 14.

[6] Degidi M, Nardi D, Piattelli A. The Conometric Concept: Coupling Connection for Immediately Loaded Titanium-Reinforced Provisional Fixed Partial Dentures-A Case Series. Int J Periodontics Restorative Dent. 2016 May;36(3):347-354.

[7] Jung RE, Pjetursson BE, Glauser R, Zembic A, Zwahlen M, Lang NP. A systematic review of the 5-year survival and complication rates of implantsupported single crowns. Clin Oral Implants Res. 2008 Feb;19(2):119-130.

[8] Machtei EE, Oettinger-Barak O, Horwitz J. Axial relationship between dental implants and teeth/implants: a radiographic study. J Oral Implantol. 2014 Aug;40(4):425-431.

[9] Mangano F, Macchi A, Caprioglio A, Sammons RL, Piattelli A, Mangano C. Survival and complication rates of fixed restorations supported by lockingtaper implants: a prospective study with 1 to 10 years of follow-up. J Prosthodont. 2014 Aug;23(6):434-444.

[10] Pjetursson BE, Asgeirsson AG, Zwahlen M, Sailer I. Improvements in implant dentistry over the last decade: comparison of survival and

complication rates in older and newer publications. Int J Oral Maxillofac Implants. 2014;29 Suppl:308-324.

[11] Pjetursson BE, Tan K, Lang NP, Bragger U, Egger M, Zwahlen M. A systematic review of the survival and complication rates of fixed partial dentures (FPDs) after an observation period of at least 5 years. Clin Oral Implants Res. 2004 Dec;15(6):667-676.

[12] Pjetursson BE, Thoma D, Jung R, Zwahlen M, Zembic A. A systematic review of the survival and complication rates of implant-supported fixed dental prostheses (FDPs) after a mean observation period of at least 5 years. Clin Oral Implants Res. 2012 Oct; 23 Suppl 6:22-38.

[13] Romeo E, Storelli S. Systematic review of the survival rate and the biological, technical, and aesthetic complications of fixed dental prostheses with cantilevers on implants reported in longitudinal studies with a mean of 5 years follow-up. Clin Oral Implants Res. 2012 Oct;23 Suppl 6:39-49.

[14] Sailer I, Mühlemann S, Zwahlen M, Hämmerle CHF, Schneider D. Cemented and screw-retained implant reconstructions: a systematic review of the survival and complication rates. Clin Oral Implants Res. 2012 Oct;23 Suppl 6:163-201.

[15] Schmitt CM, Nogueira-Filho G, Tenenbaum HC, Lai JY, Brito C, Döring H, et al. Performance of conical abutment (Morse Taper) connection implants: a systematic review. J Biomed Mater Res A. 2014 Feb;102(2):552-574.

第9章

[1] Almeida EO, Rocha EP, Freitas Júnior AC, Anchieta RB, Poveda R, Gupta N, Coelho PG.Tilted and short implants supporting fixed prosthesis in an atrophic maxilla: a 3D-FEA biomechanical evaluation. Clin Implant Dent Relat Res. 2015 Jan;17Suppl 1:e332-342.

[2] Balshi TJ, Wolfinger GJ, Slauch RW, Balshi SF. A retrospective analysis of 800 Brånemark System implants following the All-on-Four[TM] protocol. J Prosthodont. 2014 Feb;23(2):83-88.

[3] Esposito M, Grusovin MG,Willings M, Coulthard P,Worthington HV.The effectiveness of immediate, early, and conventional loading of dental implants: a Cochrane systematic review of randomized controlled clinical trials. Int J Oral Maxillofac Implants. 2007 Nov-Dec;22(6):893-904.

[4] Gallucci GO, Benic GI, Eckert SE, Papaspyridakos P, Schimmel M, Schrott A, Weber HP. Consensus statements and clinical recommendations for implant loading protocols. Int J Oral Maxillofac Implants. 2014;29 Suppl:287-290.

[5] Gapski R, Wang HL, Mascarenhas P, Lang NP. Critical review of immediate implant loading. Clin Oral Implants Res. 2003 Oct;14(5):515-527.

[6] Ghoul WE, Chidiac JJ. Prosthetic requirements for immediate implant loading: a review. J Prosthodont. 2012 Feb;21(2):141-154.

[7] Javed F, Romanos GE.The role of primary stability for successful immediate loading of dental implants. A literature review. J Dent. 2010 Aug;38(8):612-620.

[8] Jokstad A, Carr AB.What is the effect on outcomes of time-to-loading of a fixed or removable prosthesis placed on implant(s)? Int J Oral Maxillofac Implants. 2007;22 Suppl:19-48.

[9] Monje A, Suarez F, Garaicoa CA, Monje F, Galindo-Moreno P, García-Nogales A, Wang HL. Effect of location on primary stability and healing of dental implants. Implant Dent. 2014 Feb;23(1):69-73.

[10] Papaspyridakos P, Chen CJ, Chuang SK,Weber HP. Implant loading protocols for edentulous patients with fixed prostheses: a systematic review and meta-analysis. Int J Oral Maxillofac Implants. 2014;29 Suppl:256-270.

图文编辑

张　浩　刘玉卿　刘　娜　杨　洋

This is translation edition of THE TERMINAL DENTITION: Clinical and technical guide to the transition to the implant prosthesis
By Leonello Biscaro, first published by teamwork media srl in Italy
© teamwork media srl

©2021，辽宁科学技术出版社。
著作权合同登记号：06-2017第170号。

图书在版编目（CIP）数据

终末期牙列：种植修复的临床和技术指南/（意）列奥内罗·比斯卡罗（Leonello Biscaro）主编；杨帆，王林红主译.—沈阳：辽宁科学技术出版社，2021.6
ISBN 978-7-5591-1982-7

Ⅰ.①终⋯　Ⅱ.①列⋯ ②杨⋯ ③王⋯　Ⅲ.①种植牙—口腔外科学—指南　Ⅳ.①R782.12-62

中国版本图书馆CIP数据核字（2021）第041506号

出版发行：辽宁科学技术出版社
　　　　　（地址：沈阳市和平区十一纬路25号　邮编：110003）
印　刷　者：上海利丰雅高印刷有限公司
经　销　者：各地新华书店
幅面尺寸：235mm×305mm
印　　张：50.5
插　　页：4
字　　数：1000千字
出版时间：2021年6月第1版
印刷时间：2021年6月第1次印刷
策划编辑：陈　刚
责任编辑：殷　欣　苏　阳　金　烁
封面设计：袁　舒
版式设计：袁　舒
责任校对：李　霞

书　　号：ISBN 978-7-5591-1982-7
定　　价：498.00元

投稿热线：024-23280336
邮购热线：024-23280336
E-mail:cyclonechen@126.com
http://www.lnkj.com.cn